# Geschichte und Philosophie der Medizin

History and Philosophy of Medicine

Herausgegeben von ANDREAS FREWER

Band 16

# Werner Leibbrand:
# Leben – Weiterleben – Überleben

## Andreas Frewer

Franz Steiner Verlag

Mit freundlicher Unterstützung der Tucher'schen Kulturstiftung Nürnberg
und der Professur für Ethik in der Medizin, Friedrich-Alexander-Universität Erlangen-Nürnberg

Umschlagabbildungen von links:
Werner Leibbrand in der Weimarer Republik in Berlin, sein Werk „Der göttliche Stab des Äskulap"
(1939), als Professor in München (undatiert), das Direktionsgebäude der von ihm 1945–1953 gelei-
teten Heil- und Pflegeanstalt (Gründungsort für das Universitätsseminar für Medizingeschichte an
der Universität Erlangen) sowie im Profil auf einem Gemälde von E. Loreck (1962).
Quelle: Sammlung Andreas Frewer (SAF)

Bibliografische Information der Deutschen Nationalbibliothek:
Die Deutsche Nationalbibliothek verzeichnet diese Publikation in der Deutschen
Nationalbibliografie; detaillierte bibliografische Daten sind im Internet über
<http://dnb.d-nb.de> abrufbar.

© Franz Steiner Verlag, Stuttgart 2021
Druck: Memminger MedienCentrum, Memmingen
Gedruckt auf säurefreiem, alterungsbeständigem Papier.
Printed in Germany.
ISBN 978-3-515-12940-4 (Print)

# INHALT

Werner Leibbrands Lebenswelten
Von Berlin über Erlangen-Nürnberg mit Auslandsvisiten nach München ........  9

Leibbrands Autobiographie „Leben – Weiterleben – Überleben"
Einführung und editorische Hinweise ........................................  17

Abbildungsverzeichnis ...............................................  31

Jahre im Sanatorium Weiler ...........................................  35

Konzerte und Louis Ullsteins Hilfe zur Praxiseröffnung ...............  41

1933 .............................................................  67

Consultation in USA ...............................................  75

Katakombendasein .................................................  83

Höhepunkt der Gefahr .............................................. 105

Rehabilitation 1945 ............................................... 125

Auslandsöffnung .................................................. 151

Schwabinger ...................................................... 161

Universität ...................................................... 169

1. 1. 1958 ....................................................... 171

Ich liebe Frankreich ............................................. 179

München als Vorstadt von Rom ..................................... 191

Der Unfug der „Fakultät" ......................................... 199

Gedanken über eine Reise nach Israel ............................. 205

Zurück zum Flügel ................................................ 227

Besuch bei der englischen Hexenkönigin ........................... 235

Blick zurück, jedoch ohne Zorn ................................... 247

*Meinolf Wewel*

Trauerrede auf Werner Leibbrand ................................................. 257

*Annemarie Leibbrand-Wettley*

Die Begründung des Universitätsseminars für Geschichte
der Medizin in Erlangen durch Professor Dr. W. Leibbrand ............................ 263

*Ralf Seidel*

Die Ethiksachverständigen im Nürnberger Ärzteprozess
Werner Leibbrand als Zeuge der Anklage ................................................. 279

*Helmut Waldmann*

Erinnerungen an Werner Leibbrand und Annemarie Leibbrand-Wettley
Der Kreis an der Universität München ................................................. 297

*Andreas Frewer*

Leibbrands Leben und Listen
Ein kurzes Nachwort zu Ethos und Geschichte ................................................. 305

Kapiteleinteilung nach Werner Leibbrand ................................................. 319

Werner Leibbrand – Curriculum Vitae im Festlied ................................................. 321

Les Adieux – Das Programm des Abschiedskonzerts 1965 ................................................. 325

Gratulation zum 60. Geburtstag durch den HuPfla-Leiter H. Grimme (1956) .. 326

Danksagung des Herausgebers ................................................. 329

Werner R. Leibbrand. Biographische Etappen im Überblick ................................................. 331

Hauptwerke von Werner Leibbrand. Eine Übersicht ................................................. 333

Verzeichnis der zitierten Literatur ................................................. 335

Verzeichnis der Archive (mit Abkürzungen) ................................................. 341

Verzeichnis der Abkürzungen (alphabetisch) ................................................. 343

Index der Orte und Länder / Index der Personen ................................................. 345

Graphologische Einschätzung Leibbrands ................................................. 372

Adressen der Beitragenden und Biographische Notiz zum Herausgeber ......... 375

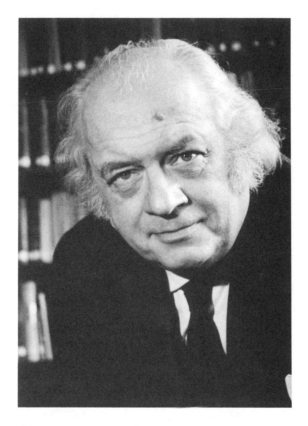

*Abb. 1: Werner Leibbrand – Portrait im Alter von 64 Jahren.*
*Ort: Institutsbibliothek München (1960) – Quelle: SAF.*

# WERNER LEIBBRANDS LEBENSWELTEN
# VON BERLIN ÜBER ERLANGEN-NÜRNBERG
# MIT AUSLANDSVISITEN NACH MÜNCHEN

*Andreas Frewer*

Werner Robert Leibbrands (1896–1974)[1] Autobiographie spiegelt viele Welten: Er hat mit seinem Lebensweg in besonderer Weise ganz verschiedene historische und gleichermaßen weite geographische Regionen wie inhaltliche Themen berührt. Die Vita umfasst so unterschiedliche Epochen wie Kaiserzeit, Weimarer Republik, Nationalsozialismus und Bundesrepublik Deutschland. Die politischen Systeme, in denen er gelebt und unter welchen er teils stark gelitten hat, waren völlig verschieden. Seine beruflichen Interessen bezogen sich ebenfalls auf ganz unterschiedliche Fach-Welten: Medizin, Geschichte, Philosophie, Musik und Kunst. Leibbrand entstammte einem wohlhabenden Elternhaus – und im Berlin seiner Zeit war „die Welt vor Ort". In den Jahren als junger Arzt hat er kaum ein Wort Deutsch gesprochen, so kosmopolitisch war das Publikum im noblen Sanatorium Berlin-Westend.[2] Leibbrand empfiehlt diese Lebensschule expressis verbis als wichtige Voraussetzung einer „Connaissance du monde". Der junge Arzt lernte in seiner psychiatrischen Ausbildung nicht nur die verschiedensten seelischen Krankheiten, sondern auch Patienten aus vielen Ländern der Erde und damit ihre Sprachen kennen. Er hat Französisch, Italienisch, Spanisch, Russisch, Jiddisch und Englisch verstanden und war in besonderer Weise frankophil.[3] Mit seiner künstlerischen Begabung hat der zum Konzertpianisten ausgebildete Jugendliche zudem die universelle Sprache der Musik erlernt (Klavier, initial wohl auch Cello) und damit eine besondere Sensibilität für ganz andere Lebenswelten entwickelt.[4]

Leibbrands Biographie berührt ganz direkt und auf mehreren weiteren Ebenen verschiedene Welten und dabei sogar wiederholt die „große" Weltgeschichte. Er arbeitete als junger Medizinstudent und „Feldarzt" im Ersten Weltkrieg – und

---

1    Zum Stand der Forschung und dem medizin- und wissenschaftshistorischen Hintergrund vgl. u.a. Schumacher (1967), Kudlien (1986), Burgmair/Weber (2004), Burgmair (2005), Mildenberger (2005), Unschuld et al. (2005), Weber (2005), Steger (2009), Seidel (2013), Kümmel (2014), Wiesinger/Frewer (2014) und Frewer (2020).

2    Zum Hintergrund dieser konkreten Aussage Leibbrands siehe u.a. das Kapitel „Jahre im Sanatorium Weiler" (Berlin-Westend) und insbesondere S. 27 der vorliegenden Edition.

3    Seine Thesen und Werke wurden auch übersetzt, u.a. ins Italienische und Französische, etwa „Die Spekulative Medizin der Romantik" in der Ausgabe „Medicina Romantica" (1939) (s.u.) oder auch seine Nürnberger Stellungnahmen im Band bei François Bayle (1950).

4    In seinem Abiturzeugnis aus dem Jahr 1914 gab es sogar die Angabe, dass Leibbrand ein Studium der Musik anstrebe. Für das Original des Zeugnisses danke ich Beate Donisleiter.

den Zweiten Weltkrieg erlebte er ebenso hautnah und unter besonderen Umständen: nicht nur als niedergelassener Arzt und zunächst noch mit jüdischen Patienten in Berlin, sondern auch als Mediziner, der zum Einsatz in Süddeutschland „notverpflichtet" wurde, sowie als in den Wirren des Kampfgeschehens vor dem Gestapo-Zugriff mit seiner jüdischen Frau untergetauchter Flüchtling. Es gab schließlich am Ende dieses beispiellosen globalen „Weltenbrandes" in Bayern Kontakte mit amerikanischen Soldaten und Polen, mit denen Leibbrand Russisch sprechen konnte, zu französischen Kriegsgefangenen entstand vertrauter Austausch in ihrer Sprache. Während bereits die frühe NS-Zeit mit viel Glück und „Chuzpe" überstanden wurde, ist es fast ein kleines Wunder, dass Leibbrand und seine Frau bei der „Odyssee" 1944/45 mit Bombentreffern in Berlin wie auch in Nürnberg den Weltkrieg körperlich unverletzt überleben konnten.[5] Und auf noch eine, ganz andere Weise war Leibbrand beteiligt, als in Nürnberg Weltgeschichte geschrieben wurde: Er war der einzige deutsche Sachverständige im Ärzteprozess und Experte bei der Bewertung der „Verbrechen gegen die Menschlichkeit" (Crimes against humanity).[6] Nach dem Prozess gegen die verantwortlichen politischen Führer war dies nicht zufällig das erste von zwölf Nachfolgeverfahren zur Aufdeckung der ungeheuerlichen Schandtaten der NS-Medizin von der „Eugenik" bis zur „Euthanasie".[7] Leibbrand hat diesen Themenbereich überdies in mehrfacher Weise persönlich berührt: Von den Amerikanern wurde er nach Kriegsende zum neuen Leiter der Heil- und Pflegeanstalt in Erlangen eingesetzt; dort hatte es in großem Ausmaß Tötungen im Rahmen der „Euthanasie" gegeben. In dem von ihm 1946 herausgegebenen Band „Um die Menschenrechte der Geisteskranken" erläuterte er die Hintergründe und Entwicklungen einer pervertierten Medizin, die im Fall der NS-Ideologie Kranke häufig als Objekt gesehen hatte. Und auch hier war Leibbrand der Weltgeschichte sehr nah, wenn nicht sogar voraus: Noch bevor 1948 die „Allgemeine Erklärung der Menschenrechte" mit weltweiter Geltung verabschiedet wurde, hatte er am Beispiel der „Geisteskranken" 1946 die Notwendigkeit der Beachtung von Grund- und Menschenrechten differenziert erläutert – und auch dies schon mit längerer Vorgeschichte, denn Leibbrand war bereits in der Weimarer Republik Mitglied der „Deutschen Liga für Menschenrechte" und damit zum Pionier von Pazifismus und im besten Sinne praktischer Philosophie geworden. Es sind aber auch weitere grundlegende Dimensionen relevant, denn Leibbrand ist persönlich in schwierige Fälle und Probleme, die individuelle Aufarbeitung wie auch die Bewältigung der NS-Zeit involviert.[8] Insofern kann man mit einer gewissen Berechtigung davon sprechen, dass hier auf einer ersten Ebene „Weltliteratur" vorliegt, denn die von

---

5    Von großer seelischer Belastung und psychologischen Auswirkungen wird zu sprechen sein.
6    Mildenberger (2005a) hat Leibbrand mit Blick auf den Nürnberger Ärzteprozess als „Das moralische Gewissen der deutschen Medizin" bezeichnet. Dazu siehe den Beitrag von Seidel und das Nachwort im vorliegenden Band.
7    Zur „Euthanasie" u.a. Frewer/Eickhoff (2000) sowie lokal insbesondere Leibbrand (1946), Cranach/Siemen (2012), Siemen (2012) und Frewer (2020).
8    Vgl. insbesondere Wiesinger/Frewer (2014) und Frewer (2020) sowie Schumacher (1967).

Leibbrands Leben berührten Welten der Politik, Medizin und Geschichte waren am Ende jeweils von globaler historischer Bedeutung.[9]

Selbstverständlich ist das Kriterium für Weltliteratur primär ein qualitatives.[10] Hierzu sind daher einige weitere Bemerkungen zu machen. In aller Regel gehören die Lebensgeschichten von Wissenschaftlern zur Fach- bzw. Sachliteratur und generell seltener in das literarische Genre. Leibbrands Autobiographie ist jedoch auch in dieser Hinsicht ein Phänomen, da sie ganz verschiedene Kategorien und Formen von Lebensbeschreibungen berührt. Der Arzt und spätere Medizinhistoriker berichtet über Persönliches und Fachliches, er kann sehr plastisch erzählen und mit Anekdoten exemplarische Erlebnisse zu repräsentativen und signifikanten Strömungen seiner Zeit verdichten. Die vorliegende Biographie hat dabei interessanter Weise in einzelnen Passagen sogar Züge eines „Schelmenromans", denn wie der Protagonist es immer wieder schaffte, den Schergen des NS-Regimes ein Schnippchen zu schlagen und zu entkommen, ist außergewöhnlich – persönlich wie sprachlich gestaltet. „Leibbrands Listen" sind ein roter Faden des Bandes und quasi „basso continuo" seiner vielstimmigen Symphonie des Lebens. Wenn bereits von der „Odyssee" der Weltkriegserlebnisse die Rede war, so erscheint dies als hoher Anspruch an inhaltliche Dramatik wie auch fast homerische Gestaltungskraft eines Autors. Der literarischen Gestalt Odysseus wird eine zehnjährige Irrfahrt bescheinigt oder zumindest „angedichtet" – für Leibbrand trifft dies in gewisser Weise auch zu – konkret auf die zwölf heiklen Jahre der NS-Zeit. Sicher war die Gefahr anfangs noch nicht so existenziell, aber sie steigerte sich zunehmend; wenn man die brutale Bedrohung der körperlichen Existenz durch das „Tausendjährige" NS-Reich sieht, mögen Leibbrand allein die letzten zehn Monate mit Untertauchen und Fliehen vor den Häschern der Gestapo wie eine „zehnjährige Odyssee" vorgekommen sein. Er musste sich an zahlreichen Orten verstecken, im Geheimen agieren und Spuren verwischen sowie strategische Netzwerke zum Überleben nutzen. Ein gleichermaßen „listenreicher" Held war er sicher, auch wenn man noch etwas phantastische Übertreibung abziehen müsste, das diesem Genre üblicherweise immanent ist. Schicksal und Strategie, Glück und Geschick – Leibbrand überlebte und hat in der Folge wirklich viel zu erzählen. Aber dem soll hier nicht vorgegriffen werden, denn die Abläufe der Ereignisse beinhalten ihre eigene Dramatik, die zum „Katakombendasein" der philosophischen Kreise im geistigen Berlin der NS-Zeit und bis zum „Höhepunkt der Gefahr" im mörderischen Weltkrieg führten. Leibbrands Gabe der genauen Beobachtung und anschaulichen Beschreibung erreichen auf jeden Fall eine Dichte der Lebensdarstellung, die an Werke wie Viktor Klemperers Tagebücher oder andere Autoren mit fortgesetzter Flucht oder innerem Exil erinnern.[11]

---

9    Zur Medizin- und Wissenschaftsgeschichte des 20. Jahrhunderts siehe u.a. Leibbrand/Leibbrand-Wettley (1964), Frewer/Neumann (2001), und Frewer/Roelcke (2001), Kümmel (2001) sowie zur NS-Zeit Frewer (2000), Mitscherlich/Mielke (1947), (1949) und (1960).

10   Vgl. u.a. Radaelli/Thurn (2019), Wapnewski (1994) und Scheck (2019); zeitgenössisch Eppelsheimer (1947/1950) und Eggebrecht (1948). Eine derartige Zuordnung ist immer subjektiv.

11   Zu Victor Klemperer (1881–1960) und seinen Tagebüchern siehe u.a. Papp (2006), Zieske (2013) sowie Klemperer (2019). Vgl. zudem Klüger (1992), auch mit Blick auf den Titel.

Der Autor ist primär Arzt, umso bemerkenswerter ist der Ausflug in die autobiographische und narrative Sphäre, auch wenn Leibbrand immer wusste, dass er viel
mehr Rollen und Begabungen in sich trug.[12] Hier kann noch eine weitere Dimension
der „Weltbezüge" hervorgehoben werden: Der Berliner Medicus dokumentiert
durch seine autobiographischen Fragmente auch eine ganze Zeit und mehrere gesellschaftliche Gruppen, die in besonderer Weise von Verfolgung bedroht oder Opfer der mörderischen Vernichtung wurden. Mit seiner Vita und den verschiedenen
Bezügen zum Leben jüdischer Ärzte der 1920er und 30er Jahre, in die Literatur-
und Kunstszene, ins Berliner Theater- und Musikleben bewahrt Leibbrand wenigstens in seinem Werk „verlorene Welten" jüdischen Lebens und Arbeitens in der
Hauptstadt Preußens wie auch im Strudel der (inter)nationalen Zeitströmungen.[13]
Es sind untergegangene oder ausgelöschte Welten jüdischer Wissenschaft und der
künstlerisch-kreativen „Roaring Twenties", die durch den Autor als eindrucksvolle
Weltbeschreibungen erhalten werden. Und last but not least muss neben der Medi-
zin- und Wissenschaftsgeschichte noch ein weiteres Feld und literarisches Genre
herangezogen werden, um der Vielfalt des hier vorliegenden Bandes gerecht(er) zu
werden: Leibbrand hat mit seiner Biographie in einzelnen Passagen auch eine
Quelle der Reiseliteratur vorgelegt. Es ist sicher keine klassische „Grand Tour",
„Peregrinatio academica" oder rasantes „Roadmovie" in Buchform, aber die
Beschreibung seiner Reisen in Deutschland sowie nach USA, Frankreich, Türkei,
Israel, Italien, Griechenland und Großbritannien geben doch punktuell immer wieder hochinteressante historische wie ethnographische Einblicke. Auch hier bietet
der Band Kultur- und Weltperspektiven anderer Länder, die mit der deutschen Geschichte im 20. Jahrhundert auf vielfache Weise historisch und fachlich, dramatisch
wie auch tragisch und sehr persönlich durch Leibbrands Familie verbunden sind.
Zuletzt ist der Autor der Biographie selbst natürlich bereits Gegenstand und Inhalt
vielfältiger Analysen[14] und sogar literarischer Beschreibungen geworden.[15]

Kurzum: Sein Leben ist ein kleiner „Kosmos" der Welt im 20. Jahrhundert.
Leibbrands Vita mit Geburt im Preußen des Kaiserreichs bis zum Tod im ehemals
königlichen „Freistaat Bayern" als Bundesland der BRD spannt einen faszinieren-
den Bogen über Epochen, Regionen, Themen und vor allem natürlich auch viele
Fach- und innere Erlebnis-Welten. Der Leser ist eingeladen, diese beeindruckende
Reise durch Leben und Zeiten im Detail zu verfolgen. Wichtige Ereignisse, ernste
Hintergründen und dramatische Fügungen, aber auch überraschende Wendungen
und heitere Episoden lassen einen „Connaisseur du monde" kennenlernen.

---

12   Vgl. den passenden Titel und die Beiträge von Unschuld et al. (2005).
13   Vgl. Benz (1998), Schlör (2012), Wagner (2016) und Schwoch (2018) sowie u.a. Pross/Winau
     (1984), Hartung-von Doetinchem/Winau (1989) und Schoor (2010).
14   Vgl. dazu insbesondere Unschuld et al. (2005), Wiesinger/Frewer (2014) und Frewer (2020).
15   Herbert Rosendorfer hat in seinem Buch „Großes Solo für Anton" den Münchner „Leibbrand-
     Kreis" – wenn auch auf eine merkwürdige und wenig adäquate Weise – literarisch verarbeitet.
     Vgl. Rosendorfer (1981) mit der Gestaltung der Figur des „Prof. Bundtrock", die sich klar auf
     Leibbrands Zeit als Münchner Medizinhistoriker bezieht. Rosendorfer war als Jurastudent tem-
     porär Mitglied des offenen Schwabinger Kreises; hier sind es wohl die psychologischen Krän-
     kungen in der Mikrowelt der Gruppe gewesen, denn er verlor seine Frau an einen Nebenbuhler.

# LITERATUR

Bayle, François (1950): Croix gammée contre caducée. Les expériences humaines en Allemagne pendant la seconde guerre mondiale. Préface par le Dr. René Piédelièvre. Neustadt/Pfalz.

Benz, Wolfgang (1998): Jüdisches Leben in der Weimarer Republik. Jews in the Weimar Republic. Tübingen.

Burgmair, Wolfgang (2005): „Mein wissenschaftlicher Beruf ist der eines Psychiaters und Medizinhistorikers". Eine Einführung zu Leben und Werk von Werner Robert Leibbrand. In: Unschuld et al. (2005), S. 15–52.

Burgmair, Wolfgang/Weber, Matthias M. (2004): Vorläufiges Nachlaßverzeichnis. Werner Leibbrand (1886–1974), Annemarie Wettley (1913–1996). Max-Planck-Institut für Psychiatrie. Historisches Archiv der Klinik. München.

Cranach, Michael von/Siemen, Hans-Ludwig (Hg.) (2012): Psychiatrie im Nationalsozialismus. Die Bayerischen Heil- und Pflegeanstalten zwischen 1933 und 1945. 2. Auflage. München.

Eggebrecht, Axel (1948): Weltliteratur. Ein Überblick. Berlin.

Eppelsheimer, Hanns W. (1947/1950): Handbuch der Weltliteratur. Band 1: Von den Anfängen bis zum Ende des achtzehnten Jahrhunderts (1947). Band 2: Neunzehntes und zwanzigstes Jahrhundert (1950). Frankfurt a.M.

Frewer, Andreas (2000): Medizin und Moral in Weimarer Republik und Nationalsozialismus. Die Zeitschrift „Ethik" unter Emil Abderhalden. Frankfurt a.M., New York.

Frewer, Andreas (Hg.) (2020): Psychiatrie und „Euthanasie" in der HuPfla. Debatten zu Werner Leibbrands Buch „Um die Menschenrechte der Geisteskranken". Nürnberg.

Frewer, Andreas/Eickhoff, Clemens (Hg.) (2000): „Euthanasie" und die aktuelle Sterbehilfe-Debatte. Die historischen Hintergründe medizinischer Ethik. Frankfurt a.M., New York.

Frewer, Andreas/Neumann, Josef N. (Hg.) (2001): Medizingeschichte und Medizinethik. Kontroversen und Begründungsansätze 1900–1950. Frankfurt a.M., New York.

Frewer, Andreas/Roelcke, Volker (Hg.) (2001): Die Institutionalisierung der Medizinhistoriographie. Entwicklungslinien vom 19. ins 20. Jahrhundert. Stuttgart.

Hartung-von Doetinchem, Dagmar/Winau, Rolf (Hg.) (1989): Zerstörte Fortschritte: Zur Geschichte des Jüdischen Krankenhauses zu Berlin 1756 – 1861 – 1914 – 1989. Berlin.

Klemperer, Victor (2019): Klemperer online. Tagebücher 1918–1959. München.

Klüger, Ruth (1992): Weiter leben. Eine Jugend. Göttingen.

Kudlien, Fridolf (1986): Werner Leibbrand als Zeitzeuge. Ein ärztlicher Gegner des Nationalsozialismus im Dritten Reich. Medizinhistorisches Journal 21 (1986), S. 332–352.

Kümmel, Werner F. (2001): Geschichte, Staat und Ethik: Deutsche Medizinhistoriker 1933–1945 im Dienste „nationalpolitischer Erziehung". In: Frewer/Neumann (2001), S. 167–203.

Kümmel, Werner F. (2014): Paul Diepgen als „Senior" seines Faches nach 1945. In: Medizinhistorisches Journal 49 (2014), S. 10–44.

Leibbrand, Werner (Hg.) (1946): Um die Menschenrechte der Geisteskranken. Gedenk- und Mahnworte der Ärzte der Erlanger Heil- und Pflegeanstalt aus Anlaß deren l00jährigen Bestehens. Nürnberg.

Leibbrand, Werner/Leibbrand-Wettley, Annemarie (1964): Kompendium der Medizingeschichte. München-Gräfelfing.

Mildenberger, Florian (2005a): Das moralische Gewissen der deutschen Medizin. Werner Leibbrand in Nürnberg (1943–1953). In: Unschuld et al. (2005), S. 81–102.

Mildenberger, Florian (2005b): Anmerkungen zu Leben und Werk Annemarie Wettleys (1913–1996). In: Unschuld et al. (2005), S. 121–134.

Mitscherlich, Alexander/Mielke, Fred (1947): Das Diktat der Menschenverachtung. Eine Dokumentation. Heidelberg.

Mitscherlich, Alexander/Mielke, Fred (1949): Wissenschaft ohne Menschlichkeit. Medizinische und eugenische Irrwege unter Diktatur, Bürokratie und Krieg. Heidelberg.

Mitscherlich, Alexander/Mielke, Fred (1960): Medizin ohne Menschlichkeit. Dokumente des Nürnberger Ärzteprozesses. Frankfurt a.M.

Papp, Kornélia (2006): Deutschland von innen und von außen. Die Tagebücher von Victor Klemperer und Thomas Mann zwischen 1933 und 1955. Berlin.

Pross, Christian/Winau, Rolf (Hg.) (1984): Nicht misshandeln. Das Krankenhaus Moabit. 1920–1933 ein Zentrum jüdischer Ärzte in Berlin. 1933–1945 Verfolgung, Widerstand, Zerstörung. Berlin.

Radaelli, Giulia/Thurn, Nike (Hg.) (2019): Gegenwartsliteratur – Weltliteratur. Historische und theoretische Perspektiven. Bielefeld.

Rosendorfer, Herbert (1981): Großes Solo für Anton. Zürich.

Scheck, Denis (2019): Schecks Kanon. Die 100 wichtigsten Werke der Weltliteratur von „Krieg und Frieden" bis „Tim und Struppi" [sic]. München.

Schlör, Joachim (Hg.) (2012): Jüdisches Leben in Berlin 1933–1941. Jewish life in Berlin. Fotografien von Abraham Pisarek. Herausgegeben und mit einem Essay von Joachim Schlör. Übersetzung ins Englische: Jane Michael. Berlin.

Schoor, Kerstin (2010): Vom literarischen Zentrum zum literarischen Ghetto. Deutsch-jüdische literarische Kultur in Berlin zwischen 1933 und 1945. Göttingen.

Schumacher, Joseph. Unter Mitarbeit von Martin Schrenk und Jörn Henning Wolf (Hg.) (1967): Melemata. Festschrift für Werner Leibbrand zum siebzigsten Geburtstag. Mannheim.

Schwoch, Rebekka (2018): Jüdische Ärzte als Krankenbehandler in Berlin zwischen 1938 und 1945. Frankfurt a.M.

Seidel, Ralf (2013): Werner Leibbrand als psychiatrischer Gegner des Nationalsozialismus. Der Nervenarzt 84, 9 (2013), S. 1043–1048.

Siemen, Hans-Ludwig (2012): Heil- und Pflegeanstalt Erlangen. In: Cranach/Siemen (2012), S. 159–174.

Steger, Florian (2009): Annemarie Wettleys (1913–1996) Werk als Schriftsteller-Ärztin. In: Jahrbuch Literatur und Medizin 3 (2009), S. 187–219.

Unschuld, Paul U./Weber, Matthias M./Locher, Wolfgang G. (Hg.) (2005): Werner Leibbrand (1896–1974). „...ich weiß, daß ich mehr tun muß, als nur ein Arzt zu sein". Germering b. M.

Wagner, Volker (2016): Geschichte der Berliner Juden. Berlin.

Wapnewski, Peter (1994b): Was ist Weltliteratur? Zuschreibungen. Hildesheim. S. 469–476.

Weber, Matthias M. (2005): Hermeneutische Ideenkunst wider medizinhistorische Genügsamkeit. Anmerkungen zu Werner Leibbrand. In: Unschuld et al. (2005), S. 1–14.

Wettley, Annemarie. In Verbindung mit Werner Leibbrand (1959): Von der „Psychopathia sexualis" zur Sexualwissenschaft. Beiträge zur Sexualforschung 17. Stuttgart.

Zweig, Stefan (2017): Die Welt von Gestern. Erinnerungen eines Europäers. Herausgegeben und kommentiert von Oliver Matuschek. Frankfurt a.M.

Zieske, Lothar (2013): Schreibend überleben, über Leben schreiben. Aufsätze zu Victor Klemperers Tagebüchern der Jahre 1933 bis 1959. Berlin.

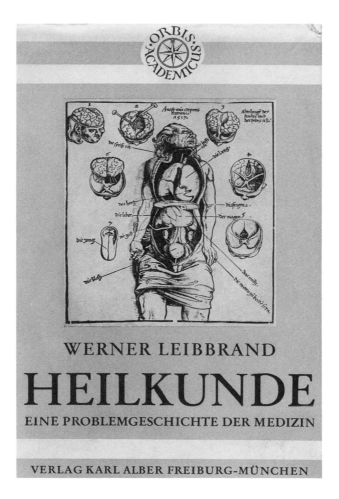

*Abb. 2: Cover Leibbrand – Heilkunde.* [1]
*Eine Problemgeschichte der Medizin (1953). Quelle: SAF.*

1    Alber Verlag, Freiburg/München. Reihe: Orbis academicus („akademische *Welt*" – siehe oben).
     Das Bild kann auch symbolisch für die Autobiographie stehen, denn es werden nicht nur die
     Organe „unter der (Kopf)Haut" gezeigt, sondern insbesondere das Gehirn und die Zunge
     speziell vorgestellt, was stellvertretend für Erinnerung und Erzählen stehen kann. Dass die Vita
     von Leibbrand auch innerste Hintergründe offenbart und zudem persönlich „unter die Haut
     geht", wird der Leser mit etwas Geduld nach den ersten Kapiteln gut nachvollziehen können.
     Parallelen von Autobiographie und „Autopsie" sind für ärztliche Schriftsteller charakteristisch:
     Der verstorbene Mediziner offenbart posthum seine „Selbstsicht" und die „Erfahrungswelten".

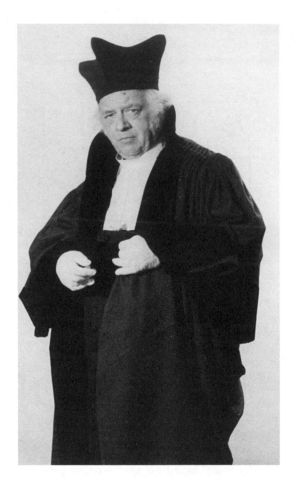

*Abb. 3: Werner Leibbrand im Talar der Medizinischen Fakultät München (undatiert; wahrscheinlich 1960er Jahre). Quelle: SAF.*

# LEIBBRANDS AUTOBIOGRAPHIE
## „LEBEN – WEITERLEBEN – ÜBERLEBEN"
## EINFÜHRUNG UND EDITORISCHE HINWEISE

*Andreas Frewer*

Habent fata sua libelli – dieser klassische Topos der Buchgeschichte trifft in besonderer Weise auf den vorliegenden Band und das zugrundeliegende Manuskript zu. Die Veröffentlichung dieses Buches ist eine Besonderheit – und sie hat vor allem selbst eine lange Vorgeschichte und zahlreiche nicht gelingende Versuche gesehen. Durch lange „Irrungen und Wirrungen" lag Leibbrands Biographie mit dem Titel „Leben – Weiterleben – Überleben" rund ein halbes Jahrhundert in der Schublade bzw. im Nachlass und im Archiv sowie letztlich nur noch als ein Fragment vor. Soweit vorab zunächst die „schlechte Nachricht" zur vermeintlichen Enttäuschung des Lesers. Aber es ist anders – die „gute Nachricht" überwiegt hier bei Weitem: Die Vita ist eine im Kern geschlossene Beschreibung des Lebens von der frühen Weimarer Republik über die harte NS-Zeit bis in die 1960er und 70er Jahre. Es fehlen zwar Phasen von Kindheit und Jugend[1] in der Kaiserzeit wie auch das Studium,[2] aber ab der ärztlichen Fachausbildung bis zu Emeritierung und Lebens-

---

1 Leibbrand gibt aber auch in späteren Kapiteln noch Hinweise zur Beziehung zu Mutter und Vater wie auch Details des Zusammenlebens im großbürgerlichen Haushalt (u.a. mit Köchin). Überdies sind durch den Lebenslauf in der Dissertation noch einige Phasen rekonstruierbar.

2 Leibbrands Freund Ervino G. Stuccoli (1885–1969) hat gemeinsame Studienerinnerungen in seinem Beitrag „Erstes Semester" dokumentiert: „Mein lieber Leibbrand! Große Männer werden Dich als Wissenschaftler, Lehrer und Schriftsteller rühmen, ich will als Dein Consemester auf unser erstes Semester zurückblenden und aus meinen ‚Erinnerungen' unsere Freunde aufsteigen lassen, die fast alle auf den Kampfplätzen des Lebens oder der Kriege geblieben sind. Unter Tränen lächelnd sprechen wir von unsern Anfängen, wenn wir uns mit unsern Frauen in Rom oder an der Adria treffen. Die damaligen Zeiten verdienen unser Lob! Unsere Berliner Professoren gehörten mit zu den besten Männern der wilhelminischen Epoche, und wir Studiker waren nicht die schlechtesten. Der Student jener fernen Zeit war nicht verheiratet – wie das heute so oft vorkommt – war kein Werkstudent und beschäftigte sich kaum mit Politik. Er war Bourgeois, war nicht abgelenkt und arbeitete mit Ausdauer, das galt auch für die Farbenstudenten. Man murkste nicht, um schnell fertig zu werden, die Universitäten waren nicht überfüllt, die Lehrmittel reichlich. Von Weltkriegen ahnte man noch nichts. Der Tag war mit Arbeit ausgefüllt, wir arbeiteten täglich 5 bis 6 Stunden im Präpariersaal, und bekamen so eine gute Grundlage. Die Prüfungen bei Waldeyer, Hans Virchow, Rubner und später Orth und Lubarsch waren recht schwierig, und man mußte die normale und pathologische Anatomie ausgiebig beherrschen; das wurde von großer Bedeutung für unser Leben. Die Professoren kannten uns und wußten im Examen, was sie von jedem zu halten hatten. Wer nicht hinpaßte, verschwand

abend sind alle Zeiträume in dichter Beschreibung vollständig und sehr genau wiedergegeben. Auf diese Weise ist das autobiographische Manuskript ein faszinierendes Dokument der Zeit- und Wissenschaftsgeschichte. Und noch viel mehr positive Seiten sind an diesem Werk hervorzuheben: Es ist eine außerordentlich lebendige, immer kurzweilige und vielseitige Biographie, die mit weitem Horizont das 20. Jahrhundert durchschreitet und dabei ganz verschiedene Fächer berührt. Medizin, Philosophie, Geschichte, Politik, Musik und Theater – das Spektrum der Interessen Leibbrands war breit, so ist es auch die „über den Tellerrand" und die eigenen Lebenswege hinausblickende Perspektive des Autobiographen. Leibbrand war durch seine zahlreichen Begabungen – man kann mit Blick auf die beeindruckende künstlerische Ader des ursprünglich sogar zum Pianisten ausgebildeten Arztes berechtigterweise auch von Genialität sprechen – bei Weitem nicht nur ein polyglotter Mediziner, sondern ein umfassend gelehrter Fachautor, ein spannend zu lesender Schriftsteller, kritischer Beobachter des historischen Umfelds und hellsichtiger Chronist seiner überaus spannenden Zeit.[3]

bald. Erinnerst Du Dich noch an Schmitt aus dem 1. Semester, der bei Hertwig ein mikroskopisches Präparat mit Methylenblau färben sollte und die Flüssigkeit in den Tubus des Mikroskops goß? Der alte Herr zitterte an Händen und Füßen, wurde leichenblaß und stammelte: ‚Sie sollten Anstreicher werden!‘ Der Knabe kam nie wieder. Weißt Du noch, wie Waldeyer die Präparate verteilte, umgeben von seinen Dienern Sohst und Porada, die jedes seiner Worte mit lautem: ‚Jawoll, Herr Jeheimrat!‘ begleiteten? Seine Scherze waren unfreiwillig, wenn er uns zur Empfangnahme der gewünschten Präparate aufrief: ‚Der Herr mit den weiblichen Genitalien!‘ ‚Das Fräulein mit dem Kind!‘ Mit lächelnder Grandezza bot Sohst dem ‚Fräulein Doktor‘ die bestellte Kindesleiche. […] [hier folgen Erinnerungen im Kontext der Anatomie]. Erinnerst Du Dich noch an die verschiedenen Hobbies? Du warst und bist Klaviervirtuose! Nie vergesse ich den bewundernden Ausruf von Jakob Bitschai, als Du als Studiker in der Universität Lehrern und Kollegen einen Klavierabend schenktest! Der ‚Pyrogaster‘, sagte Jakob, ‚präpariert erstklassig, aber unglaublich, wie er den Beethoven auf's Parkett legt!‘. Auch unser Freund Gottfried Benn [1886–1956] erscheint mir wieder aus der Unterwelt, er war älter als wir und besuchte uns manchmal in der Anatomie, er wurde Assistent von Lesser in der Universitätshautklinik. Benn, begabter Dichter und Schriftsteller, erwarb europäischen Ruf. Wir riefen ihm zu: ‚Jottfried, steig uff'n Tisch und mach' een!‘ Das heißt ins Deutsche übersetzt: ‚Trage bitte etwas vor!‘ Dann las er aus seinen Dichtungen und das Messergeklapper verstummte, fragten wir ihn nach etwas Anatomischem, sagte er: ‚Was Ihr heute noch nicht wißt, habe ich schon längst vergessen!‘ So mancher begann schon früh neben der Anatomie wissenschaftliche Arbeit. […] Das Niveau war ziemlich hoch, vielleicht weil wir zum großen Teil Humanisten waren. Die wenigen Amerikaner, mit denen wir bekannt waren, verschwanden zu Beginn des Weltkrieges. Da waren Farmer Loeb, Isacson, Anibal Peña, Pereira d'Andrade, Guarch, den Waldeyer beim Präparatverteilen als ‚Herr Kuaasch‘ aufrief. Frauen studierten damals relativ wenige, sie arbeiteten bei Hans Virchow im ‚weiblichen Präpariersaal‘; bekannt wurde später wohl nur eine, Erna Ball, die einen hervorragenden Beitrag über Hirntumoren zum Kraus-Brugsch lieferte. Dir, lieber Leibbrand, wünsche ich ad multos annos die alten Medizinfolianten zu wälzen und Deine geliebte Musik zu pflegen!" Stuccoli (1967).

3    Entstanden ist die Lebensbeschreibung von Leibbrand wohl in den späten 1960er Jahren. Wahrscheinlich wurde sie seit Mitte der 1960er Jahre handschriftlich erstellt und dann maschinenschriftlich übertragen. Hieran hatte Beate Donislreiter, die Nichte von Annemarie Wettley,

Zu Beginn sollen hier einige Erläuterungen folgen zu Struktur und Eigenheiten des im Archiv des Max-Planck-Instituts für Psychiatrie gefundenen Manuskripts.[4] Insgesamt umfasst die Autobiographie 424 Seiten, hauptsächlich maschinenschriftlich erstellt und handschriftlich ergänzt. Von Berichten über Reisen nach Frankreich und Israel waren kurze Teilabschnitte bereits zu seinen Lebzeiten erschienen. Diese integrierte er in seine Autobiographie und machte kleinere Ergänzungen sowie handschriftliche Änderungen. Die meisten Kapitelüberschriften wurden ebenfalls von Hand eingefügt, einzelne dann auch wieder verändert oder gestrichen.

Am Anfang fehlen die ersten 184 Seiten der frühen Kindheit und Jugend sowie die Erlebnisse bis zum Ende des Ersten Weltkriegs. Einige Aspekte der frühen Lebensabschnitte kann man jedoch sehr gut rekonstruieren, u.a. über den in seiner Dissertation abgedruckten Lebenslauf[5] sowie vorliegende Fotografien und Briefe. Der erhaltene Bestand setzt mit den frühen 1920er Jahren und der Entscheidung für die ärztliche Spezialisierung zur Psychiatrie ein. Die Überlieferungsgeschichte der Archivbestände haben Burgmair und Weber dankenswerterweise dargelegt, wenn auch in erstaunlicher Form.[6] Diese Übersicht der in München vorhandenen Quellen

---

der dritten Frau von Leibbrand, einen gewichtigen Anteil. Zur Biographik in der Medizingeschichte siehe auch Gradmann (1998) sowie Röckelein (1993).

4 Vgl. Burgmair/Weber (2004) mit der „Version 1.4" des Nachlaßverzeichnisses (MPIM). Die erste Version war 2003 erstellt worden, 2004 ist mit Titel „Vorläufige Version" die bisher letzte Fassung erschienen. Zur Überlieferungsgeschichte des Bestandes wird folgende Genese angegeben: Der verzeichnete Restnachlass von Unterlagen und Briefen aus dem Besitz von Werner Robert Leibbrand und Annemarie Wettley sei in zwei Tranchen im Herbst 2003 und Dezember 2004 durch Frau Beate Donislreiter (München), der Nichte Annemarie Wettleys, dem Historischen Archiv des Max-Planck-Instituts für Psychiatrie (Deutsche Forschungsanstalt für Psychiatrie) – unter Wahrung des Eigentumsvorbehalts – übergeben worden. Ebd.

5 „Lebenslauf. Am 23. Januar 1896 bin ich zu Berlin als Sohn des Bankvertreters Robert Leibbrand und seiner Ehefrau Emmi geb. Steimam, evang. Confession und württembergischer Staatsangehörigkeit geboren. Ich absolvierte meine Schulzeit auf dem Memmsen- und Bismark-Gymnasium in Berlin und bestand [im] August 1914 die Reifeprüfung eines humanistischen Gymnasiums; anfänglich zum Studium der Musik bestimmt [dies stand interessanterweise auch auf dem Abiturzeugnis, SAF], begann ich im W.S. [19]14 das medizinische Studium an der Friedrich-Wilhelm-Universität zu Berlin, an der ich nach der vorgeschriebenen Semesterzahl im W.S. 1916/1917 das Physicum bestand. Am 1. Juli 1917 wurde ich zum Heeresdienst nach Franfurt/O. eingezogen, von wo ich nach meiner Ausbildungszeit einen Studienurlaub für das 2. klinische Semester erhielt. Im Januar 1918 wurde ich als Feldunterarzt nach Cüstrin zum Garnison-Bataillon versetzt, wo ich als Truppen- Kommandantur- und Lazarettarzt Dienst tat. Im November 1918 kam ich nach Berlin, um mein 3. klinisches Semester zu beginnen und bei der Seuchenbekämpfungsstelle der Kommandantur ärztlichen Dienst zu tun; nach Absolvierung des Zwischen-Semesters, sowie des 5. klinischen Semesters bestand ich die ärztliche Staatsprüfung am 24. November 1919".

6 Vgl. Burgmair/Weber (2004): „Der einstmals reiche Bestand an Korrespondenz und Manuskripten wurde 1996 nach dem Tod Annemarie Wettleys aufgrund einer persönlichen Notsituation der Nachlaßgeberin [B. Donislreiter] fast vollständig vernichtet [sic]. Nur einige Teile der bislang unpubliziert gebliebenen Autobiographie Werner Leibbrands, zahlreiche Photographien und einige wenige Briefe wurden weiter aufbewahrt und bilden nun den vorliegenden

weist auf die Lücken in der Autobiographie hin. Trotz vieler umfangreicher Recherchen seit den 1990er Jahren konnte das Manuskript nicht komplettiert werden. Auch der Herausgeber des vorliegenden Bandes hat selbstverständlich über längere Zeiträume – die erste konkretere wissenschaftshistorische Beschäftigung mit Leibbrand datiert auch schon über 20 Jahre zurück – immer wieder eine historische Vervollständigung versucht. Dies gestaltete sich aber durchaus schwierig und hat zudem einige Wechsel auf den Positionen der Archive erlebt. Mit Frau Dr. Britta Leise und Herrn Clemens Dücker, M.A. als Leiter des Historischen Archivs des Max-Planck-Instituts für Psychiatrie in München gab es dabei eine sehr gute Zusammenarbeit. Die frühere Archivpolitik des sehr begrenzten Zugangs zu den historischen Beständen ist in der jüngsten Phase glücklicherweise geöffnet worden. Einer langjährig betreuten Doktorandin, Frau Christine Wiesinger, mittlerweile Fachärztin für Psychiatrie, war vor über zehn Jahren leider weder Zugang zu allen Bereichen noch eine Kopie möglich. Das wurde durch den Herausgeber in den letzten Jahren umgesetzt und bildet die Grundlage des Bandes. Mit der Gruppe von Zeitzeugen und Zeitgenossen – insbesondere Dr. Katja Schäfer, Dr. Helmut Waldmann und Prof. Ralf Seidel (jetzt Mönchengladbach) aus dem Münchner „Leibbrand-Kreis" ehemaliger Doktoranden – gab es zudem in den letzten Jahren wiederholt sehr gute Kontakte und gegenseitige Besuche, die zur Zusammenarbeit und auch zu den in diesem Band vorliegenden Aufsätzen geführt haben.

Wenn im ersten Beitrag zur historisch-biographischen Übersicht von den Wirren des Jahrhunderts oder auch von den – metaphorisch vergleichbaren – „Irrfahrten" des listigen Odysseus die Rede war, dann sollen auch kleinere Irrtümer des Chronisten Leibbrand nicht verschwiegen werden: Das gesamte Manuskript wies – trotz handschriftlich eingetragener Korrekturen – eine Fülle von Fehlern und Problemen auf.[7] Dies betraf eine Vielzahl kleinerer Unregelmäßigkeiten mit falsch geschriebenen Namen oder Begriffen, aber durchaus auch fehlende Wörter und

,Nachlaß Werner Leibbrand und Annemarie Leibbrand-Wettley'." Hier wurde die Nachlassgeberin völlig falsch dargestellt. Zuletzt in einer schriftlichen Nachricht an den Herausgeber des vorliegenden Bandes schreibt sie nochmals explizit: „Ich kann überhaupt nicht nachvollziehen, wie dieser Eindruck entstanden sein konnte" (04.07.2020). Bibliothek und Kunstwerke sind an das Münchner Institut gegangen, eine umfangreiche Sammlung von Fotographien ist bei ihr erhalten und dem Herausgeber dankenswerterweise zur Forschung überlassen worden. Der Münchner Sammelband von Unschuld et al. (2005) hat seine unbestreitbaren Verdienste, krankt aber etwas daran, dass u.a. Bestände des Erlanger Nachlasses in keiner Weise sowie das – wider Erwarten – umfangreich überlieferte Bildmaterial nur minimal berücksichtigt wurden. Zudem werden das kleine Format und die Kürze des Bandes der Persönlichkeit kaum gerecht. Nicht nachvollziehbar sind überdies wiederholte Fehler wie Gernoth „Raab" (statt Rath) etc.

7    Dies hatte auch zu frühen Einschätzungen geführt, das Manuskript sei wohl nicht druckbar. So wird es explizit im Leibbrand-Kreis erinnert und insbesondere als Zitat von Ragni Maria Geschwend angeführt. Diese war Mitglied in der Münchner Gruppe sowie als Verlagslektorin und Übersetzerin von Leibbrand gebeten worden, das Manuskript durchzusehen. Das konnte auch durch ein Zeitzeugengespräch mit Geschwend im Jahr 2020 noch verifiziert werden. Standards der erfahrenen Lektorin waren dabei sicher höher; sie hatte in Bezug auf den erheblichen

sprachlich-stilistisch nicht korrekte Formulierungen. Kleinere und offensichtliche Schreibfehler wurden in der Regel stillschweigend bereinigt, die Einfügung ganzer Wörter mit eckigen Klammern sichtbar gemacht. Bei der Bearbeitung des Manuskriptes wurden zudem zahlreiche Fehler in der Zeichensetzung bereinigt, da sie nicht historischen Rechtschreibregelungen der Zeit geschuldet waren und oft sogar die Lesbarkeit des Textes eingeschränkt haben. Eine penible Edition hätte hier jeweils eine Markierung in eckigen Klammern vorgesehen; dies wurde in früheren Fassungen des Bandes auch durchgeführt, hatte aber zu einem sehr eingeschränkten Textfluss geführt. Permanent integrierte Markierungen mit „[,]" oder „[sic]" hätten die Lesbarkeit entscheidend gemindert und durch die häufige Notwendigkeit wohl wie ein unnötiger Korrekturwahn gewirkt. Hier musste zwischen Lesefreundlichkeit und kritischer Texttreue abgewogen bzw. ein guter (Mittel-)Weg für den Leser gefunden werden. Bei unbekannteren Eigennamen, die Leibbrand nicht korrekt wiedergegeben hat, wurden fehlende Buchstaben kenntlich gemacht, in den allermeisten Fällen aber stillschweigende Verbesserungen durchgeführt. Kurzum: Allzu trocken-gelehrte „Sic[c]ose" im Sinne viel zu häufiger Eingriffe in den Textfluss hätte dem Manuskript und dem faszinierenden Inhalt letztlich geschadet.

Es sind hier jedoch noch einige weitere grundsätzliche Erklärungen nötig: Leibbrands Text hatte keinerlei Abbildungen und zudem keine einzige Fußnote. Alle in der folgenden Wiedergabe eingesetzten Fotos und Bemerkungen mit Fußnotenzeichen am Seitenende sind vom Herausgeber des Bandes zur Erläuterung neu eingefügt worden. Dies überlässt es dem Leser, den möglichst ursprünglichen und originalen Textfluss verfolgen zu können und gleichzeitig nur bei Bedarf den am jeweiligen Seitenende gemachten Erläuterungen als optionale Hinweise zu folgen. Häufig sind dabei die Lebensdaten erwähnter Personen und weitere relevante Aspekte wiedergegeben, denn diese Details hatte Leibbrand nicht in seinen Text integriert, aber zum Verständnis der Hintergründe wie auch zur Einordnung in die geschichtliche Abfolge der Ereignisse ist dies durchaus wiederholt sehr wichtig. Oft wurden im Manuskript auch nur Nachnamen angegeben, weshalb einige Recherchen zur Eruierung der genannten Persönlichkeiten angestellt werden mussten; leider konnten die genannten historischen Personen nicht in allen Fällen aufgefunden werden, aber die ganz überwiegende Mehrheit war zweifelsfrei identifizierbar.

Außerdem besaß die Originalfassung des Manuskripts keinerlei Bildmaterial. Alle im vorliegenden Buch dargestellen Abbildungen wurden zur Dokumentation und zur Illustration neu eingefügt. Dies wurde jedoch nur an passenden Stellen *zwischen den einzelnen Kapiteln* gemacht, also wenn ohnehin durch den Autor Leibbrand ein neuer Abschnitt vorgesehen war. Da die Fotos und Bilder – wie so oft – „mehr als 1000 Worte sagen" und dem Leser einen plastischen Eindruck vom Autor zu den jeweiligen Zeitpunkten wie auch seinen Werken geben, ist diese Art der Ergänzung des originalen Textkorpus als sinnvoll und legitim angesehen worden. Die Fotos wurden nicht zuletzt eingefügt, um die erwähnten Lücken im Gesamt-

Korrekturbedarf durchaus recht. Ich danke Ragni Gschwend sowie Renate Birkenhauer, Leiterin des Verlags „Straelener Manuskripte" (Schwerpunkt Editionen zur Übersetzungsarbeit) für die liebenswürdige Hilfe bei der – letztlich erfolgreichen – Suche nach ihrer Autorin.

manuskript auszugleichen sowie dem Leser des Bandes noch ein umfassenderes historisches Bild zu vermitteln. Interessanterweise hatte Leibbrand bei seiner Autobiographie durchaus wohl weitere und ganz allgemeine Leserkreise im Blick; seine Lebensbeschreibung ist keineswegs nur oder primär für den medizinisch interessierten bzw. den wissenschaftshistorisch kundigen Leser gedacht (gewesen). Die Geschichte der Entstehung seiner Hauptwerke wird lediglich an wenigen Stellen gestreift, aber in der Regel nicht explizit erläutert. Dies war ein Grund mehr, an den entsprechenden Punkten der Vita auch bildliche Hinweise auf die in dieser Lebensphase erarbeiteten und erschienenen Werke abzudrucken. Der biographische Schwerpunkt wird auf diese Weise ergographisch sinnvoll ergänzt.

Die Struktur des ursprünglichen und im Archiv in Teilen erhaltenen Manuskriptes findet sich im Anhang wieder. Somit können auch die Kapiteltitel und die frühere Nummerierung rekapituliert werden. Da nicht mehr alle Teile des Originaltextes vorliegen, hatte die Wiedergabe der Nummern ab „XVI" und weitere für die vorliegende Edition keinen konkreten Sinn. Zudem wurde sie bereits von Leibbrand verändert, der etwa die im Original auf S. 253 ursprünglich vorgesehene Zwischenüberschrift „Zweite Eheschließung vor den Toren des Dritten Reichs" durchgestrichen hatte. Wahrscheinlich als Ersatz dafür wurde zwei Seiten später handschriftlich ein neuer Titel eingefügt: „1933". Dieser erhielt aber keine neue Nummerierung im Rahmen der Gesamtzählung, insofern war dies ein weiteres Argument dafür, die römische Nummerierung zunächst vorne und im Textfluss wegzulassen; sie kann durch die Angaben im Anhang natürlich noch exakt nachvollzogen werden. An einer weiteren Stelle ist eine handschriftliche Ergänzung im chronologischen Sinne von Leibbrand hinzugefügt worden: „1. 1. 1958" (S. 171). Theoretisch kann natürlich auch grundsätzlich diskutiert werden, ob die anderen Teile und Kapitel des Manuskripts überhaupt entstanden oder erst sekundär verloren gegangen sind.[8] Es spricht vieles dafür, dass die Vita ursprünglich vollständig vorlag, aber dann im Lauf der Überlieferungsgeschichte leider dezimiert wurde. Es könnte sich etwa auch auf familiäre Aspekte – insbesondere den wohl vorhandenen größeren Konflikt mit seinem Vater – beziehen oder evtl. aus Gründen der allgemeinen Qualität des Manuskripts geschehen sein. Aus dem „Leibbrand-Kreis" in München wird berichtet, dass Ragni M. Gschwend, die als eine der wenigen Personen das gesamte Manuskript gekannt haben soll, eine Publikation für nicht sinnvoll gehalten habe. Gschwend war professionelle Verlagslektorin und Übersetzerin sowie aufgrund zahlreicher verlegerischer Projekte erfahrene Expertin; sie hat sicher den enormen Korrekturbedarf und wahrscheinlich auch die teils

---

8    Die befragten Zeitzeugen gehen von einer vollständigen Gesamtversion des Manuskripts aus. Interessant ist, dass Annemarie Leibbrand-Wettley in der Korrespondenz mit dem Kieler Medizinhistoriker Fridolf Kudlien (1928–2008) im Herbst 1985 auf dessen Bitte hin zwar kleinere Teile des Textes verschickt hat, aber nur zur NS-Phase, nicht das gesamte Manuskript, auch wenn Kudlien durchaus Interesse daran äußerte. Vielleicht wollte die dritte Frau Leibbrands evtl. nicht die Drucklegung der frühen Lebensgeschichte, aber dies muss hier selbstverständlich eine Spekulation bleiben. Vgl. Korrespondenz Kudlien mit Leibbrand-Wettley (SAF).

kursorischen Passagen des Manuskripts ohne Erklärungen gesehen, legte möglicherweise höhere Standards an oder hatte andere Vorbehalte. Das zu vernehmende Argument, die inhaltliche Qualität sei für eine Publikation nicht ausreichend, sollte jedoch für jeden, der auch nur Teile des vorliegenden Buches liest, als nicht zutreffend erkannt werden. Es handelt sich um eine faszinierende Beschreibung der Zeit und Lebensumstände, ja teils sogar Weltgeschichte aus Leibbrands Berliner Sicht.

Weitere Gründe sind denkbar, weshalb einzelne zeitgenössische oder nachgeborene Personen ein Interesse daran hatten, dass diese Lebensbeschreibung gar nicht oder evtl. nur in einer etwas reduzierten Form erscheinen sollte, aber an dieser Stelle ist eine breitere Spekulation darüber unangebracht und wenig förderlich. Im Laufe der langjährigen Recherchen und zahlreichen Korrespondenzen konnten einige Seiten, die nicht im Archiv vorhanden sind, doch noch gefunden werden. Dies betrifft eine Stelle zu Beginn des Manuskriptes, aber auch eine Lücke in der Mitte des Bandes. Leibbrands dritte Ehefrau, Annemarie Wettley, hatte einem der Doktoranden die Seiten 345–347 wegen des besonderen Interesses an Leibbrands Erinnerungen zum Nürnberger Ärzteprozess[9] zur Verfügung gestellt. Der Vorgang wurde dabei auch durch den Original-Postbeleg der Versendung dokumentiert, Kopien der Seiten wurden jedoch nicht eingefügt, sondern offenbar Unikate herausgegeben. Zwei Drittel der fehlenden Passagen konnten jedoch durch Kontakte mit Ralf Seidel erhalten, ein Drittel auf anderen Wegen rekonstruiert werden, sodass in der vorliegenden Ausgabe im hinteren Teil keine Lücken vorhanden sind.

Insgesamt liegen damit 201 von ursprünglich wahrscheinlich 424 Originalseiten vor und konnten in die Edition integriert werden. In Bezug auf die Struktur wird dadurch auch klar, dass Leibbrand seinem ersten Lebensdrittel fast die Hälfte der nominellen Seiten gewidmet hat. Er ist somit ausführlich auf die Familiengeschichte und seine Kindheit bzw. Jugend eingegangen. Wahrscheinlich wurden die Phasen des Studiums und des Ersten Weltkriegs ebenfalls detailliert beschrieben – hier gibt es natürlich empfindliche wie auch bedauerliche Lücken im Manuskript. Selbstverständlich wäre die Autobiographie durch diese Abschnitte noch aussagekräftiger, aber da in diesem Kontext und für die jeweiligen Epochen sicher interessanter ist, wie sich Leibbrand als bewusst handelnder Erwachsener in Weimarer Republik und speziell in der NS-Zeit wie auch in der BRD verhielt, als die frühe Sozialisation bis zur Volljährigkeit im Detail zu rekapitulieren, ist der Verlust des ersten Drittels durchaus zu verschmerzen. Durch die Integration einiger aussagekräftiger Fotos aus der frühen Zeit kann dieser Verlust zudem kompensiert werden. Aus medizin- und wissenschaftshistorischer Perspektive sind die Lebensphasen vom gut Zwanzigjährigen bis zum über Siebzigjährigen erhalten; der Schatz dieser Biographie wird im vorliegenden Band deutlich. Da in über 200 verfügbaren Seiten des „zweiten Teils" auch einige sehr eng gedruckte Abschnitte über die Reisen nach Paris und Jerusalem vorhanden sind, liegt sogar in Bezug auf den Gesamtumfang des Manuskripts deutlich mehr als die Hälfte vor. Es entsteht auf diese Weise ein in jeder Hinsicht interessantes Gesamtbild; zudem finden sich zur frühen Sozialisation

---

9    Vgl. Seidel (2002) und (2013) sowie Dörner et al. (1999) und Frewer et al. (1999). Außerdem
     Burgmair (2005) und Mildenberger (2005a).

Leibbrands auch an anderen Stellen einige Hinweise und weitere Informationen. Überdies hat das vorliegende Buch zur Ergänzung noch zusätzliche, bisher unbekannte und ungedruckte Texte mit aufgenommen, wobei der Archivfund der Grabrede und die Transkription des Beitrags zur Entwicklung der Medizingeschichte an der Universität Erlangen besonders erwähnt werden müssen. Meinolf Wewel, ein Verleger von Leibbrand, hatte bei der Beerdigung gesprochen und in der Folge der Witwe Annemarie Wettley das handschriftlich überarbeitete Original-Typoskript zur Verfügung gestellt. Dieser Text rundet das Manuskript in besonderer Weise ab, auch wenn die Gattung Leichenrede per se natürlich nicht von kritischer Distanz zum analysierten historischen Geschehen geprägt ist. Einige weitere Hinweise zur frühen Vita Leibbrands bieten die im vorliegenden Band erstmals wiedergegebenen Passagen in dem ebenfalls bisher unbekannten Artikel von Annemarie Wettley zur Entwicklung des Faches Medizingeschichte an der Universität Erlangen, der noch eine biographische Hinführung enthält. Gleichermaßen hat auch Ralf Seidel in seiner Analyse der Auftritte Leibbrands als Sachverständiger im Ärzteprozess nochmals biographische Etappen zusammengestellt. Zudem hat der Herausgeber bei seinen Recherchen in den letzten Jahren soviel weiteres biographisches Material über Werner Leibbrand und Annemarie Wettley gefunden, dass dies in der Fülle gar nicht Gegenstand des vorliegenden Bandes sein kann, sondern nur punktuell zur Andeutung der Richtung verwendet wird. Schwerpunkt des Buches soll bewusst die Autobiographie Leibbrands sein, gerade auch seine persönliche Perspektive und die Darstellung seiner Lebenswelten. Eine lückenlose historisch-kritische Edition ist mit dem hier vorliegenden Band expressis verbis nicht intendiert.[10] Dies hätte die Lesbarkeit des spannenden und vielfältigen Lebensweges beeinträchtigt. Weitere Teilstudien, insbesondere in Bezug auf Annemarie Wettley und den Münchner Kreis, sollen folgen. Wenn eingangs des vorliegenden Bandes von einer Besonderheit der Herausgabe auch im Sinne der glücklichen Fügung des Erhalts des Manuskriptes gesprochen wurde, so sei dies hier nun noch etwas weiter erläutert. Der Erhaltungszustand des Textes ist zum Teil leider schon deutlich reduziert. Einzelne Kapitel sind bereits derartig ausgebleicht – sei es durch das Alter, durchgeführte Kopien oder den Lichteinfluss – dass die Veröffentlichung zum 125. Geburtstag des Autobiographen im Jahr 2021 nicht nur eine passende Würdigung, sondern mittlerweile auch eine editorische Notwendigkeit darstellt, bevor das Gesamtmanuskript durch Alterungsprozesse noch schwerer entzifferbar, gänzlich unleserlich oder gar komplett vernichtet würde. Exemplarisch sei dies illustriert anhand der Abbildung 11 auf Seite 36 dieses Bandes, die nicht etwa wegen einer mangelhaften Auflösung des Textscans so blass und unleserlich wirkt, sondern weil das Original bereits so stark an Lesbarkeit eingebüsst hat, dass anhand dieses Beispiels sowohl die aktuelle Form des Manuskripts als auch die Schwierigkeiten des arbeitsreichen Prozesses der Entzifferung und Transkription sehr viel besser nachvollzogen werden können. Diese Dimension der Erhaltung der „Leibbrandschen Lebenswelten" in Form der Autobiographie war eine außerordentliche Herausforderung des insgesamt enorm umfangreichen Projekts mit zahlreichen Tücken. An dieser Stelle

---

10    Vgl. u.a. Levere (1982) sowie zur Medizingeschichte als Disziplin Paul/Schlich (1998).

sei auf die in der Danksagung am Ende des Bandes erwähnten Personen hingewiesen, die in den letzten Jahren den Prozess der Edition dankenswerter Weise sehr unterstützt haben. Als ein besonderer Schatz hat sich der Fund des Bildmaterials erwiesen, liegen hier doch umfangreiche Bestände zu Personen, Medizin und Geschichte des 20. Jahrhunderts vor. Im vorliegenden Band kann nur punktuell, aber gleichwohl häufig sehr aussagekräftig hierauf rekurriert werden. Weitere Studien zu Werner Leibbrand und Annemarie Wettley werden dies in hoffentlich nicht allzu ferner Zukunft zeigen. Das im vorliegenden Band integrierte Bildmaterial sollte jedoch bereits faszinierend sein.

„Leben – Weiterleben – Überleben" ist ein in jeder Hinsicht bemerkenswerter Titel der Autobiographie. Leibbrand hat ihn innerhalb des erhaltenen Manuskripts nicht mehr aufgegriffen oder erklärt. Für eine Biographie sind diese Kernbegriffe auf den ersten Blick verständlich; dass sich hier dennoch weitere Überlegungen anschließen könnten, ist klar, denn gerade in den Kriegsphasen ging es für Leibbrand natürlich zunächst ums Überleben, insbesondere in den schwierigen Zeiten als Feldarzt im Ersten und als untergetauchter NS-Widerständler im Zweiten Weltkrieg. In Bezug auf die Chronologie der Vita hätte man sich auch die Variante in der Reihenfolge „Leben – Überleben – Weiterleben" vorstellen können, denn er konnte nach Ende des Zweiten Weltkriegs noch fast 30 Jahre akademisch und privat wirken – und hatte dennoch an den Lasten der NS-Zeit schwer zu tragen. Hier kann man sich natürlich etwas an den Band „weiter leben" von Ruth Klüger[11] erinnert fühlen. Leibbrands Autobiographie setzt andere Akzente, aber die Passagen zur NS-Zeit gehören sicherlich zu den eindrücklichsten Teilen des Werks. Auch das Reflektieren „über Leben" und die historischen Leitkonzepte der Lebenswege sind wichtig. Der Medizinhistoriker Joseph Schumacher hat dies auf den Protagonisten bezogen: „Werner Leibbrand fordert: Die Geschichtsforschung muß hinter den überlieferten ‚Worten' und ‚Sachen' den Geist sehen, der sie gezeugt hat. Anders können wir durch sie auch nicht ‚geschichtlich' werden."[12] Und: „Die ‚Erscheinungen' der Natur und des Menschenlebens sind immer wieder neu, aber für den Menschen kommt es darauf an, nicht an den Erscheinungen haften zu bleiben, sondern den Geist zu finden, der sie hervorbrachte."[13]

---

11    Susanne Ruth Klüger, früher auch Ruth K. Angress (geboren 1931), österreichisch-amerikanische Schriftstellerin und Literaturwissenschaftlerin. Unter dem Titel „weiter leben" erschien 1992 ihre Autobiographie. Klüger schildert in ihren Erinnerungen jüdische Kindheit und Jugend in Österreich und Deutschland zur NS-Zeit, die Bedingungen ihres persönlichen Überlebens sowie die (Un)Möglichkeit(en) des Weiterlebens nach der Belastung durch den Krieg. Speziell geht sie in dem Erlebnisbericht auf die Geschichte in der Phase 1942–1945 ein und thematisiert Konzentrationslager wie auch den Holocaust. Der Band hat seit den 1990er Jahren zahlreiche Auflagen erlebt und ist zum „Klassiker" der NS-Erfahrungsliteratur geworden.

12    Vgl. Schumacher (1967), S. 11. In den nachfolgenden Passagen zitierte Schumacher interessante historiographische Passagen von Paracelsus.

13    Ebd., S. 10. Weiterhin: „Leibbrands Werk fordert den Partner heraus. Es stellt an ihn einen Anspruch, indem es als sinnerfüllte Ganzheit lebendige Kräfte ausstrahlt, von denen sich der Mensch im Zufassen ergreifen lassen wird. Es zwingt zu einem Dialog mit dem dort Gesagten.

# LITERATUR

Burgmair, Wolfgang (2005): „Mein wissenschaftlicher Beruf ist der eines Psychiaters und Medizinhistorikers". Eine Einführung zu Leben und Werk von Werner Robert Leibbrand. In: Unschuld et al. (2005), S. 15–52.

Burgmair, Wolfgang/Weber, Matthias M. (2004): Vorläufiges Nachlaßverzeichnis. Werner Leibbrand (1886–1974), Annemarie Wettley (1913–1996). Max-Planck-Institut für Psychiatrie. Historisches Archiv der Klinik. München.

Dörner, Klaus/Ebbinghaus, Angelika/Linne, Karsten (Hg.) (1999): Der Nürnberger Ärzteprozeß 1946/47. Wortprotokolle, Anklage- und Verteidigungsmaterial, Quellen zum Umfeld. Deutsche Ausgabe, im Auftrag der Stiftung für Sozialgeschichte des 20. Jahrhunderts hg. von K. Dörner, A. Ebbinghaus und K. Linne; in Zusammenarbeit mit K.-H. Roth und P. Weindling. Bearbeitet von K. Linne. Einleitung von A. Ebbinghaus. Mikrofiche-Edition. München.

Ebbinghaus, Angelika/Dörner, Klaus (Hg.) (2002): Vernichten und Heilen. Der Nürnberger Ärzteprozess und seine Folgen. Berlin.

Frewer, Andreas (Hg.) (2020): Psychiatrie und „Euthanasie" in der HuPfla. Debatten zu Werner-Leibbrands Buch „Um die Menschenrechte der Geisteskranken". Nürnberg.

Frewer, Andreas/Wiesemann, Claudia/Oppitz, Ulrich-Dieter (Hg.) (1999): Medizinverbrechen vor Gericht. Das Urteil im Nürnberger Ärzteprozeß gegen Karl Brandt und andere sowie aus dem Prozeß gegen Generalfeldmarschall Erhard Milch. Bearbeitet und kommentiert von U.-D. Oppitz. Erlanger Studien zur Ethik in der Medizin, Band 7. Erlangen, Jena.

Gradmann, Christoph (1998): Leben in der Medizin: Zur Aktualität von Biographie und Prosopographie in der Medizingeschichte. In: Paul/Schlich (1998), S. 243–265.

Klüger, Ruth (1992): Weiter leben: Eine Jugend. Göttingen.

Levere, Trevor H. (Ed.) (1982): Editing texts in the history of science and medicine. Papers given at the 7th Annual Conference on Editorial Problems, University of Toronto, 6–7 Nov. 1981. Conference on Editorial Problems 17. New York.

Paul, Norbert/Schlich, Thomas (Hg.) (1998): Medizingeschichte: Aufgaben, Probleme, Perspektiven. Frankfurt a.M., New York.

Röckelein, Hedwig (Hg.) (1993): Biographie als Geschichte. Forum Psychohistorie 1. Tübingen.

Schumacher, Joseph. Unter Mitarbeit von Martin Schrenk und Jörn Henning Wolf (Hg.) (1967): Melemata. Festschrift für Werner Leibbrand zum siebzigsten Geburtstag. Mannheim.

Seidel, Ralf (2002): Die Sachverständigen Werner Leibbrand und Andrew C. Ivy. In: Ebbinghaus/Dörner (2002), S. 358–373.

Seidel, Ralf (2013): Werner Leibbrand als psychiatrischer Gegner des Nationalsozialismus. Der Nervenarzt 84, 9 (2013), S. 1043–1048.

Stuccoli, Ervino G. (1967): Erstes Semester. In: Schumacher et al. (1967), S. 13–15.

Unschuld, Paul U./Weber, Matthias M./Locher, Wolfgang G. (Hg.) (2005): Werner Leibbrand (1896–1974). „....ich weiß, daß ich mehr tun muß, als nur ein Arzt zu sein". Germering b. M.

Wiesinger, Christine/Frewer, Andreas (2014): Werner Leibbrand, Annemarie Wettley und Kontroversen um „Euthanasie". Die Hintergründe medizinhistorisch-ethischer Debatten der Nachkriegszeit. Medizinhistorisches Journal 4 (2014), S. 45–74.

Es ist uns ein geistiger Wert, den es zu erlangen und zu erhalten gilt. Im Anspruch dieses Werkes liegt seine Fruchtbarkeit." Ebd., S. 11.

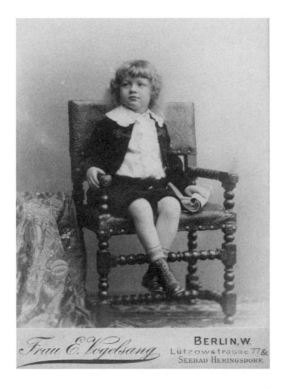

*Abb. 4: Kinderbild von Werner Leibbrand (undatiert).[1]*
*Quelle: SAF.*

1    Werner Leibbrand als Kind im Alter von etwa acht Jahren. Interessant sind die kaiserzeitliche
      Kleidung des Jungen und die durch das professionelle Fotostudio „Vogelsang" (Berlin & See-
      bad Heringsdorf) inszenierte Präsentation auf dem Stuhl („Thron") mit der „Schriftrolle" in
      der linken Hand. Hier wird das gezielte Arrangement des Fotografierenden, der Wunsch der
      Eltern nach einem repräsentativen Bild oder gar eine prognostisch-prophetische Antizipation
      für den späteren Autor (zudem als Linkshänder) deutlich, der durchaus selbstbewusst in die
      Welt blickt. An anderer Stelle bekannte Leibbrand aber auch, dass er seit früher Jugend ge-
      sundheitliche Probleme hatte. 1929 schrieb er in einem kurzen Beitrag in einer medizinischen
      Fachzeitschrift: „Ich leide von Kindheit an an schwersten Migränen mit allen klassischen Ne-
      bensymptomen." Vgl. Leibbrand (1929), S. 462. In dieser Selbstbeobachtung nahm er das Me-
      dikament „Impletol", das seinerzeit durch die I.G. Farben AG auf den Markt gebracht wurde.

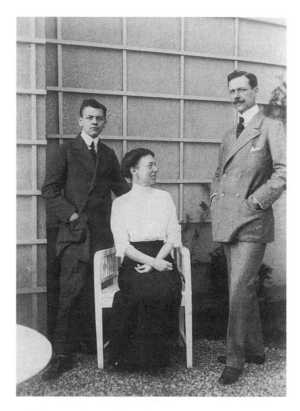

*Abb. 5: Der siebzehnjährige Leibbrand mit Eltern (1913).[1]*
*Quelle: SAF.*

1    Werner Leibbrand „steht der Mutter näher", zum Vater bestand wohl durchaus eine Distanz.
     Auch wenn die vorliegende Aufnahme nicht zu weitreichend interpretiert werden sollte,
     beschreibt dies die Biographie doch immer wieder und an mehreren Stellen. Zudem ist das
     kaiserzeitlich-großbürgerliche Ambiente auf diesem frühen Foto punktuell recht gut erkennbar.
     Die Datierung ist durch eine handschriftliche Angabe auf der Rückseite belegt. Zum weiteren
     familiären Hintergrund siehe auch die Hinweise in AAG, FHA sowie Unschuld et al. (2005).
     Ein zusätzliches Indiz für die Beziehung zum Vater ist die (Nicht)Verwendung des Vornamens:
     Werner *Robert* Leibbrand führte seinen zweiten Vornamen – den Vornamen des Vaters – in
     der Folge bei Publikationen, auf seinem Briefkopf oder bei Unterschriften in der Regel nicht.

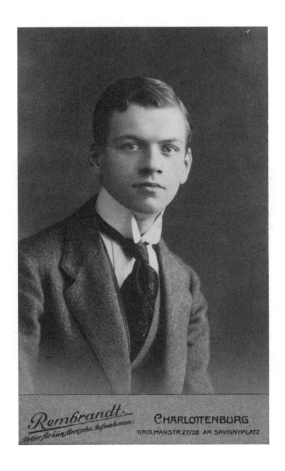

*Abb. 6: Der Abiturient Werner Leibbrand*
*im Alter von 18 Jahren (1914).[1] Quelle: SAF.*

1   Das Foto trägt auf der Rückseite die folgende handschriftliche Notiz: „Zur Erinnerung an das gemeinsam bestandene Abitur im Sept.[ember] 1914". Es wurde erstellt vom „R.A.f.k.A.", dem „Rembrandt Atelier für künstlerische Aufnahmen" in Berlin-Charlottenburg.

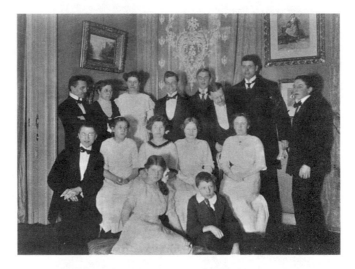

*Abb. 7: Kaiserzeitliches Fest: Leibbrand in Freundesgruppe (1913).[1]*
*Mit einer Gruppe von Freunden in der späten Kaiserzeit. Quelle: SAF.*

1    Das Foto trägt auf der Rückseite die handschriftliche Notiz „Restaurant 28. März 1913" sowie
     u.a. die Angabe, dass Werner Leibbrand in der hinteren Reihe in der Mitte ist (die vierte Person
     von links); weitere Familienmitglieder aus dem engsten Kreis sind offenbar nicht abgebildet.
     Der festliche und edlere Rahmen einer gutsituiert-kaiserzeitlichen Lokalität lässt sich erahnen.

# ABBILDUNGSVERZEICHNIS

Abb. 1: Werner Leibbrand – Portrait im Alter von 64 Jahren (1960) ........... 7
Abb. 2: Cover Leibbrand – Heilkunde. Eine Problemgeschichte (1953)........ 15
Abb. 3: Werner Leibbrand im Talar der Medizinischen Fakultät München ... 16
Abb. 4: Kinderbild von Werner Leibbrand (undatiert) ............................... 27
Abb. 5: Der siebzehnjährige Leibbrand mit Eltern (1913) ......................... 28
Abb. 6: Werner Leibbrand als Abiturient im Alter von 18 Jahren (1914) ..... 29
Abb. 7: Kaiserzeitliches Fest: Leibbrand in Freundesgruppe (1913) ........... 30
Abb. 8: Neuer „Dr. med.": Leibbrand nach der Promotion (1921) .............. 33
Abb. 9: Titelblatt der Dissertation von Leibbrand: „Über Tumore(n)..." ...... 34
Abb. 10: Die Titelseite des autobiographischen Manuskripts ..................... 35
Abb. 11: Beispielseite für den Zustand von Textabschnitten ..................... 36
Abb. 12: Nervenheilanstalt in der Nussbaumallee (Berlin-Westend).............. 40
Abb. 13: Werner Leibbrand in der Weimarer Republik............................. 41
Abb. 14: Programm für zwei Veranstaltungen im Lessing-Museum Berlin..... 42
Abb. 15: Margarethe Sachs (1885-1961), Portraitfoto (1910)...................... 62
Abb. 16: Werner Leibbrand, undatiertes Portrait, Ende Weimarer Republik ... 63
Abb. 17: Reichskanzlerplatz Berlin (ca. 1932) ...................................... 64
Abb. 18: Berliner Fackelzug: SA-Einheiten marschieren am 30.01.1933 ........ 72
Abb. 19: Boykottaktion vor dem Berliner Warenhaus Wertheim, 01.04.1933. 73
Abb. 20: Werner Leibbrand 1934 bei der Atlantik-Überquerung (USA) ........ 74
Abb. 21: Berliner Institut für Geschichte der Medizin und der Naturwiss. ..... 79
Abb. 22: Werner Leibbrand (1939): Der göttliche Stab des Äskulap ............ 80
Abb. 23: Der Medizinhistoriker: Leibbrand in den 1930er Jahren ............... 81
Abb. 24: Werner Leibbrand (1939): Medicina Romantica (Cover) ............... 82
Abb. 25: Der Reisepass in der NS-Zeit (1943): Außenseite .......................... 102
Abb. 26: Die Titelseite des Reisepasses (1943) ..................................... 103
Abb. 27: Innenseite des Reisepasses mit Foto (1943)............................... 104
Abb. 28: Werner Leibbrand (1946): Das Gespräch über die Gesundheit ........ 122
Abb. 29: Nürnberg nach den Bombenangriffen im Zweiten Weltkrieg (1946) 123
Abb. 30: Heil- und Pflegeanstalt, Erlangen. Aus: Leibbrand (1946)............... 124
Abb. 31: Direktionsgebäude der Heil- und Pflegeanstalt (ca. 1946) ............. 124
Abb. 32: Cover „Um die Menschenrechte der Geisteskranken" (1946).......... 146
Abb. 33: Werner Leibbrand im Talar in Erlangen (ca. 1947) ...................... 147
Abb. 34: Ärztliche Visite in der Heil- und Pflegeanstalt (undatiert) .............. 148
Abb. 35: Bibliothek des „Universitäts-Seminar" Maximiliansplatz 2 ............. 148
Abb. 36: Direktionsgebäude der Heil- und Pflegeanstalt Erlangen (undatiert) 149
Abb. 37: Margarethe und Werner Leibbrand (Mitte) vor „Psisiyatri Klinigi". 150
Abb. 38: „Bahnhof für Margarethe und Werner Leibbrand" (undatiert) .......... 159
Abb. 39: Leibbrand in Griechenland (Löwentor Mykene) (undatiert)............. 159
Abb. 40: Universität München, Geschwister-Scholl-Platz mit Brunnen ......... 160
Abb. 41: Der Schwabinger Leibbrand im Restaurant (undatiert) .................. 167
Abb. 42: Werner Leibbrand beim Vortrag im „Colleg" (undatiert)................. 168

Abb. 43: Leibbrand bei wissenschaftlichem Forum in Paris (1956)................ 176
Abb. 44: Austausch an der Sorbonne (ca. 1956)...................................... 177
Abb. 45: Toast auf die deutsch-französische Freundschaft (1961).................. 178
Abb. 46: Eröffnung eines Internationalen Kongresses in Paris (1967)............ 189
Abb. 47: Leibbrand bei einem Promotionsakt in München (1965)................... 190
Abb. 48: Johannes Bergius, Margarethe und Werner Leibbrand..................... 197
Abb. 49: Beratungen in der Münchner Fakultät (SS 1963) ........................ 198
Abb. 50: Annemarie Leibbrand-Wettley und Werner Leibbrand (1963)......... 201
Abb. 51: Heiratsurkunde von Annemarie und Werner Leibbrand (1962) ....... 202
Abb. 52: Gemeinsames „Kompendium der Medizingeschichte" (1967)......... 203
Abb. 53: Brief-Gedicht des Freundes A. E. Esrati aus Tel Aviv (1958)......... 204
Abb. 54: „Fingerzeig": Leibbrand am Flügel stehend in München ............. 225
Abb. 55: Leibbrand am „Schreibtisch-Flügel" (1964)............................ 225
Abb. 56: Werner Leibbrand am Flügel (undatiert) ............................... 226
Abb. 57: Der Leibbrand-Kreis zur Exkursion bei Konrad Lorenz ............... 233
Abb. 58: Die „Isle of Man" in der rauen Britischen See ....................... 234
Abb. 59: Werner Leibbrand mit Gruppe im Talar in München ................... 246
Abb. 60: „Blick zurück": Leibbrand-Gemälde von E. Loreck (1962)............ 249
Abb. 61: Melemata. Festschrift für Werner Leibbrand (1967) .................. 250
Abb. 62: Moment der Würdigung: Verleihung des Ordens (1971) . ............. 251
Abb. 63: Leibbrands Auszeichnung: „Palmes Académiques" (1971) ........... 252
Abb. 64: Ehrung: Werner und Annemarie Leibbrand in Paris (1971)........... 253
Abb. 65: Annemarie und Werner Leibbrand: Formen des Eros (1972)........... 254
Abb. 66: A. und W. Leibbrand: Formen des Eros auf der Buchmesse (1972) . 255
Abb. 67: Grab von Leibbrand auf dem Nordfriedhof München ................... 256
Abb. 68: Bildkarte: Zeichnung von Werner Leibbrand (undatiert) ............. 261
Abb. 69: Briefumschlag: Universitäts-Seminar für Geschichte der Medizin ... 262
Abb. 70: Annemarie Leibbrand-Wettley und Werner Leibbrand (1965) ........ 277
Abb. 71: „United States vs. Karl Brandt": Angeklagte im Ärzteprozess......... 278
Abb. 72: Leibbrand und Waldmann am 75. Geburtstag (1971)................... 296
Abb. 73: Angela Schober neben Leibbrands an seinem 60. Geburtstag ......... 299
Abb. 74: „Hysteria – Historia": Schüler-Stammtisch in München.............. 303
Abb. 75: „Impressario": Leibbrand im Kreis von Doktoranden ................. 304
Abb. 76: Theateraufführung „Charlys Tante" in Erlangen (undatiert) ........... 318
Abb. 77: Patientenfeier in der Anstalt (1946–1952) ........................... 320
Abb. 78: Jubilar mit Goldschal: Rede am 75. Geburtstag (1971) .............. 323
Abb. 79: „Les Adieux" – Abschiedskonzert 1965 (Lenbachhaus) .............. 324
Abb. 80: Festereignis: Zampano Leibbrand (undatiert; ggf. 1956) ............. 327
Abb. 81: Annemarie Leibbrand-Wettley und Werner Leibbrand (undatiert) .. 328
Abb. 82: Nobelpreis für Bergius, erster Mann von Leibbrands zweiter Frau... 332
Abb. 83: Brief des Templerordens an Werner Leibbrand (1951) ............... 334
Abb. 84: Leibbrands Nutzer-Ausweis der Nationalbibliothek in Paris (1968) . 342
Abb. 85: Werner Leibbrand und sein geliebter Foxterrier (undatiert) ........... 351
Abb. 86: Leibbrand im Urlaub – Post-Lektüre im Liegestuhl (undatiert) ........ 371
Abb. 87: Schriftprobe – Postkarte von Leibbrand an Ralf Seidel (1967) ........ 373
Abb. 88: Renate Schüssler: Ton-Figur von Werner Leibbrand (undatiert) ...... 374

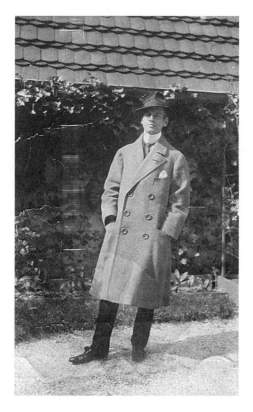

*Abb. 8: Neuer „Dr. med.": Leibbrand*
*nach der Promotion (1921).[1] Quelle: SAF.*

1   Der Ort dieses Fotos ist nicht bekannt. Möglicherweise handelt es sich um das „Haus im Tann"
    in Wasserburg am Bodensee. Dort hatte die Familie Leibbrand ein Anwesen, das auch über die
    schwierigen Phasen der Wirtschaftskrisen der Nachkriegszeit und der späten Weimarer Repu-
    blik gehalten werden konnte. Werner Leibbrand könnte sich nach der anstrengenden Zeit des
    Ersten Weltkriegs bzw. im Anschluss an die Promotionsphase dorthin zurückgezogen haben.
    Das geräumige Sommerhaus lag in einem Park und verfügte sogar über einen Anlegesteg für
    ein kleines Motorboot. Dies illustriert nochmals den durchaus wohlhabenden Hintergrund.

U.22 /284.

## Ueber Tumoren bei Kriegs-
teilnehmern.

INAUGURAL-DISSERTATION

ZUR

ERLANGUNG DER DOKTORWÜRDE

DER

HOHEN MEDIZINISCHEN FAKULTÄT

AN DER

FRIEDRICH-WILHELMS-UNIVERSITÄT
ZU BERLIN

vorgelegt von

**Werner Leibbrand**
aus Charlottenburg-Westend.

Tag der Promotion: 22. Februar 1921.

Hermann Blanke's Buchdruckerei, Berlin C. 54,
Kleine Rosenthalerstr. 9.

405

*Abb. 9: Titelblatt der Dissertation von Leibbrand:*
*„Über Tumore(n) ...“ (1921). Quelle: FAU (UB).[1]*

---

1    Die Promotionsstudie von Leibbrand umfasste 41 Seiten und erhielt die Zensur „gut".

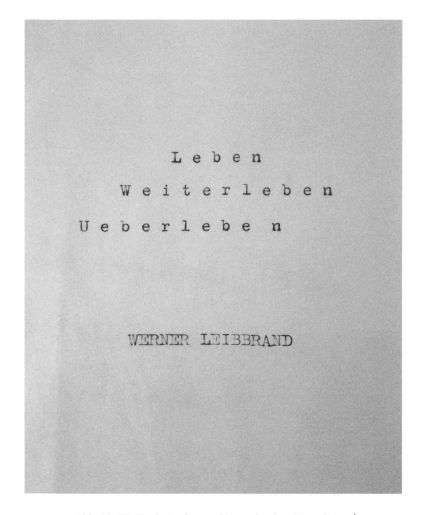

*Abb. 10: Die Titelseite des autobiographischen Manuskripts.[1]*
*Quelle: MPIM.*

1   Maschinenschriftlich vorliegender „Teil II" der Autobiographie Werner [Robert] Leibbrands.
    Ein Datum findet sich hier nicht angegeben. Vergrößerte Wiedergabe; etwas ausgebleicht.
    Auf der Innenseite hatte Werner Leibbrand handschriftlich die folgende Widmung eingetragen:
    „Der vielgeliebten ‚Dritten' Prof. Dr. Annemarie Leibbrand-Wettley in sanftem Es-Dur."
    Damit ist Leibbrands dritte Ehefrau gemeint und eine musikalische Hommage verbunden.

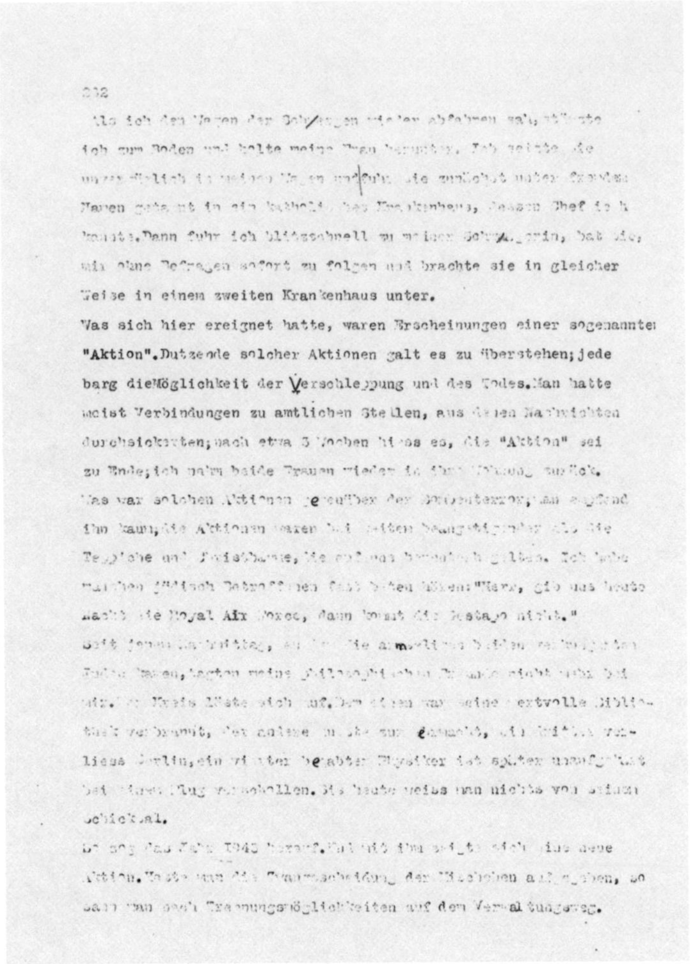

*Abb. 11: Beispielseite für den Zustand von Textabschnitten.*
*Werner Leibbrand, Bild der Manuskriptseite „232" im Jahr 2020.[1]*

1  Diese Darstellung könnte man umreissen mit dem Passus „Sie sehen, dass Sie nichts sehen". Das Originalmanuskript ist mittlerweile durch Ausbleichung, die historischen wie auch die zeitgenössischen Kopiervorgänge im weiteren Sinne kaum mehr leserlich. Abgebildet ist hier ein besonders schwieriges Beispiel, in der Regel ist die Qualität etwas besser; häufig sind aber auch noch mehr handschriftliche Korrekturen eingefügt, was die Transkription sehr erschwerte.

# JAHRE IM SANATORIUM WEILER[1]

[...][2] Psychiatrie erschien mir die einzige Ausweichstelle in der Medizin zu sein, die mich dieser Wissenschaft erhalten könnte. Sie lag an einem Schnittpunkt mit den Geisteswissenschaften, denen ich mindestens so viel Interesse neben den Künsten entgegenbrachte wie der Medizin im engeren Sinn. Der Zusammenhang mit Philosophie, mit Psychologie, mit intuitivem Einfühlen, alles das stellte ich mir nicht nur als lohnend vor, sondern als etwas, für das ich eine geheime Begabung mitbrachte. Ernst Mosler,[3] jener Oberarzt der Klinik Goldscheiders,[4] wurde mir in Kenntnis gesetzt. Er hatte mir angeboten, bis zur Habilitierung[5] bei ihm zu bleiben. Ich musste den reichen Banquierssohn aus dem Tiergartenviertel enttäuschen. Ich sagte ihm, mir fehlten die Mittel zum jahrelangen Ausharren, ich müsse zusehen, zur Fachpraxis zu gelangen, und die Psychiatrie sei dasjenige Fach der Medizin, das mich schon während des Studiums bei Karl Bonhöffer[6] in der Charité[7] fasziniert habe. Er sagte mir sogleich seine wärmste Empfehlung zu. So fuhr ich eines frühen Herbsttages bei feuchtem, nach totem Laub riechenden Wetter nach dem alten West-

1    Der Einstieg in die überlieferten Abschnitte der Autobiographie ist für die medizinhistorische Einordnung sehr passend: Es beginnt mit der Entscheidung für die ärztliche Spezialisierung. Hier ist die Spannung zwischen den geisteswissenschaftlich-musischen Interessen Leibbrands und dem zum Teil eben aus Vernunftgründen – wie auch väterlich-familiärem Druck – gewählten „Brotberuf Medizin" zu spüren. Siehe hierzu auch Unschuld et al. (2005) mit dem schönen Titel zu Leibbrand: „... ich weiß, daß ich mehr tun muß, als nur ein Arzt zu sein". Vgl. zudem insbesondere Schumacher (1967), Burgmair (2005) und Frewer (2020).
2    Sieben weitere überlieferte Worte zu Beginn dieses Kapitels sind nicht mit voller Sicherheit zuzuordnen, passen aber sehr wahrscheinlich in genau diese Ambivalenz bei der Entscheidung für seine weitere berufliche Zukunft: „[...] meldete ich mich impulsiv, wenn auch illusionslos."
3    Ernst Mosler (genaue Lebensdaten nicht bekannt), Arzt, Internist. Professor an der III. Universitäts- und Poliklinik für Innere Erkrankungen in Berlin. 1933–1938 Leiter der Poliklinik der Jüdischen Gemeinde (mit Marcus Seckbach, ehrenamtlich). Siehe Schwoch (2018), S. 512.
4    Alfred Goldscheider (1858–1935), Arzt in Berlin mit Schwerpunkt internistische Neurologie. 1894 Leitung am Städtischen Krankenhaus Moabit. 1895 Professor an der Universität Berlin. 1898 Extraordinarius und 1907 Honorarprofessor. 1906–1910 Leitung des Virchow-Krankenhaus, ab 1910 des Poliklinischen Universitätsinstituts (1911 in III. Med. Klinik umgewandelt), Ernennung zum Ordinarius (1926 emeritiert).
5    Wegen der historischen Konstellationen konnte auch später die Habilitation nicht erfolgen.
6    Karl Ludwig Bonhoeffer (1868–1948), deutscher Psychiater und Neurologe. Geheimer Medizinalrat, Ordinarius für Psychiatrie und Neurologie an der Friedrich-Wilhelms-Universität Berlin sowie Direktor der Klinik für Psychische und Nervenkrankheiten der Charité in Berlin. Vgl. Beddies (2008), Helmchen (2008) und Schmiedebach (2018). Karl Bonhoeffer war Vater von Dietrich Bonhoeffer (1906–1945), der als Theologe und Mitglied der Bekennenden Kirche im Widerstand gegen den Nationalsozialismus war und im KZ Flossenbürg ermordet wurde.
7    Zur Geschichte der Charité u.a. Winau (1987), Schagen/Schleiermacher (2008) und Bleker/ Hess (2010). Zu medizinethischen Aspekten im „Dritten Reich" siehe u.a. Frewer (2008), Bruns (2009) und Hahn (2020).

end, bis ich inmitten alter ehrsamer Villen aus der Jahrhundertwende das Geviert der „Kuranstalten Westend"[8] fand, das zwischen Ulmen- und Nussbaumallee begrenzt, von zwei bekannten Psychiatern geleitet wurde. Der eine war ein hoher Sechziger, Geheimrat Dr. Julius Weiler,[9] ein bekannter Antiquitätensammler von hohem Geschmack, der andere ein hypermoderner Hamburger Elegant à la mode, Dr. Georg Schlomer,[10] in den besten Jahren der Vierziger. Weiler, der eigentliche Begründer dieses in internationalem Ruhm stehenden Unternehmens, hatte das Sanatorium in den 90er Jahren von einem gewissen Wallschmidt erworben, der nicht Arzt war. Aus der Harzer Gegend stammend war er Schüler des Göttinger Irren-Meyer[11] geworden, hatte eine vermögende Frau geheiratet und so ein Sanatorium geschaffen, das sich lange Jahrzehnte großer Beliebtheit erfreute. Vor dem ersten Weltkrieg baute er neben dem geschlossenen Haus ein luxuriöses Kurhaus auf gleichem Grund, das er mit italienischem Marmor ausstattete. In der Halle und im Speisesaal hing ein kostbarerer echter Gobelin. Neben Einzelzimmern gab es Appartements mit Bad und eigenem Eingang. Dieser Neubau machte es notwendig, dass Weiler einen Sozius mit Kapitalbeteiligung aufnahm, eben jenen Dr. Schlomer, der aus der Schule des Münchner Kraepelin[12] kam und zweifellos ein routinierter Fachmann war; seine elegante Gestalt machte ihn zum Freund der Weiblichkeit, eine Eigenschaft, ohne die man kaum imstande ist, ein Luxussanatorium attraktiv zu gestalten. An jenem frühen feuchten Herbstmorgen begab ich mich in das geschlossene Haus des Herrn Geheimrat. Ein lebhafter kleiner Mann in englischem Anzug mit herunterhängendem Kneifer trat rasch ins Zimmer und bat mich, an seinem Schreibtisch Platz zu nehmen. Er atmete eine natürliche Autorität ohne jeden Manirismus. Meinen Brief hatte er erhalten. Wo ich denn, so fragte er entsprechend dem Annoncentext, meine psychiatrische Erfahrung gesammelt habe? Ich erwiderte, ich hätte noch keine, sei aber der inneren Überzeugung, für dieses Fach begabt zu sein. Der Geheimrat lächelte. Auf dieses Lächeln hin fuhr ich fort, ihm meine Dienste unentgeltlich auf Probe zur Verfügung zu stellen. Mit genügend Wohnung und Verpflegung. Da winkte er ab. Das gebe es nicht. Sei er der Ansicht, er wolle mich engagieren, so würde ich auch Gehalt beziehen.

---

8    Aus diesen Einrichtungen ist die Fachklinik für Psychiatrie der Freien Universität Berlin hervorgegangen. Siehe auch Helmchen (2007).

9    Julius Weiler war ab Mitte der 1890er Jahre Assistent der Kuranstalten.

10   Georg Max Schlomer (genaue Lebensdaten nicht bekannt), ärztlicher Leiter der Kuranstalten Westend. Ausbildung beim Psychiater Emil Kraepelin. Aufnahme anderer jüdischer Ärzte zu ihrem Schutz, etwa am sogenannten Boykott-Tag (01.04.1933). Vgl. Schwoch (2018), S. 345.

11   Ludwig Meyer (1827–1900), Leiter der „Provinzial-Irrenanstalt zu Göttingen" (Gründung 1891), zudem Professor für Psychiatrie an der Universität Göttingen. Siehe u.a. Wedekind et al. (2019).

12   Emil Wilhelm G. M. Kraepelin (1856–1926), deutscher Psychiater mit großem Einfluss auf die wissenschaftliche Psychiatrie. Er war Hochschullehrer an den Universitäten Tartu, Heidelberg und München.

Ich sei ihm aber von Professor Mosler so warm empfohlen worden, dass er das Wagnis eingehen wolle. Ich möge morgen eintreten. Nur bitte er mich, dann noch seinen Sozius aufzusuchen; im Kurhaus sei er sprechbar. Als ich nächsten Tages Dr. Schlomer meinen Besuch machte, hatte dieser eine ebenso positive Auskunft von Karl Bonhöffer, meinem Lehrer, erhalten. Auch er willigte ein, fragte mich nur, ob ich gesund sei. Nie habe mir etwas gefehlt gab ich zurück, er meinte, ich sei etwas blass und recht mager. Nach diesen Vorbereitungen begann meine psychiatrische Laufbahn. Schon nach wenigen Wochen hatte ich das Herz meines neuen Chefs Weiler gefunden. Er meinte, meine eigene Einschätzung sei zweifellos richtig gewesen.

Einer andersartigen Betrachtung mag es vorbehalten bleiben, wissenschaftlich von der damaligen Psychiatrie zu reden. Hier interessiert anderes, und das ist mehr gesellschaftlicher Natur.

Niemand, der später eine eigene Praxis betreibt, sollte es versäumen, an einer Privatanstalt tätig zu werden. Ich habe meine heutigen Schüler, sofern sie sich diesem Fach zuwenden wollten, immer einige Zeit in ein Schweizer Fachsanatorium geschickt. In der Universitätsklinik, im Städtischen Krankenhaus kann man keine connaisance du monde erwerben. Nur die Privatanstalt gibt dazu reichlich Gelegenheit. Hier gelingt es nicht, einfach die Tür hinter sich zu schließen, hier drängt jeder Kranke bis in die eigene Privatsphäre und dies zu unmöglichsten Tages- und Nachtzeiten vor. Der Kranke will mit dem Arzt leben, der Arzt muss es tun, wenn er erfolgreich werden will. Zudem lernt der junge Arzt alle gesellschaftlichen Schichten vom reichen Snob über den Diplomaten bis zum Ausländer kennen. Ich habe in den Jahren 1922–1923 kaum ein deutsches Wort gesprochen,[13] machte meine Visiten und Explorationen. […][14]

---

13 Diese Zeit verstärkte die polyglotten Sprachkenntnisse Leibbrands bei ohnehin vorhandener Veranlagung.

14 Hier fehlen wohl Manuskriptseiten zu den Jahren 1923-1924 der Weimarer Republik, wobei es inhaltlich keine erkennbare oder problematische Lücke in der Lebensbeschreibung gibt.

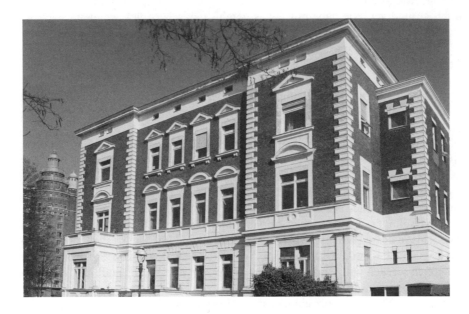

*Abb. 12: Nervenheilanstalt in der Nussbaumallee (Berlin-Westend).[1]*
*Quelle: CC.*

1    Im Nordwesten Berlins entstand seit den 1860er Jahren die „Villenkolonie Westend"; sie wurde
     schnell zu einer beliebten Wohngegend für das wohlhabende Bürgertum und höhere Beamte.
     1878 wurde die Villenkolonie nach Charlottenburg eingemeindet. Burgmair (2005), S. 19
     bringt Details der Entwicklung der dortigen Sanatorien: „1888 wurden die Kuranstalten Wes-
     tend an der Ulmenallee 35 in Berlin-Charlottenburg eröffnet und standen seit 1890 unter der
     Leitung des Sanitätsrats Weiler und seines Schwiegersohns Georg Schlomer. Die Anlage
     wurde in den Jahren 1909/1910 luxuriös im französischen Landhausstil ausgebaut und moder-
     nisiert, verfügte über 130 Betten in drei Gebäuden." Zu den medizinischen Aspekten werden
     folgende Hintergründe genannt: „Neben der herkömmlichen Therapie mit Medikamenten fan-
     den Hydrotherapie, Elektrotherapie und Lichttherapie Anwendung. 1910 wurden 290 Patienten
     versorgt. Die Kuranstalt verfügte über einen großen Park und eigene Gärtnerei. Nach dem
     Zweiten Weltkrieg wurde die Einrichtung als Universitäts-Nervenklinik der Freien Universität
     Berlin weiter ausgebaut. Vgl. Dr. Weilers Kurhaus Westend für Nervenleidende, Stoffwech-
     selkranke und Erholungsbedürftige, Berlin o. J. Siehe auch: Hans Laehr, 1912, 33. Adreßbuch
     der Kranken-, Pflege- und Wohlfahrtsanstalten Deutschland, 1912, 57, sowie freundliche Aus-
     kunft von Manfred Stürzbecher, Berlin, 16.04.2004."

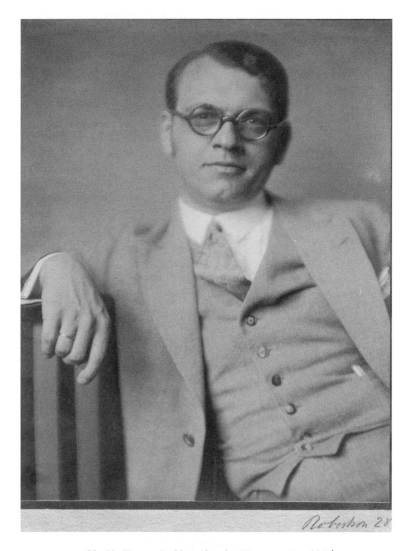

*Abb. 13: Werner Leibbrand in der Weimarer Republik.[1]*
*Quelle: SAF.*

1    Das Foto ist nicht genau datiert; es trägt rechts unten die Bildunterschrift „Robertson [?] 28".
     Dies kann sich auf das Alter – 28 Jahre, also 1924 – oder auch die Jahreszahl 1928 (im Alter
     von 32) beziehen. Der edel gekleidete Leibbrand trägt am Ringfinger der rechten Hand einen
     Ring, was ein Verlobungsring vor der Trauung 1925 oder ein Ehering nach stattgefundener
     Hochzeit mit seiner ersten Frau Cläre Streich sein könnte. „Robertson" könnte sich evtl. auf
     den Fotografen oder auf die Art der Aufnahme als „Roberts Sohn", im Sinne von „nach Art
     des Vaters" beziehen. Leibbrands Vater hieß Robert und achtete wohl sehr auf gute Kleidung.

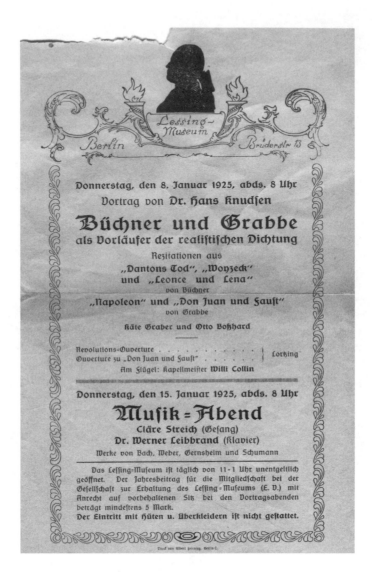

*Abb. 14: Programm für zwei Veranstaltungen im Lessing-Museum Berlin.[1]*
*Original hellbraun-orange. Quelle: SAF (nach Angebot eines Antiquariats).*

1   Musik-Abend von Cläre Streich (Gesang) und Dr. Werner Leibbrand (Klavier) mit Werken
    von Bach, Gernsheim und Schumann (15. Januar 1925, 20:00 Uhr). Das Foto der vorangehen-
    den Seite könnte für das Alter von 28 Jahren Leibbrand als Pianisten im Lessinghaus zeigen,
    denn das Konzert fand gut eine Woche vor seinem 29. Geburtstag statt. Man beachte zudem
    auch die Regularien zur Mitgliedschaft im Lessing-Museum sowie die Angabe: „Der Eintritt
    mit Hüten und Überkleidern ist nicht gestattet."

# KONZERTE UND LOUIS ULLSTEINS
## HILFE ZUR PRAXISERÖFFNUNG

Wir hatten die letzten beiden Jahre nach 1925 in unserer Einzimmerwohnung gut verbracht. Im Jahre traten wir zweimal zusammen auf; einmal im Winter im Lessingmuseum,[1] dann während der Sommerferien in Lindau mit Hilfe von Dr. Proelss und Willy Schlebach. Mit dem Vater hatte ich mich soweit wiedergefunden, dass er mir die Benutzung des Wasserburger „Haus im Tann" gestattete. Dort lebte im Parterre als Mieter der feinsinnige meist kränkelnde Pianist von Grünewald aus dem Baltikum. Er überwachte ein wenig mein Klavierspiel, und ich war stolz, von ihm anerkannt zu sein. Mit Claire[2] hatte ich täglich in Berlin korrepetitorisch gearbeitet, und die Nachmittage bei Nadolowitsch[3] behielten wir begeistert bei.

Im psychiatrischen Fach verfügte ich über grosse jahrelange Erfahrung, ich kannte die meisten einweisenden Berliner Praktiker und Professoren. Ich konnte es also wagen, eine eigene Praxis zu eröffnen. Doch womit? Kapital besass ich nicht und meine Familie wollte ich unter keinen Umständen angehen. Ich war mit zwei Häusern der Berliner Gelddynastie bekannt geworden. Louis Ullstein[4] kannte ich seit Jahren in näherem Umgang, beim Herrn von Lustig in der Tiergartenstrasse war ich gelegentlich zu Gast. Ich entsinne mich noch eines glanzvollen Festes bei ihm. Er hatte ein Berliner Theater für seine Gäste gemietet, hatte die berühmte Fedak-Shari[5] aus Budapest als Operettenstar kommen lassen, die für die Gäste ganz privat auftrat. Danach wurde man im Wagen in sein Tiergartenstrassenpalais gefahren, wo nicht nur ein hervorragendes Tanzorchester aufspielte, sondern wo um Mitternacht das Nelson-Kabarett auftrat. Das erlesene kalte Buffet erfüllte den Geschmack des letzten Snobs, und der Sekt floss die ganze Nacht in Strömen.

1   Siehe das Konzertprogramm des Lessing-Museums auf dem Foto links (Original, SAF).
2   Claire [Cläre] Streich, Sängerin. Erste Frau von Werner Leibbrand (Heirat 1925). Siehe auch die gemeinsamen Auftritte im Lessing-Museum, u.a. am 15. Januar 1925.
3   Jean Nadolovitch (1875–1966), rumänischer Musiker und Arzt. 1905 Abschluss am Konservatorium in Wien, danach für sechs Jahrzehnte in Berlin tätig. 1915 medizinischer Doktortitel an der Berliner Universität. Gründung des „Internationalen Instituts für angewandte Stimmphysiologie und Belcanto".
4   Louis-Ferdinand Ullstein (1863–1933), deutscher Verleger. 1899 übernahm er nach dem Tod seines Vaters Leopold Ullstein den von ihm gegründeten Ullstein Verlag. Mit großem wirtschaftlichen Erfolg formte er ab 1904 die „Berliner Zeitung" zur „B.Z. am Mittag" um. Ullstein hatte nachhaltigen Einfluss auf die Berliner Presselandschaft.
5   Sári Fedák (1879–1955), ungarische Schauspielerin und Sängerin, eine der bekanntesten Primadonnen und Operettenstars ihrer Zeit.

Der Hausherr war ein charmanter österreichischer Großunternehmer, besaß Häuser in Graz, Wien und Berlin und hatte es offenbar verstanden, seinen Inflationsgewinn geschickt in die festeren Zeiten hinüberzuretten. Er war mit den Weiningers befreundet, deren tragischer Nachkomme, der Schriftsteller Otto,[6] nach Publikation eines etwas populärwissenschaftlichen misogynen Buches den Freitod gesucht hatte. Herr von Lustig war bereit, mir unter kulantesten Bedingungen einen grösseren Betrag zu leihen.

Louis Ullstein war eine höchst interessante Persönlichkeit. Ziemlichen En-bonpoints,[7] elegant gekleidet, von mittelgroßer Gestalt hatte sein rundes Gesicht immer etwas still Moquantes. Er sprach, wie der Berliner sagt, etwas langsam-nöhlich, gab eine gewisse Verträumtheit vor, obgleich er äußerst attent war. Er wohnte in der berühmten plutokratischen Hohenzollernstraße nahe den Arnolds, mit denen er befreundet war. Louis Ullstein spielte stets den Unentschiedenen, den ewig Ambivalenten und dies besonders dann, wenn er einem anderen die Verantwortung zuzuschanzen gedachte. Seine naiven Fragen waren hintergründig. Seine Sprache verriet den gebildeten Berliner Jargon. Seine erste Frau kannte ich nicht mehr, da sie schon tot war; die Heirat der zweiten erzählten sich die Berliner als folgendermaßen entwickelten Vorgang. Eines Tages sei der Zeitungskönig an der Glastür eines großen Sekretärinnenraums vorbeigegangen und habe länger hineingeschaut. Eine der Damen – sie war die Cousine meines Küstriner Freundes Salinger – habe zu einer Kollegin gesagt: „Was ist denn das da für ein Dicker?" Die Kollegin sagte tuschelnd: „Still! Das ist doch der Chef". Darauf habe die künftige Frau Ullstein geantwortet: „Den heirate ich". Sie wurde ihm eine warmherzige kluge Gattin, die sein Schicksal bis ins Exil teilte.

Louis Ullstein war schlagfertig und witzig. Sagte jemand, der ihm etwas verkaufen wollte: „Na also, weil Sie's sind." antwortete er: „Warum ist es immer gerade bei mir teurer?" Am Ende einer Theateraufführung holte er sich seinen Pelzmantel als ein Herr aufgeregt hinter ihm herlief und schrie: „Sie haben meinen Pelz an." Louis blickte zur Garderobe zurück und meinte: „Seh'n Se mal, da hängt noch so einer, vielleicht ist das Ihrer." Der Mann rannte zurück und rief dann: „Ja, das ist meiner". Ullstein antwortete: „Na dann entschuldigen Se nur, dass ich Sie belästigt habe!"

Eines Tages zerschlug sich eine ärztliche Begleitungsreise seiner Tochter, da diese eine akute septische Krankheit bekam und für eine Afrikafahrt seeuntüchtig wurde. Ich besuchte Louis Ullstein in seinem Bureau und erzählte ihm, ich würde nun mit meiner Frau in die Provence fahren. Er sah mich fragend an: „Das ist wohl nun für Sie traurig?" Ich entgegnete: „Wieso, die Provence ist doch auch sehr schön!" Seine Äuglein blinzelten: „Das kostet aber ne Kleinigkeit". Und sogleich begann er in seinen Hosentaschen zu kramen; nach längerer Anstrengung zog er einen Hundertmarkschein aus der Tasche, dann einen zweiten, einen dritten, immer ganz langsam und zögernd, bis 8 Scheine auf dem Schreibtisch lagen. Er sagte, als

---

6 Otto Weininger (1880–1903), österreichischer Philosoph. Hauptwerk „Geschlecht und Charakter" (1903) mit frauenfeindlichen Konzepten und antisemitischen Akzenten. Suizid.
7 Französischer Ausdruck für „gesund-gewichtig", eigentlich „in gutem Zustand".

rede er zu sich selbst: „Ob das wohl langt?" und übergab sie mir als Kompensation im Sinne entgangener Honorare.

Wessen Magnanimität wäre also geeigneter gewesen als die seine, mir bei der Niederlassung zu helfen. Mit unmittelbarer Grosszügigkeit erfüllte er mir meinen Wunsch eines längeren Kredits. Schalkhaft fragte er nach meinen Sicherheiten. Ich antwortete ihm: „Meine Fähigkeiten". Das hat er sofort als ausreichend anerkannt. Als ich ihm die Summe später vorzeitig zurücksandte, meinte er, diese edle Tat habe ihn sehr gerührt, er habe die Summe à fond perdu geliehen; und er gratulierte mir zu meinem Erfolg.

Bis in die Tage der Lebensbedrohung war ich noch mit seinem völlig andersgearteten Bruder Franz[8] befreundet, in dessen Dahlemer Haus in der Griegstraße sich immer noch bedeutende Leute einfanden. Franz, einst verheiratet mit der bekannten Rosi Gräfenberg, hatte wenige Jahre vor 1933 einen großen Hausstreit entfacht, der wohl auf den Ehrgeiz Rosis zurückzuführen war, die gegen den Chefredakteur der Vossischen Zeitung, Georg Bernhard,[9] um einen führenden Posten kämpfte. Bei dem notwendig gewordenen Schiedsgericht haben die Verteidiger wohl den besten Teil erwählt. Georg Bernhard war ein allmächtiger Mann; daher pflegte Louis Ullstein immer zu sagen, wenn man an der Zeitung etwas auszusetzten hatte: „Bin ich vielleicht Georg Bernhard?" Der streitbare hochbegabte und motorisch lebhafte Mann musste sich in einer Art Bierzeitung des Hauses anlässlich seines auf eine Zehn anrundenden Geburtstages sagen lassen: „Georg Bernhard wäre ein guter Redner geworden, wenn er auch ohne Hände geboren wäre".

Als Franz Ullstein mit seiner Tochter emigrierte, musste er noch erleben, dass auf dem Weg nach London ein großes Hotel in Frankfurt ihn auswies, während er schon nachts zu Bett lag.

Mit dem Leihgeld kaufte ich mir 1927 mit einer damals noch erheblichen Abstandssumme eine Altwohnung in der Ludwigskirchstraße gegenüber der Wohnung Nadolowitschs. Was ihm dort freilich nur als Studio diente – er war mit der bildhaucrisch hochbegabten, aber schwer seelisch kranken Tochter des Stefan George[10]-Verlegers Bondi[11] verheiratet und wohnte damals bis zu deren bitteren Ende im Grunewald – war für mich Wohnung und Praxis zugleich. Sie wurde mit altehrwürdigen Kachelöfen geheizt, zu deren Bedienung man damals noch Hausangestellte fand, und wurde mit Mobiliar ausgerüstet, das sich aus zwei Wohnungsauflösungen meines Vaters als Ballast ergab. Darunter befand sich auch eine reizende kleine Barockorgel mit vier Registern und Fußbässen, mit der ich das

---

8  Franz Ullstein (1868–1945), deutscher Verleger; Sohn von Leopold Ullstein, jüngerer Bruder von Louis (s.o.); die Halbbrüder Rudolf Ullstein (1874–1964) und Hermann Ullstein (1875–1943) waren ebenfalls im Ullstein Verlag aktiv.

9  Georg Bernhard (1875–1944), demokratischer deutscher Publizist jüdischer Abstammung, früh gegen den Nationalsozialismus engagiert. 1933 Emigration, Gründung einer Exilzeitung.

10  Stefan Anton George (1868–1933), Lyriker. Mittelpunkt des nach ihm benannten, auf eigenen philosophischen, ästhetischen und lebensreformerischen Ideen beruhenden „George-Kreises".

11  Georg Bondi (1865–1935), Verleger in Berlin. Studium der Germanistik und Philosophie in München, Berlin und Leipzig, dort Promotion. 1895 Gründung des Georg Bondi Verlag in Dresden, ein Jahr später wechselte dieser nach Berlin.

kleine Wartezimmer schmückte. Alles andere war konventionelles Zeug, der Flügel, ein herrlicher Steinway, wurde mir von Ullsteins geliehen.

Auf ihm habe ich das C-Dur Konzert von Mozart mit der Kadenz Hummels[12] studiert, das ich mit Gesang meiner Frau im Lessingmuseum[13] umspielte und begleitete. Die beginnende Praxis setzte sogleich fortissimo ein; zwar fragte mich ein benachbarter Kollege erst vorsichtig, ob es bei mir noch stark nach Farbe rieche, aber weder diese Tatsache noch die Wohnlage verhinderten einen reichlichen Zustrom. Da ich außerdem bei der Stadt in Moabit die Sozialpsychiatrie aufzog und an einem größeren Krankenhaus Konsiliarius war, blieb mir zunächst in dieser Zeit des Aufbaus wenig musische Betätigung. Das Telephon wurde zum Hauptinstrument, die Klavierbenutzung sank stark ab. Wollte man bekannt werden, so musste man in ärztlichen Vereinen und wissenschaftlichen Gesellschaften Vorträge halten, man musste auch daran gehen, sich fachlich publizistisch zu betätigen.

Ich hatte mindestens einem Dutzend Praktikern, würdigen Sanitätsräten in alten Berliner Familien [in] den Kuranstalten beim Weggang in den Mantel geholfen; sie alle hatten mich nicht vergessen, zogen mich zu oder übergaben mir ihre Kranken. Einer von ihnen bestellte mich eines Tages sehr weit weg zu einer Patientin in ärmlicher Gegend. Die Übersicht über die Wohnung und deren Mobiliar ließen kaum eine Begütertheit erkennen. Das gefüllte Nachtgeschirr unter dem Bett, in dem eine unförmlich dicke Frau an einer schmerzhaften Nervenentzündung litt, war nicht entleert. Der in Pantinen hereinschloofende Ehemann zog die Hosenträger hinter sich kragenlos daher. Ich untersuchte, stellte den Heilplan auf und auf die Frage nach dem Honorar, das er sogleich bezahlte, nannte ich einen üblichen mäßigen Preis. Als ich mit dem hinzuziehenden Arzt die Treppe hinunterging, sagte er, er werde mich künftig bei solchen Honoraren nicht mehr holen. Bestürzt fragte ich ihn, ob seine[14] Forderung zu hoch gewesen sei. Das sei es ja gerade, gab er zurück, es sei viel zu niedrig gewesen. Diese Leute seien die reichsten Eierhändler von Berlin und führen zweimal im Jahr mehrere Wochen in ein Grand Hotel in Pontresina.[15] Ich musste ihm jetzt den Vorwurf machen, mich nicht zuvor richtig informiert zu haben.

Eine freie Fachpraxis ist ein soziales Kaleidoskop. Da ist die Baronin, die den Arzt aufs Land zu bestimmter Zeit kommen lässt, während sie reitet; man wartet eine Stunde auf die Rückkehr jetzt, so meinte sie, müsse sie erst baden; nach weiterem Verzug erscheint sie zur Konsultation. Das Honorar ist füglich hoch; sie lässt daraufhin durch die Gesellschafterin sagen, das Honorar sei zu hoch, sie müsse sparen. Gewiss, antwortete ich, dann würde ich empfehlen, pünktlich zu sein.

Der Vater einer Millionärstochter veranlasste mich, diese aus Wien wieder ins Berliner Sanatorium zu geleiten. Ich verbrachte drei Tage und Nächte in Wien, um sie gefügig zu machen; in der Nacht rief sie mich im Alten Bristol stundenlang an

---

12   Johann Nepomuk Hummel (1778–1837), österreichischer Komponist und Pianist (Bratislava, Slowakei).
13   Siehe die obige Abbildung zur Konzertankündigung von Claire Streich und Werner Leibbrand zum gemeinsamen Auftritt im Lessing-Museum (15. Januar 1925).
14   Passender: „meine", also Leibbrands eigene Honorar-Forderung.
15   Pontresina ist ein Bergort am Berninapass im Osten der Schweiz.

oder veranlasste mich, sogleich ins Cottage-Sanatorium zu kommen. Ein anderer Arzt hatte vergeblich diesen Transport aufgeben müssen, da sie in Grinzing in einem Heurigenlokal alles demoliert hatte. Mir gelang es, sie heimzubringen, und ich liquidierte eine vierstellige Zahl. Ich erhielt vom Vater einen Brief aus San Remo, er habe sich über die Höhe der Liquidation sehr gewundert, sei er doch der Ansicht gewesen, es sei für einen jungen Arzt doch auch ein Vergnügen, einmal ein bisschen in Wien herumzulaufen. Anbei übersandte er aber den Scheck in erbetener Höhe.

Ich zerriss den Scheck, versenkte ihn dann mit folgendem Briefinhalt ins Kouvert: Es sei mir eine ganz besondere Freude gewesen seine Tochter in Wien unentgeltlich behandelt zu haben. Ich erhielt bald darauf in Berlin ein Telephonat aus San Remo. Der Vater war tief betrübt, erzählte mir, an jenem Tag, als er meine Honorarsendung erhalten habe, habe er Briefe aus Wien mit folgenden Rechnungen erhalten: ein zerschlagenes Heurigenlokal, eine Schneider-, eine Modistinrechnung, so und so viel Hotelschulden und nun sei auch, die meine noch gekommen; da hätte ihn die Wut gepackt, ich möge es entschuldigen und den Scheck annehmen. Ich war ausnahmsweise so gnädig, seiner Bitte zu entsprechen. Ganz anders waren meine Moabiter Schützlinge, die ich als Sachverständiger vor Gericht zu vertreten hatte. Psychopathie und Kriminalität stehen in engstem Zusammenhang. Der Sachverständige hat die eine von der anderen zu trennen; das erfordert viel Sachkenntnis und Menschlichkeit. Mein Fürsorgebezirk einschließlich der Jugendlichen umfasste eine Viertel Million Einwohner; ich kannte fast jedes Haus durch persönliche Besuche zwischen Kleinem Tiergarten und Bahnhof Putlitzstraße. Ich sah viel Elend, Brutalität und Wanzen.

Die damalige proletarische Wohnungsnot, das enge Zusammenrücken aller Altersgenerationen, schuf Sexualvergehen, Alkoholexzesse in eingeengtem Bewusstseinszustand und andere Bluttaten aller Art. Bedenke ich, was damals an Hilfsarbeit anfiel, so wird mir deutlich, dass diese Tätigkeit der Beginn dessen war, was man heute Sozialpsychiatrie nennt. Meine Karteien korrespondierten mit denen der Staatsanwaltschaft, der Polizeischwester, des Wohnungsamtes und der caritativen Organe aller Konfessionen bis zur Heilsarmee und dem kommunistischen Abstinentenarbeiterverein. Jeder versuchte es in seiner Art: die religiösen Vereine predigten den Alkoholkonsum als Sünde, die Blaukreuzler schufen ein Gelübde beim Aufnehmen des Gestrauchelten in seine Reihen bei der Kaffeetafel, die Arbeitervereine predigten die Besiegung des Kapitalismus, also des Braukapitals. Bei mir liefen alle diese Fäden fürsorgerisch zusammen.

Neben solchen Teilungen fielen die regionalen Unterschiede des Trinkers auf: der Weddingtrinker des Nordens war ein lustiger Stammtischler, der im Suff alles Umstehende einladend freihielt und mit leeren Taschen zuhaus bei Muttern erschien; begehrte sie auf, wurde sie verprügelt. Der Trinker vom Schlesischen Bahnhof war ein introvertierter, schwer zugänglicher Slave, der stumpf vor sich hinsoff und niemanden ansprach.

Mir schwebte damals die Einrichtung eines Hotels für misshandelte Angehörige vor; diese verzweifelten, aus dem bedrohten Heim flüchtenden Ehefrauen, Mütter, Jugendliche, mussten einen Schutz finden können. Leider ist es mir nicht gelungen, mit diesem Plan öffentliche Stellen zu interessieren.

Unter den aggressiven Kriminellen bleibt mir einer der schweren Jungens in Erinnerung, vor dem alle seiner Brutalität wegen Angst hatten. Er hatte mehrere Zuchthausstrafen wegen schweren Einbruchs hinter sich, tyrannisierte seine Frau und war eigentlich einer meiner Stammgäste. Ich hätte ihm meinen Wohnungsschlüssel zur Verfügung stellen können, er hätte mich nicht bestohlen; eher hätte er mir noch von sich etwas abgegeben. Mehrfach hatte ich ihn begutachtet. Einmal kam ich vom Urlaub und hörte, man habe ihn sehr „hoch verknackt". Er habe eine Schlussrede gehalten, als der Vorsitzende ihn fragte, ob er noch etwas zu sagen habe. Der letzte Satz habe gelautet: „Und det allet wäre ja nich passiert, wenn mein Professor nich uff Urlaub jejangen wäre!" Professor war ich damals noch nicht, aber für ihn war ich eine väterliche Autorität, die er so bezeichnete. Er war ein Kind, aber leider ein recht gefährliches.

Auch im zivilen Bereich erlebte man Seltsames. Mich besuchte ein älterer Herr mit der Bitte um ein Zeugnis der Geschäftsfähigkeit. Ich unterhielt mich mit ihm 2 Stunden und kam zum Ergebnis, er sei geschäftsfähig. Zwei Stunden nach seinem Weggang fand meine Hausangestellte im Wartezimmer eine Börse mit 30000 M. Er hatte Mieten seiner Häuser einkassiert und sie bei mir liegen lassen. Ich sagte ihm, er möge froh sein, dass ich diesen Fund nicht vor der Zeugnisabgabe gemacht hätte.

Begreiflich wird es sein, dass in dieser beruflichen Aktivität der musische Anteil des Lebens zu kurz kam. Das hatte persönliche Folgen, die mir unerwartet erschienen. Sobald ich nämlich das Studium meiner Frau nicht mehr überwachte, sie nicht mehr täglich wie ein Kapellmeister trainieren ließ, gab sie die musikalische Arbeit langsam völlig auf. Ich kann diese Tatsache im Grund nicht erklären, ich müsste sie sozusagen konstitutionell hinnehmen. Stattdessen zeigte sich eine zunehmende Unrast in ihr, ein Zustand, in dem sie nicht wusste, was sie mit sich anfangen sollte. Mit dem Haushalt war sie keinesfalls überfordert; für die Praxis zeigte sie kein Interesse; sie hätte mir hier wie viele Arztfrauen helfen können; all das interessierte sie nicht. So kam es um 1929 zu einem sich steigenden Maß von Entfremdung, die sie aus der Häuslichkeit trieb; es kam zur Vernachlässigung ihrer häuslichen Pflichten, die sie wesentlich der Hausangestellten überließ. Unser gesellschaftliches gemeinsames Auftreten wurde zur Attrappe, zur Lüge. Nach einiger Zeit gestand sie mir ihre Zuneigung zu dem trefflichen Maler Wilhelm Kohlhoff.[16] Er gehörte zu dem Kreis der Krauskopf und Thorack, die sich in einer Künstlersiedlung am Dudel in Saarow bei Berlin zusammengefunden haben. Und so kam es eines Tages zu der wohl seltsamsten Aussprache, die mir begegnet ist. Kohlhoff bat mich gewissermaßen wie einen künftigen Schwiegervater um die Hand meiner Frau. Ich willigte ohne allzu große Wehmut ein und wir ließen uns 1930 scheiden. Die frei gewordene Claire Streich fuhr mit Kohlhoff zuerst längere Zeit nach Paris in das Atelier von Pascin; dann lebten beide mehrere Jahre in Marseille. Beide Städte waren ihr durch mich früher nahegebracht worden.

---

16    Wilhelm Kohlhoff (1893–1971), Maler und Graphiker.

Scheidung war für mich ein Entschluss, ein trauriges Ereignis, nicht mehr. Ich habe weder damals noch heute begriffen, dass ein Geschiedener oder eine Geschiedene mit einem gesellschaftlichen oder religiösen Makel behaftet sein soll. Dafür fehlt mir jedes Organ selbst dann, wenn man den sakramentalen Charakter diskutieren wollte. Ich bin in meinem ganzen Leben nicht weiter gelangt als zu der Auffassung, dass die Liebe als solche ein Sakrament ist; dort, wo sie zerbrochen ist, steht man vor einem Trümmerhaus, dessen Sakralisation mir unverständlich ist.

Die Scheidung als juristischer Vorgang ist ein reiner Treppenwitz. Das erfuhr ich bei diesem Vorgang. Ich wollte die Angelegenheit gentleman-like erledigen, ging daher zu einem meiner früheren Studienfreunde, der als Advokat den notwendigen Schriftsatz vorbereitete; er bestand aus lauter psychologischen Lügen; mein Freund stellte dann den zweiten Scheinanwalt, mit dessen Betrauung meine Frau einverstanden war. Die wirtschaftliche Seite wurde vorher besprochen und nach dem Er[b]teil unterschriftlich bekräftigt. Das gilt, soweit mir bekannt ist, als Typus des unsittlichen Vertrags. Beim Hauptterrain fiel ich in erheiterndes Staunen, als der Kammervorsitzende, den Akt vor sich ziehend, etwa folgendes zum Anwalt hin sagte: man treffe selten gut ausgearbeitete Schriftsätze. Dieser hier sei ein Muster psychologischer Durchdringung und erleichtere so einen raschen Ablauf und die Urteilsfindung. Primitiveres als diesen Schriftsatz habe ich kaum je gelesen. Das Ganze war ein seichtes Geschwätz, enthielt aber natürlich jene formalen Möglichkeiten, deren der Richter bedurfte. Nur, dass dieser so ein Machwerk als Wunder psychologischer Durchdenkung betrachtete, fand ich grotesk.

Ich weiß, dass meine Darstellung mehr als ketzerisch ist. Ich habe aber in meiner langjährigen sozialpsychiatrischen Tätigkeit so viel Elend dort gesehen, wo arme, unglücklich zusammenlebende Menschen Bluttaten verübten, weil man sie nicht einmal räumlich voneinander trennte, dass ich zu keiner anderen Auffassung in der Praxis des Lebens gelangen kann. Gerade in den Zeiten der Wohnungsnot – und wann wären sie nach 1918 je verschwunden – musste ich erleben, dass zivil Geschiedene gezwungen waren, weiter zusammen zu hausen, weil ihre „Dringlichkeitsstufe" unberücksichtigt geblieben ist. So wurden solche Menschen nach der Scheidung noch Objekte staatsanwaltlicher Ermittlungen. Es wäre für manchen Theologen von Wert, wenn er etwas mehr praktische Sozialarbeit kennen gelernt hätte; man kann zwar von ihm nicht verlangen, dass er seine Dogmatik aufgibt, er würde aber vielleicht im Raum der Menschlichkeit und des Verstehens einigen Gewinn erzielen und würde zumindest lernen, dass es ein fragliches Menschenwerk ist, zwei völlig Entfremdete wieder zueinanderzuzwingen. Ich bestreite nicht, dass die Kinderfrage oft recht kompliziert ist; aber auch sie kann keine unmenschlichen Überwindungen erzeugen. Man bedarf keiner genaueren psychoanalytischen Kenntnisse, um diese Alltagsvorgänge in ihrer verwickelten Triebstruktur zu erfassen. Der Theologe sagt, Gott habe das eheliche Zusammenleben an einen juristischen Vertrag gekuppelt. Mag sein. Wir Psychiater sehen mit eben großer Deutlichkeit die Verknüpfung des ehelichen Lebens mit der Triebstruktur des Menschen. Ihr praktisch nicht zu genügen, um einen Vertrag aufrecht zu erhalten, erscheint mir in gleicher Weise höchst bedenklich.

Die Fairness unserer Scheidung ermöglichte es, dass wir bis zum Urteil zusammenwohnten. Als ich vom Termin heimkam, hatte man meiner Frau einen großen Strauß roter Rosen gesandt; sie waren nicht von Kohlhoff, sondern von Trude Hesterberg.[17] So wenigstens deutete meine Frau diese Übersendung. Dann reiste [sie] unmittelbar nach Paris.

Es wäre Tartüfferie, wollte ich behaupten, ich hätte in der Zeit der wachsenden gegenseitigen Entfremdung dem weiblichen Umgang entsagt. Dessen bin ich mein ganzes Leben lang nicht fähig gewesen. Die Einseitigkeit männlicher Gesellschaft hat mich von je ungemein gelangweilt; männliche Vereine fand ich immer etwas belustigend, ganz ernst konnte ich sie nicht nehmen. Der Ausschluss des weiblichen Elements in Beruf und Gesellschaft erschien mir stets von ungeheuerlicher Spießigkeit und Einfalt. Dieser Eindruck verstärkte sich, wenn ich die üblichen klischierten Redensarten über die Frauen anhören musste. Ginge es nach dem Durchschnittsdenken des männlichen Spießers, so gäbe es heute weder eine Studentin, noch eine Ärztin; noch nie hätte eine Frau einen Wagen selbständig gefahren niemals hätte sie als Professor ein Katheder betreten. Die männliche Gesellschaft versucht die Argumente etwa der Zeit Gottscheds[18] festzuhalten, als dessen Frau, die bekannte Culmus,[19] schon den Dictionnaire Bayles[20] übersetzt hatte, als die Schumann[21] und die Erxleben[22] ein fester Bestand des akademischen Lebens waren. Dass die Initiative der Frau seit den Tagen der Hl. Clara[23] bedeutsam ist, dass sie im 13. Jahrhundert für Kultur und Zivilisation Hervorragendes geleistet hat, wissen die Wenigsten, wollen es vor allem auch gar nicht wissen.

Durch frühere Patienten wurde ich mit einer Frau bekannt, die als geschiedene Frau im Berliner Westen verstanden hatte, einen „Salon" zu verwirklichen. Ich wurde in diese Gesellschaft eingeführt; ihr Ablauf entbehrte nicht eines gewissen Glanzes an Geschmack und Geist. Nicht nur Salongespräche, auch einzelne wertvolle Bekanntschaften konnte ich hier gewinnen. Liberaler Geist zeigte sich in einem Rahmen, der schon damals selten war. Seit den großen Soiréen meines Chefs Weiler war mir derartiger Aufwand nicht mehr begegnet. Die großzügig angelegte Eckwohnung im neuen Westend enthielt ein ausgesuchtes Mobiliar französischen

---

17  Gertrud Johanna Dorothea Helene Hesterberg (genannt „Trude") (1892–1967), Bühnen- und Filmschauspielerin. Sie war zudem Kabarettistin, Chanson- wie auch Operettensängerin und gründete bzw. leitete eine Kabarettbühne. Den Vornamen „Gertrud" änderte sie zu Beginn ihrer Gesangsausbildung in Gertrude bzw. „Trude" ab, weil dies einen poetischeren Klang habe.

18  Johann Christoph Gottsched (1700–1766), Schriftsteller, Dramaturg und Literaturtheoretiker. Professor für Poetik, Logik und Metaphysik in der Epoche der Aufklärung.

19  Luise Adelgunde Victorie Gottsched, geb. Kulmus (1713–1762), Literatin der Aufklärung.

20  Pierre Bayle (1647–1706), französischer Schriftsteller und Philosoph. Wichtigstes Werk: „Dictionnaire historique et critique" (1697). Zusammen mit dem zehn Jahre jüngeren Bernard le Bovier de Fontenelle (1657–1757) zentrale Figur der Aufklärung.

21  Clara Josephine Schumann, geb. Wieck (1819–1896), Pianistin, Komponistin und Professorin für Klavier. Ab 1840 Ehefrau von Robert Schumann (1810–1856).

22  Dorothea Christiane Erxleben (1715–1762), erste promovierte deutsche Ärztin und Pionierin des Frauenstudiums.

23  Klara von Assisi (1194–1253), Gründerin des kontemplativen Ordens der Klarissen. Bereits 1255 von Papst Alexander IV. (ca. 1199–1261) heiliggesprochen.

Empires, die Tafel war nie starr hergerichtet, sondern wie zufällig zur Einladung bestimmt; die Form des Buffets wurde gewählt, um lockere Gruppen nach eigenem Gesprächsgeschmack zusammenzubringen. Ich machte dort die Bekanntschaft mit dem letzten persönlichen Sekretär Wilhelm Diltheys, Dr. Hugo Bieber, der damals neben eigenen ausgezeichneten Werken, die er schrieb, das Lektorat eines größeren bekannten Verlages versorgte. Ich kam mit Otto Klemperer in Berührung, den die Dame des Hauses meist im Sommer in Ärenshop[24] traf; ich begegnete Klemperers[25] Bühnenbildner, dem recht kranken und meist etwas steifen Dülberg, den manche Klemperers Bösen Geist wohl zu Unrecht nannten. Furtwängler[26] erschien gelegentlich und erregte manchmal Protest seines nationalistischen Verhaltens wegen, das in diesem Kreis nicht stilecht wirkte, in dem der spätere Hessische Ministerpräsident Prof. Geiler[27] mit seiner juristisch ausgebildeten Tochter die Denkrichtung der Heidelberger Liberalen vertrat. Zu deren Auswirkung Leute wie Radbruch so viel getan haben. Der beste Freund des Hauses war nicht mehr unter den Lebenden, Siegfried Jacobsohn,[28] der Reinhardtdfanatiker und Herausgeber der „Weltbühne", die dieser Mann zu Lebzeiten im Sommer häufig von Kampen auf Sylt aus redigierte.

Vom Reinhardt[29]-Kreis war manches zu spüren, denn ein enger Freund des Hauses war sein Dramaturg, Felix Holländer,[30] dessen Schwägerin eine große matriarchale Gewalt in der Verwaltung des Theaters ausübte. Ich hatte schon vor Jahren mit Reinhardts Bruder Edmund zu tun. Die Geschichten, die man sich erzählte, betrafen meist Maxens antinomisches Verhalten zwischen gespielter leiser Bescheidenheit und barockem Expansionsdrang. Hatte ihm Edmund im Wiener „Imperial" ein Zweizimmerapartement bestellt, so kam er düster schweigend hin, durchmaß die Räume, als bekomme er keine Luft der Enge wegen und man musste weitere Zimmer hinzunehmen. Wurde er zur Zeit, als er mit der bildschönen Darvasch

24  Ahrenshoop, Ostseebad. Gemeinde im Landkreis Vorpommern-Rügen in Mecklenburg-Vorpommern. Teil des Amtes Darß/Fischland.

25  Otto Nossan Klemperer (1885–1973), Dirigent und Komponist. Cousin von Victor Klemperer (1881–1960), Literaturwissenschaftler, Romanist und Politiker. Besonders bekannt für seine Abhandlung „LTI" (Lingua tertii imperii) – Notizbuch eines Philologen zur Sprache im Dritten Reich sowie seine umfangreichen Tagebücher.

26  Wilhelm Furtwängler (1886–1954), Dirigent und Komponist. Als Sohn des Professors für Klassische Archäologie Adolf Furtwängler und dessen Frau Adelheid (geb. Wendt) am Nollendorfplatz in Schöneberg geboren (1920 Berlin angegliedert). Er gilt als einer der bedeutendsten Dirigenten des 20. Jahrhunderts.

27  Karl Geiler (1878–1953), Rechtswissenschaftler und Politiker. 1945 in Wiesbaden ins Amt als Ministerpräsident von „Groß-Hessen" eingeführt, aber bereits am 20.12.1946 Rücktritt.

28  Siegfried Jacobsohn (1881–1926), deutscher Journalist, Herausgeber und Theaterkritiker. 1905 Gründung der Zeitschrift „Die Schaubühne", 1918 Umbenennung in „Die Weltbühne" und Herausgabe bis zum Tod.

29  Max Reinhardt (1873–1943), österreichischer Theater- und Filmregisseur, Intendant und Produzent. Begründer der Salzburger Festspiele mit seiner Jedermann-Inszenierung (22.08. 1920).

30  Felix Hollaender (1867–1931), deutscher Schriftsteller, Regisseur und Dramaturg.

befreundet war, nach seinem Aufenthalt in Salzburg gefragt, so meinte er, er habe dort in der Tat ein kleines Häuschen; es handelte sich um Schloss Leopoldskron.[31]

Herbert Ihering[32] und Felix Holländer stritten darum, die Gastgeberin dieses Hauses umschichtig zu den Berliner Premieren zu führen. Wie zumeist waren die Theaterkritiker untereinander erzverfeindet, und so hatte sie ihre liebe Not, gesellschaftlich auszugleichen, ein Unternehmen, das keineswegs allzuhäufig gelungen ist. Zwar gab es bewegliche vermittelnde Personen wie Monty Jacobs[33] von der Vossischen Zeitung, mit dem liebenswerten Alfred Polgar[34] bekam man keinen Streit, aber die Unerbittlichkeit der Feder Iherings konnte nur durch sein etwas ängstliches persönliches Auftreten gemildert werden. Gedruckt wirkte er so tyrannisch, dass nicht mit Unrecht einmal Alfred Herr vom Chefredakteur des Börsenkurier Emil Factor[35] bissig schrieb: „Der Factor des Herrn Ihering".

Nicht ausbleiben konnte, dass die Lästerungen über das so anziehende Milieu sogar in einem Schlüsselroman zusammengefasst wurden, deren Autor der zumindest recht selbstbewusste, aber redaktionell sehr begabte Herausgeber des Querschnitts bei Ullstein, von Wedderkopp[36] [sic] gewesen ist. Die Toxizität seiner Stilistik kontrahierte mit jenen sanften lyrischen Verschlüsselungen, die mein Freund Franz Hessel zur sinnlichen Apotheose des bekannten Berliner Innenarchitekten Huldschinski[37] [sic] aus der bekannten oberschlesischen Dynastie der Kohlenmagnaten[38] etwa in gleicher Zeit der Berliner Hautevolée darbot. Wedderkop

---

31  Max Reinhardt, seinerzeit Europas berühmtester Theaterimpresario, kaufte 1918 das herrschaftliche Schloss bei Salzburg in baufälligem Zustand. Mit Kreativität und lokalen Handwerkern wurde es renoviert (Aufgang, Große Halle, Marmorsaal, Bibliothek Venezianisches Zimmer und Gartentheater im Schlosspark). Durch seine Theaterproduktionen belebte Reinhardt das Schloss. 1938 wurde Leopoldskron vom NS-Regime als „jüdischer Besitz" konfisziert. Reinhardt – zu dieser Zeit in Hollywood arbeitend – kehrte nie mehr zurück.

32  Herbert Ihering (oder Jhering) (1888–1977), deutscher Dramaturg, Regisseur, Journalist und Theaterkritiker.

33  Montague „Monty" Jacobs (1875–1945), deutscher Schriftsteller und Journalist englischer Herkunft. Sohn des englischen Kaufmanns Henry Jacobs und dessen Ehefrau Laura Salomon. Der spätere Schriftsteller Dr. med. Paul Jacobsohn war sein älterer Bruder.

34  Alfred Polgar (1873–1955), österreichischer Schriftsteller, Aphoristiker, Kritiker und Übersetzer; einer der bekanntesten Autoren der Wiener Moderne.

35  Emil Faktor (1876–1942), deutschsprachiger Theaterkritiker, Redakteur und Schriftsteller. 1931 aufgrund seiner jüdischen Abstammung zum Rücktritt vom Posten als Chefredakteur gedrängt. 1933 Rückkehr nach Prag, im Ghetto Litzmannstadt gestorben.

36  Hermann von Wedderkop, auch Hans oder Harro von Wedderkop (1875–1956), Spitzname „Weddo", deutscher Schriftsteller, Übersetzer und Herausgeber der Zeitschrift „Der Querschnitt" (1924–1931), dem führenden deutschen Zeitgeist-Magazin der 1920er Jahre. Eine Beschreibung von Margarete („Grete") Bergius sowie ihrer Gäste und teils etwas kühler Inszenierungen der Treffen („Jour-fixe") bringt Wedderkop in seinem erfolgreichen Roman „Adieu Berlin": S. Fischer Verlag, Berlin. 1.–4. Auflage 1927, 5.–7. Auflage 1928.

37  Paul Huldschinsky (1889–1947), deutscher Innenarchitekt. Sohn von Oscar Huldschinsky.

38  Oscar Huldschinsky (1846–1931), deutscher Montan-Unternehmer, Kunstsammler und Mäzen. Wohnsitz am Wannsee, verkauft an den Industriellen und Bankier Georg Schicht, der wenige Jahre später nach London emigrierte. 1942 durch den NS-Staat übernommen und von der Reichsforstverwaltung genutzt. Später Sitz des italienischen Botschafters. Am 19. Juni 1948 wurde dort die Gründung der Freien Universität Berlin besprochen. Zwischen 1954 und 1995

begeisterte sich auch gern für das Sensationelle; ich war einmal mit ihm in einem der tscherkessischen Restaurants der Fasanenstraße inmitten lustiger Leute, als ihm der Höhepunkt nicht erreicht erschien ohne die Anwesenheit des Psychotherapeuten I. H. Schulz,[39] von dem er sich irgendetwas Märchenhaftes versprach. Sein Wunsch ging nicht in Erfüllung. Andererseits war es ein guter „Coup", die unbekannten Tavernen jenseits des Brenners bis hinab in die Lombardei zu beschreiben, die dem Baedeker unbekannt waren. Aber sein aufdringlicher Snobismus tat den wenigsten gut, die meisten gerieten in seiner Anwesenheit in eine gewisse Parade; das galt nicht nur für Gleichgeschlechtliche.

Das geschilderte gastfreundliche Haus der Margarethe Bergius[40] – so wollen wir sie endlich decouvrieren – war zweifellos eine Pracht. Der ästhetische Geschmack regte den Geist an, und Geistlose habe ich dort kaum getroffen. Dieser Geschmack hatte eine Neigung zu prächtig wirkendem Stil, seien es napoleonische Leuchter in Kerzenglanz aus Paris, sei es ein eigens konstruierter Schreibtisch in dunklem Mahagoni mit Einlegearbeit, an dessen Fensterteil sich zugleich ein Zinnblecharrangement für stete Blumenbeobachtung und deren Pflege anschloss, sei es ein friesischer Barocktisch mit eingelassenen dänischen Kacheln oder weit ausladende Ohrenstühle mit nachtschwarzer Polsterbespannung, nichts war darin auf Museales hin angelegt. Das empfand ich persönlich als angenehm; alle diese Schönheiten waren greifbar, verwendbar, benutzbar und nicht auf Perfektion hin ausgerichtet. Es war mehr Bühnenwirksamkeit als Museum oder nackte Tatsache. Es war ein romantisches Verschweben zwischen diesen Abstracta, denn die nackte Tatsache gibt es ohnehin nicht. In meiner Kindheit habe ich mich über die Antiquitäten des Vaters immer etwas geärgert. Er zog über besonders wacklige Stühle des 16. Jahrhunderts einen dicken Spagat, damit man ihn nicht benutze und die Resonanzböden der Cembali krachten donnernd zusammen, sodass man auf den Instrumenten nicht spielen konnte. Hier war es anders. Dieses Ambiente hatte etwas Vornehm-Fröhliches in seiner Benutzbarkeit, mag es gelegentlich sogar ein wenig salopp gewirkt haben.

Die Hausherrin, Margarethe Bergius, befand sich seit Jahren im Stande der geschiedenen Frau; ihr einseitiger[41] Mann, der chemische Nobelpreisträger, dem wir die Kohleverflüssigung und die Gewinnung des Zuckers aus Holz verdanken. Sohn und Tochter in halbwüchsigem Alter lebten bei ihr, sodass es auch an jugendlichem

Krankenhaus; 1999 wurde das Hauptgebäude verkauft und die Nebenvilla, in der Huldschinskys Kinder lebten, saniert.

39   Johannes Heinrich Schultz (1884–1970), kurz J. H. oder I. H. Schultz, Psychiater und Psychotherapeut, der NS-Ideologie nahe (u.a. bei „Euthanasie"). Begründer des „Autogenen Trainings".

40   Margarethe Bergius, geb. Sachs (1885–1961). 1908 heiratete sie in Hannover Friedrich Carl Rudolf Bergius (1884–1949), den späteren Nobelpreisträger für Chemie (1931, mit Carl Bosch). Aus der Verbindung gingen die Tochter Renate (1910–1988) und der Sohn Johannes (1916–1988) hervor. Die Ehe wurde 1922 geschieden.

41   Evtl. ein Schreibfehler – möglicherweise war „einstiger" (ehemaliger) *Mann* gemeint, wobei eine gewisse „einseitige" Konzentration auf das Fachliche wohl intendiert gewesen sein mag.

Zuzug nicht fehlte. Sie entstammte der schlesischen jüdischen Aristokratie insofern, als der Vater ein großes Gut in der Nähe Breslaus besaß, sich dann aber infolge frühen Herzleidens nach Breslau zurückzog, wo er Häuser besaß; die Mutter, eine kleine, witzige, warmherzige Frau in der Tracht des vergangenen Jahrhunderts, war mit dem Breslauer Neurochirurgen Ottmar Förster[42] verwandt. Das Large der Lebensweise, allem Kleinlichen gram, hatte sie also sowohl von Seiten der Eltern wie von der des früheren Ehemannes, wie man zu sagen pflegt, im Blut. Vieles, was man solchermaßen Blut nennt, ist, sofern nicht angeboren, deutlich Prägung.

Die Bergia, wie sie sich gern nennen ließ, war in jeder Hinsicht ein geistiger Self-made-man; denn nicht einmal die Schule hatte sie regelrecht absolviert und der üblichen Gouvernante nicht pariert. Überwachen Geistes hatte sie aber schon in jungen Mädchenjahren eine zum Gut gehörende Ziegelei selbständig geführt und verwaltet. Bildung hatte sie sich selbst erworben. Sie hatte von jeher unbändig gern gelesen und ihre Intelligenz von überdurchschnittlicher Höhe ließ sie das Gelesene auch verstehen. Dann hatte sie geheiratet; ihr Mann hatte insoweit mit ihr Ähnlichkeit als auch er eigentlich niemandes Schüler im akademischen Sinn gewesen ist; er hatte bei Nernst[43] gelernt, hatte den Stickstoffentdecker Haber[44] längere Zeit wissenschaftlich näher gekannt, aber er hasste die Abhängigkeit und sei es auch nur in der Assistententätigkeit. Seine eigenen Versuche ließ er von Geldleuten, so von Theodor Goldschmidt[45] in Essen finanzieren und glich eher einem modernen Alchimisten als einem im Ordo stehenden professoralen Adepten. Anregende, ja aufregende Zeiten erlebten wohl beide während der Zeit seiner Privatdozentur in Hannover an der Technischen Hochschule. Hier begann der Stern des Soziologen Leopold von Wiese[46] anzusteigen, der, einst dem Kaiserlichen Kadettenkorps entflohen, seine eigenwilligen autobiographischen Veröffentlichungen machte; hier lehrte als Kunsthistoriker von der Mülbe,[47] ein Mann, der ebenfalls im Sinne des Fakultätsdenkens zu den Outsidern zählte. In dieser Zeit hatte die Bergia wachen Auges und Ohres viel in sich aufgenommen, hat aber auch durch ihren Abstand von

---

42 Richtig: *Otfrid* Foerster (1873–1941), deutscher Neurowissenschaftler, Arbeiten zur Neurologie und Neurochirurgie.

43 Walther Hermann Nernst (1864–1941), deutscher Physiker und Chemiker. Nobelpreisträger für Chemie. Professor für Physikalische Chemie an der Universität Berlin, 1920–1921 dort Rektor. Ab 1905 Mitglied der Königlich-Preußischen Akademie der Wissenschaften. 1920 Nobelpreis für Arbeiten zur Thermochemie.

44 Fritz Jakob (auch Jacob) Haber (1868–1934), deutscher Chemiker und Nobelpreisträger für Chemie. Gründungsdirektor des Kaiser-Wilhelm-Instituts für Physikalische Chemie und Elektrochemie in Berlin, heute das Fritz-Haber-Institut der Max-Planck-Gesellschaft. Für seine Arbeiten zur Ammoniaksynthese erhielt Haber 1919 nachträglich den Nobelpreis für Chemie des Jahres 1918. 1933 Emigration nach England.

45 Carl Theodor Wilhelm Goldschmidt (1817–1875), deutscher Chemiker und Gründer der „Chemischen Fabrik Theodor Goldschmidt".

46 Leopold Max Walther von Wiese und Kaiserswaldau (1876–1969), deutscher Soziologe und Volkswirt. Universitätsprofessor und Vorsitzender der 1946 wiedergegründeten Deutschen Gesellschaft für Soziologie.

47 Wolf-Heinrich Konrad Ludwig Hans von der Mülbe (1879–1965), Schriftsteller, Übersetzer und Kunstkenner. Wie Werner Leibbrand in Berlin geboren und in München verstorben.

den sogenannten Fakultätsdamen deutlich gemacht, dass sie von ganz anderem Holze war als eine Professorengattin. So verstand sie in Hannover Kreise zusammenzuführen, in denen das künstlerische Element genauso waltete[48] wie später in Berlin. Sie liebte schon damals einen gewissen äußeren Prunk, sie war aber vor allem eine ausgezeichnete Organisatorin, und gerade dies wurde ihr von den Fakultätsdamen verargt; denn erstens hatte eine so junge Dame sich nicht vorzudrängen und zweitens fiel es auf, dass sie für diese Art Gesellschaftlichkeit zu aufwendig war; beides erregte Neid und Misstrauen. Die Wirtschaftslage von Fritz Bergius[49] ist immer undurchsichtig geblieben. Auch er kam aus reichem, schlesischem Industriemilieu, auch hier hatten die Ziegel bei der Schaffung des Kapitals eine Rolle gespielt; er wirkte in seiner Unabhängigkeit grandseigneural und ein ganz wenig beängstigend.

Diese Ehe ging gut bis nach Kriegsende. Dann trat eine neue Faszination in sein Blickfeld und das Ende war die Scheidung, der zahllose für die Bergia unerfreuliche prozessiere[50] Auseinandersetzungen folgten, in deren Besorgtheit ich sie antraf. Der tägliche Gang zum Rechtsanwalt – damals war es Prof. Geiler – gehörte fast zur Dienstobliegenheit dieses damaligen Daseins.

Eine intelligente Frau, die an Kampf gewöhnt wird, die außerdem am Organisieren Freude hat, gelangt zu einem Grad von Selbständigkeit, der kaum ohne einen gewissen Machtnimbus auskommen kann. Sie war gewöhnt, Angestellte um sich zu haben, denen gegenüber sie sehr liebenswürdig und großzügig war, die sie aber in eine gewisse Befehlsgewalt aufnahm. Sie hatte auch innerhalb der jungen Generation gern, wenn sie junge Männer oder begeisterte Mädchen in ihren Hofdienst ziehen konnte.

Die zunächst gesellschaftliche Verbundenheit mit der Bergia führte bald zu individuelleren Gesprächen, zum Näherkommen mit ihren damals halberwachsenen Kindern, einem blonden jungen Gymnasiasten und einem etwas älteren Mädchen, dessen stauferische Tracht nicht allein daran schuld war, dass man sie mit dem Bamberger Reiter verglich. Literarische und musische Welt vereinigten sich in diesem vornehmen Milieu zu einer finalen Einheit, die abseits von Trivialitäten lag. Dafür bürgten die vielen Gäste, die oft schon mittags zu intimerem Gespräch zusammenkamen und die abends einen guten Teil der Nacht mit den Diskussionsproblemen nicht zu Ende kamen. Da war der von der Heraldik besessene junge

48  Im Original: „verwaltete".
49  Friedrich Carl Rudolf Bergius (1884–1949), siehe oben. Forschungsschwerpunkte Kohleverflüssigung und Holzverzuckerung. Den Nobelpreis für Chemie erhielt er für Verdienste um die Entdeckung und Entwicklung der chemischen Hochdruckverfahren (1931).
50  Evtl. „prozessuale" gemeint.

Neubecker,[51] Sohn eines früh verstorbenen bekannten Ordinarius der Berliner Juristen, dessen verspielte Heiterkeit, alles belebte;[52] da war der meist etwas gehemmte frühere Sekretär von Wilhelm Dilthey,[53] ein Born literarischen, geschichtlichen Wissens, da war der behagliche Dirigent der Hamburger und Chicagoer Oper Pollack,[54] dessen Ausgangspunkt aus Prag an seinen nicht endenden Witzen und Anekdoten erkennbar wurde.

Die Dame des Hauses ging mir etwa 11 Jahre im Alter voran, eine Tatsache, die, wie schon bemerkt wurde, mein romantisches Gemüt kaum belastete. Wir begaben uns bald auf gemeinsame Reisen, zunächst nach Paris, dann nach Dubrownik und Cetinje. Hier muss eine Eigenheit beschworen werden, die sich während unseres dann 29 Jahre währenden Zusammenlebens nicht geändert hat. Nie ist die Bergia im ersten Hotel geblieben, das sie mit mir bezog. Immer erschien es ihr zu primitiv oder mangelhaft situiert. Häufig begab es sich, dass ich, damals ein Langschläfer, morgens meinen Lebenskompagnon zu suchen begann. Zumeist erlebte ich dann die etwas peinliche Einzellage, dass mir ein Portier oder Zimmerkellner, auch das Hausmädchen mitteilten, Madame sei schon längst fort.

Der Grund lag aber nie etwa in matinalen Einzelspaziergängen, meditierender Morgenruhe und des Naturgenusses, vielmehr hatte sie inzwischen ein halbes Dutzend weiterer Hotels erkundet und in einem dieser längst ein neues Appartement gemietet. Hatte ich Glück, so kehrte sie nach längerer Zeit wieder, um diesen Wechsel mitzuteilen, manchmal hinterließ sie beim Portier nur auf einem mir überreichten Avis die Adresse ihres neuen Aufenthaltes und bat mich, dorthin zu folgen. Die Begründungen waren dann mannigfach; entweder war die gegenüberliegende Wand, die man vom Fenster sah, eine Grausamkeit, die ihr den Zuweg zur Natur versperrte, oder sie fühlte sich mitten in dem Aufenthaltsort wie ein Vogel im Käfig, oder wieder waren die Räume nicht groß genug, sodass sie zu ersticken drohte. Ich war ein alter Kenner der Corniche und hatte einmal in dem damals noch kleinen Bandol, das ich oft mit Liebe aufsuchte, bei alten, gut befreundeten Hoteliers zwei Zimmer gemietet. Kaum waren die Koffer heraufgebracht, als sie mir erklärte, höchstens eine Nacht werde sie hier verbringen; hier sei es abscheulich, das Haus habe einen trivialen Charakter; schon nach dem ersten Spaziergang hatte sie in einem anderen Hotel gemietet, und für mich wurde der Abschied von meinen Freunden, die mich so lange Jahre gekannt hatten, einigermaßen peinlich. In Paris wechselte sie die Wohnlichkeit besonders gern. Ich liebte von jeher die kleinen „maisons de famille". Als ich in einem solchen abzusteigen beabsichtigte, flüchtete sie am anderen Morgen in das festlichere Hotel de Bourgogne et Montana; dort war die Miete freilich dreimal so hoch. Für diesen Diskussionspunkt hatte sie stets eine

---

51    Ottfried Neubecker (1908–1992), deutscher Heraldiker und Vexillologe (Flaggenkundler). Promotion zum Dr. phil. mit der Studie „Das Deutsche Wappen 1806–1871" in Berlin (1931).

52    Im Original folgen nach einem Komma noch zwei Worte („er ersehen"), die nicht passen.

53    Wilhelm Dilthey (1833–1911), Theologe, Gymnasiallehrer und Philosoph. Er entwickelte die geisteswissenschaftliche Methodik der Hermeneutik und die verstehende Psychologie.

54    Egon Pollak (1879–1933), tschechischer Dirigent in Prag. 1922–1931 Generalmusikdirektor der Hamburgischen Staatsoper.

fiktive Milchrechnung als Gegenargument, aus der sich ergab, dass wir dort ganz besonders preiswert wohnten.

In Cadenabbia[55] war es wohl, wo es ihr die Qualität der Matratzen antat, die sie ohne mich in morgendlicher Frühe in einem Hotel geprüft hatte, solange ich noch in einem anderen idyllischen kleinen Gasthof schlummerte. Als ich erwachte, war sie schon über alle Berge und ich hatte Mühe, sie mit den Koffern wieder zu finden. Um dieser Eigenheit Gerechtigkeit widerfahren zu lassen, sei bemerkt, dass es nicht immer der Stand des Luxus war, der entschied; häufig war es die ländliche Umgebung, die sie suchte und sei es auch bei kürzester Aufenthaltsfrist. Sie konnte in solchem Fall keine Argumente dulden, die sich etwa auf Bahnhofsnähe bezogen. Es war ihr unerfindlich, wie man solche Gesichtspunkte der Praxis ins Feld führen konnte; sie nahm jede Misslichkeit des Weges auf sich, um an anderem Ort eine Amsel singen oder den Geruch von Wald und Wiesen aufnehmen zu können. Freilich durfte es dann dort nicht ländlich-sittlich zugehen; sie bevorzugte meist schlossartige Gebäude, die man zu einem vornehmen Hotel umgewandelt hatte. Hier zeigte sie doch ähnliche Wesenszüge wie Max Reinhardt. Sie war eine miserable Schläferin, ohne sich an allzu starke Schlafmittel gewöhnt zu haben. Sie erhoffte sich von meinem Metier hier eine Abhilfe, die ich ihr nie verschaffen konnte. Nach etwa drei Jahren des Sichkennens trat die Frage nach einer bürgerlichen Bindung an uns beide heran. Die geistige und seelische Resonanz erschien uns beiden gegeben. Ich selbst hatte nur eine heikle Frage; ich sei kein Gesellschaftsmensch und so sei es mir fraglich, wie ich das stets gastfreie Haus auf die Dauer ertragen würde. Sie entgegnete mit einer anderen Frage; sie sei eine passionierte Spaziergängerin und wisse, dass ich ein Spaziersitzer oder Spazierschauer im Caféhaus sei. Wir versprachen uns gegenseitig, uns in diesen jeweiligen Punkten zu ändern. Das haben wir natürlich niemals später eingehalten, solange uns eine Existenz der Freiheit dazu noch die Möglichkeit gab.

Innerhalb solcher Erwägungen war das Jahr 1932 herangerückt. Meine politischen Informationen hatten mich pessimistisch gemacht. Niemand wollte, einschließlich liberaler und sozialdemokratischer Politiker, es wahrhaben, dass die SA-Cadrierungen Deutschland vollzogen waren. Ein so großer Practicus wie Severing[56] antwortete auf ernsthafte offizielle Anfragen im Parlament: wir wollen doch hier Politik treiben, meine Herren. Wenn irgendein paar Leute irgendwo gern ein bisschen Soldat spielen wollen, so lassen Sie ihnen doch das Vergnügen. Wir haben ja immerhin eine Reichswehr. Dass wir schon jahrelang eine Schwarze Reichswehr aus Noskes[57] Zeiten hatten, daran dachte niemand trotz der heimlichen Mordziffern, an denen der Oberleutnant Schulz auf Fort Gorgast bei Küstrin beteiligt war. Der

---

55 Beliebter Ort am Westufer des Comer Sees in der Lombardei (Italien).
56 Carl Wilhelm Severing (1875–1952), sozialdemokratischer Politiker. Vertreter des rechten Parteiflügels. 1920–1926 Innenminister im Freistaat Preußen mit Initiativen zur Demokratisierung von Verwaltung und Polizei. 1928–1930 Reichsinnenminister, 1930–1932 preußischer Innenminister. 1933–1945 Pensionär in Bielefeld.
57 Gustav Noske (1868–1946), deutscher Politiker (SPD). Erster sozialdemokratischer Minister mit Zuständigkeit für Militär in der deutschen Geschichte.

Kapitän Ehrhardt[58] und wie sie alle heißen mochten einschließlich des Forstrats E-
scherich,[59] das waren ja nationale Leute, sie waren unantastbar und wurden von den
Deutschnationalen geliebt. Die antisemitische Propaganda begann sich auszubrei-
ten. Hans Heinz Ewers,[60] den ich vor wenigen Jahren gekannt hatte, schuf den
neuen Mythos noch vor Erscheinen des Hitlerjungen Quecks.[61] Er glorifizierte in
einem billigen Roman Horst Wessels[62] Tod. Lastwagen mit Hakenkreuzfahnen rollten aufdringlich über den Kurfürstendamm mit der Inschrift „Juda verrecke". Die
Frau, die ich im Frühjahr 1932 ehelichte, war jüdischer Abkunft. Daran änderte das
feudale Gutsbesitzertum ihres Vaters nichts, daran änderte nichts die Tatsache, dass
ihr einer Bruder als Offizier an den Verletzungen des Ersten Weltkrieges das Leben
verloren hatte, dass die Familie in Schlesien ansässig gewesen, dass der Mann, von
dem sie zwei Kinder hatte, deutscher Nobelpreisträger war.

Im Sinn der Antisemiten wusste meine neue Frau und deren Kinder nicht, was
eine Jüdin sei. Für diese Feststellung gab es keine Blutuntersuchungen, und die
Frage selbst wurde nie erörtert. Sie war eine ungemein stolze Frau; das, was sie
vom Judentum wusste, war in aller Bescheidenheit dieses Wissens ganz gewiss
nichts Abwertendes. Sie gehörte freilich zu jenem Assimilantentum, das von all
dem, was ich selbst wiederum vom Ostjudentum wusste und was ich daran liebte,
nichts verstand; sie verstand so wenig davon, dass sie mit diesem Menschentum
auch nicht verwechselt zu werden wünschte. Bis zum Tausendjährigen Reich hatte
sie von zionistischer Literatur nichts gekannt; Weizmanns[63] Erinnerungen existierten damals nicht. Max Nordau[64] und Ruppin[65] waren für sie unbekannte Größen.

---

58    Hermann Ehrhardt (1881–1971), deutschnationaler Marineoffizier, antisemitischer Freikorps-
      führer und republikfeindlicher Putschist der Weimarer Republik. Nach dem Ersten Weltkrieg
      Akteur im Kapp-Putsch (1920) sowie mit „Brigade Ehrhardt" Kampf gegen die Demokratie.
59    Georg Escherich (1870–1941), Politiker, Förster und Forschungsreisender. 1920/21 Gründung
      der „Organisation Escherich" („Orgesch") im Gefolge von Novemberrevolution und Räte-
      republik als eine der einflussreichsten republikfeindlichen „Selbstschutzverbände" im Reich.
60    Hanns Heinz Ewers (1871–1943), deutscher Schriftsteller, Filmemacher und Kabarettist.
      Mit drastischen Darstellungen skandalumwitterter Bestsellerautor. Ab 1931 NSDAP-Mitglied
      und Propagandaarbeit. 1934 generelles Publikationsverbot.
61    Hitlerjunge Quex (1933). Untertitel: Ein Film vom Opfergeist der deutschen Jugend. Spielfilm
      von Hans Steinhoff (1882–1945) nach der gleichnamigen Romanvorlage von Karl Aloys
      Schenzinger (1886–1962). NS-Propagandafilm mit Bezug zum Leben des erstochenen Hitler-
      jungen Herbert Norkus (1916–1932).
62    Horst Ludwig Georg Erich Wessel (1907–1930), Sturmführer der SA (paramilitärische Kampf-
      organisation der NSDAP). Wessel wurde von KPD-Mitgliedern getötet, die NS-Propaganda
      stilisierte ihn zum „Märtyrer der Bewegung". Das „Horst-Wessel-Lied" ist ab ca. 1929
      Kampflied der SA, später Nazi-Parteihymne.
63    Chaim Weizmann (1874–1952), Chemiker, zionistischer Führer und israelischer Politiker. Mit
      Albert Einstein und anderen 1918 Mitbegründer der Hebräischen Universität in Jerusalem,
      1932–1952 Präsident. 1949–1952 erster israelischer Staatspräsident. Er gründete an seinem
      Wohnort Rechowot ein Forschungsinstitut, das als „Weizmann-Institut" bekannt wurde.
64    Max Nordau (1849–1923), Geburtsname Maximilian Simon Südfeld. Arzt, Schriftsteller und
      Politiker. Mitbegründer der Zionistischen Weltorganisation.
65    Arthur Ruppin (1876–1943), jüdischer Soziologe, Zionist und Wegbereiter der Gründung der
      Stadt Tel Aviv. Er wird auch als „Vater der zionistischen Siedlungsbewegung" bezeichnet.

Den jiddischen Sprachjargon kannte ich selbst gewiss besser als sie. Oft musste ich sie darin unterrichten. Für den darin verborgenen Witz hatte sie volles Verständnis, sie erfasste ihn unmittelbar. Sie selbst fühlte sich als Schlesierin, und jeder weiß, was das im vaterländischen Sinn bedeutete. Sie war eine „echte" Schlesierin, wie alle jene patriotischen Sanitätsräte aus Breslau und Liegnitz, die in Berlin herumliefen und ihre Kranken behandelten, wie alle die Rechtsanwälte jüdischer Abkunft, die ohne künstliche Trennung zu uns gehörten; nicht anders war es mit den jüdischen Menschen aus Posen gewesen; sie alle hatten bei den Preußen gedient und zeigten jene besondere nationale Note, die Grenzvölkern eigen ist. Viele dieser Männer hatten nichtjüdische Frauen geheiratet, wie auch das Umgekehrte sich ereignet hatte. Sie alle waren einmal über Berlins „Katholischen Bahnhof", den Schlesischen in die Weltstadt gekommen, in der es nicht nur „keine Parteien" gab, sondern in der man nach solchen Scheinunterschieden nicht fragte. Die Reinhardt,[66] Brahm,[67] Meinhardt,[68] Bernauer,[69] die Barnowski,[70] Therese Behr,[71] Artur Schnabel,[72] Bronislav Hubermann,[73] Carl Flesch,[74] wer zählt die Völker, nennt die Namen, sie alle waren identisch mit der Kultur dieses Deutschlands und die Cohn,[75]

66  Siehe oben, Fußnote 28.
67  Otto Brahm, eigentlich Abrahamsohn, Pseudonym: Otto Anders (1856–1912), deutscher Kritiker, Regisseur und Theaterleiter.
68  Carl (auch Karl) Meinhard (oder Meinhardt) (1875–1949), österreichischer Schauspieler und Theaterdirektor. Künstlerische Ausbildung in der Heimatstadt Prag, ab 1898 in Berlin, u. a. am Lessing-Theater. Ab 1911 Leitung des Theaters in der Königgrätzer Straße, 1913 das Komödienhaus und das Theater am Nollendorfplatz.
69  Rudolf Bernauer (1880–1953), Operetten-Librettist, Chanson-Autor, Theaterdirektor, Filmregisseur und Drehbuchautor. 1907–1924 mit Carl Meinhard (s.o.) Leitung der „Meinhard-Bernauer'schen Bühnen" (Berliner Theater).
70  Victor Barnowsky (gebürtig Isidor Abrahamowsky) (1875–1952), deutscher Schauspieler und Theaterregisseur. Leitung u.a. Kleines Theater Unter den Linden, Lessingtheater, Deutsche Künstlertheater, Hebbel-Theater, Komödienhaus am Schiffbauerdamm und Tribüne.
71  Therese Behr (1876–1959), deutsche Altistin und Gesangslehrerin. Sie gilt als eine der führenden Lied- und Konzertsängerinnen ihrer Zeit. Ab 1905 Ehefrau von Artur Schnabel.
72  Artur Schnabel (1882–1951), österreichischer Pianist und Komponist. Von ihm stammt z.B. die erste, maßstabsetzende Gesamteinspielung aller 32 Klaviersonaten Beethovens auf Schallplatte (1932–1937).
73  Bronisław Huberman(n) (1882–1947), polnischer Geiger; einer der bekanntesten Violinisten in der ersten Hälfte des 20. Jahrhunderts.
74  Carl Flesch (1873–1944), ungarisch-jüdischer Geiger, Violinlehrer und Musikschriftsteller. Als Ehrung und zur Erinnerung an sein Wirken nannte die Universität der Künste Berlin (UdK) einen Konzertsaal „Carl Flesch-Saal".
75  Toby Cohn (1866–1929), Neurologe und Psychiater in Berlin (s.a.u.) und Doetz/Kopke (2018).

Cohen,[76] Weigert,[77] die Cassirer,[78] Bileschowski,[79] Curt Singer,[80] Curt Goldstein,[81] Louis Lewin,[82] Liepmann und Lippmann steigerten den Ruhm des medizinischen Berlins neben den großen Praktikern dieser Jahrzehnte. Nie hätte man sich vorstellen können, dass diese Größen, diese bewährten Männer davongejagt würden, exterminiert werden würden wie etwa der Neurologe Simons[83] und viele andere. Die Taten Paul Ehrlichs[84] waren vergessen. Wassermann[85] sollte als Entdecker bald verschwinden wie der Dichter der Loreley.[86]

Vor dem Termin der Eheschließung hatte ich die Bergia mit meinem Vater bekannt gemacht. Ihm imponierte die Pracht ihrer damaligen Lebensweise, er ließ sich einige Male einladen. Als sie einmal Einkäufe mit ihm machte, fiel ihr auf, dass er vor Eintritt in ein Geschäft mit seinen gichtisch geschädigten, unscharf sehenden Augen nach dem Inhabernamen suchte; fand er einen typisch jiddischen Namen, so unternahm er allerlei Finten, um auszubrechen. Mit ihr selbst ging er liebenswürdig und höflich um; meine Mutter, weniger komplexiv[87] als er, vermochte sich rascher zu adaptieren. Vom Vorhaben einer Ehe war lange Zeit nicht die Rede gewesen.

Im Frühjahr 1932 hielten wir es an der Zeit, unsere Eröffnungen zu machen. Ich war pessimistisch; Furcht lag mir nicht, eher befiel mich eine Traurigkeit, dass auch dieses Mal sogar der formale Kontakt reißen werde. Wir benutzten die Mutter als dolmetschenden Vermittler. In ihrer unsäglichen seelischen Schwäche, die ihr

---

76   Hermann Cohen (1842–1918), jüdischer Philosoph (s.a.u.).
77   Hermann O. Weigert (1890–1955), Musikpädagoge und Dirigent. Emigration nach New York.
78   Ernst Alfred Cassirer (1874–1945), deutscher Philosoph. Ab 1919 Philosophieprofessor an der Universität Hamburg. 1933 Entzug des Lehrstuhls als Jude. Exil in Großbritannien, Schweden und USA. Hauptwerk: „Philosophie der symbolischen Formen" in drei Bänden (1923–1929).
79   Alfred Bielschowsky (1871–1940), deutscher Ophthalmologe, Professor der Augenheilkunde und Geheimer Medizinalrat. Publikationen zur Schielbehandlung und Mitbegründer der Deutschen Blindenstudienanstalt.
80   Kurt Singer (1885–1944), Berliner Neurologe, Musikwissenschaftler und Vorsitzender des jüdischen Kulturbundes. Er starb im KZ Theresienstadt.
81   Kurt Goldstein (1878–1965), deutsch-amerikanischer Neurologe und Psychiater. Pionier der Neuropsychologie und der Psychosomatik, Begründer einer ganzheitlichen Neurologie.
82   Louis Lewin (1850–1929), deutscher Pharmakologe, Toxikologe und Fachautor. Begründer der modernen Industrietoxikologie und Suchtmittelforschung.
83   Arthur Siegfried Simons (1877–1942), deutscher Neurologe. 1923 Professor an der Berliner Universität. 1933 Entzug der Lehrbefugnis sowie Kündigung an der Charité. 1942 Verhaftung, in das besetzte Estland deportiert und bei Raasiku ermordet.
84   Paul Ehrlich (1854–1915), deutscher Mediziner und Forscher. Als Direktor des Instituts für experimentelle Therapie arbeitete er die Methoden für die Standardisierung von Sera aus. 1908 Nobelpreis für Physiologie oder Medizin (zusammen mit Ilja Metschnikow) für Arbeiten zur Serumforschung. Das deutsche Bundesinstitut für Impfstoffe und biomedizinische Arzneimittel heißt ihm zu Ehren „Paul-Ehrlich-Institut" (PEI).
85   August Paul von Wassermann (1866–1925), Bakteriologe und Immunologe. 1906 Veröffentlichung eines serologischen Verfahrens zum Syphilis-Nachweis („Wassermann-Test").
86   Christian Johann Heinrich Heine (1797–1856), einer der bedeutendsten deutschen Dichter und Schriftsteller des 19. Jahrhunderts. Vertreter der Romantik und zugleich ihr Überwinder. Autor der „Lore-Ley" (1824).
87   Hier ist wohl weniger „kompliziert" oder „mit Komplexen behaftet" gemeint.

Wesen ausmachte, gab sie sich durchaus einverstanden. Sie benutzte Wendungen
wie etwa, sie seien keine Unmenschen, sie hätten doch Bildung, sie seien doch imstande, individuelle Ausnahmen zu machen; wir baten sie, mit ihrem Mann[88] zu
reden und uns Bescheid zu geben. Auf diesen Bescheid habe ich während des gesamten Dritten Reichs vergeblich gewartet. Eine Antwort kam nie, der Bruch vollzog sich wieder einmal schweigend und diskussionslos; bei Anrufen erhielten wir
keine Antwort. Der Vater löschte zum zweiten und endgültigen Mal die Existenz
seines Sohnes aus.[89] Beide haben sich um das weitere Schicksal überhaupt nicht
bemüht. Sorgen haben sie sich offenbar nicht gemacht. Für sie begann die Wirksamkeit des Dritten Reichs schon von jenem historischen Moment an, an dem wir
1932 geheiratet haben. Ich erfuhr später, mein Vater habe Hitler nur deshalb nicht
anerkennen wollen, weil er ein Plebejer war; Nationalismus und Antisemitismus
der „Bewegung" haben ihn begeistert. So war ich, wie immer, wieder auf mich
selbst gestellt. Ich nahm die Absage nicht anders als ehedem. Meinen Vater habe
ich bis zum Tode 1940 nie mehr gesehen. Als mir ein Verwandter berichtete, er sei
schwer erkrankt, machte ich sogleich einen Versuch, die Beziehungen auf men-
schenwürdiger Grundlage herzustellen; mir wurde geantwortet, er wünsche sie
nicht und er ist 2 Jahre danach gestorben. Im Testament trug er als verfügend vor,
mir sollten keinerlei „Fahrnisgegenstände"[90] ausgehändigt werden; nur der Erlös
daraus stehe mir zu. Er wünschte sich also den Hass über das Grab hinaus.

88  Auch diese Formulierung zeigt die große Distanz zum Vater, der als „ihr(em) Mann" bezeich-
    net wird. Zwar war das Verhältnis zur Mutter wohl besser, aber Passagen wie „in ihrer unsäg-
    lichen Schwäche" lassen schwierige Erfahrungen und tief verwurzelte Antipathien ahnen.
89  Was und wann genau das erste Mal gewesen ist, lässt sich hier nicht erkennen. Möglicherweise
    bezog es sich auf die erste Hochzeit mit der Künstlerin Cläre Streich oder die Ablehnung einer
    erhofften Karriere im Familienbetrieb, die vom Vater ebenfalls nicht gutgeheißen wurden.
90  Hier sind „bewegliche Sachen" gemeint im Kontrast zu Immobilien als unbeweglichen Gütern.
    Zudem waren wohl auch persönliche Dinge gemeint, also mit der Familie(ngeschichte) ver-
    bundene Gegenstände von Mobiliar bis Memorabilien etc.

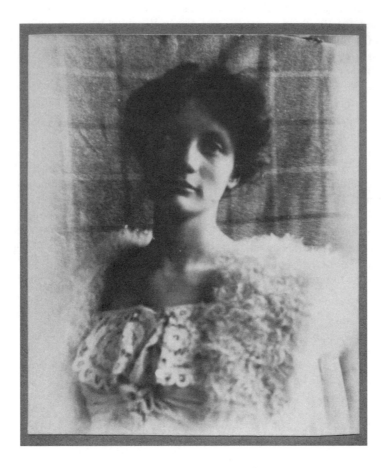

*Abb. 15: Margarethe Sachs (1885–1961), Portraitfoto (1910). 1908 Heirat*
*mit Bergius, 1922 Scheidung. 1932 Heirat mit Leibbrand.¹ Quelle: SAF.*

1    Margarethe und Werner Leibbrand heirateten im Jahr 1932. Die obige Aufnahme datiert
     um 1910. Es sind bisher keine Bilder von der Hochzeit oder Anfang der 1930er Jahre bekannt.
     Siehe auch Abb. 82 auf S. 332 mit der Verleihung des Nobelpreises an ihren ersten Mann,
     Friedrich Carl Rudolf Bergius (1884–1949) im Jahr 1931.

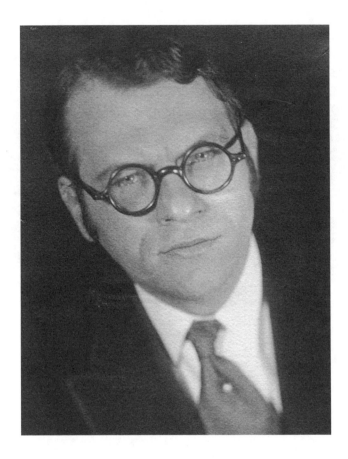

*Abb. 16: Werner Leibbrand, undatiertes Portrait,*
*Ende Weimarer Republik (ca. 1932).[1] Quelle: SAF.*

1    Die obige Aufnahme von Werner Leibbrand ist leider nicht datiert; in vergleichender Alters-
     abschätzung könnte es sich um Anfang der 1930er Jahre handeln (evtl. sogar bei Heirat 1932).
     Der Schmuckanstecker auf der Krawatte könnte ggf. für einen feierlichen Anlass sprechen,
     eine genaue Einordnung ist jedoch nicht möglich.

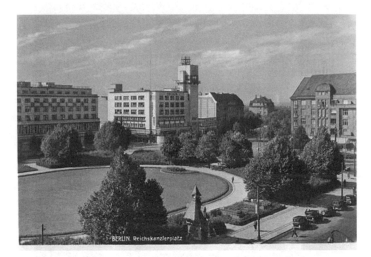

*Abb. 17: Reichskanzlerplatz Berlin (ca. 1932).*
*Postkarte.[1] Quelle: SAF.*

1   Leibbrand hatte seine Praxis initial am Reichskanzlerplatz. Dieser wurde am Tag nach dem
    ersten Geburtstag des „Führers" im „Dritten Reich" umbenannt in „Adolf-Hitler-Platz" (21.04.
    1933). Nach dem Krieg bekam er dann 1947 seinen ursprünglichen Namen wieder zurück.
    Am 18.12.1963 erhielt der Ort den heutigen Namen „Theodor-Heuss-Platz" nach dem ersten
    deutschen Bundespräsidenten Theodor Heuss (1884–1963) in der Nachkriegszeit. Heuss war
    ein Freund von Leibbrand (siehe auch die Ausführungen im Kapitel rechts sowie den Beitrag
    von Helmut Waldmann im vorliegenden Band).

# [ZWEITE EHESCHLIESSUNG
VOR DEN TOREN DES DRITTEN REICHS][1]

Das ablaufende Jahr 1932 ließ langsam die braune Lebensgefahr ansteigen, ohne dass man sich dagegen wehren konnte. Es gab Familien, deren gute Miene zum bösen Spiele nicht mehr war als das Singen des Kindes im Walde. Es gab kluge Leute, die schon damals ihre Flucht legal vorbereiteten und durchführten. Meine Praxis konnte davon Zeugnis ablegen. Der Durchschnitt auch des jüdischen Publikums meinte, jeder von ihnen besitze ein Privileg ausreichenden Schutzes. Als solcher erschien ihnen die deutsche Gesinnung schlechthin oder die Kriegsteilnehmerschaft am Ersten Weltkrieg oder die Verdienste der Vorfahren. In sogenannten Mischehen wurde der jüdische Teil nach Möglichkeit verborgen; die blonde blauäugige Nachkommenschaft erschien ihnen als ausreichender Beweis für gefordertes Germanentum. Ich kannte eine Literatenfamilie in Neu-Westend mit jüdischer Mutter; die Töchter sahen kitschig germanisch aus, man holte sie zu Werbezwecken wie Photomodelle; die eine geriet auf solche Weise sogar in eine Rassezeitschrift, bis das Unglück aufkam. Ich erlebte bei dem alten ehrwürdigen Arzt Bornstein,[2] einem Antialkoholiker strengster ideeller Provenienz, dass ihm ein nationalistischer und somit immer rascher braun werdender Anstaltsdirektor einen Brief schrieb, in dessen Ablauf er sich immer mehr mit der gebogenen Nase Bornsteins befasste, um zum Ergebnis zu kommen, es handle sich hier um keine semitische, sondern um eine aristokratische Nase. Bornstein antwortete, er sei und bleibe Jude; der Anstaltskollege antwortete wieder, für ihn sei Bornstein kein Jude, er sei der Typus eines alten Germanen. Einige Monate hielt es Bornstein als altes Mitglied der medizinhistorischen Berliner Gesellschaft noch aus, dann erschien er nicht mehr und hatte das Glück, noch eines natürlichen Todes zu sterben.

Meine neuen Nichten, Kinder einer mit einem Nichtjuden verheirateten Schwester meiner neuen Frau, erschienen schließlich von Königsberg in Ostpreußen am bewussten Januarende 1933, als sich der propagandistische und bedrohliche Fackelzug der SA über den Weg des Brandenburger Tors bis zum Reichskanzlerplatz[3] wälzte, an dem ich mir eine neue Wohnung mit Praxis eingerichtet hatte.

---

1    Dieser Zwischentitel wurde von Leibbrand später handschriftlich durchgestrichen, in der ursprünglichen Kapitelzählung (XVII.) war er aber noch vorhanden, daher hier in Klammern.
2    Arthur Bornstein (1881–1932), deutscher Pharmakologe. 1919 Professor für Pharmakologie an der Universität Hamburg und 1930–1931 Dekan der Medizinischen Fakultät. Forschung zum Hormonstoffwechsel und Selbstversuche mit Insulinpräparaten.
3    1904–1908 bei der Bebauung Neu-Westends angelegt. Am 21.04.1933 in „Adolf-Hitler-Platz" umbenannt. Bei den Planungen von Albert Speer (1905–1981) zur „Welthauptstadt Germania" war der Platz als Endpunkt der Ost-West-Achse vorgesehen. Am 31.07.1947 erhielt er den ursprünglichen Namen Reichskanzlerplatz zurück. Am 18.12.1963, sechs Tage nach dem Tod von Theodor Heuss (1884–1963), dem ersten deutschen Bundespräsidenten, bekam

Die Nichten mit ihrer Mutter begaben sich beim Anrücken der braunen Massen auf den Balkon; ich selbst hielt mich im Zimmer auf. Plötzlich bietet sich mir ein Anblick, durch den ich in heillose Wut und Ratlosigkeit zugleich gerissen wurde. Mutter und Töchter standen kerzengrade auf dem Balkon mit erhobenen Armen und sangen das von unten hinaufgurgelnde Horst-Wessel-Lied mit. Ich riss sie zu mir ins Zimmer, fragte sie, ob sie närrisch geworden seien. Es stellte sich unter Tränenströmen der beiden Mädchen heraus, das sie überhaupt nichts von ihrer bald gesetzwidrigen Abstammung wussten und Hindenburg mit Hitler als eine einige nationale Bastion ansahen. Nur mit großer Mühe gelang mir die Aufklärung, mit der die dabeistehende Mutter gar nicht recht einverstanden zu sein schien. Ich traf einen einstigen jüdischen Mitschüler, einen tüchtigen Anwalt und fragte ihn, was er zu tun gedenke. Er sah mich erstaunt an: das Gleiche wie immer, sei er doch Krieger des Ersten Weltkrieges mit Ordensauszeichnung.

Auch meine Stiefkinder zeigten eigenartige Reaktionen. Der Junge wollte es nicht ertragen, wenn man in seiner Gegenwart die Nazis beschimpfte, die Tochter schickte sich nach bestandenem Abitur an, in München Kunstgeschichte zu studieren. Dem Äußeren nach erschienen beide völlig unverdächtig.

der Platz seinen heutigen Namen „Theodor-Heuss-Platz". Leibbrand kannte Heuss persönlich und bezeichnet ihn in seinem Band als Freund. Siehe auch die Episode zu Theodor Heuss im Beitrag des Leibbrand-Doktoranden Helmut Waldmann im vorliegenden Band.

# 1933[1]

Mittlerweile kam es zum bekannten 1. April 1933. Schon vorher kam es zu furcht-erregenden Ereignissen. Beliebte Ärzte wurden nachts telefonisch angerufen und konsultiert. Sie erschienen an bestimmtem Ort; dort stellten sie fest, dass kein Grundstück da war; plötzlich wurden sie von hinten überwältigt, und man ließ sie blutüberströmt liegen. Jüdische Ärzte ohne eigenen Wagen wurden abgeholt, in ein Waldstück verschleppt und aus dem fahrenden Wagen geworfen. So ging es auch einem meiner Freunde, der schließlich in blutverkrustetem Zustand in der Berliner Medizinischen Gesellschaft erschien. Er betrat den Hörsaal in einem Augenblick, als gerade epidiaskopische Bilder gezeigt wurden und huschte kurz in den Licht-strahl, um sich zu setzen. Eine gewisse Unruhe entstand, man machte Oberlicht. Der verletzte Kollege stand auf, zeigte sich der Hörsaalcorona mit den Worten: „So bin ich hergerichtet worden." Der Vorsitzende Goldscheider,[2] ein ehrenwerter alter Gelehrter, war so perplex, dass er nur fast unwillig hervorbrachte: „Meine Herren, hier ist doch eine wissenschaftliche Sitzung, wir treiben doch hier nicht Politik." Mich selbst bestellte man eines nachts telefonisch ins Leichenschauhaus, ich möge bei einer Sektion erscheinen. Ich war schlagfertig genug zu antworten, gewiss, aber nur, wenn der Telefonanrufer sich als Bierleiche zur Verfügung stelle. In der Praxis selbst herrschte Ruhe. Ein Nervenarzt hat keinen Massenbetrieb, er kennt seine Patienten, und selbst die Zahl der Kassenkranken war übersichtlich und individuell. Man wusste sofort, wer ein Agent Provocateur war.

Am Vorabend des 1. April teilte mir mein Stiefsohn[3] mit, in der Schule hätten Klassenkameraden durchsickern lassen, morgen werde bei einem Nervenarzt am Reichskanzlerplatz Haussuchung gemacht. Vorsorglich verbrannten wir abends auf dem Balkon alles anrüchigen Dokumente, unter ihnen Quittungen von Beiträgen für die Liga für Menschenrechte,[4] pazifistische Zeitschriften, entfernten sozialisti-sche Literatur aus der Bibliothek und stellten fest, wie schwer Papier brennt.

---

1   Diese chronologische Überschrift wurde handschriftlich ergänzt, aber nicht in die Gesamt-zählung der Kapitel einbezogen.
2   Siehe oben, Seite 37, Fußnote 4.
3   Johannes Bergius (siehe auch Abb. 48).
4   Die „Deutsche Liga für Menschenrechte" wurde am 16.11.1914 als „Bund Neues Vater-land" gegründet. In Anlehnung an die 1898 gegründete „Französische Liga für Menschen-rechte" Anfang 1922 Umbenennung in „Deutsche Liga für Menschenrechte" und zusammen mit weiteren europäischen Ländern Gründung der „Fédération Internationale des Ligues des Droits de l'Homme" (FIDH) mit Sitz in Paris. Führende Mitglieder der Deutschen Liga waren zwischen den Weltkriegen Kurt R. Grossmann (1897–1972), Carl von Ossietzky (1889–1938), Albert Einstein (1879–1955), Kurt Tucholsky (1890–1935) und Berthold Jacob (1898–1944).

Meine Mitgliedschaft in der Liga für Menschenrechte blieb auch später verborgen, weil der Sekretär Rudolf [sic] Grossmann,[5] heute in USA lebend, die Mitgliederliste tatsächlich auf die Flucht mitnehmen oder vernichten konnte. Ich fragte meinen Stiefsohn nach dem Grund der Haussuchung; er meinte, man habe gesagt, dieser Arzt sei ein Kommunist. So musste ich suchen, Vorkehrungen zu treffen. Ich setzte mich mit einer Patientin in Verbindung, die Beziehungen zum neuen Berliner Polizeipräsidenten von Levetzow[6] hatte; sie konnte mir nach kurzer Zeit mitteilen, sie habe die Haussuchung abwenden können. Diese Patientin war zufällig mit dem Haus Göbbels[7] verschwägert.

Am frühen Morgen des 1. April wurde ich zu einem akuten Fall gerufen; nur zögernd verließ ich die Meinen, konnte aber nicht meine ärztliche Pflicht versäumen. Als ich nach etwa 2 Stunden heimkam, berichtete meine Frau, ein bekannter Künstler, ein Schüler von Otto Müller,[8] den ich ebenfalls behandelt hatte, sei aufgeregt erschienen, habe um Geld gebeten, um sofort zu flüchten, da er verfolgt werde. Meine Frau gab ihm Geld und ließ ihn unauffällig verschwinden. Vor meinem Hauseingang stand ein krummbeiniger, verschwitzter S-A Mann vor meinem Arztschild Wache; mit seinen Knobelbechern machte er ein paar Schritte nach rechts und links. Ich ging auf ihn zu und fragte, was er wolle; er trug ein großes Pappschild wie ein Sandwichman, auf dem vor Juden gewarnt wurde. Er meinte, er stehe Boykott. Gegen wen? fragte ich; gegen den Arzt hier. Was mit dem denn sei, fragte ich, scheinbar neugierig. Jude! war die präzise Antwort.

Da trat ich energisch auf ihn zu, sodass er einen Schritt ängstlich zurückwich und schrie ihn im Kommandoton an: „Kommen Sie unverzüglich mit!" Er gehorchte sofort. Ich trieb ihn raschen Schrittes vor mir die Treppe hinauf zu meiner Wohnung; Frau und Tochter öffneten mir konsterniert. Ich gab ihnen keine Erklärung ab, stieß den Sandwichman förmlich stoßend in mein Arbeitszimmer; er schaute sich ängstlich um; ich hieß ihn das „Drecksschild", das er trug, sofort abzulegen und im Korridor abzustellen, da ich solche Schweinereien in meinem Zimmer nicht dulden würde. Er gehorchte! Dann schrie ich ihn an: er solle sofort in meiner Gegenwart telefonisch seine Dienststelle anrufen und melden, hier gebe es keine Juden, am wenigsten einen jüdischen Arzt. Ob er glaube, dass eine Verwandte

---

5    Kurt Richard Grossmann (1897–1972), deutsch-amerikanischer Journalist, Publizist und Menschenrechtler. 1926–1933 Generalsekretär der „Deutschen Liga für Menschenrechte" und engagierter Gegner des aufziehenden Nationalsozialismus. 1933 Emigration nach Prag, später nach Paris und in die USA.

6    Magnus Otto Bridges von Levetzow (1871–1939), deutscher Politiker (NSDAP) und Polizeibeamter. Ab 15.02.1933 Polizeipräsident von Berlin. Er verantwortete die wilden Schutzhaftlager der frühen NS-Zeit und war maßgeblich an der Gleichschaltung der Berliner Polizei sowie am Aufbau der Gestapo beteiligt.

7    Paul Joseph Goebbels (1897–1945), Politiker in der NS-Zeit und einer der engsten Vertrauten Adolf Hitlers. Ab 1926 Gauleiter von Berlin und ab 1930 als Reichspropagandaleiter hatte er wesentlichen Anteil am Aufstieg der NSDAP in der Schlussphase der Weimarer Republik. Als Reichsminister für Volksaufklärung und Propaganda sowie als Präsident der Reichskulturkammer (1933–1945) Lenkung von Presse, Film, Funk und Fernsehen.

8    Otto Mueller (1874–1930), Maler und Lithograf des Expressionismus. Mitglied der Künstlergruppe „Brücke" und einer der bedeutendsten Vertreter des Expressionismus.

von Göbbels sich bei einem jüdischen Arzt behandeln lasse? Er tat, wie befohlen. Ich hörte folgendes Gespräch des bibbernden Mannes: „Der Dr. sagt, hier is keen Jude, er sei auch keener und er behandle bei die Göbbels." Dann schnarrte etwas kurz an der anderen Seite der Leitung und er hängte ein. Er wolle nun gehen. Als er im Vorraum nach seinem Pappschild suchte, warf ich es ihm unwillig nach.

Diese Geschichte sei mitgeteilt, um zu zeigen, welchen listigen Mutes man damals noch ungebrochen fähig war, was man riskierte und was damals gelegentlich noch gelingen konnte, während in der Prinz-Albrecht-Straße die Menschen schon zu Hunderten zusammengeschlagen wurden. Meinen Freund Oskar Lubowski[9] hatten sie in Mehrheit überfallen, in einen der berüchtigten SA-Keller „verrollt" und übel zugerichtet. Das geschilderte Erlebnis legte mir nahe, mit meiner Frau zunächst nach Baveno am Lago Maggiore zu enteilen. Dort im Hotel traf man auf eine armselige Gruppe verängstigter jüdischer Männer und Frauen höheren Alters, die täglich die Zeitungen verschlangen, ohne dass ihre Ratlosigkeit sich hätte bessern können.

Es gab Optimisten, für die die ganze Sache in einigen Wochen erledigt erschien; von Theodor Wolf,[10] den ich mit Otto Klemperer[11] im Baur au Lac in Zürich auf der Rückfahrt traf, wurde schon eine solche optimistische Äußerung genannt. Es waren also gar nicht etwa die kleinen, kritiklosen Leute, die solchen Gedanken nachhingen. Andere betrieben systematisch ihre Auswanderung in Affidavits, auf die sie warteten, die vierschrötigen Lifts bestimmten bald das Bild der Stadt; man verlor gute Freunde, man riet guten Freunden zu diesem Schritt. Manche konnten sich nicht entschließen; sie waren sprachunkundig, sie verteidigten noch Besitz, sie hingen am Heim, sie trauten den Deutschen, zu denen sie selbst gehörten, keine Unmenschlichkeiten zu, und so warteten sie ab. Ich selbst hatte eine Schweizer Erkundungsfahrt gemacht, um zu prüfen, ob mir die Eröffnung eines Sanatoriums mit Hintermännern gelingen könne. Ich stand nahe Ermattingen auf dem hüglichen Vorplatz jenes Schlösschens, auf dem Napoleon III[12] aufgewachsen war. Die dort einheimischen Bremsen setzten mir zu; man hätte also zunächst zumindest asanieren müssen. Ich sprach mit Schweizer Psychiatern; der eine war sogar mit mir verwandt; es war alles umsonst. Ich kehrte nach Berlin zurück. Kaum hatte man den fast physischen Schock des Grenzübergangs überwunden, so tauchte man wieder in den Berliner Alltag ein. In den ersten Monaten wurde die Frequenz der Privatpraxis

9   Diese Persönlichkeit ist leider nicht sicher zu identifizieren. Möglicherweise Enkel oder Sohn des Architekten Salomon Lubowski nach dessen Plänen 1861 die Neue Synagoge in Gleiwitz gebaut wurde (in der Reichspogromnacht 1938 zerstört).

10  Theodor Wolff (1868–1943), Schriftsteller und Publizist in Berlin. 1943 Verhaftung in Nizza, mit Aufenthalten in Marseiller Gefängnis und Sammellager Drancy Deportation ins KZ Sachsenhausen. Erkrankung an Phlegmone, Verlegung in das Berliner Jüdische Krankenhaus, drei Tage später Tod (20.09.1943).

11  Otto (Nossan) Klemperer (1885–1973), Musiker, Dirigent und Komponist. Er gilt als einer der großen Dirigenten des 20. Jahrhunderts. Der Romanist Victor Klemperer ist sein Cousin (s.u.).

12  Napoleon (frz. Napoléon) III. (1808–1873), unter seinem Geburtsnamen Charles Louis Napoléon Bonaparte während der Zweiten Republik französischer Staatspräsident (1848–1852) und danach als Napoleon III. Kaiser der Franzosen (1852–1870).

dürftiger; ohne Bedenken hatte ich als Mitglied des Wilmersdorfer Standesverein der Ärzte den Vorsitzenden Dr. Auerbach angerufen; ich hätte gehört, man habe die Juden aus dem Verein ausgeschlossen; ich bäte darum, mich als Gesinnungsgenossen des Elends zu betrachten und mich ebenfalls aus der Mitgliederliste zu streichen. Dr. Auerbach riet mir gut zu, ich sei doch „unbetroffen" und solle bleiben; ich erklärte mich durchaus seelisch als „betroffen" und bestand auf dem Austritt. Er wurde vollzogen.

In anderen wissenschaftlichen Vereinen hielt ich es ebenso. Da bekam ich die Mitteilung ins Haus gesandt, ich sei aus der Liste der Kassenärzte gestrichen, da ich durch Mitgliedschaft im sozialistischen Ärztebund mich kommunistisch betätigt hätte; ich wurde also nicht zum Rassenschädling erklärt, sondern verbis expressis zum Staatsfeind. Das war keine leichte Sache und bedeutete praktisch Proskription. Ich wurde Freiwild; man vermied es nun, mir Kranke zu schicken, nicht der Gesinnung wegen, sondern aus Angst vor dem Verfemten.[13] Jetzt ging die Praxis erheblich zurück; mir verblieben einige jüdische Familien, in denen ich jahrelang Vertrauen genoss, die Zugänge aber haperten stark. Als ich dies einmal einem mir befreundeten deutschnationalen Kollegen gestand, meinte er, bei aller persönlichen Anerkennung, es geschehe mir recht, ich hätte immer zu den Juden gehalten, die unser Unglück seien; dieser Mann nahm dann bei der bekannten Wahl seine Ehefrau nicht im Wagen zum Wahllokal, weil sie Hindenburgwählerin war. Ich halte dieses Ereignis für besonders wichtig. Während Menschen weiterhin schuldlos verhaftet, zerschlagen wurden, während man damals schon angeblich jüdische Geschäfte einschlug, um dem Stehboykott der SA Nachdruck zu verleihen, erließ Hermann Göring[14] sein erstes nationalsozialistisches Gesetz zum Schutz der Tiere.

Ich kümmerte mich um meine jüdischen Freunde, besuchte sie, diskutierte mit ihnen, während die Lastwagen weiterhin mit Geschrei „Juda verrecke" den Kurfürstendamm auf- und niederfuhren. Mein alter Freund, Gönner und sogar Lehrer und wissenschaftlicher Mitarbeiter, Otto Juliusburger,[15] Freund des einstigen Jenaer Ernst Haeckels[16] und August Forels,[17] ein Idealist reinsten Wassers, Mitglied in allen friedensfördernden Vereinen und als Kind seiner Generation der Ansicht, man könne als Psychiater nur Vorbild der Trinker sein, wenn man selbst abstinent

---

13   Im Original „Verfehmten".
14   Hermann Göring (1893–1946), deutscher NS-Politiker. Ab 1935 Oberbefehlshaber der Luftwaffe (Wehrmacht). Ab 1936/37 Führung der deutschen Wirtschaft und des Reichswirtschaftsministeriums. Göring war einer der 24 angeklagten Hauptkriegsverbrecher vor dem Internationalen Militärgerichtshof im Nürnberger Prozess und wurde schuldig gesprochen sowie zum Tod durch den Strang verurteilt. Suizid am Vorabend der Hinrichtung.
15   Otto Juliusburger (1867–1952), deutscher Arzt. Ab 1887 Medizinstudium in Breslau und Berlin; danach in Berlin als Oberarzt an der Heil- und Pflegeanstalt Berolinum tätig. 1941 Emigration in die USA.
16   Ernst Heinrich Philipp August Haeckel (1834–1919), Mediziner, Zoologe, Philosoph, Zeichner und Freidenker. Die Ideen von Charles Darwin (1809–1882) entwickelte er zu einer speziellen Abstammungslehre.
17   August (auch Auguste-Henri) Forel (1848–1931), Schweizer Psychiater, Hirnforscher, Entomologe und Sozialreformer. Er gilt als Vater der Psychiatrie und der Abstinenzbewegung in der Schweiz. Annemarie Wettley erstellte eine biographische Studie zu Forel (1953) (s.u.).

lebe, saß eines Abends, als ich ihn aufsuchte in seinem Zimmer bei warmem Tee, in den er Rum goss. Mit aufgerissenen Augen übersah ich diese ungewohnte Handlung und fragte ihn, wieso er nach Jahrzehnten Alkohol sich gestatte. Traurig sagte der damals etwa 65-Jährige: „Ich kann diesem Volk kein Vorbild mehr sein." Er ist bald danach nach USA ausgewandert, wo er hochbetagt starb.

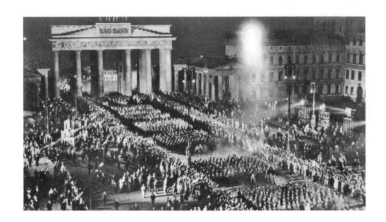

*Abb. 18: Berliner Fackelzug: SA-Einheiten marschieren*
*am 30. Januar 1933 durch das Brandenburger Tor.[1] Quelle: CC.*

1    Am 30.01.1933 ernannte Reichspräsident Paul von Hindenburg (1847–1934) den „Führer" der
     NSDAP, Adolf Hitler (1889–1945), zum Reichskanzler. Auf den Straßen herrschte der braune
     Pöbel, am Abend marschierte die SA in Siegesformation ein. Diese öffentliche Inszenierung
     markiert das Ende der Demokratie.

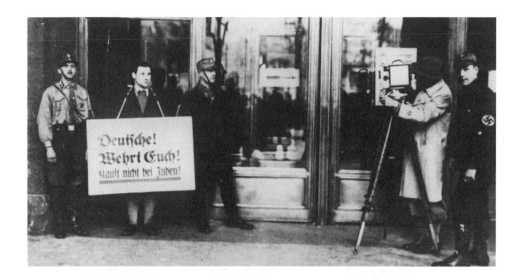

*Abb. 19: Boykottaktion vor dem Berliner Warenhaus Wertheim,*
*1. April 1933.[1] Quelle: CC.*

1    Das Foto zeigt die antisemitische Parole „Deutsche! Wehrt Euch! Kauft nicht bei Juden!",
     die auch noch per Kamera pressetechnisch aufgenommen und damit doppelt inszeniert wurde.
     Am 1. April 1933 begann um 10:00 Uhr ein reichsweiter Boykott jüdischer Geschäfte, Ärzte
     und Rechtsanwälte. Organisiert wurde diese menschenverachtende Kampagne vom so genann-
     ten „Zentral-Komitee zur Abwehr der jüdischen Greuel- und Boykotthetze" unter dem fränki-
     schen Gauleiter Julius Streicher (1885–1946).

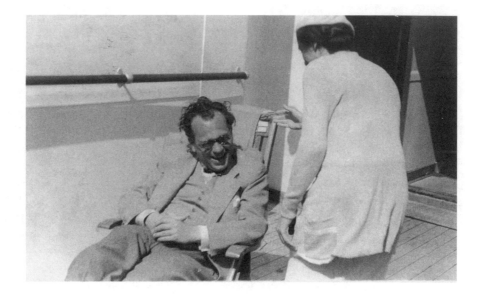

*Abb. 20: Werner Leibbrand 1934 bei der Atlantik-Überquerung (USA).*
*Wahrscheinlich Hinfahrt auf dem Schiff „Columbus".[1] Quelle: SAF.*

1   Werner Leibbrand begleitete eine Patientin. Ob diese die zweite dargestellte Person rechts ist, muss offenbleiben. Die Atmosphäre an Bord wirkt jedenfalls sehr entspannt, war man dem „Dritten Reich" doch – temporär – fern, wenn auch wohl bereits bei der Rückfahrt auf dem Schiff „Bremen" sogar unter politischer Beobachtung. Dies spricht dafür, dass obiges – sehr gelöstes – Bild eher auf der Hinfahrt entstanden ist, entgegen der Bildnotiz in Unschuld (2005), S. 143 (oben), welche die „Überfahrt *in die* USA" auf die „Bremen" verlegt, was der Biographie nach nicht richtig ist (s.u.).

# CONSULTATION IN USA

Im Juni 1934 erreichte mich die Anfrage eines englischen Anwalts, ob ich zur Consultation nach Frankfurt kommen wolle, um dort eine Amerikanerin zu untersuchen. Die Kranke war jahrelang als paranoide Geisteskranke in einem Sanatorium[1] untergebracht, dem damals immer noch die jüdischen Kollegen Friedemann[2] und Spinak[3] vorstanden. Die verschiedenen antisemitischen Meldungen, die in USA eingelaufen waren, ließen es den Verwandten richtig erscheinen, die Kranke einem amerikanischen Sanatorium in Mittelwest zuzuführen; sie bedurften eines Fachmanns für den Transport. Ich habe ihn übernommen und die schwierige Kranke mit Schiff, Zug und Auto dorthin gebracht. Es war meine erste amerikanische Reise. Bis Bremerhaven nahm ich meine Frau in einem kaiserlichen Salonwagen von Frankfurt aus mit; solche Möglichkeiten waren durch das Äußere gesichert. Hätte meine Frau ein prononciertes Aussehen gehabt, so hätte ich es kaum wagen können. Damals aber war sie noch im Besitz aller Papiere einschließlich eines Passes. Ich riet ihr nur zur unmittelbaren Rückfahrt im Schlafwagen. Die Impressionen in New-York, Chicago und Milwaukee bei einem so kurzfristigen Aufenthalt waren für mich äußerst erfreulich. Die Aufgeschlossenheit und Unvoreingenommenheit der Menschen taten mir wohl, der amerikanische Humor war beschwingend. Ich besuchte in Chicago die Weltausstellung[4] am Michigansee, der sich Herr Ford wohl aus Reklame absichtlich erst zu spät anschloss.

Ich aß in Chicago Lobster à la Newbourg,[5] bestellte mir roten kalifornischen Wein, den man nach langem Warten in einem Eiskübel servierte. Als ich den Rayonchef des Speisesaals darauf hinwies, dass man Rotwein nicht eisgekühlt servieren dürfe, bedankte er sich höflich für diesen guten Rat aus Europa. Ich traf im bekannten New-Bismarck-Hotel, dessen Inhaber Schwabe war, den Stuttgarter Komiker Willy Reichel[6] [sic] und suchte einige Bekannte auf. Als ich diesen versuchte klarzumachen, was bei uns in Deutschland vorgehe, welche täglichen Unrechtmäßigkeiten und Grausamkeiten verübt wurden, wie viele Verhaftungen es täglich

---

1   Es geht hier um das von Oskar Felix Kohnstamm (1871–1917), Neurologe, Psychiater und Kunsttheoretiker, geleitete Kohnstamm-Sanatorium. Die Angehörigen Kohnstamms verkauften 1920/21 das Sanatorium an die Firma „C. & F. Frankl" (Berlin) und an Bernhard Spinak, der es mit Max Friedemann, ebenfalls bewährter Mitarbeiter des Gründers, fortführte. Nachdem es 1939 als jüdisches Unternehmen zwangsweise geschlossen worden war, wurde das Sanatorium an einen arischen Interessenten verkauft.

2   Max Friedemann. Tätigkeiten in Frankfurt und im Sanatorium für Nerven- und Stoffwechselkrankheiten Königstein (Taunus).

3   Bernhard Spinak (1884–1963).

4   1893 war die Weltausstellung in Chicago (USA).

5   Im Original „Lobster ä la Newbourg".

6   Gemeint ist Willy *Reichert* (1896–1973), deutscher Komiker, Volksschauspieler und Sänger.

gebe, ohne dass man die Spur bis in jene Haftlager habe verfolgen können, die uns bald unter dem Begriff KZ bekannt wurden, antworteten meine amerikanischen Bekannten völlig ungläubig, solche Behauptungen seien Ausdruck einer feindseligen Propaganda; der Deutsche tue so etwas nicht. Sie fügten hinzu, Hitler sei ein nationaler Mann, er liebe den Frieden, aber er habe zurecht sich vorgenommen, die Zinsknechtschaft zu brechen. In der damaligen Zeit bemerkte man noch wenig von Hitlers Kirchenkampf; vielmehr gab es manche Leute, die, einmal aus der Kirche ausgetreten, jetzt wieder eintraten, da Hitler das wünsche. Und so vermochte ich auch in New-York eine dortige Oberin einer der vielen Sektenkirchen nicht davon zu überzeugen, dass man sehr bald die Kirchen verfolgen werde wie die Juden. Kam man auf diese zu sprechen, so sprach man von revolutionären Übergriffen, an eine Vertreibung, an eine physische Vernichtung glaubte niemand in Amerika.

Am 30. Juni ging ich über die Fifth-Avenue bei beschwerlicher feuchter Hitze, als plötzlich Zeitungsjungens umherliefen und schrieen: „Schleicher slain, Hitler will be the next." Zwar bin ich polyglott, aber meinen englischen oder gar amerikanischen Kenntnissen traute ich nicht viel zu. „Schleicher[7] slain", das hieß doch Schleicher ermordet. Ich raste in mein Hotel, um mein Lexikon zu konsultieren; da stand es: erschlagen, töten, abschlachten. Um meine Familie sorgte ich mich nicht; ich hatte ihnen den Rat gegeben, möglichst bald nach Südtirol zu fahren; dort wollte ich mit ihnen zusammentreffen. Mühsam entzifferte ich die Zeitung und erfuhr von der Morderei, die Hitler gegen die eigene SA, gegen seinen Freund Röhm[8] inszeniert hatte. Als ich nachts mit der Bremen abfuhr, versammelte sich am Quai eine bedrohliche Menge und riss zu meiner Freude die Hakenkreuzfahne herunter, bevor der Anker gelichtet war. Man munkelte von einem homosexuellen Motiv innerhalb des Vorgangs, und plötzlich schien mir ein Zusammenhang aufzugehen, den ich seinerzeit nicht interpretieren konnte. Während ich nämlich zu Beginn des Jahres 1934 meine Frau zu Verwandten geschickt hatte, erhielt ich eines Tages eine Vorladung in das Präsidium [in] der Dircksenstraße; es handelte sich um eine Atapo-Stelle.[9] Unvorbereitet und nichts ahnend, war ich mit meinem Wagen hingefahren und wurde dort von einem Zivilbeamten vernommen. Um mich her[um]blickend sah ich erstmals die gefährlichen eisernen Scherengitter, durch die man geschleust wurde, sah bleiche wartende Gestalten, sah blutig-geschlagene arme Menschen und hörte Schreie. Es stellte sich bald heraus, dass man mich bis Kauer bei Wien vergeblich gesucht hatte, obwohl ich in meiner Berliner Wohnung saß. Offenbar hielt man mich für flüchtig.

---

7  Kurt Ferdinand Friedrich Hermann von Schleicher (1882–1934), deutscher Offizier, zuletzt General der Infanterie, und Politiker. Ende 1932 bis 30.01.1933 letzter Reichskanzler der Weimarer Republik. Er wurde im Zuge des sogenannten Röhm-Putsches erschossen.

8  Im Original „Rohm". Ernst Günther Julius Röhm (1887–1934), Offizier, NSDAP-Politiker und Kampfbundführer. Langjähriger Führer der Sturmabteilung (SA) und kurze Zeit im Kabinett Hitler Reichsminister ohne Geschäftsbereich. Auf Hitlers Befehl – vorgeblich als Reaktion auf einen angeblich geplanten Putsch, den „Röhm-Putsch" – in der so genannten „Nacht der langen Messer" (30.06./01.07.1934) ermordet.

9  Geheime Staatspolizei (Gestapo) im NS-Staat.

Was war vorgefallen? Etwa im Frühjahr 1933 war ich auf Ersuchen eines Jugendstaatsanwalts Sachverständiger in einem Homosexuellenprozess; es handelte sich um Vergehen von Strichjungen. Auf Grund der Beweisaufnahme kam ich zum gutachtlichen Ergebnis, dass bei keinem der Beteiligten eine Unzurechnungsfähigkeit im Sinne des § 51 StGB vorgelegen hatte. Die Angeklagten wurden bestraft. Die Höhe der Strafe ist mir nicht mehr gegenwärtig, sie entsprach den strafrechtlichen Vorschriften.[10]

Der Herr in Zivil wollte nicht etwa Genaueres wissen, sondern er erging sich in höhnischen Redensarten, aus denen ersichtlich war, dass er in mir einen alten Homosexuellen gefangen habe. Etwas grinsend legte er mir seine Ansicht über meine Biographie dar: ich sei erstmalig geschieden („Na ja, da ist es eben wohl auch nicht so richtig gegangen"), dann hätte ich eine, um 11 Jahre ältere Frau geheiratet, die Jüdin sei („höchst merkwürdig, das ist wohl eine Tarnung"). In dieser Manier ging es weiter. Er meinte dann, mit den Angeklagten hätte ich wohl unter einer Decke gesteckt, um sie zu retten. Nun wurde es mir zu viel des Bösen. Ich sagte schneidend, er brauche sich nur bei dem Staatsanwalt zu erkundigen, um zu erfahren, dass Niemand von mir exkulpiert worden sei. Da grinste er: „Der Staatsanwalt, von dem Sie reden, ist Staatsanwalt gewesen! Der sitzt! So, und nun ist es das Beste, Sie geben alles zu!" Eines wusste ich; der Staatsanwalt, ein besonders feinsinniger Mann, war alles, nur kein Nazi; dass man ihn zur Strecke bringen wollte, war ziemlich sicher. Gesessen hat er nicht; das log man mir vor, um mich einzuschüchtern. Nach einigem Palaver hin und her bot man mir ein gefälschtes Protokoll zur Unterschrift an.

Was jetzt geschah, war tatsächlich zwischen 1933 und 1934 noch möglich. Ganz bewusst markierte ich einen tobsüchtigen Erregungszustand. Es war reiner Hazard. Wild sprang ich vom Stuhl, riss bald den Amtstisch der Vernehmung um und raste wie im Hechtsprung nicht zur Ausgangstür, sondern zur Tür eines Nebenbüros, in dem Sekretärinnen tippten und gelangweilte Beamte diktierten. Ich schrie aus vollem Hals: „Ihr verfluchten Schweine! Gibt es denn in diesem ganzen Drecksladen hier nicht einen einzigen anständigen Menschen mehr? Seid ihr alle des Teufels, ihr Säue, wollt mich zwingen, falsche Protokolle zu unterschreiben, ihr infames Gesindel; ist das euer neuer Staat! Pfui Teufel!"

Schon ein Jahr weiter wäre dieser Coup nicht mehr geglückt. Man fasste mich nicht an, man ließ mich herumrennen und der Zivilbeamte sagte in scheinheiliger Sanftheit: „Aber Herr Dr., regen Sie sich doch nicht so auf. Wenn Ihnen das Protokoll nicht passt, dann machen wir eben ein anderes. Diktieren Sie's doch selbst." Das bedeutete, dass der Beamte vor seiner eigenen Intrige kapitulierte, und dass er seinen vorbereiteten Plan, mich und den Staatsanwalt zur Strecke zu bringen, aufgab. Als ich unten am Alexanderplatz meinen Wagen wieder bestieg, war ich sicher nicht ganz fahrtüchtig.

Die Angelegenheit des 30. Juni gab mir aber in New York[11] den Schlüssel des Motivs in die Hand. Offenbar waren schon damals Gestapobeamte mit der Lichtung

10  Zu Hintergründen siehe auch den differenzierten Beitrag von Pretzel (2005).
11  Leibbrand schrieb in der Regel „New-York".

homosexueller Kreise betraut, und im Fall des 30. Juni wurde klar, dass die Homosexualität für Hitler eine drohende Gefahr bedeutete; er schoss wütend um sich. Wieweit das objektiv stimmte, weiß man nicht, denn die angeblich ekl[ig]en Zustände, denen er in Wiessee bei Röhm nachts begegnet sein wollte, sind wohl noch nicht historisch einwandfrei geklärt.

Herrschte auf der Hinfahrt mit dem so behaglichen „Columbus" das konservative Klima des unpolitischen Bürgertums – man erfuhr erst später, dass sein Kapitän selbst rassisch belastet war – so begann man auf der „Bremen" zu frösteln, dann zu tuscheln, um schließlich mit scheuem Blick zu sichten, mit wem man reden könne. Man solle sich vor dem Bibliothekssteward hüten, so hieß es; er schreibe über die deutschen Fahrgäste amtliche Berichte. Das sagte mir ein freundlicher jüdischer Herr, mit dem ich mich unterhielt; er wollte mich des Umgangs mit ihm wegen warnen.

Ich beschloss, in Cherbourg von Bord zu gehen, um über Paris zu den Meinen in Südtirol vorzustoßen. Dort hatte ich viele Freunde. Meine Absicht, jetzt nach Deutschland zurückzufahren, beantworteten sie geradezu mit Hohngeheul. Ich solle etwa 4–5 Wochen in Paris oder Italien bleiben, denn dann sei der ganze Kram mit dem Hitler zu Ende; man erkenne ja schon deutlich, dass die Revolution ihre eigenen Kinder fresse. Ich war zwar anderer Ansicht, verhehlte mir aber auch nicht, dass mir eine Rückkehr nach Berlin nicht erspart bleiben werde.

Auch in Südtirol feierten die dortigen Deutschen Siegesfeste. Ich konnte ihnen nicht beistimmen, meine Familie auch nicht. Und wieder erfuhren wir alle vier jenen physischen Ruck, als wir am Grenzbahnhof wieder auf deutsches Gebiet einfuhren.

Inzwischen war das Gesetz zur Wiederherstellung des Beamtentums – so tarnte sich der große Rausschmiss der jüdischen Deutschen – in Kraft getreten; ich hatte längst meine Fürsorge für psychische Hygiene am Bezirksamt Tiergarten aufgeben müssen; ich war als Staatsfeind stigmatisiert. Doch immer gelangen mir noch Auslandskonsultationen, und nach einiger Zeit lief auch die Praxis wieder gut an. Das persönliche Leben spielte sich unter Gleichgesinnten ab; der einst große Salon meiner Frau wurde kleiner, intensiver, behaglich und beängstigend zugleich. Immer noch hatte man die gewisse Sicherheit, Inhaber eines Passes zu sein. Man kann mit einiger Nachsicht sagen, dass die Existenz unter dem Nationalsozialismus bürgerlich noch ertragbar war bis zum November 1938.

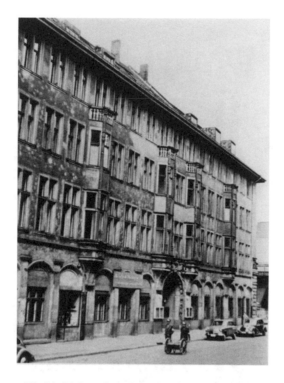

*Abb. 21: Berliner Institut für Geschichte der Medizin*
*und der Naturwissenschaften. Universitätsstr. 3b.[1] Quelle: SAF.*

1    Leibbrand war in den 1930er Jahre für seine medizinhistorischen Studien oft vor Ort in Berlin-
     Mitte. In dem großen Gebäudekomplex war neben universitären Einrichtungen u.a. auch noch
     die Buchhandlung „Loofmann und Zinnow" untergebracht. Das Institut hatte nach dem
     sukzessiven Einzug – 1930 in nur zwei Räume im zweiten Stock wegen andauernder
     Renovierung – letztlich rund 20 Räume erhalten. Die geplante Einrichtung eines Vorlesungs-
     saals ließ sich nicht mehr umsetzen. Zum historischen Hintergrund siehe auch Bruchelt (1978),
     Schneck (2001), Bruns (2014) und Schagen (2014). Der Eingangsbereich mit dem historischen
     Torbogen (Bildmitte) war sehr repräsentativ, siehe auch Schneck (2001), S. 125.

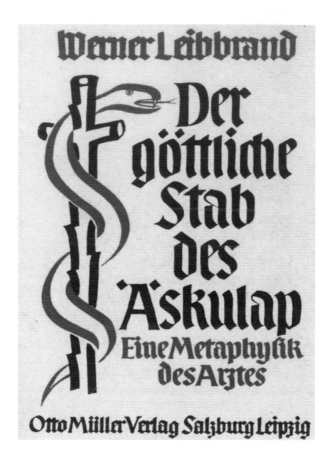

*Abb. 22: Werner Leibbrand (1939): Der göttliche Stab des Äskulap.*
*Eine Metaphysik des Arztes.[1] Farbiges Cover. Quelle: SAF.*

---

1    Dies war eines der Ergebnisse der medizinhistorischen Studien von Leibbrand in den 1930er
     Jahren. Der umfangreiche Band hatte 512 Seiten und erschien im Otto Müller Verlag (Salz-
     burg, Leipzig). Die innere Titelseite war farbig in Rot (Schlange, Autorname und Untertitel)
     bzw. Schwarz (Stab, Haupttitel und Verlag) wiedergegeben. Die Beziehungen von Medizin
     und Theologie wurden in 15 Kapiteln historisch-chronologisch analysiert.

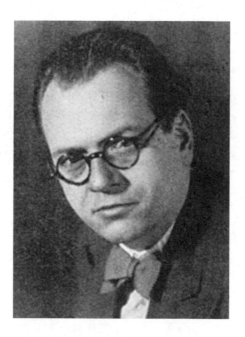

*Abb. 23: Der Medizinhistoriker: Leibbrand*
*in den 1930er Jahren.[1] Quelle: SAF.*

---

1    Portraitbild Werner Leibbrand aus den 1930er Jahren (wahrscheinlich 1936, also im Alter von
     40 Jahren) – eine Phase intensiver medizinhistorischer Forschung und aktiver Veröffentli-
     chungen aus der „inneren Emigration". Zu Hintergründen, etwa den Auswirkungen der Presse-
     politik des NS-Staates, siehe auch die Beiträge in Unschuld et al. (2005) sowie Frewer (2000).

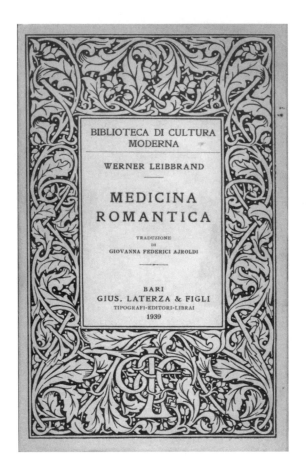

*Abb. 24: Werner Leibbrand (1939): Medicina Romantica.*
*Biblioteca di Cultura Moderna. Gius Laterza & Figli, Bari. Quelle: SAF.* [1]

1    Diese sehr schön gestaltete italienische Ausgabe des Hauptwerks „Romantische Medizin" wird
     Leibbrand sicher gut gefallen haben, war es doch die erste fremdsprachige Übersetzung seines
     medizinhistorischen Schaffens. Das Erscheinungsdatum 1939 hat sich wahrscheinlich nicht
     positiv auf die Rezeption ausgewirkt, Leibbrand sammelte aber alle erschienenen Rezensionen.
     Die Übersetzung ins Italienische wurde von Giovanna Federici Ajroldi übernommen (Cover).

# KATAKOMBENDASEIN

Diese Existenz[1] wurde sogar trotz ihrer Beängstigung geistig angereichert.[2] Ich beteiligte mich an drei höchst wichtigen katakombenartigen Gründungen. Die eine bestand aus jungen philosophischen Leuten, die sich um die Fahne des verstorbenen Heinrich Maier[3] scharten. Hier wechselte der Tagungsort rundum zwischen etwa 6–8 ernsthaft Nachdenkenden, die teilweise vor der Habilitation standen und durch die Zeitlage daran schwer behindert wurden, weil man sie nicht als Parteigänger ansah. Da war der Aristoteliker Helfried Hartmann,[4] der Logistiker von Freytag-Lorringhoven;[5] zu ihnen gesellten sich gelegentlich auch der italienische Philosoph Grassi[6] und Müller-Freienfels.[7] Der gegen den Stachel löckende Gerhard Lehmann[8] war einer der interessantesten, weil er gegen alles anging, was katheder-haft erschien. Dieser Kreis hielt sich bis in die bösesten Kriegszeiten. Wie die Neustoiker des 17. Jahrhunderts ihre Gespräche oftmals von Alarmen unterbrochen hörten, so jagten uns dann später die Sirenen auseinander.

---

1   Mit Existenz oder Dasein in „Katakomben" – eigentlich unterirdische Gewölbekomplexe für Gräber – spielt Leibbrand auf die Zufluchtstätten und Verstecke früher Christen in der Zeit ihrer Verfolgung an (insbesondere 2.–4. Jahrhundert n.Chr.).
2   An anderer Stelle wird auch die sprachliche Variante der „Katakombenkreise des Philosophierens" verwendet. Das „Untertauchen" Verfolgter, der eigentlich „Guten", wird hierdurch noch-mals unterstrichen.
3   Heinrich Maier (1867–1933), Philosoph. Neukantianer und Vertreter des kritischen Realismus. Professuren in Zürich, Tübingen, Göttingen, Heidelberg (Vorgänger von Karl Jaspers) und Berlin (1922). Ab 1918 auswärtiges Mitglied der Göttinger Akademie der Wissenschaften. Hauptwerk „Philosophie der Wirklichkeit" in drei Bänden (1926–1935).
4   Helfried Hartmann (1894–?), Philosoph, Schüler von Heinrich Maier (s.o.). Opfer der neuen Habilitationsordnung im NS-Staat, Ende der Universitätslaufbahn.
5   Wessel Freiherr Freytag von Loringhoven (1899–1944), Oberst im Generalstab der deutschen Wehrmacht. Mitglied des militärischen Widerstandes gegen Hitler und seit 1937 befreundet mit Claus Graf Schenk von Stauffenberg (1907–1944), Attentäter des 20. Juli 1944.
6   Ernesto Grassi (1902–1991 in München), italienischer Philosoph. 1928–1938 Lektor für Italienisch, Schüler bei Martin Heidegger (1889–1976) und Lehrbeauftragter für Philosophie in Freiburg i.Br. Ab 1938 in Berlin, wohin seine 1938 in Freiburg verliehene Honorarprofessur 1939 verlagert wurde.
7   Richard Müller-Freienfels (1882–1949), Philosoph und Psychologe. 1909–1930 Lehrer. 1921–1930 Lehrauftrag für Philosophie, Psychologie und Pädagogik der Staatl. Kunstschule. 1930–1932 Professor für Psychologische Pädagogik an der Pädagogischen Akademie Stettin. 1933 Eintritt in die NSDAP und Lehrbeauftragter für Philosophie und Pädagogik an der Berliner Handelshochschule. 1938 Entlassung wegen „jüdischer Versippung" und 1939 Frühpensionierung. 1938–1942 Mitherausgeber der Zeitschrift für Ästhetik und allgemeine Kunstwissenschaft. 1946–1948 Professor für Psychologie und Philosophie an der FU Berlin.
8   Gerhard Lehmann (1900–1987), Philosoph, Kantforscher. In einigen Schriften sehr eng an der Ideologie des Nationalsozialismus.

Der andere Kreis begann frühzeitig und umgab Romano Guardini's[9] Rilkestudien, die großenteils in unserer Wohnung am Kaiserdamm abgehalten wurden. Ihnen gesellten sich der schon schwerhörige Benediktiner von Winterswyl, der Neuhistoriker Rothfels,[10] der Altphilologe Konrat Ziegler[11] zu, der eine Weile lang eine Gefängnisstrafe absitzen musste, weil er jüdischen Freunden dazu verholfen hatte, Schmuckwerte ins Ausland zu bringen.

Meteorhaft sah man anfangs auch Carl Friedrich von Weizsäcker.[12] Es war ergreifend, in dieser Zeit einen Mann zuversichtlich darüber reden zu hören, dass es eine unübertragbare Person gebe, dass Rilke in den Duineser Elegien prophetisch ein Zwischenreich ankündigte, das in den Sonetten an Orpheus zwischen Diesseits und Jenseits vermittle. Auch an diesen Gesprächen hat sich Grassi oft als advocatus diaboli betätigt.

Der dritte und wohl jüngste Kreis vereinigte Philologen und Philosophen zu textlicher Arbeit. Die meisten waren abgesetzte Ordinarien. Da war der Hegelianer Richard Kroner,[13] einer der saubersten Denker und Fühler, die mir je begegnet sind. Konrat Ziegler,[14] der Plutarch-Herausgeber und leitende Mann des großen Lexikon von Pauly-Wissowa[15] gehörte abermals dazu, vor allem aber der überragende Geist

9    Romano (Michele Antonio Maria) Guardini (1885–1968), katholischer Priester, Seelsorger, Religionsphilosoph und Theologe. Ab 1923 formal Lehrstuhl an der Universität Breslau, jedoch dauerhaft beurlaubt und Lehre an der Universität Berlin bis zur Unvereinbarkeit mit dem NS-System. Pensionierung und Wirken als Privatgelehrter. 1945–1948 Religionsphilosophie und christliche Weltanschauung in Tübingen sowie 1948–1964 in München bis zur Emeritierung. Fachkollege und Freund Leibbrands an der Ludwig-Maximilians-Universität.

10   Hans Rothfels (1891–1976), Historiker; zur NS-Zeit Emigration über England nach Amerika. Vor dem Weltkrieg Professor an der Universität Königsberg, später an der University of Chicago und der Universität Tübingen. Nestor der Zeitgeschichtsforschung.

11   Konrat Julius Fürchtegott Ziegler (1884–1974), klassischer Philologe. Forschungsschwerpunkt zur Literatur der Antike, insbesondere Herausgabe von Bänden des Ausführlichen Lexikons der griechischen und römischen Mythologie (1923–1937) sowie der Realencyclopädie der classischen Altertumswissenschaft (1946–1974). 1933 zunächst beurlaubt und dann entlassen. Nach dem Krieg Professor in Göttingen.

12   Carl Friedrich Weizsäcker, ab 1916 Freiherr (1912–2007), Physiker, Philosoph und Friedensforscher. 1936 KWI für Physik Berlin. 1940–1942 Uranprojekt, 1942–1944 Theoretische Physik an der Reichsuniversität Straßburg. 1946 MPI für Physik Göttingen. 1957 Lehrstuhl für Philosophie der Universität Hamburg und 1970–1980 MPI zur Erforschung der Lebensbedingungen der wissenschaftlich-technischen Welt (u.a. mit Jürgen Habermas).

13   Richard Kroner (1884–1974), deutscher Philosoph und Theologe. Er stand der Südwestdeutschen Schule des Neukantianismus nahe, publizierte aber auch – vor allem mit seinem Werk „Von Kant bis Hegel" – wichtige Beiträge zum Neuhegelianismus. Leibbrands Kapitel nennt ihn mehrfach „Kröner", möglicherweise durch den bekannten philosophischen Verlag.

14   Siehe oben, Fußnote 11.

15   „Paulys Realencyclopädie der classischen Altertumswissenschaft" (RE) ist ein monumentales Lexikon des Altertums. Sie wurde von August Friedrich Pauly (1796–1845) begründet, 1890–1906 von Georg Wissowa (1859–1931), 1906–1939 von Wilhelm Kroll (1869–1939), 1939–1946 von Karl Mittelhaus (1877–1946), 1946–1974 von Konrat Ziegler (1884–1974) und 1974–1980 von Hans Gärtner (1934–2014) herausgegeben sowie damit 1980 abgeschlossen. Die Realencyclopädie ist – auch in ihrer Kurzfassung „Der Kleine Pauly" – ein Standardwerk der Altertumswissenschaft (Metzler Verlag, Stuttgart).

Kurt Riezler,[16] Schwiegersohn Max Liebermanns[17] und einstiger Curator der Frankfurter Universität, aus der man ihn vertrieben hatte. Wir lasen die Metaphysik des Aristoteles auf Griechisch unter Hinzuziehung sämtlicher Kommentare von Alexander Aphrodisias,[18] Thomas von Aquino[19] bis Bonitz.[20] Auch dieser Kreis tagte rundum; der eigenartigste Ort war Riezlers Arbeitsraum in der Mattheikirchstraße, in dem wir von Liebermanns expressionistischen Kopien französischer Impressionisten umgeben waren. Dieser hervorragende Kreis, dem auch der georgiastisch fromme Graezist Paul Friedländer[21] und der damals noch junge Picht[22] angehörten, dessen polemische Ausführungen zur Studienreform vor kurzer Zeit Aufsehen erregten, zerbrach an den Ereignissen des November 1938.

Was an jenem Tage schon frühmorgens sichtbar wurde, als ich auf Praxis fuhr, ließ mich beinahe, das Wagensteuer aus der sicheren Hand gleiten. Ich hatte keinerlei Ahnung dessen, was hier geschehen sollte und was unter dem Namen der Reichskristallwoche den Anfang aller innerer Schrecknisse bilden sollte.

Die Synagogen gingen in Flammen auf; auf den Straßen des Berliner Westens balgten sich die Freudenmädchen um auf dem Granit des Gehsteiges herumliegende Juwelen, die aus zertrümmerten Juweliersläden jüdischer ehrbarer Firmen gefallen waren; auch auf dem Asphalt der Fahrstraßen fuhr man über Glassplitter.

Der gesamte Westen glich einem Trümmerhaufen, merkwürdiges vorgeahntes Symbol all dessen, was wenige Zeit später sich vollzog. Und dies alles selbst verfertigt, von Hammerschlägen, aus Händen geführt, die Amts- und Landgerichtsurteile mit dem Federhalter zu formulieren gewohnt waren, oder die friedfertigen

---

16  Kurt Riezler (1882–1955), Philosoph, Politiker und Diplomat. Im Kontext des Ersten Weltkriegs enger Vertrauter des Reichskanzlers Theobald von Bethmann Hollweg (1856–1921). Verfasser der „Riezler-Tagebücher", eine kontrovers diskutierte Quelle des Kriegsgeschehens.

17  Max Liebermann (1847–1935), Maler und Grafiker. Einer der bedeutendsten Vertreter des deutschen Impressionismus. Nachbar von Ferdinand Sauerbruch im Villenviertel Wannsee.

18  Alexander von Aphrodisias (lat. Titus Aurelius Alexander) (um 200 n. Chr.), Philosoph der Antike. Er gehörte der Richtung der Peripatetiker an (Schule in der Tradition des Aristoteles). Aphrodisias liegt im Südwesten von Asia minor (Kleinasien) in der heutigen Türkei.

19  Thomas von Aquin (auch Tommaso d'Aquino, „der Aquinat(e)", Thomas Aquinas) (1225–1274), italienischer Dominikaner, einflussreicher Philosoph und wirkmächtigster katholischer Theologe. Er gehört historisch zu den bedeutendsten Kirchenlehrern und ist unter dem Cognomen „Doctor Angelicus" bekannt.

20  Hermann Bonitz (1814–1888), Philosoph, Philologe und Schulreformer. Lehre in Wien und Berlin. Standardwerke zu Platon und Aristoteles, u.a. Index Aristotelicus (1870), Platonische Studien (1875, 1886) und Übersetzung der Metaphysik des Aristoteles (1890).

21  Paul Friedländer (1882–1968), Philologe und Gräzist, Schwerpunkte griechische Tragödie und Platon. 1920 Universität Marburg, 1932 Halle-Wittenberg. 1935 Entlassung als evangelisch getaufter „Nichtarier". 1938 verhaftet und KZ Sachsenhausen, nach einigen Wochen wieder freigelassen. 1939 Emigration in die USA. Lehre zunächst an der Johns Hopkins University in Baltimore. 1940–1949 University of California (Los Angeles), ab 1945 als Professor.

22  Georg Picht (1913–1982), Philosoph, Theologe und Pädagoge. Er prägte 1964 den Begriff der „Bildungskatastrophe", mit dem er die Situation des seinerzeitigen Bildungswesens in der Bundesrepublik charakterisierte und eine breite Debatte auslöste. Dies ist ein weiteres Indiz, dass – zumindest diese Teile – der Autobiographie erst ab 1964–1965 entstanden sind.

Additionen hinter dem Bureaupult auszurechnen hatten. Die Hauswände waren mit Hakenkreuzen beschmiert und forderten zum Erwachen Deutschlands auf.

Ich war mit meinem Wagen bis zur Budapester Straße am Edenhotel gelangt, als ich neben mir einen Herrenfahrer bemerkte, in dem ich einen alten Freund erkannte, an dessen antisemitischer Privatmeinung ich nie gezweifelt hatte. Wir hielten beide an, stiegen aus und in ohnmächtiger Wut und Scham stieß ich hervor: „Das ist Euer Werk! Da habt Ihr's." Er verschwand lautlos in seinem Wagen und fuhr davon. Das war alles, was er nicht zu sagen hatte. Ich selbst fuhr schnurstracks heim, um meine Frau zu bitten, unter keinen Umständen auszugehen, kein öffentliches Verkehrsmittel zu benutzen. Sie ahnte nichts, fragte mich belustigt, weshalb ich so aufgeregt und verstört sei. Im Lauf des Tages haben mein Stiefsohn und ich ihr die Wahrheit berichtet.

Was folgte, lief unter dem Schreckenswort „Registrierung". Juden hatten nicht nur ihre gesamten Werte an Silber und Schmuck abzugeben, um das Opfer für den ermordeten von Rath[23] zu sühnen; sie hatten zugleich ihre Wohnräume in Quadratmetern anzugeben und groteskerweise ihre „Waffen", zu denen auch Brotmesser zählten, der Polizei abzugeben.

Der Philosoph Richard Kroner,[24] ein patriotischer Schlesier, der die Ehre des Reserveoffiziers überernst nahm, besaß seinen Offiziersdegen. Als vorbildlicher Beamter, als sittlich denkender Philosoph begab er sich in Wannsee auf sein Revier und sagte dem dienstführenden Wachtmeister, er besitze einen Offiziersdegen und beabsichtige nicht, ihn abzugeben. Der Polizeibeamte alter Schule versuchte, ihm zuzureden, Kroner blieb unerbittlich; er meinte, der Wachtmeister sei sicher auch Soldat gewesen und wisse, was es bedeute, wenn man einem Offizier den Degen wegnehme; dann sei er ehrlos; dieser Handlung müsse er sich widersetzen. Nach mehrfachem Verhandeln wählte der gute Wachtmeister den Weg der Beschlagnahme der Waffe Kroners. Dagegen konnte sich der Hausherr nicht wehren. Und es geschah so. Der Degen wurde vom Wachtmeister abgeholt. Kurze Zeit später begab sich Kroner mit seiner Frau nach Christ-Church [College] in Oxford. Dort habe ich ihn als Gast des College noch kurz vor Kriegsausbruch besucht.

Mindestens seit dem 9. November 1938 wusste man, dass das Klingeln an der Wohnungstür nicht unbedingt mehr die Milchfrau sein musste. Seit diesem Tage gab es Leute, deren Freundlichkeit nachließ, oder die ganz erlosch; sie grüßten nicht mehr.

Der Philosophenklub war zerstoben. Kurt Riezler, eigentlich noch vom Vorsatz durchdrungen, er wolle aus Neugier das Ende miterleben, musste seine Frau Käthe schützen und nahm eine angebotene Professur in New York an, wo er einen Teil

---

23   Ernst Eduard vom Rath (1909–1938), Diplomat und Botschaftssekretär. Am 07.11.1938 wurde in der Botschaft in Paris ein Attentat auf ihn verübt. Der Täter, Herschel (Hermann) Grynszpan (1921–1942/1945), hatte erfahren, dass Eltern und Geschwister mit zehntausenden anderen polnischen Juden von deutschen Behörden im Zuge der „Polenaktion" unter menschenunwürdigen Umständen zwangsdeportiert worden waren, und wollte sich rächen. Vom Rath erlag nach wenigen Tagen seinen Verletzungen. Das Attentat diente dem NS-Regime als Vorwand für die ohnehin geplanten folgenden Novemberpogrome gegen Juden.

24   Siehe oben, Fußnote 13.

der deutschen Gestaltspsychologen antraf. Friedländer ging ebenfalls nach Amerika. Ziegler und ich blieben, und wir gewannen den in sogenannter Mischehe lebenden Walter Kranz,[25] den Herausgeber der Vorsokratikerausgabe[26] von Diels[27] zu kleineren Colloquia, bis Kranz nach Istanbul auswandern musste. Direktor des berühmten Schulpforta, das Nietzsche[28] errichtet bitte, hatte man ihn als Honorarprofessor der Hallenser Universität davongejagt. Nach 1945 hat man ihn in Bonn rehabilitiert; dort ist er gestorben.

Bis zum Ausbruch des Krieges waren meine wissenschaftlichen Erstlinge entstanden: die Romantische Medizin und der Göttliche Stab des Aeskulap. In der ersten Zeit hatte ich im Medizinhistorischen Institut Berlins als Privatmann gearbeitet; nach dem 9. November bemerkte ich, dass man mich nicht mehr gern sah und ich verschwand. Der beste Zeuge für diese Haltung mir gegenüber war eine inzwischen angelegte Kartei jüdischer Autoren, die vor Zitierungen warnen sollte. Ich glaube nicht, dass der Institutsdirektor Diepgen[29] dazu gezwungen war; er tat es wohl aus besonderem vaterländischem Eifer, gewiss nicht aus dem Willen zu historischer Objektivität.

Seit dem 9. November ließ ich meine Frau nicht mehr allein auf der Straße herumlaufen. Ich setzte sie im Wagen neben mich und bat sie, ihre Besorgungen meinen Praxisrouten anzupassen. Grund dafür waren folgende Vorfälle. Ging jemand bei Rot über die Straße, erhielt er eine Geldstrafe. Inzwischen waren die jüdischen Kennkarten mit Daumenabdruck und Hinzufügung eines jüdischen Vornamens (Sarah) zur Pflicht geworden. Wurde diese vorgewiesen, erfolgte im gleichen Fall Verhaftung mit unbekanntem Ziel. Die mit der „Registrierung" zusammenhängenden Vorgänge weiteten sich aus. Die Gestapo selbst benutzte die jüdische Organisation zu Treiberzwecken. Die Verhaftungen nahmen zu. Es wurde damals klar, dass man jüdische Familien aus den eigenen Wohnungen exilieren wollte. Das Pariatum wurde erschreckend, denn die Ärzte, mochten sie auch Kriegsteilnehmer gewesen sein, verloren die Approbation, wurden zu Krankenhelfern degradiert und mussten ein blaues Schild führen, das mit jüdischem Vornamen und Davidsstern versehen sein musste. Welchem Hauswirt mag es schon angenehm gewesen sein, an seiner Hausfront ein solches Schild anbringen zu lassen.

---

25  Walther Kranz (1884–1960), Philologe und Philosophiehistoriker. Studium der Klassischen Philologie in Berlin bei Hermann Diels, Eduard Norden und insbesondere bei Ulrich von Wilamowitz-Moellendorff (1903–1907), Promotion bei letzterem (1910). Lehrer am Grunewald-Gymnasium, Ruf an die Universität Göttingen abgelehnt (1917).

26  Edition von Hermann Diels Werk „Die Fragmente der Vorsokratiker" (1951).

27  Hermann Alexander Diels (1848–1922), Altphilologe, Philosophiehistoriker und Religionswissenschaftler.

28  Friedrich Wilhelm Nietzsche (1844–1900), weltberühmter Philosoph und Philologe; im Nebenwerk Dichter und Musiker. Zunächst preußischer Staatsbürger, mit Übersiedlung nach Basel (1869) staatenlos.

29  Paul Diepgen (1878–1966), Gynäkologe und Medizinhistoriker. Vertretung des Faches Medizingeschichte in Freiburg (1920–1928), Berlin (1929–1944) und Mainz (1947–1966). Großvater von Eberhard Diepgen (*1941), Regierender Bürgermeister in Berlin (1991–2001).

Im Zuge der „Registrierung" wurde meine Frau auf eine jüdische Amtsstelle befohlen. Ich habe sie selbstverständlich nicht hingehen lassen und begab mich eines Sommermorgens in die Oranienburgerstraße, in jene Gegend also, in der mein Vater sein einstiges Bureau hatte, in der er für Anton I. Alexander mehr oder weniger den Schabbesgoi[30] gespielt hatte, wenn Gelder am Schabbes einliefen. Das der jüdischen Administration zugehörige Gebäude lag in der Kleinen Hamburgerstraße nahe der St. Hedwigskirche und dem dazugehörigen Krankenhaus. Wie oft hatte ich mit den dortigen Ärzten früher in einer kleinen Kneipe nahe dem Hackeschen Markt zu Mittag gegessen. Die gesamte Gegend war mir nicht nur verfremdet, sondern sie erzeugte in mir eine Vision, nämlich die schemenhafte Erscheinung jenes „Tappengefängnisses", in das sich der Aristokrat Nechljudoff begab, als er die verschleppte und verurteilte Masslowa zu suchen begann.[31]

Ich betrat das Grundstück, auf dem das fabrikartige schmutzige Gebäude errichtet war, von dem die Verwaltungsaufforderung zur Registrierung ausgegangen war. Der größte und abgefeimteste Trick des diktatorischen Staatsapparates ist es ja, harmlose Verwaltungstechnizismen als Aufforderung ergehen zu lassen. Mir war klar, dass ich meine Frau auf keinen Fall hingehen lassen würde; man konnte nie wissen, ob man je von einem solchen Unternehmen noch zurückkäme; am ehesten hatte ich selbst noch die beste Chance. Es war ein heißer Sommertag; erbarmungslos brannte die Sonne auf Häupter von Hunderten von Wartenden, die nur einzeln durch eine enge Tür hineingelassen wurden; man konnte, errechnete man die Zeit der Amtshandlung drin, kaum ausrechnen, wie lange man in der Glut werde warten müssen. Die meisten waren schon recht früh am Tage erschienen; ich schloss mich einer unendlich langen Schlange von Einzelindividuen jeden Alters an, bei denen die Frauen überzählig waren. Die Gestimmtheit erschien mir getarnt; eine unnatürliche Heiterkeit verband sich mit dem Mistrauen gegen den Nachbarn; prononcierte jüdische Gesichter reihten sich neben harmlose, junge hübsche Mädchen standen neben älteren besorgten Frauen. Was der Dumpfheit dieses Vorgangs aber ein fast körperlich schneidendes Gefühl und unheimliche Note gab, war etwas, was sich hinter Eisengittern offener Fenster im ersten Stock abspielte. Dort sangen kräftige junge Männer und Mädchen begeistert und voll des Kampfesmutes hebrä-

---

30 Ein „Schabbesgoi" ist traditionell der Nichtjude, der am Schabbat für Juden nicht erlaubte Arbeiten erledigte; der Begriff hat einen pejorativen Beigeschmack.

31 Diese Passagen beziehen sich auf das Werk „Auferstehung" von Lew Tolstoi (1828–1910), nach „Krieg und Frieden" und „Anna Karenina" der dritte und letzte große Roman (1899). Die Geschichte basiert auf einem Gerichtsfall: Fürst Dimitrij Nechljudoff wird als Geschworener zum Gericht bestellt, wo die Vergiftung des Kaufmanns Smjelkoff verhandelt wird. Das Arsen sei von der Prostituierten Katjuscha verabreicht worden. „Auferstehung" wurde von Rolf Hansen in deutsch-italienisch-französischer Produktion verfilmt (1958).

ische Lieder. Es waren Auswanderer der jungen Generation, die vermittels der Organisationen Keren Kajemet[32] und Keren Hajessod[33] zu Mitgliedern einer neuen palästinensischen Allija (Einwanderung) geworden waren. Der vitale Schwung, die überhitzte Stimmung dieser Jugend kontrastierte mit der Dumpfheit jener Wartenden, zu denen ich selbst zählte und die man kaum anders begreifen konnte wie Opfer eines unsichtbaren Schlachthauses, die durch Hindernisse Stück für Stück und Schritt für Schritt ihrem Todesschicksal zugetrieben wurden.

Ich weiß noch genau, dass mich diese düstere Vorahnung beschlich. Wir standen Stunde um Stunde, man begann im Näherrücken miteinander zu reden, erst über nichtige Dinge, dann über allgemeine tiefere Lebensfragen; man verscheuchte den Dämon des Ortes durch witzige Darstellungen. Inzwischen hatte man bemerkt, dass die Entlassenen gleichgültig verschwanden, ein Zeichen, dass zunächst nichts Gefahrbringendes geschah. Man packte die Brotschnitten aus und aß; zu trinken gab es nichts; gelegentlich fiel jemand vom langen Warten um; man legte ihn beiseite; einen schattigen Platz gab es nicht; nach einer Weile erwachte er schweißtriefend. Man schmeckte die Aura eines ewigen Gefängnisses; oben sangen sie ihre Marschlieder; sie klangen so siegesgewiss, so kämpferisch wie der bekannte Chor aus dem Judas Maccabäus.[34] So stand ich etwa von 9 Uhr morgens bis zur Dämmerung. Schließlich kam auch ich an die Reihe, einzutreten. Dunkle muffige Gänge, künstlich beleuchtet, führten in ein stickiges Bureau, in dem jüdische Frauen offenbar im Auftrag und unter Aufsicht der Gestapo arbeiteten. Sie waren kurz, als seien sie Automaten: Name, Alter, Beruf, Wohnung wo, Wieviel Räume, Minderzahl. Als ob man dazu fast 10 Stunden warten musste, diese Fragen zu beantworten. Als ich das Gebäude verließ, atmete ich tief auf; dies Mal war es noch gut gegangen. Ich musste immer wieder an Tolstois Gestalt des Nedljudoff[35] in der „Auferstehung" denken; es war jahrelang her, dass ich das Buch als Gymnasiast las; plötzlich wurde es zu einer ungeheuerlichen Wirklichkeit.

Bald begann der Krieg; Hitler tobte am Radio; er gab vor, eine Antwort von Polen zu erwarten, die nicht kam. Was sollte dieses Warten angesichts der Tatsache,

---

32  „Keren *Kayemeth*" ist die Bezeichnung für den Jüdischen Nationalfonds (wörtlich: „Ewiger Fonds für Israel", abgekürzt „KKL" oder „JNF"). Teil der zionistischen Bewegung, die jüdischen Menschen das Leben in Israel ermöglicht sowie Umweltprojekte und Forstwirtschaft in Israel fördert (Gründung 1901).

33  Hauptorganisation zur Sammlung von Spenden für Israel (Zentrale in Jerusalem, Gründung 1920).

34  „Judas Maccabaeus" (Judas Makkabäus) von Georg Friedrich Händel (1685–1759) ist ein Oratorium in drei Akten (HWV 63). Die historische Figur des Judas Makkabäus war ein jüdischer Freiheitskämpfer des 2. Jahrhunderts v. Chr. Nach seinem Beinamen wurde der „Aufstand der Makkabäer" benannt.

35  Siehe oben. In Tolstois Drama lässt Fürst Nechljudoff sich mit Hilfe einer Ausrede vor Gericht vertreten. Später kehrt er in die Stadt zurück und ist zugegen, als Katjuscha schuldig gesprochen und zu zwölf Jahren Zwangsarbeit in Sibirien verurteilt wird. Zwei Geschworene meinen, dass vor allem Nechljudoffs Vertreter wesentlich zum Schuldspruch beigetragen habe; beide finden das Urteil ungerecht, da sie Katjuscha für unschuldig halten. Nechljudoff hatte früher eine Beziehung zu Katjuscha und verstrickt sich immer stärker in das Unrechtsystem.

dass mein zum Militär eingezogener Stiefsohn von Ostpreußen schon an die polnische Grenze marschieren musste. Mein Stiefsohn hatte das Glück, in Polen einen schweren Gelenkrheumatismus mit infektiöser Gelbsucht zu bekommen. Als er monatelang in Lazaretten herumliegen musste, meldete er sich auf Grund einer neuen Verordnung als „Halbarier" als wehrunwürdig ab. Der Feldwebel wollte es nicht glauben. Dennoch wurde er entlassen. Man wollte verhindern, dass die rassisch Belasteten am Ende zu Helden werden könnten.

Meine Praxis lief weiter; ich scherte mich nicht um das Verbot, Juden zu behandeln, lief gelegentlich Gefahr, von einem Blockwart oder Hausportier beobachtet und notiert zu werden. Als aber meine Frau einmal erkrankte, rief ich einen alten befreundeten Kollegen an, ob er zur Konsultation komme; er bedauerte es unendlich, ihm sei aber verboten, Juden zu behandeln. Gottlob gab es einen mutigeren Ersatz. Es gab überhaupt mutige Freunde, die den Verkehr nicht abbrachen und erhobenen und nicht verängstigten Antlitzes unser Haus am Kaiserdamm betraten. Die Mitbewohner begannen langsam das Grüßen einzustellen; nur wenige verhielten sich wie früher. Vorerst wurden uns die Nahrungsmittelkarten als Mitglieder der sogenannter NSV, deren Schild wir an der Haustür aus propagandistischen Abwehrgründen annagelten, noch vom NSV-Wart ins Haus gebracht. Ein junges Mädchen aus einer Familie im Haus tat es freundlich und ohne jede Ängstlichkeit. Wir waren offiziell eine privilegierte Familie, da der Ehemann „arisch" war.

Da streikte eines Tages meine Gallenblase. 10 Jahre hatte sie ihre eckigen schneidenden Steine ertragen. Gelegentlich ärgerte sie sich und hieb mit Koliken dazwischen. Es war nicht uninteressant, dass sie 1934 die Eiscremes in USA reaktionslos hinnahm, dass die Schiffskost in ihrer luxuriösen Vielfalt sie nicht tangierte; kaum war ich wieder in Deutschland, schlug sie um sich; in den letzten Monaten tobte sie geradezu, bis ich eines Tages gelb wurde und einen aufgetriebenen Leib bekam.

Mein bisher konservativ behandelnder Kollege Lauter, ein feinsinniger antinazistischer Mann, der mit späteren Widerstandskämpfern befreundet war, übergab mich dem Chirurgen. Dieser, ein Balte, verlangte klinische Aufnahme und Abwarten unter dem Eisbeutel. Als ich ihn fragte, was geschehe, wenn die Blase perforiere, gab er die typische beruhigende baltische Antwort: „Das merken Sie dann schon." Während der Wartezeit verschwand er nach Zoppot;[36] ich ließ mich von seinem Oberarzt operieren und genas nach allen Komplikationen. Ich fürchtete den Tod nicht; ich fürchtete nur, falls ich stürbe, würde meine Frau Freiwild werden; dies wurde abgewendet. Mit etwa 55 Kilo verließ ich nach acht Wochen das Krankenhaus. Man gab mir diät[et]ische Mahnungen mit für das nächste Vierteljahr. Da wurde ich kurz danach mit meinem Untergewicht, zu einer höchst wichtigen Gutachtenerstattung ins Ruhrgebiet gerufen. Ich hatte zunächst unter üblicher Luftangriffsunterbrechung die Angehörigen in verschiedenen Städten zu besuchen. In München fand die Exploration vermittels eines Entenbratens mit Rheinwein, französischem Cognac und Mokka statt. Es bekam mir großartig.

---

36   Zoppot (Sopot) ist eine nordpolnische Stadt an der Ostsee, die gemeinsam mit den Nachbarstädten Danzig und Gdynia den sogenannten Ballungsraum „Dreistadt" bildet.

Nahe Essen widerfuhr mir das Service einer Gans mit ähnlichem Zubehör. Ich aß, trank alles und kehrte gestärkt nach Berlin zurück. Mein Chirurg hielt mich für ein wandelndes Wunder. Die Unternehmung der Gutachterreise hatte ich unter großen seelischen Vorbehalten gemacht; denn als ich das Krankenhaus verlassen hatte, bot sich mir ein Straßenbild voll menschlichsten Jammers. Die jüdischen Mitbürger liefen mit einem Stoffdavidstern auf der einen Körperseite herum; sie waren öffentlich als Paria gestempelt worden, sie hatten keine Berechtigung des Lebensmitteleinkaufs zu jeder Tageszeit, sondern ihnen wurde eine Stunde am Spätnachmittag angewiesen, in der natürlich das meiste ausverkauft oder von schlechter Qualität war. Man erkannte sie, sobald sie ein Haus betraten und Besuche machten; längst waren für sie gelbe Bänke errichtet, auf denen allein sie sich hinsetzen durften; war diese Bank nahe einem Grünstreifen gelegen, so war sie teuflischerweise mit der Lehne gegen die Grünfläche gerichtet.

Ich empfing in jener Zeit den Besuch eines amerikanischen Quäkers.[37] Der Hotelportier hatte große ratlose Augen gemacht, als er gleich am Morgen der Ankunft nach der Dragonerstraße fragte. Er stellte sich zunächst schwerhörig, bis der Quäker laut sagte: „Ich meine die Straßen, wo unsere jüdischen Brüder wohnen, dort will ich hin." Mit ihm zusammen setzte ich mich nahe dem Olivaer Platz auf eine gelbe Bank, die von Wenigen besetzt war; sie sahen uns ängstlich an, wir baten sie, zusammenzurücken, um Platz zu finden und der Quäker sagte laut: „Wir haben das Bedürfnis mit unseren jüdischen Schwestern und Brüdern zusammenzusitzen." Sie brachen in Tränen aus. Es ist bekannt, dass die Quäker damals sehr viel praktisch Gutes getan haben.

Zu mir kamen nach wie vor jüdische Kranke; sie zeigten die bekannte damalige Haltung des eingewinkelten rechten Armes, auf dem sie einen Mantel trugen, der den Davidstern verdeckte; manche trennten ihn auch zu diesem Zweck ab. Die Pässe waren längst entzogen; statt ihrer war nur die jüdische Kennkarte mit kriminologischem Daumenabdruck und hebräischem zusätzlichem Vornamen gültig. Klugerweise hatte meine Frau einen internationalen Führerschein heimlich zurückbehalten, der uns später von großem Nutzen sein sollte.

Die teuflischen Verwaltungsakte erstrebten genau das, was Göbbels gesagt hatte; man werde den Juden alles fortnehmen, werde sie entbürgern, sie würden dann in ihrer Verarmung kriminell werden, dann werde man sie einsperren oder beseitigen. Es ging Schritt für Schritt.[38] Eines Tages fanden wir die vom Hauswart gegen Trinkgeld besorgte Milchflasche morgens nicht mehr vor der Tür. Auf meine Frage wand sich der tollpatschige, sonst harmlose Mann. Er könne ja auch nichts dafür, aber man habe ihn bedroht. Ich wusste genug. Die Drohung ging vom politischen Blockwart und von enragierten Hausbewohnern aus. Nicht lange danach konnte dem jungen Mädchen der NSV im Haus [nicht] mehr zugemutet werden, uns die Lebensmittelkarten zu bringen. Ein allgemeiner Ukas überwies die Kartenausgabe solcher Betroffener, wie wir es waren, an eine Gestapostelle, die sich etwa fünf Kilometer vom Haus entfernt in einer öffentlichen Schule befand.

37    Im Original hier wie nachfolgend mehrfach „Quaker".
38    Im Original „Schritt vor Schritt".

Unser gemeinsamer Leidensgenosse Prof. Heinrich Fran[c]k,[39] Ordinarius für Chemie an der Berliner T.H., ein leidenschaftlicher Diskussionsredner, vermeinte auch hier noch dialektisch etwas zu erreichen und bat mich, die zuständige Parteistelle mit ihm aufzusuchen. Er wollte dort klarlegen, dass dieses neue Vorgehen eine Diskriminierung sei, die unnütz böses Blut mache. Ich hielt das Vorhaben für unglücklich, da ich vom Willen der Diskriminierung überzeugt war. Ich wollte ihn aber nicht enttäuschen und begab mich in ein unscheinbares Büro in irgendeiner Mietwohnung des Westens, wo der Ortsgruppenführer amtierte. Nach gehörigem Wartenlassen erschien er uniformiert, setzte sich, ohne uns einen Stuhl anzubieten und fragte nach unserem Begehren. Als er den Inhalt hörte, brüllte er rot anlaufend, was er denn dafürkönne, dass wir solche Schweine seien und jüdische Frauen geheiratet hätten. Wir verdienten nach seiner Ansicht weit mehr als den kleinen Umstand, die Karten von einer von der Gestapo beaufsichtigten Stelle abholen zu müssen. Damit schmiss er uns kurzerhand hinaus.

Mir wurde immer klarer, dass das Tempo zunehmender Gefährdung sich mehr als verdoppelt hatte. Zugleich regte sich aber auch der untergründige Widerstand. Wo er sichtbar wurde, wurde gemordet. So entging ich nur zufällig einer Mitgliedschaft in einem Diskussionskonventikel, zu dem ich eingeladen wurde; er fand in einer Wohnung des Westends statt; unter den Diskutierenden befanden sich offenbar Luftwaffenoffiziere, die über die Schweiz Verbindung mit dem Osten aufnehmen wollten. Ich sagte nur darum ab, weil ich die schon genannte Vereinigung meiner philosophierenden Freunde immer noch aufrecht gehalten hatte und mich für überfordert hielt. Kurze Zeit später flog jener Konventikel auf; unter den Hingerichteten befanden sich ein psychiatrischer Oberarzt namens Rittmeister,[40] eine Westender Pianistin und eine Nachfahrin Detlev von Liliencrons[41] samt Ehemann, einem bekannten Architekten.[42]

39  Hans Heinrich Franck (1888–1961), Professor an der Technischen Hochschule in Berlin mit Lehrtätigkeit im Gebiet Chemische Technologie (1921–1937) und Technische Chemie (1946–1950). 1937 wurde ihm nach dem Reichsbürgergesetz (RBG) das Lehramt entzogen, 1939 Entlassung aus politischen Gründen bei den Bayrischen Stickstoffwerken. Später wieder Prorektor (1946–1947) und Dekan der Fakultät II für Allg. Ingenieurwissenschaften (1948). 1949 wegen SED-Mitgliedschaft Entzug der Lehrbefugnis durch Westberliner Senat. 1949–1959 Lehrstuhl und Institut für Silikatforschung an der Humboldt-Universität (Berlin/O.).

40  John Karl Friedrich Rittmeister (1898–1943), auch oft abgekürzt „John F. Rittmeister", deutscher Arzt, Psychoanalytiker und Widerstandskämpfer gegen den Nationalsozialismus. Er wurde im Kontext einer Widerstandsgruppe in Kontakt mit der sogenannten „Roten Kapelle" in Berlin-Plötzensee hingerichtet (s.u.).

41  Detlev von Liliencron, eigentlich Friedrich Adolf Axel Freiherr von Liliencron (1844–1909), Lyriker, Prosa- und Bühnenautor.

42  Zur „Roten Kapelle" und dem Hintergrund dieser Berliner Kreise: Mitte der 1930er Jahre hatten sich um Arvid Harnack (1901–1942), seine Frau Mildred (1902–1943) und um Harro Schulze-Boysen (1909–1942) mit seiner Frau Libertas (1913–1942) zunächst lockere Kreise von Diskussionsgruppen gebildet. Schulze-Boysen war vor der NS-Zeit als Publizist und ab 1934 als Oberleutnant in der Nachrichtenabteilung des Reichsluftfahrtministeriums; so hatte er Zugang zu kriegswichtigen Informationen. Harnack war Oberregierungsrat im Reichswirtschaftsministerium; er und Mildred trafen sich mit Wissenschaftlern und Intellektuellen. Dazu gehörten u.a. auch der Bildhauer Kurt Schumacher (1905–1942) und der Schriftsteller Günther

Ich vergaß die vielen im Keller verbrachten Alarmnächte. Das ist kein Zufall. Damals fühlte unsereiner sich in dieser Notlage vor der Gestapo sicher. Doch auch hier sollte es bald anders kommen.

Eines Nachts, als die tobende Hölle wieder losging, wurde in einer Gefechtspause plötzlich die Kellertür aufgestoßen; ein brauner Uniformierter stürzte echauffiert hastig herein und schrie uns an: „Sind Juden in diesem Keller?" Es folgte für meine Frau und mich eine Schrecksekunde; niemand meldete etwas und der Braune raste mit einem Heil Hitler wieder hinaus. Juden hatten damals den offiziellen Luftschutzkeller zu meiden; ihnen wurde meist hinter einem Kohlenverschlag ein Sonderplatz für den Heldentod angewiesen. Meinem Freund Konrat Ziegler, im sogenannten Bayerischen Viertel wohnend, geschah es, dass bei einem Phosphorangriff ein solcher todbringender Kanister sich zwischen Wand und Badewanne verklemmte. Er versuchte, eine technische Nothilfe zu mobilisieren. Als nach dem Angriff niemand kam, begab er sich wartend vor seine Haustür.

Nach einiger Zeit raste ein Lastwagen mit Uniformierten an; in seiner kindlichen Zuversicht lief er auf einen der Männer zu, um ihn zu seinem Phosphorkanister zu geleiten. Der aber schrie ihn mit verzerrtem Gesicht an: „Was denken Sie sich eigentlich! Glauben Sie, wir haben Zeit für Ihren Scheißkanister? Wir haben Besseres zu tun, wir suchen Juden!"

Der Krieg spielte sich ab gegen die Alliierten, eroberte angeblich die halbe Welt für die Germanen Hitlers; aber man hörte nur von Juden; sie waren überall; die Juden hatten den Bolschewismus gemacht, sie sandten die Bomber, sie hatten in Amerika den Krieg finanziert, es gab nichts, wo sie nicht waren, und man suchte sie unter allen Behältnissen und Schränken wie Wanzen zusammen, um sie zu zertreten. Wir gehörten zu den auszurottenden Wanzen; das war mir klar. Um Angst zu haben, bedurfte es keiner Lektüre Kierkegaards[43] oder sonstiger Existenzialisten mehr. Ich dachte gelegentlich an die Ähnlichkeit der Lage zur Zeit des Neostoizisten Lipsius,[44] als man wieder Seneca[45] las. Ich stellte fest, es sei gar nicht so schwer

Weisenborn (1902–1969). Hinzu kam ein Kreis junger Kommunisten sowie eine Gruppe um den Psychoanalytiker John Rittmeister (s.o.) und andere Nazi-Gegner – so etwa Adolf Grimme (1889–1963), Sozialdemokrat und Namensgeber des „Grimme-Preises" (erstmals 1964 verliehen; das gleichnamige Institut wurde 1973 gegründet). Zu Beginn der 1940er Jahre stellten Harnack und Schulze-Boysen Kontakt zwischen den einzelnen Gruppen her. Im September 1942 kam es zu Verhaftungen. Zu weiteren Quellen vgl. u.a. https://www.bpb.de/politik/ hintergrund-aktuell/262160/rote-kapelle (22.12.2019).

43   Søren Aabye Kierkegaard (1813–1855), dänischer Philosoph, Theologe und religiöser Schriftsteller. In den – oft mit Pseudonym veröffentlichten – Studien engagierter Verfechter der Idee des Christentums und der Existenzphilosophie.

44   Justus Lipsius (1547–1606), belgischer Philosoph, Philologe und Historiker. Mit der ersten kritischen Tacitus-Ausgabe (1574) und der Seneca-Edition (1605) einer der berühmtesten Gelehrten seiner Zeit.

45   Lucius Annaeus Seneca, genannt Seneca der Jüngere (ca. 1–65 n.Chr.), römischer Philosoph, Naturforscher und Politiker. Als Stoiker einer der meistgelesenen Schriftsteller seiner Zeit. Zahlreiche Werke zur Philosophie und Ethik; seine Reden sind leider nicht erhalten.

Stoiker zu werden. Als Psychiater konstatierte ich eine zunehmende innere seelische Lähmung; sie beschlich mich wie eine zunehmende Müdigkeit. Je mehr Bomben flogen, je enger das Gestaponetz gezurrt wurde, umso mehr Schlafbedürfnis hatte ich, umso ungerührter sah ich dem Schicksal entgegen; nicht, dass ich gleichgültig in der Schutzaktivität wurde, aber ich brauchte mir zur ruhigen „aequa mens" in den „rebus ardius", in dem, was heute der Franzose „C'est dur" nennt, nicht zuzureden. Natürlicher psychischer Schutz? Seelische Immunität? Das alles sind nur Redensarten, die ausdrücken sollen, dass es vielleicht die für den Naiven so „gütige" Natur in dieser Lage wirklich gut meinte. Schlafstörungen bei Nacht habe ich in jener Zeit nie gehabt. Ohne jedes Hilfsmittel war ich kaum wach zu rütteln.

Schon die nächste unheilvolle Woge stellte mich vor neue Fragestellungen ernster Art. Meine Stieftochter war in England, mein Stiefsohn hatte ein Loch des Durchschlüpfens gefunden, nachdem er die Kriegsteilnahme beenden konnte; er befand sich nach vielen Umwegen in Ankara und schickte uns ab und zu Korinthenpäckchen. Eines Spätnachmittags waren wieder einmal trotz drohender Alarme meine Philosophen bei mir; wir diskutierten miteinander so hitzig, dass wir die Wirklichkeit vergaßen. Da trat plötzlich meine treue Hausangestellte, die dem Ortsgruppenführer erfolgreich widerstand, als er sie von uns wegtreiben wollte, ins Zimmer; sie sah blass und verängstigt aus; die Tränen standen ihr in dem abgemagerten Antlitz. Draußen, so brachte sie fast zischelnd hervor, stünden zwei Männer, die meine Frau zu sprechen begehrten. Ich war hellwach; alle Lethargie schwand. Ich bat meine philosophierenden Freunde über die Hintertür zu verschwinden, zugleich gebot ich ganz rasch der Haushaltshilfe, meine Frau auf den Dachboden zu schicken. Ein Blick auf die Straße überzeugte mich von einem Parken jener dunkelgrünen Camions, deren geschlossenes schwarzes Verdeck der Verschleppung Unschuldiger zu dienen pflegte.

Als ich den Vorraum der Wohnungstür betrat, erstaunte ich nicht wenig, als ich im Türrahmen zwei verhungerte armselige Gestalten erblickte, die mich in eindeutigem Jiddisch ansprachen. „Mer mechten gern sprechen de Frau Gemahlin." Mit steinernem Ausdruck antwortete ich: „Sie ist nicht da." Da sich ein Ostjude nicht so rasch zufriedengibt, sagte der eine „Mer mechten Se aber sprechen." Nun wurde ich aggressiver: „Hört mal, ihr lieben Leute! Es gibt zwei Möglichkeiten; entweder Ihr nehmt mit mir vorlieb; wenn es mir passt, werde ich mitkommen, andernfalls müsst ihr mich erschlagen und als Leiche mitnehmen; in keinem Fall aber werdet ihr meine Frau zu sehen oder zu sprechen bekommen." Die beiden Armseligen wurden jetzt weicher und bekannten mir die Ungeheuerlichkeit: „Se werden begreifen, mer sind auch arme Joiden, die wo man hat gefangen. Die SS hat gesagt, wenn mer werden bringen neue Jiden, se werden uns lassen frei!" So weit war also die Hexenjagd gediehen. Juden sollten Juden fangen. Hier erschien ein Capo außerhalb des KZ, ein Capo, der die Herdenteile einzutreiben hatte; dafür versprach man ihm vermeintliche Freiheit. Ich war erschüttert. Einerseits dauerten mich diese armen Kreaturen, die man korrumpiert hatte, andererseits musste ich vor allem meine Frau schützen. Ich brachte sie los; sie gingen. Als ich den Wagen der Schergen wieder abfahren sah, stürzte ich zum Boden und holte meine Frau herunter. Ich setzte sie unverzüglich in meinen Wagen und fuhr sie zunächst unter fremden Namen getarnt in ein katholisches Krankenhaus, dessen Chef ich kannte. Dann fuhr ich blitzschnell zu meiner Schwägerin, bat sie, mir ohne Befangen zu folgen und brachte sie in gleicher Weise in einem zweiten Krankenhaus unter. Was sich hier ereignet hatte, waren Erscheinungen einer sogenannten „Aktion". Dutzende solcher Aktionen galt es zu überstehen; jede barg die Möglichkeit der Verschleppung und des Todes. Man hatte meist Verbindungen zu amtlichen Stellen, aus denen Nachrichten durchsickerten; nach etwa drei Wochen hieß es, die „Aktion" sei zu Ende; ich nahm beide Frauen wieder in ihre Wohnung zurück. Was war solchen Aktionen gegenüber der Bombenterror; man empfand ihn kaum; die Aktionen waren bei weitem beängstigender als die Teppiche und Christbäume, die auf uns herunterhagelten. Ich habe manchen jüdischen Betroffenen fast beten hören: „Herr, gib uns heute Nacht die Royal Air Force, dann kommt die Gestapo nicht."

Seit jenem Nachmittag, an dem die armseligen beiden verhungerten Juden kamen, tagten meine philosophischen Freunde nicht mehr bei mir. Der Kreis löste sich auf. Dem einen war seine wertvolle Bibliothek verbrannt, der andere musste zur Wehrmacht, ein dritter verließ Berlin, ein vierter begabter Physiker ist später unaufgeklärt bei einem Flug verschollen. Bis heute weiß man nichts von seinem Schicksal.

So zog das Jahr 1943 herauf. Und mit ihm zeigte sich eine neue Aktion. Hatte man die Zwangsscheidung der Mischehen aufgegeben, so sann man nach Trennungsmöglichkeiten auf dem Verwaltungsweg. Und so erhielt ich im Frühjahr 1943 ein amtliches Schreiben zu einem Erscheinungstermin auf dem Hauptgesundheitsamt. Ich fand dort einen behäbigen Beamten am Schreibtisch, der mir eröffnete, man brauche mich zum „Einsatz". Ich verwies auf meinen täglichen Praxis-„Einsatz" von früh bis spät; der reiche nicht hin; draußen in der Provinz brauche man Ärzte. Mit diesem Manöver wollte man versippte Ärzte aus Berlin treiben und zugleich damit die Ehepartner trennen, um so des jüdischen Partners habhaft zu werden. Eine gut ausgeklügelte Gestapoidee, an der sich die beigeordneten amtlichen Stellen befehlsgemäß beteiligten. Ich spielte zunächst meine Gallenblasenoperation hoch und hatte den Erfolg, dass man von mir darüber ein amtsärztliches Zeugnis verlangte. Ich begab mich also auf das zuständige Gesundheitsamt und wies dem dortigen Nazi-Kollegen meinen erheblichen frischen Bauchschmiss vor, unter dem sich auch noch ein mühselig zugeheiltes Drainageloch[46] befand. Der Mann war von ungeheuerlicher Primitivität; daher machten die beiden Leibresiduen der Operation auf ihn Eindruck. Er stellte mich ein halbes Jahr zurück.

Mit diesem Glückswürfel ausgerüstet begaben wir uns beide wie ehemals so oft in das geliebte Alt-Aussee; wir pflegten dort bei einem Bauern eines jener kleinen Häuser zu mieten, wie sie von vielen Liebhabern aus dem „Altreich" und aus Wien sommers bewohnt zu werden pflegten. Dort hatte man sogar, vielleicht aus Schlamperei, einen alten jüdischen Psychiater mit Frau wohnen lassen, dem das benachbarte Bad Aussee viel verdankt. Was sonst dort wohnte, gehörte zu den An-

---

46  Im Original „Drainloch".

tinazi. Fast täglich konnte man angesichts der Villen der beiden Gauleiter Pilger-
züge einen Hügel hinaufsteigen sehen; er führte zur Behausung eines österreichi-
schen älteren Diplomaten, der dort schwarzhörte. Voran ging: der Pfarrer wie bei
einer Prozession, es folgte der Briefträger und jene Nachgeordneten, zu denen auch
ich zählte

Nur einmal ging uns der Atem eine Zeitlang aus, als im Dorfwirtshaus der
prächtigen, leider früh verstorbenen Frau Berndl ein junger Mann erschien, der sich
als Ingenieur ausgab und Quartier bezog, um Durchlaucht Chlodwig von Hohenlohe[47] seine Aufwartung zu machen, mit dem wir alle recht befreundet waren. Der
Ingenieur entlarvte sich als ein Gestapomann, der das Ressort Hochadel bearbeitete;
er ließ sich tagelang gut regalieren und winkte dann unter leisem anziehenden
Druck mit der Frage herüber, ob man nicht bereit wäre, einen kleinen Scheck mit
größerem Betrag zu stiften. Wer, und am wenigsten Chlodwig, hätte ihm diese
kleine Morgengabe verwehrt, um ihn wieder loszuwerden.

In Alt-Aussee gab es viele verschiedenartige Menschen; Frank Thiess[48] lebte
dort, der sektiererische und wegen seines Pazifismus gefährdete Prof. Uhde[49] [sic]
aus Grundlsee machte öfters seinen Besuch, die Czernins[50] mieteten sich gern von
Graz aus dort ein, meine Freunde Fritz Hartmann[51] aus der Berliner Ära der fröhli-
chen Abende mit Richard Strauss[52] und Leo Slezak,[53] dann mit Waldemar Staegemann,[54] versteckten sich in einem Haus, das den poetischen Namen Tanzmeister-

---

47   Diese Persönlichkeit ist nicht sicher zuzuodnen. Wahrscheinlich gemeint ist ein späterer
     Nachfahre von Chlodwig Carl Viktor Fürst zu Hohenlohe-Schillingsfürst, Prinz von Ratibor
     und von Corvey (1819–1901), Politiker. In der Revolutionszeit 1848/49 war dieser Reichs-
     gesandter und später in Bayern Ministerpräsident (1866–1870). Er blieb parteilos und galt als
     gemäßigt liberal. Gleichnamige Kinder sind nicht bekannt.
48   Frank Theodor Thiess (ca. 1890–1977), Schriftsteller. Ambivalenter Vertreter der „Inneren
     Emigration" in der NS-Zeit, u.a. Konflikte mit Thomas Mann (1875–1955).
49   Johannes (bis 1933: Johann) Ude (1874–1965), österreichischer katholischer Theologe und
     Sozialethiker. Als christlicher Politiker und Publizist verfolgte Ude pazifistische und lebens-
     reformerische Ziele. Er war u.a. Mitglied im von Emil Abderhalden (1877–1950) geleiteten
     „Ethikbund"; siehe Frewer (2000), Frewer/Neumann (2001) und HAL (Leopoldina).
50   Czernin von und zu Chudenitz (tschechisch: Černín z Chudenic), alte böhmische und
     österreichische Familie aus dem Hochadel. Gemeint ist an dieser Stelle wahrscheinlich ein
     Kreis um Carl Graf Czernin von Chudenitz (1886–1978) vom Schloßgut Rain in Grafenstein
     (Kärnten).
51   Wegen zahlreicher namensgleicher Personen nicht sicher zuzuordnen. Wahrscheinlich gemeint
     ist der wie Leibbrand gleichalte Fritz Hartmann (1896–1974), Politiker (SPD), Abgeordneter
     des Landtags in Braunschweig und Oberbürgermeister von Salzgitter. Er arbeitete als
     Gewerkschaftssekretär. Denkbar evtl. auch der Maler Fritz Hartmann (1878–1961).
52   Richard Georg Strauss (1864–1949), Komponist der Spätromantik mit Schwerpunkt Tondich-
     tung und Oper. Neben der Programmmusik auch als Dirigent und Theaterleiter sowie Kämpfer
     für Urheberrechte aktiv.
53   Leo Slezak (1873–1946), Schauspieler und Opernsänger (Tenor).
54   Waldemar Ludwig Eugen Staegemann (1879–1958), Schauspieler und Opernsänger (Bariton),
     Er arbeitete auch als Gesangslehrer und Hörspielsprecher. 1902–1912 am Königlichen
     Schauspielhaus in Berlin, danach an der Hofoper in Dresden und anderen Häusern. Ab 1940
     Leiter der Gesangsausbildung an der Musikhochschule Berlin und ab 1945 als Gesangs- und
     Schauspiellehrer in Hamburg tätig.

haus trug, weil der Besitzer so hieß, aber unter den das Regime ablehnenden von Hindenburgs[55] und alten „Wiener Gräfinnen"; schleuste sich gelegentlich auch irgend eine besonders attraktive Frau ein, vor der man rechtzeitig gewarnt wurde, weil sie Gestapospitzel war. Wir wollen so galant sein, ihren Namen zu verschweigen.

Ich genoss den herrlichen Spätsommer mit seiner bräunenden Glut, mit den rötlichen Saiblingen und den so netten Geschwätzen der Einwohner, als sei es das letzte Mal. Die Dorfbewohner waren schon schwer zur Ader gelassen; der Witwenstand stieg.

Was uns bevorstand, war eindeutig. Ich musste nach der Rückkehr über kurz oder lang mit der äußeren Veränderung der Lage rechnen. Wir nahmen uns vor, unter keinen Umständen uns voneinander trennen zu lassen. Denn das bedeutete für meine Frau den Untergang. Die Hauptsache musste also technisch gelingen: beieinander zu bleiben. Auf der Rückfahrt besuchte ich noch meinen damaligen Verleger Otto Müller;[56] irgendein Versteck für meine Frau wusste er nicht. Kaum hatte ich die Praxis in Berlin wieder begonnen, als mich ein neuer Erscheinungstermin im Hauptgesundheitsamt erreichte.

Als ich dieses Mal hinging, saß der gleiche behäbige Beamte auf seinem Stuhl. Trotz jovialen Benehmens spürte man deutlich, hier sitze die Spinne im Netz und warte auf das sich verfangende Opfer. Gesund sei ich noch nicht, so begann ich; jetzt gab es kein Eingehen mehr auf diese Argumentation: „Andere im Kriege sind auch nicht gesund." Sie werden – und damit übergab er mir einen Marschbefehl – sich zwischen 20. und 25. August im Münchener Innenministerium und bei der Münchener Ärztekammer in der Briennerstraße zu weiterem „Einsatz" melden. Dass man im Krieg in irgendeiner Form etwas zu tun habe, stand außer Frage. Hier aber war das Ganze eine Austreibung Verdächtiger aus Berlin und deren zwangsweise Unterordnung unter eine wie auch immer geartete Naziorganisation. Das sollte ich bald unmittelbar zu spüren bekommen. Meine arme Frau sah wieder das Beste; vielleicht sei es München selbst; dort hatten wir Freunde. Ich würde irgendwo arbeiten, wir würden ein einigermaßen freundliches Heim finden. Ich glaubte an all das nicht.

---

55  Hier gemeint sind Familie und Nachkommen von Paul Hindenburg (1847–1934), Generalfeldmarschall und Politiker. Im Ersten Weltkrieg mit der Obersten Heeresleitung (1916–1918) Regierungsgewalt.

56  Otto Müller (1901–1956), österreichischer Verleger. 1930–1937 Verlag Anton Pustet in Salzburg im Auftrag des Styria Verlags. Im Anschluss Gründung des eigenen Otto Müller Verlags, zunächst mit Sitz in Innsbruck. Programm zur Belletristik, Theologie und Geisteswissenschaft mit einer christlich-religiösen Prägung. Der weltoffene Verleger wurde durch NS-Literaturkritiker Will Vesper diffamiert; einzelne Titel verboten. Ende 1939 Verhaftung durch die Gestapo und Freilassung unter Auflage der Verlagsauflösung, die Müller nicht umsetzte. Nach Protest beim Reichspropagandaministerium erneute Verhaftung, Ausschluss aus der Reichsschrifttumskammer sowie Berufsverbot. Der Verlag konnte zum Schein noch an den Berliner Verleger Lambert Schneider verkauft werden. Nach Kriegsende Neustart unter eigenem Verlagsnamen. Der Verlag blieb in Familienbesitz und steht aktuell unter Leitung des Müller-Enkels Arno Kleibel (*1961).

Die treue Hausangestellte ließen wir in der Berliner Wohnung zurück. Dann begaben wir uns notdürftig ausgerüstet unter an- und abheulendem Sirenenklang auf den überbevölkerten Anhalter Bahnhof. Als einziger begleitete uns der Freund Bert Brechts,[57] der bald danach verstorbene junge Arzt Dr. Otto Müllereisert,[58] dessen Name in der „Hauspostille" verewigt ist. Er rief uns zu: „Auf gesundes Wiedersehen, Ihr Wolyniendeutschen." Offenbar machten wir einen solchen Eindruck. Wir haben uns nie mehr wiedergesehen. Boxend und drängend verschwanden wir in einem voll besetzten Abteil. Unter meinem Mantel hatte ich unseren sehr kriegerischen, aber intern äußerst friedfertigen Foxterrier versteckt; wir wollten nicht ohne diesen jahrelangen treuen Freund leben. Es war Nacht. Ab und zu heulten wieder Sirenen auf, am Himmel blitzte es wie beim Gewitter auf. Wir saßen. Neben uns befand sich eine biedere wohlbeleibte Bürgersfrau; nach wenigen freundlichen Worten, die sie auch für den Hund fand, stellte man fest, dass sie keine Parteigängerin war. Für solche Erkenntnisse bekam man im Lauf der Zeit einen sechsten Sinn. Wir dösten vor uns hin; es war ein langweiliger Eilzug. Als wir gegen Morgen Nürnbergs Bahnhofshalle erreichten, schrak meine Frau auf und sagte so laut, das es die Nachbarin hören musste: „Um Gottes Willen, es wird doch nicht Nürnberg werden." Die Nachbarin erwachte ebenfalls unter diesem Schreck und sagte gutartig: „An so was, was man nicht will, soll man gar nicht glauben; es wird sicher nicht Nürnberg sein." Dann rollte der Zug weiter über Augsburg nach München. Schon damals lagen rechts und links vom Gehweg Trümmer. Wir zogen in das damals noch aufrechtstehende Hotel Germania.

Am Vormittag begab ich mich in die Ärztekammer in der Briennerstraße, dessen Gebäude damals ein Neubau war. Eine Sekretärin hieß mich im Wartezimmer Platz zu nehmen; dort verharrte ich etwa eine Stunde, bis ich in das Sprechzimmer des Referenten gerufen wurde. Am Schreibtisch saß ein kugelrunder wohlgenährter junger Mann mit Eierkopf; seine ersten Laute kennzeichneten ihn als Rheinländer. Beschimpfend begann er. Es werde ja wohl jetzt Zeit, dass ich einer vernünftigen Arbeit zugeführt werde. Ich entgegnete, meine bisherige Arbeit hatte ich nicht als unvernünftig angesehen. Darauf wurde seine Stimme noch schneidender und lauter; in Kriegszeiten sei es wohl nicht als Arbeit anzusehen, wenn man Bücher schreibe. Ich gab zurück, ich hatte daneben eine ausgedehnte Fachpraxis versorgt. Eben dies werde jetzt anders werden. Mit der Freiheit sei es aus; ich würde unter Kontrolle eines geeigneten Mannes gestellt werden, wo man meine Arbeit überwachen werde. Ich hatte mich sofort nach Nürnberg ans dortige Krankenhaus zu verfügen; dort fehle eine Arbeitskraft an der Nervenstation. Die nötigen Formalitäten erhielte ich im Innenministerium in der Residenzstraße.

57   Bertolt Brecht (1898–1956), Dramatiker, Lyriker und Librettist des 20. Jahrhunderts. Viele Werke werden weltweit aufgeführt. Brecht hat das „Epische" bzw. „Dialektische Theater" begründet.

58   Otto Müller(eisert) (1900–1967), Arzt und Publizist. Medizinstudium in München, ärztliche Tätigkeit u.a. an der Charité. Freund Bertolt Brechts, 1922 Trauzeuge der zweiten Ehe und Sargträger bei der Beerdigung. In der „Hauspostille" Brechts wurde Müllereisert in den Gedichten „Von den Sündern der Hölle" verewigt.

Das bedeutete also Frondienst zweiter Klasse unter Parteiaufsicht. Ich versuchte noch einen kleinen Ausweg und suchte einen höheren Medizinalbeamten auf, den mir mein Berliner Freund Lauter im Notfall empfohlen hatte. Dieser außergewöhnlich menschliche Herr gab mir zwar die Empfehlung an das Ministerium mit, man möge mich in München beschäftigen; sein Arm erwies sich aber als zu schwach, da er natürlich kein Nazi war. So betrat ich das alte Klostergebäude der Theatinerstraße, das heute nicht mehr existiert, eine kunsthistorische Augenweide, in der leider der berüchtigte Bubi Schul[t]ze[59] des Euthanasieprogramms herrschte. Mir war damals die Tätigkeit Bubi Schul[t]zes noch unbekannt. Vom Euthanasievorgang wusste ich freilich, hatte ich doch mit allen Kräften versucht, meine Kranken in Berlin vor ihm zu schützen. Ich hatte niemals irgendeine Erbkrankheit gemeldet, ich hatte Epileptiker selbst in der Provinz heimlich mit Luminal versorgt damit sie nicht mit Dauerrezepten auffielen. Ich hatte erlebt, dass eine jung verheiratete epileptische Frau einmal bei der Dauerwelle des Friseurs einen Anfall bekam, sogleich aufnotiert wurde und man fragte bei mir als behandelndem Arzt zurück, wieso ich den Fall nicht gemeldet hatte. Ich wich in unglaubhafte Diagnosen formal aus, schrieb auf die Krankenscheine Pubertätskrisen, vorübergehende Krampfungen, Tetanieverdacht und Ähnliches. Dass es Todesanstalten für Geisteskranke gab, wusste ich. Mein Lehrer Karl Bonhöffer hatte mir davon erzählt, Egbert Gaupp kam gesprächsweise darauf, und einmal geriet ich in folgenden Vorfall in Berlin. Eine schizophrene Deutschamerikanerin aus begütertem Hause, die entmündigt war, wurde in der elterlichen Wohnung aufgeregt. Ich wurde in Gegenwart des Vormundes, eines alten kaiserlichen Geheimrates, konsultiert. Eine Unterbringung musste erfolgen; ich sann lange nach geeignetem Anstaltsmilieu nach, das ungefährdet war, als der Vormund sagte: „Warum bringen wir sie nicht in Dalldorf unter?" Ich sah ihm lange und nachdrücklich ins Gesicht. Er verzog keine Miene; schließlich wurde ich deutlich: „Weil Ihnen, Herr Geheimrat wohl klar sein dürfte, was das für das Schicksal des Kranken bedeutet." Ich erhielt die eiskalte Rückantwort: „Na und wenn schon!" Da sprang ich auf, schlug mit der Faust auf den Tisch und rief: „Ich scheine hier am falschen Platz zu sein," und verließ die Wohnung. Draußen, unweit des Pariser Platzes, überdachte ich die Lage. Ob ich wohl denunziert würde? Es war eine der täglich zu erlebenden Ängste mehr, die ich zwei Wochen ertrug, bis ich sie verdrängt hatte.

„Meine Kranken zu schützen vor allem Unrecht..." so stand es im Eid des Hippokrates. War es richtig, im Interesse der Kranken so aufzubrausen? Hatte ich ihr damit geholfen? Man häufte täglich unfreiwillige Schuld auf sich. Das hatte ich bei

---

59 Walter August Ludwig (Spitzname „Bubi") Schultze (1894–1979), Chirurg, Medizinalbeamter, und Politiker (NSDAP). Als Staatskommissar im bayerischen Innenministerium und NS-Funktionär Mitorganisator der „Aktion T4" mit den Krankenmorden und Hungertötungen im „Dritten Reich". Hier ist die Besonderheit der Begegnungen beider Personen zu nennen, denn Schultze war auch u.a. mitverantwortlich für die Verlegungen der Kranken sowie die Hungertode der Heil- und Pflegeanstalt Erlangen, die Leibbrand nach dem Zweiten Weltkrieg leiten sollte (1945–1953).

anderem Anlass erleben müssen. Ruth Friedrich,[60] die Gattin meines Münchener Fakultätskollegen Seitz, eine der mutigsten Frauen damaliger Zeit, hat es in ihrem Roman „Der Schattenmann"[61] geschildert. Eine alte, fast praktisch erblindete Witwe eines Direktors von Cotta, hervorragende Pianistin, mit der Artur Schnabel[62] und Eisner ebenbürtig musizierten, war in ihrer Wohnung im Lauf der Aktionen auf ein einziges Zimmer zusammengedrängt worden; man hatte der hilflosen Mutti Lehmann die seit Jahrzehnten treue Haushälterin gelassen; ich selbst, unerachtet aller Verbote, behandelte sie weiter. Schließlich nahte der Termin des Abtransportes ins KZ. Sie nahm es mit Gleichmut hin, denn sie war körperlich schon schwer erkrankt. Am Vorabend des Ereignisses lud sie uns zum Abschied ein. Prof. Frank mit seiner unvorschriftsmäßigen Frau, ich mit der meinen [und] Ruth Friedrich sind mir als die wichtigsten Protagonisten in Erinnerung geblieben. Wir hatten Wein aufgetrieben und die alte Dame hielt eine bezaubernde Ansprache an uns, in der sie sich für die treue Freundschaft bis zum letzten Augenblick bedankte, die sie wie ein warmes Gewand umgeben habe. Wir erhoben mit feuchten Augen die Gläser, als es plötzlich aus dem abgetrennten Nebenzimmer einen schweren Schlag tat, als sei etwas Schweres zu Boden gefallen. Wir schraken auf; eine Sekunde rührte sich nichts, dann sagte Mutti Lehmann ruhigen Tones und freien stoischen Gemütes, wie ein blinder Seher ins Zimmer blickend: „Kein Grund zur Beunruhigung! Das ist nebenan Herr Cohn; er soll mit mir morgen abgeholt werden und sagte mir, er werde sich nicht abholen lassen. Wahrscheinlich hat er sich eine Morphiumspritze gemacht und ist nun dabei im dämmrigen Zustand aus dem Bett gefallen!" Wir erhoben uns; ich war der einzige Arzt unter uns. Ich vermochte die Grausamkeit nicht zu vollziehen, Herrn Cohn das Leben zu retten. Ich wusste, dass ich gegen den Eid des Hippokrates verstieß. Wer aber hatte Seneca als Arzt gerettet, als die Brunnen roten Blutes aus seinen Armgefäßen rannen? Herr Cohn war am nächsten Morgen tot. Dann kamen die Schergen, um Mutti Lehmann zu holen. Sie sahen ihren Flügel im Zimmer: „Na, da könnten Sie uns ja eigentlich noch etwas vorspielen", meinten sie. Sie spielte nicht. Sie tastete sich an den Flügel, streichelte ihn wie ein Kind und sagte nur: Du holde Kunst." Dann ging sie dem modernen Schafott zu; von weitem rief sie uns noch einmal nach: „Du holde Kunst." Ein gütiges Schicksal hat Mutti Lehmann, weit über 70 Jahre alt, durch ein organisches Leiden erlöst.

Dies alles war geschehen, mit all diesen Dingen war mein Herz befrachtet, als ich die Stiegen des Theatinerklosters hinaufging, um im Zimmer XY des ersten Stockes einen mir genannten Ministerialrat Jäger aufzusuchen. Mir ist erinnerlich, er saß da in voller Gemütlichkeit, ein Mann in den Fünfzigern, im bayerischen

60   Ruth Andreas-Friedrich (auch: Ruth Behrens, Friedrich oder Seitz) (1901–1977), Schriftstellerin und Journalistin in München, Widerstandskämpferin gegen den Nationalsozialismus. 1924 Heirat mit dem späteren Präsident des westdeutschen Arbeitgeberverbandes Otto A. Friedrich. 1925 Geburt der Tochter Karin, 1930 geschieden. In den 1930er Jahren Zusammenleben mit dem russisch-deutschen Dirigenten Leo Borchard (1899–1945), kurzzeitig Leiter der Berliner Philharmoniker.

61   Andreas-Friedrich, Ruth (1947): Der Schattenmann. Tagebuchaufzeichnungen 1938–1945. Suhrkamp, Berlin.

62   Das Mansukript brachte mehrfach „Arthur". Richtig *Artur* Schnabel. Vita siehe oben, S. 60.

Spenzer, rauchte wohl auch eine wohlriechende Virginia und war von ausnehmender, fast österreichischer Liebenswürdigkeit; sogar ein Stuhl wurde mir angeboten.

Seiner Geste: „Was kann ich für Sie tun?", entsprach ich durch stummes Überreichen des Briefes meines amtlichen Freundes. Er überflog ihn rasch, dann lächelte er gemütlich und meinte: „Ja, verehrter Herr Doktor, Sie überschätzen mich. Ich bin hier nur der vollziehende technische Arm als Verwaltungsjurist und habe auf das Materielle der Dinge keinerlei Einfluss." Er war also, wie wir nun zum Erbrechen häufig hören mussten, nur ein einfacher Befehlsempfänger. Er verwies mich an einen kleinen unscheinbaren Mann, in dem ich Bubi Schul[t]ze zu erkennen glaubte, und verabschiedete sich auf dem Gang höflich von mir, nicht ohne mich auf die architektonische Pracht und auf die hohe Geschichte dieses Tatorts hier aufmerksam zu machen, wo einstens die Theatiner saßen. Schul[t]ze hatte kein Bedürfnis zu Gesprächen. Ich käme ja reichlich spät; damit händigte mir der etwa 35jährige den Marschbefehl nach Nürnberg aus und verschwand.

Maßlos niedergeschlagen war meine Frau, als ich in das Hotel zurückgekehrt ihr das Stichwort Nürnberg weitergab. Also war ihre Vorahnung in der vergangenen Nacht doch richtig; wir dachten an die nette Nachbarin, die uns dieses Schicksal nicht wünschte. Nun war die Weiche gestellt, eine Weiche ins völlig Ungewisse. Und wir drei, sie, ich und der Foxterrier setzten uns in Marsch nach Nürnberg. Doch war mir noch ein heimlicher Gesinnungsfreund genannt, den ich um Rat über Nürnberg angehen wollte. Er war Historiker, diente aber dem Gestapoapparat wider Willen in einer Abwehrstelle in der Theresienstraße nahe der Ludwigstraße. Als ich hinkam, sah ich nur Gitter, Knobelbecher, hörte nur befehlende Laute und wurde von einem Uniformierten zu ihm gebracht. Mein erster Satz war: „Muri possuntne audire?"[63] Die prompte Antwort: „Non possunt."[64] Daraufhin schilderte ich mein neuestes Geschick. Er begriff blitzartig alles. Er gab mich an einen Nürnberger Konservator des Germanischen Museums weiter, der mir besonders in den ersten Wochen sehr hilfreich zur Seite stand. Er war Theologe, Bibliothekar und Conservator; zwar musste er das falsch rotierende Kreuz tragen, aber seine theologische Vergangenheit stellte ihn über alle Zweifel des Vertrauens.

63  „Könnten die Mauern hören?"
64  „Sie können nicht".

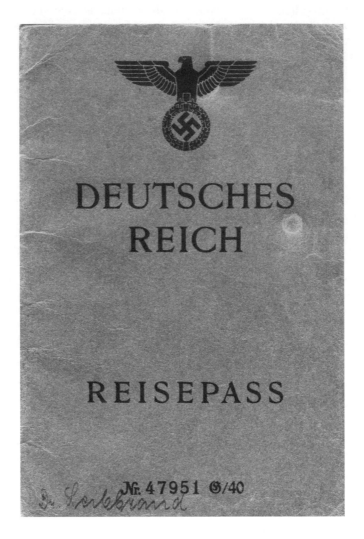

*Abb. 25: Der Reisepass in der NS-Zeit (1943): Außenseite.*
*Mit handschriftlicher Notiz „Dr. Leibbrand".[1] Quelle: SAF.*

1    Das Original des Passes ist ein besonderes Dokument, ist es doch das durch viele NS-
     Kontrollen der (Grenz-)Polizei und Gestapo gegangene Papier bei den Reisen ins Ausland bzw.
     zahlreichen Fahrten zwischen Berlin und Süddeutschland (München, Nürnberg und Erlangen).
     Ich danke Beate Donislreiter (München) für die Überlassung des Originaldokumentes.

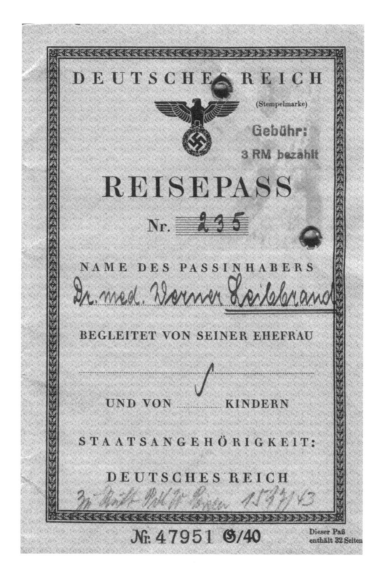

*Abb. 26: Die Titelseite des Reisepasses in der NS-Zeit (1943).[1]*
*Quelle: SAF.*

1   Warum Margarethe (Bergius-)Leibbrand in diesem Pass nicht an der vorgesehenen Stelle als
     „Ehefrau" eingetragen wurde, ist nicht sicher anzugeben. Möglicherweise hing dies mit der –
     nach Auffassung der NS-Ideologie – „nicht-arischen Abstammung" seiner Gattin zusammen.
     Die verwendete Formulierung „Begleitet von seiner Ehefrau […]" zeigt aber auch bereits sym-
     bolisch die historische Rollenverteilung mit dem Primat des Mannes.

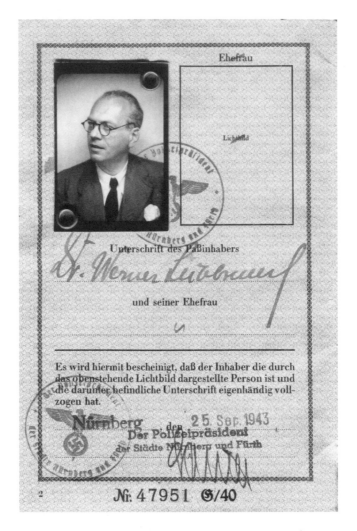

*Abb. 27: Innenseite des Reisepasses mit Foto (1943).[1]*
*Quelle: SAF.*

---

1  Der NS-Stempel war vom „Polizeipräsident der Städte Nürnberg und Fürth" (25.09.1943). Interessanterweise sind hier ebenfalls der Platz für das Foto der Ehefrau und die Zeile für ihren Namen leergeblieben (siehe oben Abb. 26 und die Ausführungen im folgenden Kapitel).

# HÖHEPUNKT DER GEFAHR

Nürnberg, die Stadt der Reichsparteitage. So stand es auf amtlichen Stempeln der Post. Nürnberg, die Hauptstadt von Mittelfranken, in der Streicher[1] seinen blutrünstigen Antisemitismus Jahre lang verbreitete, in der er mit Reitpeitsche als wild gewordener Schullehrer gestiefelt umherlief, in der er seine kurpfuscherischen und sektiererischen Reden gegen Ärzte und Fakultätskollegen losließ, um gelegentlich in der Erlanger Frauenklinik im weißen Ärztekittel zu erscheinen, den Professoren Naturheilkunde beizubringen. In diesem Land entstand seine Zeitschrift „Der Stürmer", dessen neue Nummern jeweils in Schaukästen über das Land hinausgebreitet wurden, auf denen mit dicker schwarzer Farbe stand: „Die Juden sind unser Unglück." Das so oft gütig genannte Schicksal wollte es also, dass meine jüdische Frau und ich in diese Stadt verbannt wurden. Denn nichts anderes war es. Wem sich mitteilen, wem sich anvertrauen? Es erschien zunächst schier unmöglich. Der etwas teigig anmutende mittelfränkische Dialekt – ich habe ihn auch später als Anstaltsdirektor nie gelernt – war für den Schwaben wie für den Berliner peinigend; alles verblieb in der Schwebe, niemand gab eine klare herzhafte Antwort; weder ein Ja noch ein Nein war auf irgendeine Frage erreichbar. Die Diminutiva, dem Schwaben durchaus bekannt, waren verfremdet; statt Herzle hieß es Herzla; man traute dem Herzle in seiner Einfachheit nicht mehr, man verlor den Glauben an das Menschliche.

Wir stiegen im Hotel Württemberger Hof sinnloserweise ab; denn es lag in unmittelbarer Nähe der Angriffszielscheibe des Bahnhofes. Die nächste Sinnlosigkeit, die wir begingen, war der Einzug in das Zimmer 334 im oberen Stock, also nahe den Brandstäben und Phosphorkanistern. Meine Frau wählte es aus, weil ihr das Stationsmädchen, eine ältere herzensgute zofenähnliche Person so gut gefiel; sie bemächtigte sich unseres Gepäcks, sie half es auspacken, aufhängen, sie liebte unseren Foxel vom ersten Augenblick an. Ich ließ alles gewähren. In den letzten Augusttagen brütete eine hochsommerliche Hitzeglut über der schon recht angeschlagenen Stadt. Ich kannte sie von früher mit den Türmen und Türmchen, mit dem Dürerhaus – es war verschwunden – mit dem Hans Sachs dazu – er war bald völlig kahl und zertrümmert – mit der sich durch das Grün windenden Pegnitz, mit der gewiss romantischen Insel Schütt, auf der das Gesundheitsamt stand. Ich

---

1 Julius Sebastian Streicher (1885–1946), NS-Publizist und antisemitischer Politiker. Ab 1925 NS „Gauleiter" von Mittelfranken (später: „Gau Franken"). 1946 wegen seiner Verbrechen verurteilt und hingerichtet.

hatte früher als junger Mann im Bratwurstherzla[2] gerastet, im Posthorn einen Reh-
braten genossen und kannte Bohms Herrenkeller nahe der Königstraße; aber so
recht heimisch fand ich es nie; mir schien immer, als sei diese mittelalterliche Stadt
ohne jeden Übergang ins Proletariat der Neuzeit mit Siemens und Genossen gefallen; der Stadt fehlte die Weite des heiter ausladenden Barock. Das bald darauf zerstörte Pellerhaus[3] konnte allein diesen Eindruck nicht erwecken. Jetzt aber war
Nürnberg die Stadt der Reichsparteitage, der verschwitzten SA-Hemden, der grö-
lenden Nazimenge, die herströmte, um das Horst-Wessel-Lied zu singen, um den
Badenweiler Marsch aus dem Blech zu tuten, um unzählige Male Heil Hitler zu
schreien und dem Führer Treue zu geloben. Und ich vergaß, dass hier Hegel[4] am
Gymnasium gelehrt hatte.[5]

Ich meldete mich bei dem Chefarzt der Nervenabteilung, dem ich zugewiesen
war. Er behauptete, mich schon lange zu erwarten, da es viel Arbeit gebe. Meine
Situation war ihm klar. Das muss bemerkt werden, weil – es ist schwer, die Satire
nicht zu schreiben – nach einigen Wochen seitens der Verwaltung und dem Stadtrat
festgestellt wurde, ich sei als rassisch belastet hier nicht tragbar. Hatte ich vielleicht
den Antrag gestellt, nach Nürnberg zu kommen? Es war ein Hohn. Der Chefarzt
bog die Sache ab, ich „durfte" bleiben. Nach wenigen Tagen begonnener Stations-
arbeit kehrte ich abends ins Hotel zu meiner Frau zurück. Wir nahmen das Nacht-
mahl im Restaurant ein; die Schwüle[6] war drückend. Plötzlich ertönte die Sirene.
Alles begab sich rasch in den Keller. Er sah keineswegs vertrauenerweckend aus;
einige Holzstutzen, wie man es gewohnt war, einige Bänke an den Mauerseiten, so
hockten wir unserem ungewissen Geschick entgegen.

Draußen rollten die Donner der Motoren und Abwehrgeschütze. Unser Hund
war auf dem Zimmer 334 geblieben. Plötzlich gab es einen unerhörten Knall. Das
Licht war ausgegangen; man tappte einige Schritte vorwärts; der Ruf nach meiner
Frau verhallte ohne Antwort, aber man bemerkte, dass man über Menschenleiber
stieg; Schreie drangen ans Ohr, Stöhnen fuhr auf; nirgendwo sah man Lichtung,
aber immer mehr schwoll der Hals zu sodass man zu ersticken drohte; was man
einatmete, war Kalk- und Mörtelstaub.

---

2    Das seit 1526 bestehende Nürnberger Traditionslokal „Bratwurstherzle" wurde im Jahr 2016
     geschlossen. Die Familie führte das Lokal in siebter Generation seit 1896. Nachfolger wurde
     ein BBQ-Restaurant.
3    Das Pellerhaus ist ein Archiv- und Bibliotheksgebäude am Egidienplatz an der Historischen
     Meile Nürnbergs. Martin Peller ließ das Haus 1602–1605 nach Plänen von Jakob Wolff dem
     Älteren errichten. Es wurde mustergültiges Beispiel eines Bürgerhauses der Zeit um 1600.
     1944–1945 teils zerstört, zuletzt 2008–2018 Rekonstruktion des Innenhofs als Baudenkmal.
     Zur modernen Fassade gibt es Kontroversen.
4    Georg Wilhelm Friedrich Hegel (1770–1831), Philosoph, wichtigster Vertreter des deutschen
     Idealismus. Hauptwerke zur Naturphilosophie, Logik und Philosophie des Geistes („Phäno-
     menologie des Geistes").
5    1808 wurde Hegel in Nürnberg zum Rektor des Egidiengymnasiums ernannt und erhielt den
     Titel „Professor der philosophischen Vorbereitungswissenschaften". In Franken war der
     Geistesmensch auch auf Freiersfüßen: 1811 heiratete Hegel im Alter von 41 in Nürnberg die
     zwanzigjährige Marie von Tucher (1791–1855) (auch Marie Helena Susanne Tucher).
6    Im Original „Schwühle".

Die Bind[e]häute der Augen brannten. Manche versuchten Taschenlampen in Gang zu bringen; sie durchdrangen aber den wolkigen Staub nicht, sodass man nichts sah. Schließlich, am Ende meiner Kräfte, gelang es mir, mich an einer Steinstufe hochzuwinden und ich gelangte in einen in knisternden Flammen aufgehenden Raum; die rauchige Luft war im Vergleich zu dem vorigen Zustand geradezu befreiend.

Offenbar befand ich mich in der teilweise ausgebrannten Hotelhalle. Menschen wirbelten sinnlos und schreiend durcheinander. Es ist nachträglich schwer erinnerlich, welchen eigenen Zustand man bot. Ich suchte nach meiner Frau; ich fand sie nirgendwo. Ein Mann, den man lächerlicherweise in dieser Situation „Herr Präsident" anrief, trug eine Schirmmütze auf dem Kopf, auf der „Hotel Württemberger Hof" stand. Der Mann gab sich äußerst autoritativ, ohne irgendetwas zu nützen. Der Angriff war nicht beendet; es krachte überall von neuem. Auf einmal traf ich auf das von meiner Frau so geschätzte Hausmädchen. Sie weinte und schrie: „Wo ist die Frau Doktor?" Ich sagte ihr, ich hätte sie nirgends gefunden. Da trat eine Pause im Bombenwerfen ein; wir gelangten an den Hotelausgang; vor der Tür lagen mehrere Leichen zugedeckt; eine von ihnen war ein Kesselring. Es handelte sich um mehrere Offiziere, denen es im Keller zu langweilig war; sie waren ins Foyer hinausgegangen, um eine Zigarette zu rauchen; da krachte die Bombe herunter und fegte sie aus dem Leben. Das Hausmädchen riet mir, gemeinsam über die Grabenbrücke des Königstors in den Königsbunker zu rennen. Unter Flakfeuer gelangten wir unversehrt dorthin. Wir suchten alle Räume ab; die dort Hingeflüchteten waren kaum erkennbar, so geschwärzt waren ihre Gesichter; ich rief laut den Namen meiner Frau; niemand antwortete. Meine Verzweiflung wuchs von Minute zu Minute. Inzwischen war der Angriff abgeklungen; ich trat auf die Straße, als plötzlich eine völlig verwilderte weibliche Gestalt mit geschwärztem Gesicht auf mich zuflog; es war meine gerettete Frau. Sie war im Augenblick des Bombeneinschlags infolge Luftdrucks von mir gerissen worden; sie berichtete, sie habe in einem dunklen engen Raum gelegen, schließlich ein männliches Wesen gefühlt, dem sie ununterbrochen Blut aus dem Gesicht wischte, in der Annahme, ich sei es. Schließlich habe sie in einem kurz dauernden Lichtkegel an den Manschettenknöpfen bemerkt, dass ich es nicht war. Der offenbar Verwundete habe dann gewimmert, sie sollte ihn nicht verlassen. Nach einigen Minuten sei er dann verstummt; er war tot. Plötzlich habe von außen jemand gerufen: „Bewahren Sie Ruhe; wir brechen durch!" In der Tat hätten holländische Soldaten ein Fenster eingeworfen und hätten Luft geschafft; so sei sie gerettet worden.

Ich versuchte das Zimmer 334 zu erreichen; der Fußboden hing schräg wie in den Himmel bei geöffnetem Fenster; seltsamerweise lebte unser Foxel und konnte befreit werden; ich wagte mich in der Steile weiter und zog an einem Koffer, um ihn hinunterzubringen. Selbst die Rotweinflasche war unversehrt; ich nahm sie mit, und zusammen mit einem der compagnons du malheur setzten wir uns auf die steinerne Grabenwehr vor dem brennenden Hotel und tranken die Flasche aus.

Wir nächtigten im Königsbunker. Am nächsten Morgen plagte uns beide eine sehr schmerzhafte Staubangina; der ganze Mund war mit Mörtelstaub bedeckt, man spie ihn stundenlang aus. Ich begab mich ins Krankenhaus zum Dienst, begegnete aber mit meiner Schilderung der Vorgänge, außer bei den Schwestern, nur recht mangelhaftem Interesse; meiner Bitte, mich heute erst zu restaurieren, da die Halsschmerzen unerträglich wurden, gab man nur zögernd nach.

Die folgenden Tage standen im Zeichen der Wohnungssuche. Hilfreiche Beziehungen zu dem schon genannten Konservator des Germanischen Museums brachten uns beide zu einer angesehenen Nürnberger Patrizierfamilie, die uns die halb zerstörten Räume ihrer Villa im ersten Stockwerk zur Verfügung stellten. Ich hatte keine Veranlassung, den Status meiner Frau zu decouvrieren. Kaum waren wir eingezogen, als uns ein neuer schwerer Angriff dort im Keller zusammenbrachte. Die Zerstörungsfolgen waren wieder erheblich.

Da beschlos ich, in das geschütztere Erlangen in die Mädchenkammer einer Arztfamilie auszuweichen. Meine Frau begab sich zunächst wieder nach Berlin. Wir hatten uns aus grundsätzlichen Erwägungen dort nicht abgemeldet und empfingen die Lebensmittelkarten alle Monate von der Berliner bewussten Stelle.

Hätten wir uns abgemeldet, so wäre die Frage aufgetaucht, was mit meiner Frau offiziell geschehe solle. Reiseberechtigt war sie nicht. So blieb kein anderer Ausweg. Auf diese Weise pendelte meine Frau zwischen Berlin und Nürnberg hin und her, ein mehr als aufregendes Leben, wenn man bedenkt, dass die Sirenen am Tage immer dringlicher zu heulen begannen. Vorerst gelang es ihr zu erreichen, dass die Lebensmittelkarten von der Hausangestellten abgeholt werden konnten.

Das öfters veranstaltbare Wiedersehen in Erlangen war eine Freude. Ein Sofa in der kleinen Mädchenkammer sorgte für die Unterbringung. So konnten wir wochenlang zusammenbleiben, ohne dass ich mich zu sorgen brauchte; erst zur Übernahme der Lebensmittelkarten fuhr sie nach Berlin. Aber nach nicht langer Dauer versetzte eine Sprengbombe der Berliner Wohnung einen fast tödlichen Schlag. Der Balkon wurde abgerissen; das dazu gehörige Zimmer stand beinahe so schief gen Himmel wie einst das Nürnberger Hotelzimmer. Wir mussten danach trachten, dennoch diese Wohnung für bewohnbar erklären zu lassen; denn der formale feste Wohnsitz in Berlin war die einzige Möglichkeit, den Erpressungen zu entgehen. Man hatte vorsorglich den Gasometer plombiert. Ich nahm mir Urlaub, um mit ihr gemeinsam über [das] Wochenende das Nötige zu veranlassen. Als ich den Zustand der Wohnung sah, war ich ernstlich betroffen. Kaum ein Zimmer war bewohnbar, der Wind fegte durch die halbzerstörten Räume. Alles war Kulisse, Szenerie eines Totentanzes. Ich bestellte den Mann von den Gaswerken. Er kam, sah sich um und fragte: „Hier wollen Sie wohnen?" Ich überkompensierte: „Das wäre gut, wenn jeder seine Wohnung einfach aufgäbe, wo sollte man da mit den vielen Leuten hin?" Er sah mich unwillig an, murmelte „Meinetwejen" und setzte den Gasometer wieder instand.

Wir fuhren wieder in die Erlanger Mädchenkammer. Wir hatten Anschluss an die Arztfamilie gefunden; der weibliche Teil samt Dienstmädchen war politisch einwandfrei und hörte täglich Auslandsender; der Kollege war zurückhaltend und beabsichtigte bald, uns loszuwerden. Mann und Frau standen in gespanntem Verhältnis. Eines Abends drehte er in unserer Gegenwart Bruckners Romantische Symphonie an. Er sagte wenig. Als ich am nächsten Abend vom Krankenhaus heimkam, fand ich meine Frau in hellster Verzweiflung vor. Sie zeigte mir ein Einschreiben in Maschinenschrift; Verfasser war der Kollege. Es hieß in dem Brief, eine persönliche Beziehung zwischen uns habe sich leider nicht anbahnen lassen, da ich durch die Art der Betätigung des Radiogeräts verbotswidrig gehandelt habe. Das war eine glatte Erpressung; im letzten Satz forderte er mich auf, auszuziehen. Bei grimmiger Winterkälte traten wir die Rückfahrt nach Nürnberg in die halbzerstörte erste Wohnung an. Im Krankenhaus, dessen Dienst mich viel beschäftigte, konnte ich es trotz manchen Nachtdienstes nicht lassen, ein wenig geistig anregende Tätigkeit auszuüben. Ich begann mit einem kleinem Vorsokratikercolloquium, dem eines über Rilke folgte. Es fand in den Kasinoräumen am späten Abend statt, sofern die Royal Air Force es zuließ.

Offiziell in die Rolle eines anonymen Assistenten gedrängt, sprach sich doch in den intellektuellen Kreisen der Stadt meine durch die Literatur bekannte Tätigkeit herum; der mehrmals genannte Konservator hatte mich mit der Familie von Tucher in der Adamstraße bekannt gemacht; dort wurde ich zu intimeren Vorträgen im Hause eingeladen; man sah dort Gertrud Bäumer,[7] man sprach mit dem Kapellmeister der Oper, kurzum, ich blieb leider nicht in jener Anonymität, die mir zukam, mein Temperament war schwer zu bändigen und so blieb es nicht aus, dass aus der Stadt eine Reihe von Leuten ins Krankenhaus kam, um an diesen Kasinoabenden teilzunehmen. Keinem Zweifel mochte es wohl unterliegen, dass diese „Truppenverschiebungen" der Intellektuellen der örtlichen Gestapo bekannt waren und sicherlich beschickte man die Unternehmungen wohl auch mit Spitzeln, die freilich dem Inhalt der Colloquia kaum gewachsen gewesen sein dürften. Man konnte mich vorerst nicht fangen. So war die Lage im Spätsommer 1944, als mich eine interessierte Hörerin ansprach; es war die Frau des Generalfeldmarschalls von Weichs aus Würzburg, die besuchsweise länger in Nürnberg war, wenn ihr Mann dorthin kam. Dieser, so sagte sie mir, habe das Bedürfnis, mich kennenzulernen. Daraus wurde nichts, da er bei zwei vorgenommenen Rendezvous unabkömmlich war. Sie selbst war eine literarisch leidenschaftlich interessierte Dame mit Charme und Witz, eine seltsame Mischung von christlicher Frömmigkeit und dem Einschlag des Georgiastentums. Und so dauerte es nicht lange, dass sie mir eines Tages aus Würzburg eine Vortragseinladung zusandte; sie stellte mir die Thematik frei, lud aber meine Frau mit ein, obgleich sie von der Belastung wusste.

Die intime Veranstaltung, an der nur ihre Schwester sowie der Nürnberger Konservator und eine Bibliothekarin teilnehmen sollten, wurde auf ein Wochenende festgesetzt, an dem ich dienstfrei war. Eine bürokratische Schwierigkeit bestand darin, dass die Reichsbahn nur noch im Umkreis von 100 km befahren werden durfte; Würzburg lag drei km darüber hinaus; dennoch gelang es uns, hinzukommen. Zwei Vorträge am Samstag und Sonntag sollte ich abhalten, um am Montag früh wieder beim Krankenhausdienst zu erscheinen. Ich weiß nicht mehr genau, worüber ich sprach; da die freundliche Gastgeberin Verehrerin der Antike war, wird es wohl ein platonisches oder aristotelisches Thema gewesen sein. Der Sekt perlte

7 Gertrud Bäumer (1873–1954), Politikerin und Frauenrechtlerin. 1919–1932 Abgeordnete der Deutschen Demokratischen Partei (DDP), 1920 als erste Frau in Deutschland Ministerialrätin im Innenministerium.

in den Gläsern, ich wurde mit zwei Flaschen Escherndorfer Lump[8] beschenkt; man trennte sich spät. Als wir am nächsten Vormittag vor der noch unzerstörten Residenz uns wiederfanden, sagte die Baronin, sie bedaure, den zweiten Abend ausfallen lassen zu müssen, da zwei Generäle ihres Mannes unverhofft gekommen seien, sodass sie sich ihnen widmen müsse. Arglos traten wir die Reise nach Nürnberg an.

Von diesem Augenblick an schürzte sich der dramatische Knoten des Geschehens. Kaum in Nürnberg zurück, berichtete unsere Hauswirtin, sie sei in Stettin zur Hochzeit des Sohnes gewesen und man habe über sie dank dritter Begegnungen gesprochen. Und wie hingeworfen fragte sie nach dem Mädchennamen meiner Frau; als diese zögerte, half sie betulich und lächelnd nach.

Nach einigen Tagen saß ich abends im Dienstzimmer, um die Nachtwache anzutreten. Der Pförtner rief mich an, um mir zu sagen, zwei Herrschaften baten mich zu sprechen. Ich bat, sie mit in mein Dienstzimmer zu schicken. Es waren unsere Wirtsleute. Ich hieß sie Platz zu nehmen, entschuldigte mich für die Primitivität des Milieus; sie setzten sich auf zwei weiße Krankenhausstühle. Beide saßen eine kurze Weile etwas ratlos da; ältere Leute vornehmen Gepräges; er war als Offizier irgendwo Stadtkommandant, sie, aus der Dynastie der fränkischen Hopfenzucht, befand sich meist außerhalb Nürnbergs; beide bemühten sich gewiss um äußerste Korrektheit im bürgerlichen und politischen Verhalten; über Politik hatte ich nie mit ihnen geredet. Ob ich, so hub sie an, irgendetwas mit der Gestapo zu tun hätte?

Nicht, dass ich wüsste, entgegnete ich, doch sie fasste nach: ich sei doch neulich bei der Baronin Weichs gewesen; sicherlich gab ich zurück. Ja, davon müsse irgendetwas bei der Gestapo durchgesickert sein. Dann, präziser werdend, erhob sich ihre Stimme: „Sie gestatten uns eine dumme Frage, wir können es uns gar nicht vorstellen, aber man hat uns gesagt, ihre Frau sei Jüdin." Ich fasste mich einen Moment und erwiderte: „Das ist richtig. Ich hatte aber keinerlei rechtliche Verpflichtung, Sie davon in Kenntnis zu setzen, da ich in einer sogenannten privilegierten Ehe lebe. Ob ich dazu moralisch verpflichtet war, ist eine Ermessensfrage." Beide waren fassungslos. Sie wagten auf meine Analyse hin nicht, mir einen Vorwurf zu machen, forderten aber die sofortige Abreise meiner Frau.

Ich ließ mich vertreten, begab mich unter Sirenengeheul in die Trambahn, um meiner Frau die Begebenheit zu schildern. Sie lag schon zu Bett. Als ich geendet hatte, weinte sie, griff nach einem Luminalröhrchen, und mit den Worten „Ich kann nicht mehr" wollte sie sich vergiften. Ich entriss ihr das tödliche Schlafmittel, veranlasste sie, sofort das Nötigste zu packen, und begleitete sie sofort auf einen Berliner Nachtzug.

Ich hatte den Eindruck, die Sicherungen seien wohl jetzt durchgebrannt. Ich sollte recht behalten, denn schon am nächsten Tag fragte mich ein älterer wohlwollender Fachkollege, was ich denn mit der Gestapo hätte? Er habe einen der Beamten in seiner Sprechstunde gehabt und dieser habe ihn nach meinem Namen gefragt; er selbst habe ausweichend und vermittelnd geantwortet. Die Hexenjagd war also

---

8    Der „Escherndorfer Lump" (bis 1972 nur „Lump") ist eine der bekanntesten fränkischen Weinbaulagen. Sie liegt im Volkacher Ortsteil Escherndorf (LK Kitzingen), Mainschleife, Region Würzburg (Nordbayern).

schon angelaufen. Wer sie ausgelöst hat, das ist im Dunkel geblieben; Vermutungen waren sinnlos. Jetzt musste gehandelt werden; von jetzt an liefen wir beide ums Leben.

Ich begab mich zum Nürnberger Stadtarzt Dr. Hans Gückel;[9] er war ein Verehrer meiner literarischen Produktion, ein tieffrommer Mensch, ein hilfreicher Freund. In seinem Dienstzimmer des Gebäudes auf der schönen Insel Schütt raunte ich ihm ängstlich meine neue Lage ins Ohr. „Sie müssen jetzt vor allem für Ihre gute Frau sorgen", meinte er und bat mich, den Leib frei zu machen und mich auf das Sofa zu legen. Dann tastete er in der Nähe der Bauchspeicheldrüse herum und rief so laut, dass alle Kollegen in den Nebenräumen es hören konnten: „Ach, liebe Zeit, Sie haben ja eine dicke akute Pankreatitis; die haben Sie von Ihrem alten Gallenleiden. Sie müssen sofort aufhören." Damit schrieb er mir ein Krankenzeugnis für die nächsten acht Wochen. Ich verschwand unter Einreichung des Zeugnisses mit dem nächsten Zug nach Berlin. Ohne dieses Zeugnis hätte ich nie eine Fahrkarte bekommen. Das Nürnberger Krankenhaus habe ich von diesem Augenblick an nicht mehr betreten. Meine Frau hauste tatsächlich in den Trümmern. Als ich ankam, mussten wieder einmal die Lebensmittelkarten geholt werden. Ein Glück, dass ich da war, denn man forderte das persönliche Erscheinen auf der bewussten Kartenstelle. Ich ging hin, stand stundenlang Schlange; in gewisser Entfernung von mir sah ich Heinz Ullstein stehen; er erkannte mich nicht. Als ich an den Tisch der Aushändigung trat, sagte der abfertigende Beamte schroff: „Wo steckt denn Ihre Frau?" Ich antwortete, sie warte unten, ob er sie sehen wolle. Er knurrte: „Na, da ist sie wohl zufällig heute mal da!" Ich schwieg. Es waren die letzten Karten, die mir bis Kriegsende ausgehändigt wurden. Die kurze Unterhaltung bewies mir genau meinen aktuellen Stand. Am Nachmittag traf ich meinen Freund Müllereisert; er unterrichtete mich von einer neuen Aktion gegen die Mischehen; man wolle den jüdischen Teil abtrennen und ins Ungewisse abtransportieren. Das bedeutete für mich, Signal auf unauffindbare Flucht zu stellen. Es hatte da so einige Varianten gegeben. Manchen jüdischen Bekannten war das Haus oder die Wohnung ausgebombt worden. Sie stellten fest, dass auch ihr altes Polizeirevier nicht mehr stand. Sie gingen auf ein fremdes, gaben irgendeinen Namen an und erhielten eine „arische" Kennkarte. Ich erlebte, dass eine unserer Bekannten auf diese Weise durch das Arbeitsamt zu einem Parteifunktionär eingewiesen wurde. Uns war die Flucht meiner Frau als Theaterfriseuse eines Thespiskarren,[10] der sie an der Grenze absetzen wollte, missglückt; der Wagen wurde vorher geschnappt, und alle wurden verhaftet. Eine Schwester meiner Frau saß in Budapest in einem Ghetto, eine andere

9    Einen besonderen Bezug für Leibbrand zu Gückel gab es wegen dessen Interesse an der Psychiatriehistorie: Der Nürnberger hatte 1906 im Erlanger Verlag „Junge & Sohn" die Schrift „Zur Geschichte der Isolierung von Geisteskranken" herausgegeben (wenn auch im nicht gerade stattlichen Umfang von nur 30 Seiten).

10   Ein „Thespiswagen" oder -karren ist der Name für den Wohnwagen wandernder Schauspieler bzw. für eine Wanderbühne. Die Bezeichnung stammt von Thespis, dem ersten griechischen Tragödiendichter, der seine Theaterstücke laut Überlieferung durch Horaz (65–8 v.Chr.) auf einem Theaterwagen aufgeführt haben soll.

wurde bald nach Theresienstadt verschleppt. Beide überstanden lebend; eine Cousine geriet an einen falschen Fluchtagenten, einen getarnten Gestapomann, der sie am Stettiner Bahnhof, von wo aus sie nach Schweden fahren wollte, in Empfang nahm, um sie vergasen zu lassen. Mit solchen Erinnerungen waren wir vorbelastet.

Meine damals noch nicht abtransportierte Schwägerin, Hausbesitzerin in Westend, sah uns nicht gern mehr bei sich; das war begreiflich; jeden Augenblick konnten die Bomben fliegen, man musste in den Keller gehen, und wir waren für die Hausbewohner suspekt, für sie selbst eine Belastung. Wir taten ihr den Gefallen, beim ersten Sirenenton über den Spandauer Berg ins Laubengelände zu laufen; dort befand sich ein Bunker, für den wir anonyme Passanten waren. Häufig mussten wir uns bei diesem Rennen mehrfach platt auf die Erde drücken. Hier lauerte eine weitere Gefahr. Kaum war der Entwarnungston entbunden, da erschienen Funktionäre und sammelten die Männer zu Zwangsarbeiten ein; sie kamen nicht mehr heim, verschwanden irgendwohin, wo die Frauen sie suchen konnten. Ausgerüstet mit diesen Erfahrungen, im Besitz eines ärztlichen Krankenzeugnisses des guten Dr. Gückel, versehen zusätzlich mit einem gefälschten Pass und einem gefälschten Ausweis eines Rüstungswerkes begann für uns die Zickzackzeit, der ausweichende Hasensprung. Er führte uns monatelang ohne Lebensmittelkarten von Bahnhof zu Bahnhof, von Ort zu Ort, von Provinz zu Provinz; so verbrachten wir das, was jetzt Leben hieß, in Bayern, Franken, Württemberg. In der Tat suchte man uns vergeblich; ehe eine Amtsstelle uns fand, waren wir schon wieder woanders. Es wurde Winter, die Tage waren kurz, wir wussten oftmals um 18 Uhr abends nicht, wo wir nächtigen würden. Wir haben etwa 30 bis 40 verschiedene Schlafstellen aufsuchen müssen, ich selbst habe neben alten dörflichen Küchenherden auf dem Boden neben einem fremden Hund geschlafen, meine Frau packte sich mit dem Foxel an die unmöglichsten Stellen.

Den einzelnen Erlebnissen voran ging aber eine Begegnung, die wie „der Engel aus Sibirien"[11] imponierte. Schon in Nürnberg wurde mit mir zusammen eine junge Ärztin tätig, die man nach längerer Krankheit ebenfalls dorthin beordert hatte und deren klare, uneingeschränkte politische und menschliche Verhaltensweise das Gegenteil des Nazismus darstellte. Ich konnte mich ihr gegenüber vorurteilslos verhalten. Sie hatte einen Teil meiner Colloquia mit großem Interesse mitgemacht, kannte meine bisher erschienenen Bücher schon, bevor wir miteinander tätig wurden und erleichterte mir mit nächtlichen Vertretungen meine Arbeit. Auch sie stand ohne Zweifel unter politischer Bewachung. Nach einigen Monaten – ihr Vater war überdies in Wernigerode als Oberstudiendirektor plötzlich verstorben, nachdem man auch ihm als echtem Demokraten das dienstliche Leben in Schlesien erschwert hatte – verließ sie die Nürnberger Klinik nicht ohne eigenes Zutun, da auch ihr die Atmosphäre gefährlich wurde. Sie nahm eine Stationsstelle in der Erlanger Heil- und Pflegeanstalt an. Ich konnte ihr meinen fluchtartigen Exodus signalisieren, und

11   Hier ist Annemarie Wettley gemeint. Die Zuschreibung „Engel aus Sibirien" bezieht sich wohl auf die im Ersten Weltkrieg für ihre besondere humanitäre Hilfe in Rußland bekanntgewordene Rotkreuzschwester Elsa Brändström (1888–1948).

sie schuf mir bei sich eine Vermittlungsstelle, leitete meine Post auf Umwegen weiter und wurde für meine Frau und mich vor allem zur Tarnstelle. In den freien Tagen machte sie sich auf, um für uns Schlupfwinkel mit Hilfe verständnisvoller Kleriker zu schaffen. Dieses mutige Tun blieb nicht ganz unentdeckt; die Gestapostellen fanden sie offenbar [her]aus, riefen sie an, um nach mir zu fragen. Sie spielte die Ignorantin und sagte, sie habe nie etwas von mir gehört. Jedenfalls war sie imstande, uns nach einem kürzeren, aber nicht ganz dichthaltenden Versteckaufenthalt in Gauting bei einer Bäckersfrau, in Unterfranken nahe Würzburg mit Hilfe eines Klerikers einen Aufenthalt in einem Dorf nahe Schweinfurt zu schaffen. Eigentlich hatte dort die rührende Kleinwohnungsinhaberin, eine frühere Oberpflegersfrau aus Lohr mit Tochter, kaum Platz, führte uns aber in der Ortschaft als vorübergehend angenommene Verwandte.

Zunächst ging alles trotz Beengtheit gut ab. Wir saßen im Schlafraum meiner Frau, der zugleich als Wohn- und Essraum für die Familie diente, während ich zuerst in einem Kammerl hauste, um später auf den Küchenfußboden mit Matratze umzuziehen. In einem nahen Wirtshaus wurden wir für Kriegsverhältnisse gut und billig versorgt. In dem Wohnzimmer traf sich aus dem Ort alles; ein lautes Geredes vielerlei Personen verstummte am Tage kaum; trotzdem gelang es mir, an einem Tischeckchen sitzend mit Tinte, Feder und Papier den ersten Teil jenes Buches zu schreiben, das später unter dem Titel „Gespräch über die Gesundheit" bei meinem Freund Claasen[12] erschienen ist. Mit dem Ortspfarrer, der ins Bild gesetzt wurde, unterhielt ich mich gern und half ihm seine ABC-Schützen in Latein[13] mit zu unterrichten. Er ließ mich dafür in der durchaus nicht kleinen Kirche Orgel spielen. Ich schrieb mir damals das Ave-Maria von Mozart ab und behütete es in meiner Tasche wie ein Juwel. Dieses Orgelspiel blieb dem Ortsgruppenleiter nicht unverborgen. Da leider die Tochter unserer Wirtin nicht sonderlich intelligent war, zog er ihr wohl über uns einige Informationen aus der Nase. Kurzum, der Pfarrer versah uns mit einer Dauerwurst, Schweineschmalz und Käse, hielt es zugleich für angebracht, den Ort möglichst bald zu verlassen. Früh um 4 Uhr, bei schneidender Winterkälte, warteten wir auf die Weiterfahrt. Sie brachte uns gelegentlich nach Erlangen, wo wir unseren „Engel aus Sibirien"[14] verständigen konnten; dort wohnten wir heimlich bei dem Organisten und Kirchenmusikhistoriker Georg Kempf, dem Bruder des Pianisten. Auch dieser Mann hatte den Mut, uns kurzerhand mehrfach nächtigen zu lassen. Dann gings nach Württemberg zu guten Freunden, von dort machte ich mir offiziell in Bad Kissingen mehrmals angeblich gutachtlich zu

---

12   Zur Korrespondenz mit Claassen siehe auch Claassen/Claassen (1970), DLA sowie SAF.
13   Im Original „Latain".
14   Siehe oben, Fußnote 11.

schaffen. Von Bad Kissingen aus nahm uns der Nürnberger Baron Tucher[15] und dessen mutige Schwester Gräfin Treuberg auf deren Gut bei Dollnstein[16] auf.

Über die Poststelle der Erlanger Ärztin erfuhren wir, dass unsere Berliner Wohnung gänzlich ausgebombt worden war. Schwierigkeiten finanzieller Art, zumal ich kein Gehalt mehr erhielt, wurden durch restliche Möbelverkäufe und gelegentlichen Zufluss aus einem Erbschaftsfond, dem einzigsten [sic] meines Lebens, ausgeglichen. Lebensmittelkarten besaßen wir keine mehr, wir waren also auf Schwarzhandel gestellt; das bedeutete eine gewisse Lebensverteuerung. Ich weiß, dass meine Frau eines Nachts in einem lauten Gasthof, solange ich im Zimmer zu schlafen versuchte, ins Gastzimmer hinunterging, um ihre krokodillederne große Tasche in Esswaren „umzutauschen". Die notwendigen Tagesreisen, früh morgens um 4 Uhr beginnend, waren nicht ungefährlich geworden, da die Tieffliegerangriffe recht enervierend wurden. Man schoss in die Abteile; manche wur[d]en selbst unter den Bänken liegend getroffen; häufig gelang es, die Lokomotiven zu treffen, die ausliefen und stehenblieben. Manche Toten säumten die Bahndämme. Große innere Aufregung entstand, als wir bei solcher Gelegenheit aus dem Zug steigend unsere Umhangtasche liegen ließen, in der nicht nur die besten wollenen Winterstrümpfe lagen, sondern ein gefälschter Pass im Boden eingenäht war. Er war unsere zweite Hypothek neben dem internationalen Führerschein, den meine Frau so unbefangen Gestapobeamten in der Bahn vorwies, dass sie beim zweiten Mal abwehrend sagten: „Danke, wir kennen Sie schon." Der ärgste Teil des Tages war die im Winter früh einbrechende Nacht; oftmals hatten wir kein Quartier und wussten nicht, wo bleiben. Bahnhofshallen waren gefährlich der Kontrollen wegen. Ich habe festgestellt, dass die alte Legende von Josephs Flucht mit der schwangeren Maria[17] eine tiefe Wahrheit enthält, wie alle orientalischen Erzählungen. Von der Schwelle gewiesen zu werden, das war nicht nur das Demütigendste, sondern auch [das] Gefährlichste. Die gesamte Notlage war immer noch mit Listen zu meistern, wusste man, wo man blieb. Den echten Freund, den wahren Christen, die eindeutige Nächstenliebe erkannte man nur in der Zusage zur Frage: „Kann ich heute Nacht bei Euch bleiben?" Alles andere blieb Phrase. Ratschläge brauchte man nicht; man hatte gelernt, zu manipulieren, sich durchzuwinden; eines nur war nötig, die nächtliche Bleibe.

---

15  Tucher von Simmelsdorf, einflussreiche Patrizierfamilie der Reichsstadt Nürnberg, urkundlich erstmals 1309 erwähnt. Sie war seit 1332 berechtigt, Mitglieder in den „Rat der Stadt Nürnberg" zu schicken. Der Namenszusatz wurde 1697 von Kaiser Leopold als Adelstitel anerkannt. 1855 erwarb Siegmund von Tucher das Königliche Brauhaus (vormals „Reichstädtische Weizenbräuhaus") und gründete daraus die „Freiherrlich von Tucher'sche Brauerei", die bis 1898 als Privatbrauerei geführt und dann in eine Aktiengesellschaft umgewandelt wurde. Ein Tucherschloss, ehemalige Familienresidenz seit 1553, ist heute Museum für die Geschichte der Nürnberger Kaufmannsfamilien. Der Herrensitz in Nürnberg-Schoppershof (seit 1875) ist Standort der Tucher'schen-Kultur-Stiftung, der ich für die Zusammenarbeit herzlich danke; insbesondere Bernhard von Tucher hat sich für biographische Auskünfte und Hilfe engagiert.
16  Dollnstein liegt im Westen des oberbayerischen Landkreises Eichstätt im Naturpark Altmühltal am Zulauf des Urdonautales. Dort liegt das „Gut Feldmühle" der Familie Tucher.
17  Im Original „Maira".

Und sie waren alle Helden, die uns als Paria aufnahmen, denn alle wurden durch uns gefährdet, niemandem war es zuzumuten, uns aufzunehmen. Die Pflegerswitwe nahe Schweinfurt nahm dieses Risiko auf, Georg Kempf[f][18] hat es mehrfach getan, und kurz vor dem Zusammenbruch war es die Gräfin Treuberg, die mutig erklärte: „Sie bleiben einfach hier auf dem Gut. Ich übernehme die Verantwortung."

Bevor diese zum Zerreißen gespannte Schlussperiode begann, waren wir damals in Bad Kissingen. Als Kind hatte ich dort die Sommerferien an der Saale verbracht; mein Stuttgarter Onkel las auf den Bänken der Parkanlagen den „Faust"; jetzt war der Ort keineswegs ausgestorben, aber wenig versorgt und im Winter ohne Heizmaterial. Freunde aus Spanien brachten uns im Haus Elsa unter. Man schlief im Zimmer mit Temperaturen unter Null. Wir hatten dort Halt gemacht, da meine Frau beängstigende Leibschmerzen bekommen hatte. Wir mussten den Gynäkologen Gauss[19] in Würzburg aufsuchen. Gottlob war es nichts Ernstes, die Schmerzen vergingen wieder, der Leib entspannte sich. Im Souterrain der „Elsa" befand sich ein einziges heimliches Öfchen in einem Nähzimmer. Ich blickte durch den warmen Spalt der Tür und fand auf dem Sofa hockend meinen einstigen Patienten aus Berlin vor, den früheren Generalquartiermeister Seiner Majestät, den aus Colmar stammenden General Scheuch.[20] Scheuch, ein schlanker, trotz seines hohen Alters drahtiger Mann in den Siebzigern, hatte in Berlin nahe meiner ersten Wilmersdorfer Praxis gewohnt. Ich half ihm ärztlich, so gut ich konnte; eindringlicher war sein echt gallischer beweglicher Geist, der so gar nichts von einem Preußischen Offizier hatte; er liebte es, französisch zu reden und von französischer Literatur mit mir zu reden; seine langjährige Haushälterin hatte ihn einmal gefragt, warum er nicht geheiratet habe, er antwortete, dazu habe er bisher noch keine Zeit gefunden. In jenem Nähzimmer also fanden wir uns wieder, das uns des Öfchens wegen paradiesisch erschien, und die Hotelinhaberin erlaubte nun auch uns, mit Herrn von Scheuch in jenem Zimmerchen die körperliche und geistige Aufwärmung. Da kamen die Trecks aus dem Osten pausenlos über Bad Kissingen. Eines Tages traf ich Scheuch in der bekannten Boxberger-Apotheke; er lächelte maliziös und flüsterte mir sanft zu: „Haben Sie schon bemerkt, dass wir jetzt hier Hofluft atmen?" Ich hatte es bemerkt, denn im Haus „Elsa" war die Kronprinzessin erschienen und ihre weitere Verwandtschaft verteilte sich, teils mit Säuglingen, in ungeheizten Dachmansarden der Umgebung.

18  Georg Kempff (1893–1975), Kirchenmusiker, Komponist und Autor. Studium der Theologie und Musik in Berlin. 1933–1959 Leiter des Instituts für Kirchenmusik in Erlangen. Wirken als Organist, Pianist und Sänger sowie Komponist von Kirchenmusik. Bruder des bekannten Pianisten Wilhelm Kempff (1895–1991).

19  Carl Joseph Gauß (1875–1957), Gynäkologe, Geburtshelfer und Hochschullehrer. Ab 1923 Professor an der Julius-Maximilians-Universität Würzburg und Direktor der dortigen Frauenklinik und Hebammenschule. Gauß war als „Märzgefallener" im Frühjahr 1933 in die NSDAP eingetreten und später noch Mitglied in weiteren Parteiorganisationen geworden. Die Konsultation in Würzburg war daher wohl nicht ungefährlich.

20  Heinrich Scheüch (1864–1946), General der Infanterie. Besuch von Lyceum und Kadettenanstalt in Colmar.

Caecilie[21] hatte ich damals als märchenhafte junge Prinzessin in der gläsernen Hochzeitskutsche als Kind Unter den Linden in Berlin gesehen. Jetzt erschien sie mir als breiter ausladendes Koloss, eingehüllt in grobe Pelzmäntel. Sie war blass, ihr Gesicht ausdruckslos, ihr ganzes Wesen war offenbar von Hunger erfüllt. So saß sie in Mantel und Wollhandschuhen im eiskalten Speisezimmer der „Elsa" und wartete auf eine allgemein dargebotene Suppe, die sie hastig und stumm verschlang.

Kurz nach dieser Begebenheit muss sie den berüchtigten Herrn Groha in Kissingen kennen gelernt haben, den sie zum Hofrat machte und der sich der Verwaltung ihrer Werte annahm. Die Stumpfheit ihres Wesens ließ damals erkennen, dass wohl das Eintreten einer Geschäftsunfähigkeit nicht mehr lange auf sich warten ließ. Ganz anders verhielten sich Louis-Ferdinand mit seiner Frau, der Prinzessin Kyra. Jung, wie sie waren, widerstanden sie den Unbillen von Kälte und Unbequemlichkeit; sie waren gesprächig, und der Ehemann begab sich in die gewiss nicht wärmere Kirche, um Orgel zu spielen.

Zwar bröckelte der Gesamtverhalt des öffentlichen Lebens schon erheblich; unsereiner lebte schließlich nur noch von der Hoffnung des steckenbleibenden Fernschreibers, wodurch auch die Aktivität der Gestapo gelähmt werden musste. Ganz so weit war es im Februar 45 aber noch nicht. Und so geriet ich in neue Schwierigkeiten. Das Zeugnis des guten alten Dr. Gückel war abgelaufen. Ich wurde so dokumentlos und damit Freiwild für jeden politischen Apparatschik des Systems. Wer könnte mir helfen? Ein lustiger Berliner Schauspieler, ebenfalls in Kissingen unkontrollierbarem Dasein frönend, nannte mir einen Arztnamen. Ich fragte, ob dieser Mann ein Nazi sei; das sei wohl möglich, ich solle es aber einfach einmal riskieren. Der Arzt versorge zugleich hier ein Reservelazarett der Wehrmacht. Etwas unentschlossen, aber vom Schicksal genötigt, befolgte ich diesen Rat. Ich war nie ein Diplomat, liebte immer den frontalen Angriff. Als ich nach einigem Warten von dem Kollegen empfangen wurde, sagte ich ihm in vollem Einsatz aller Karten die Wahrheit. Er hieß mich die Kleider ablegen und untersuchte mit dem Hörrohr. „Sie haben eine schwere Pleuritis", sagte er ganz ruhig und ohne Lächeln. Dann schrieb er mir ein neues Zeugnis in unbestimmte Ferne. Auch so etwas gab es. Er hätte mich ebenso gut verhaften lassen können.

Von Kissingen aus sprachen wir kurz bei unserem Erlanger „Engel aus Sibirien"[22] vor. Er hatte schon vor einiger Zeit unseren Foxel übernommen. Da die Kollegin aber selbst einen Foxel hatte, war es so oft zum Kampf der feindlichen Brüder gekommen, dass die Direktion etwas davon erfuhr und die Abschaffung des zweiten Hundes wohl nicht unbilligerweise verlangte. Unser Foxel befand sich bei Erlanger Freunden, wohin sie ihn verbracht hatte. Dort aber hatte er eine Fremdneurose bekommen; er wurde unsauber, pseudodement und eines Tages war er verschwunden. Meine Frau war über diesen Verlust entsetzt und maßlos betrübt. Wir gingen den

---

21   Cecilie Auguste Marie Herzogin zu Mecklenburg (1886–1954), Tochter von Großherzog Friedrich Franz III. von Mecklenburg und Großfürstin Anastasia Michailowna Romanowa. Sie war nach der Hochzeit 1905 als Ehefrau Wilhelm von Preußens 1905–1918 die letzte Kronprinzessin des deutschen Kaiserreichs. Sie ist am Ende auch in Bad Kissingen gestorben (06.05.1954) und dort bestattet worden (12.05.1954).

22   Siehe oben, S. 112, Fußnote 11.

Erlanger Rathsberg nachts hinunter; sie schluchzte und rief durch die Nacht nach dem Hund, in der Hoffnung, der Verlaufene erkenne ihre Stimme. Nichts geschah. Da ließen wir in einer Erlanger Zeitung unter Chiffre eine Suchanzeige los. Aus Hersbruck[23] meldete sich eine junge Bauernschönheit und brachte uns den Hund wieder. Er sei ohne gekaufte Fahrkarte in einen Postwagen in Erlangen gehupft, sei dann in Hersbruck freiwillig ausgestiegen, und sie habe ihn mitgenommen und liebgewonnen.

Als wir auf dem Bahnhof durch die Sperre traten, um einem neuen unsicheren Ziel zu folgen, dachten wir beide daran, welche Schwierigkeiten uns der Hund bereiten würde. Das junge Mädchen stand an der Sperre. Ob sie ihn wohl haben wolle, stammelten wir; sie nickte. Schon hatte sie die Arme ausgebreitet, um ihn zu nehmen, da sagten wir beide gleichzeitig, wir nähmen ihn mit; es sei der einzige Freund, der uns noch für den Alltag geblieben sei. Die Neurose schwand sofort; der Hund wurde wieder völlig normal.

So ging es zum dritten Mal zu den Tuchers in der Nähe von Doll[n]stein auf die Feldmühle. Dem Baron schien Sand in das Getriebe unserer Freundschaft gekommen zu sein. Die Gründe ergaben sich rasch: Er habe neulich ein Gespräch mit dem Nürnberger Polizeipräsidenten gehabt und die Sprache sei auch auf mich gekommen. Er war es seinerzeit gewesen, der der Baronin Weichs den zweiten Vortragsabend verboten hatte. Nicht die Generäle waren das Hindernis gewesen, sondern sein Verweis. Besonders empört war die Nazigröße darüber, dass meine Frau an dem Abend teilgenommen hatte; all dies hatte er erfahren, und der Nürnberger Stadtrat hatte die Jagd nach mir über ihn eingeleitet. Als von Tucher mildernde Worte finden wollte, sagte angeblich der Polizeigewaltige: „Kommen Sie mir nicht etwa noch einmal mit diesem Judenbengel." Nach dieser Darstellung wollten wir die Feldmühle verlassen, aber von Tuchers Schwester sagte eindeutig: die Herrschaften bleiben hier unter meinem Schutz; ich verantworte es. Da gab er nach und wir blieben.

Es war März geworden. Das frühe Osterfest war eigenartig frühlingshaft. Ich wurde zu einer Art geistigem Hausmeier des Gutes; ich arbeitete literarische Vorträge aus oder las abends aus Klassikern vor. Um uns scharte sich eine kleine Gesellschaft von Frauen mit kleinen Kindern, die hier Schutz gesucht hatten; ein liebenswürdiger Verwalter, einst Gutsbesitzer aus Heroldsberg, sorgte, so gut er konnte; man half im landwirtschaftlichen Betrieb und hörte abends ungeniert die ausländischen Sender, aus denen man Informationen schöpfte. So zeichnete sich langsam der Vormarsch der Alliierten im Geiste ab. Die Reaktionen darauf waren gelegentlich grotesk. Eine junge Frau der Verwaltung im Gutsbetrieb traf ich justament in einem Augenblick an, als sie die braunen SA-Hemden ihres Mannes blau färbte. Ganz rational meinte sie, der Krieg sei zu Ende und das braune Zeug sollte man nicht bei ihr finden. Ich nahm Kontakt auf mit den französischen Kriegsgefangenen; sie verfertigten schon kleine rollende Kutschen, auf denen sie ihre Habe bis in die Heimat auf Rädern bringen wollten. Die Jugoslawen sangen mit uns ihre slawischen Volkslieder.

---

23  Hersbruck liegt rund 50 km süd-östlich von Erlangen.

Der beginnende April brachte eine fast hochsommerliche Pracht der Natur. Ob man wohl diesen herrlichen Frühling noch lebend genießen können werde? Es war zu schön, um wahr zu sein. Am Radio verfolgten wir den Vormarsch des Generals Patton.[24] Lange konnte es nicht mehr dauern. Da sahen wir eines warmen Frühlingsabends voll scheinbaren Naturfriedens einige Soldaten vor dem Gutshaus Telephondrähte ziehen. Kaum hatte unser Gastgeber von den Männern erfahren, hier solle eine Station errichtet werden, da bekam er Besuch von einem etwa 50jährigen kräftig gebauten Major. Hier werde eine Verteidigung ausgebaut; dieser Gutshof diene als Bastion und Zentrum der Verteidigung. Von Tucher musste vorsichtig sondieren, denn er bemerkte rasch, mit wem er sprach, mit einem Hundertfünfzigprozentigen. Er versuchte, ihm den Gedanken aus technisch-strategischen Gründen auszureden, und sonderbarerweise gelang es ihm. Die Leute zogen ab, die Drähte wurden abmontiert.

Wir feierten diesen Sieg über die Nazis mit den letzten vorhandenen Weinresten. Vom Radio kamen wir kaum mehr fort. Die Nachrichten über den weiteren Vormarsch überstürzten sich. Da traf eines Nachts plötzlich einer der Söhne Tuchers auf dem Gut ein; er war stiften gegangen, wie es beim Barras heißt. Man zog ihm die Uniform aus und versteckte sie; dann wurde lang beraten, was zu tun sei. Von dem bizarren Plan, ihn in Mädchenkleider zu stecken oder ihn im Bett in einer Kammer zu halten, kam man rasch ab. So schuf man im Wald eine Höhle, die ausreichend mit Lebensmittel versorgt werden sollte. Es war gut so, denn plötzlich erschien ein SS-Detachement, dessen Arroganz nichts zu wünschen übrigließ. Sie beschlagnahmten das ganze Haus, gruben sich in den Garten ein und befahlen uns barsch, ihren Siegeswillen zu unterstützen; andernfalls werde es knallen.

Nicht weit von uns mussten die amerikanischen Panzertruppen stehen. Wir wurden auch die SS los; sie erhielt einen weiteren Marschbefehl. Unseligerweise sah aber einer, dass eine der Verwaltungsfrauen des Gutes aus Bettwäsche weiße Fahnen nähte. „Das werden wir euch eintränken", schrie einer beim Abzug. In der Küche wollte sich meine Frau beim Kochen einer warmen Suppe für die Amerikaner beteiligen; als ob sie nicht selbst genug Proviant gehabt hatten. Da zog ich sie von hinten am Ärmel und forderte sie zur Flucht in die Umgebung auf.

Das herrliche Tal im fränkischen Jura mit seinen bizarren Zerklüftungen lag morgens in blauem Dunst und Sonnenglast vor uns. Ich trug einen alten karierten grünen Jagdmantel, rechts hing sich meine Frau ein, linker Hand bändigte ich den nervösen Foxel; in der rechten Tasche steckte eine arabische Grammatik, aus der ich lernte, in der linken lugte das handschriftliche Buchmanuskript hervor, das ich nahe Würzburg auf dem Dorf begonnen hatte und hier beendet hatte: „Das Gespräch über die Gesundheit". Als wir uns anschickten, das Tal zu durchqueren, rumsten die ersten Artilleriegranaten über uns weg.

Die amerikanischen Panzer schienen sich einzuschießen. Ab und zu verfolgten wir Einschläge als Staubfontainen. Viele hundert Mal gingen wir platt zur Erde; der

24    George Smith Patton jr. (1885–1945), Soldat und General der US Army im Zweiten Weltkrieg. Er hatte nach der Landung in der Normandie das Kommando über die 3. US-Armee, starb 1945, aber erst am 21.12.1945.

Foxel protestierte über den Geschoßkrach, ich nahm ihn in meinen Mantel. Schließlich kamen wir an den Waldrand, drangen ein wenig in das Gehölz und lagerten uns in einem natürlichen Hohlraum: „So", meinte ich, „jetzt können sie kommen". Wir waren hoch keine fünf Minuten dort eingerichtet, als von der Höhe des Waldes ein älterer deutscher Mann mit Panzerfaust uns entgegenschrie: „Was machen Sie hier? Machen Sie, dass Sie fortkommen! Die Amis sind hinter uns her." Beinahe hätte ich geantwortet: „Aber auf die warten wir ja schon seit einigen Jahren!" Es half nichts, wir mussten weiterlaufen. Und so rannten wir um das Ende des Krieges, um Hitlers Ende, um das Ende der Pariazeit weiter durch den dichten Wald, bis wir ein Siedlerhäuschen bemerkten, in dessen Schutz wir mit einigen anderen Flüchtenden bleiben wollten. Die lieben reizenden Leute nahmen uns sofort auf; neben den wenigen kleinen Wohnräumen befand sich der Viehstall; der Keller lag freilich nicht tief, etwa 4 bis 5 Stufen herab vom Erdboden. Einer hatte ein Fernglas; er sah die Panzerspitzen in der Ferne; die Rohre waren wie auf uns gerichtet. In diesem Augenblick sahen wir vor dem Haus aufrecht zwei SS-Leute vorbeirennen. Der Siedler rief uns zu: „Nun ist's aber wohl besser, hinein in den Keller." Kaum waren wir unten, als die erste Panzergranate etwa 50 Meter vor dem Häuschen einschlug. Das kann gut werden, dachte ich, und schon saß die zweite 25 Meter entfernt im eingeschlagenen Boden. „Die verfluchten SS-Hunde haben uns das eingebrockt", schrie einer im Keller, als der dritte Einschlag im Haus saß. Es krachte, die Hinterwand des Kellers rumpelte; an der Wand hing ein Werkzeugkasten; er fiel meiner Frau auf den Kopf; der Schaden war gering. Nach diesem Schuss wurde es ruhig. Mir gegenüber saß die Siedlerfrau, eine hochgewachsene bildschöne Person mit gescheiteltem dunklen Haar und weiten dunklen Augen. Sie wurde blass, blieb aufrecht sitzen, sie zeigte keinerlei mimische Bewegung. Einer Niobe gleich, die ihr letztes Kind verliert, erstarrte sie wie zu Stein; nur aus den weiten offenen Augen flossen die großen Tränen wie Regentropfen über ihr geblümtes Bauernkleid. Der Gesamtschaden war gering; nur einige Kühe hatten leichte Verletzungen von Granatsplittern; verendet war kein Tier, wir alle waren am Leben. Es sollte die letzte Kriegsgranate sein, die uns fast noch erwischt hätte.

Nach reichlichen zwei Stunden kamen Laute vom Gutshof; dort war, wie man uns berichtete, eine höchst gefährliche Situation entstanden. Die dort sichtbar gewordenen Panzerspitzen fuhren ganz langsam auf der Landstraße dem Gutshof entgegen. Als sie in greifbarer Nähe waren, knallte es plötzlich aus dem Garten heraus und der beste Freund des amerikanischen Kommandanten sank leblos um. Er hatte neben ihm im Jeep gesessen. Ein SS-Mann hatte sich offenbar im Gebüsch versteckt und ihn abgeknallt. Heute noch ist es mit unbegreiflich, dass das ganze Haus nicht in Flammen der Rache aufgegangen ist. Zunächst stürmten die Soldaten ins Haus und entsetzlicherweise fanden sie die versteckte abgelegte Uniform des jungen von Tucher. Kurzschlüssig waren sie der Ansicht, dieser habe den tödlichen Schuss abgegeben und sei dann im Versteck verschwunden. Man holte den Unschuldigen aus dem nahen Wald. Jetzt war es an uns, die wir jahrelang als Paria galten, uns für die Familie von Tucher einzusetzen. Man schleifte den Hausherrn vor ein Tribunal; da er einen bayerischen Kluftrock anhatte, wurde er wütend geschüttelt; man nahm die Kleidung ebenfalls für eine Uniform und hielt alle für Verschwörer. Die Dunkelheit rückte heran, nur die amerikanischen Lichtaggregate beleuchteten die Szene. Da lief meine Frau zwischen die Männer, erklärte ihnen auf Englisch, von Tucher habe uns als Verfolgte versteckt, sie wolle für ihn zeugen. „Dies ist kein Platz für Damen", sagte der Kommandant und schob sie hinaus. Sie leistete Widerstand, bis sie endlich gehört wurde. Wir selbst wurden wieder von den Franzosen qualifiziert, mit denen ich wochenlang mich unterhalten hatte. Schon wollte man den Hausherrn verhaften und abführen, da ließen sie nach den Schilderungen von ihm ab. Trotz verbotener Fraternisierung wurde dann doch abends gemeinsam mit dem Kommandanten gefeiert. Der amerikanische Alkoholkonsum wurde gefährlich. Unter uns befanden sich mehrere junge hübsche Mütter von kleinen Kindern. Der Kommandant erklärte, hier herrsche Kriegsrecht, und er habe ein Anrecht auf alle hier vorhandenen Frauen. Die Lage wurde kritisch, zumal der Alkohol seine Wirksamkeit zu zeigen begann. Aber innerhalb der Gespräche erwies sich der Kommandant als irischer Katholik; er war ernsteren Gesprächen noch zugänglich, und so unterblieben alle Gewalttätigkeiten. Am nächsten Morgen verschwand der Truppenteil nach nächtlicher Kanonade, während deren wir die größte Angst einer Rückeroberung durch die SS hatten. Angeblich sollten SS-Truppen in den Wäldern versteckt geblieben sein; aber niemand erschien.

Das kurze Gastspiel dieser amerikanischen Truppe bot manche Eigenart. So war es uns monatelang nie möglich gewesen, aus dem am Gut vorbeiziehenden Bach Fische zu jagen. Die Amerikaner holten sich aus dem Haus die vorhandenen großen Damenhüte, setzten sie auf, begaben sich mit Angeln an den Bach und im Nu hatten sie Dutzende von Fischen. Das ging alles höchst lustig, ja heiter zu. Was an Fett in den Bratpfannen übrig blieb, wurde von uns zum Mittagmahl verwendet. Heimlich erhielten wir auch den noch ungewohnten Nes-Café und eine Menge butterweicher Cakes. Kaum aber rüsteten sie zum Abzug, da wurde schnell alles vorschriftsmäßig verbrannt; aus dem Gutshaus packten sie nur die vorhandenen Eier mit [ein]. Geraubt wurde nichts.

Die folgende Truppe, die nachrückte, bestand aus Polen, untermischt mit jüdischen Soldaten. Sie waren feindselig, fraternisierten nicht. Als meine Frau darauf anspielte, sie sei Mutter von zwei Kindern, zischte der Soldat ihr verächtlich entgegen: „I also had a mother." In diesem Affekt lag alles an vergangener Furchtbarkeit.

Die Franzosen zogen fröhlich mit ihren selbstverfertigten rollenden Kutschen heim. Man sperrte dann vorsichtigerweise für uns den Ausgang, weil man beim Freiwerden der russischen Gefangenen Böses erwartete. Bei uns auf dem Gut ereignete sich Sonderbares. Wir hatten ebenfalls vor ihnen Angst. Sie kamen aber nicht massiert, sondern wie auf leisen Sohlen vereinzelt.

Ich setzte mich auf die Steintreppe des Hauses und begann mit ihnen einzeln ein russisches Gespräch. Natürlicherweise ging es um Nahrungsmittel, die wir selbst nicht hatten. Ich sagte ihnen, die Amerikaner hätten Eier und Butter mitgenommen, Fleisch sei nicht da. Da wurde jeder in seiner Gutmütigkeit ganz traurig, dass es auch uns so schlecht gehe, und sie drehten sozusagen erfolglos bei, um weiterzuwandern. Vergewaltigungen oder sonstige Brutalitäten geschahen nicht. Wohl aber hörten wir Schlimmes aus der Ellinger Gegend. Dort hatte die SS offenbar Flüchtende an die Bäume gehängt oder auf Fleischerhaken gespießt wie zu Callots

Zeiten im Dreißigjährigen Krieg. Noch mehrmals rückten amerikanische Truppen an uns vorbei; sie waren distanziert, ohne herrisch zu sein. Was uns auffiel, waren die eigentümlichen Reste aus der Pionierzeit; Appelle hielt der jeweilige Kommandeur in Kreisform hockend ab; manchmal wurde auch in der Mitte ein Feuer angefacht. Alle Besprechungen gingen sehr leger und heiter vor sich; man dachte unwillkürlich an Indianerberatungen.

Meine Frau und ich waren frei! Frei nach 12 Jahren Tarnung. Es dauerte lang, bis wir diese logische Feststellung in unser Gemüt aufzunehmen imstande waren. Wir waren keine Menschen dritter Klasse mehr. Wir hatten unsere Menschenwürde wiedererlangt. Ich musste an den kranken Kant im Alter denken. Sprach jemand das Wort Menschenwürde aus, so erhob er sich feierlich vom Stuhl. Wie hatte man es ertragen können, so lange ohne Menschenwürde zu leben? Unbegreiflich, was der Mensch alles aushält. Das Überleben war uns gar nicht so eindrucksvoll erschienen wie die wiedererlangte Würde und Freiheit. Wie sehr hatten wir sie entbehrt; nicht, weil wir Hitlers Rassismus unterworfen waren, sondern wohl auch, weil wir, wie der große Friedrich gegenüber Sulzer, meinten: „Vous ne connaissez pas assez cette maudite race à laquelle nous appartenons."[25] Nicht, dass es diese Verbrecher gegeben hatte, war so arg; schlimmer war die Vorstellung, dass solche Möglichkeiten im Menschen angelegt jederzeit aufbrechen konnten. Mein in Theresienstadt elend zugrunde gegangener Freund und Kollege Curt Singer,[26] Neurologe und Orchesterdirigent, pflegte noch im KZ zu seufzen: „Es müsste etwas Besseres erfunden werden als der Mensch." Und so sahen wir heiter, aber durchaus nicht jubelnd, zumindest mit großen Vorbehalten dem entgegen, was kommen sollte.

---

25  In freier Übersetzung: „Sie kennen diese verfluchte Rasse nicht genug, der wir angehören."
26  Siehe oben, S. 60, Fußnote 80. Singer starb im Konzentrationslager Theresienstadt.

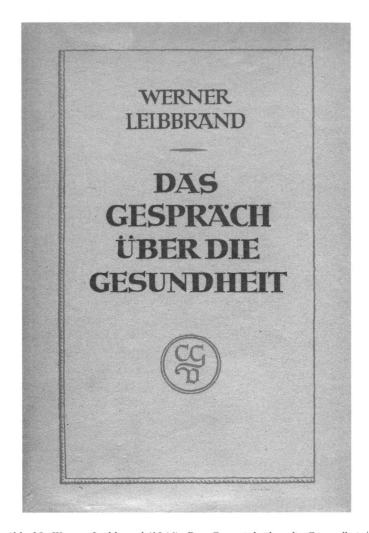

*Abb. 28: Werner Leibbrand (1946): Das Gespräch über die Gesundheit.[1]*
*Verlag Claassen & Goverts, Hamburg. Quelle: SAF.*

1    Leibbrand schrieb auf den Stationen des untergetauchten Ehepaars in Süddeutschland
     (Franken, Bayern und Baden-Württemberg) – unter schwierigsten Bedingungen – an einem
     „platonischen Dialog" über philosophische Krankheitskonzepte. Bereits relativ kurz nach Ende
     des Zweiten Weltkriegs konnte der Band erscheinen (Umfang: 66 Seiten).

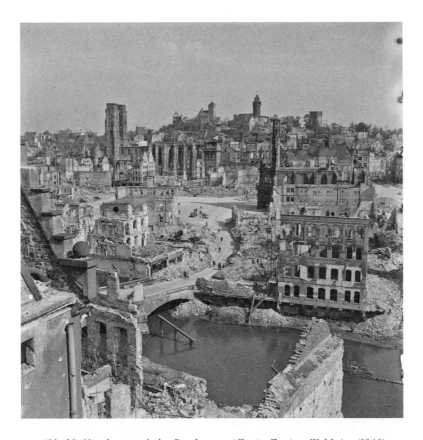

*Abb. 29: Nürnberg nach den Bombenangriffen im Zweiten Weltkrieg (1946).*
*„Hölle auf Erden". Foto: Stadtarchiv Nürnberg (StadtAN/STN).[1]*

1    Als „Schwarzer Tag Nürnbergs" gilt der 2. Januar 1945. Nach dem schwersten Nachtangriff
der britischen Luftwaffe blieben fast nur ausgebrannte Ruinen. 1.794 Menschen starben.
Die Altstadt wurde nahezu völlig zerstört (etwa 90-95%): Der „Sinwellturm" der Burg
(im Hintergrund Mitte rechts) blieb zunächst intakt, erhielt aber später auch noch Schäden.
Ein Jahr nach Kriegsende sah das Stadtbild immer noch desaströs aus; die vorliegende
Aufnahme datiert sehr wahrscheinlich vom 31. Mai 1946, wenige Monate vor Beginn des
Nürnberger Ärzteprozesses. Stadtansicht von Süd nach Nord, von der Königstraße zur Burg.
Mit freundlicher Unterstützung des Stadtarchivs Nürnberg (Bild-Nr. A 39/III Nr. Fi-S-39).
Fotograf: Körper (Hochbauamt).

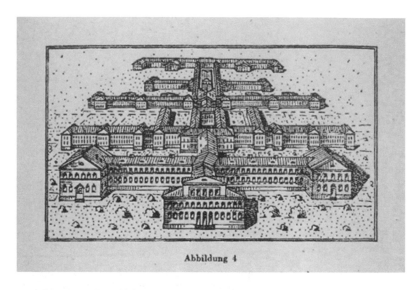

Abb. 30: Heil- und Pflegeanstalt Erlangen. Aus: Werner Leibbrand (1946):
Um die Menschenrechte der Geisteskranken (S. 119). Verlag Die Egge, Nürnberg.

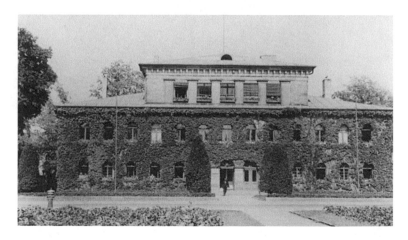

Abb. 31: Direktionsgebäude der Heil- und Pflegeanstalt Erlangen (ca. 1946):
Dieser „Kopfbau" ist oben das vorderste Haus am Maximiliansplatz 2. Quelle: SAF.

# REHABILITATION 1945

Wir befanden uns noch auf dem Gut. Was sollte werden? Wir wussten es eigentlich nicht. Die Amerikaner waren da. Die gleichen Amerikaner, die ich 1934 in deren eigenem Land kennengelernt hatte, als sie mir die Hitlergreuel nicht abnehmen wollten. Die Militärregierung entstand, man musste sich an neue Vorschriften gewöhnen; sie umfassten zuerst sogar die Ausgangszeit.

Man lernte neue Begriffe kennen; man staunte, dass Referate „transportation and religion" umfassten, man beargwöhnte ein wenig das Wort CIC,[1] weil die jeweiligen Gesichter des amerikanischen Soldaten dabei etwas starr wurden; die Kinder interessierten sich besonders für den geländegängigen „Jeep", sie fanden die „Amis" nett, denn trotz aller Verbrüderungsverbote bekamen sie Schokolade geschenkt. Der parfümierte Duft der amerikanischen Cigarette fiel auf; man wusste noch nicht, dass „Lucky Strike" zur Devise, zur Umgangsmünze werden würde; man lernte, was eine „Stange" sei, also eine Serie von wohl 10 Schachteln, die eine Währungseinheit darstellte. Die vorgeschriebene Kontaktlosigkeit war unecht. Man hatte den Eindruck, diese Menschen wollen mit anderen reden, handeln, scherzen; freilich wirkten sie naiv erzieherisch, sie wollten uns am liebsten in 8 Tagen zu amerikanischen Demokraten machen, ihnen war gewiss, dass wir niemals mehr ein Gewehr in die gefährlichen Hände bekämen, dass sie in spätestens 3 Monaten aus uns Allerweltspazifisten gemacht haben würden. Wer Nazi gewesen, wer ihnen gefährlich sein würde, das wussten sie gar nicht. Sie hielten sich an die beiderlei Pfarrer; die gaben meist entweder unklare oder keine wertenden Antworten. Auf wen wollten sie sich verlassen? Die am meisten Betroffenen tarnten sich und logen ihnen etwas vor. Uns war ein Eigentumsbestand geblieben, der in einen Rucksack passte. Etwas Leibwäsche, ein leidlicher Anzug und ein Skianzug mit dem man die Grauen des Krieges überstanden hatte. Eine fast romantische Zukunft erwartete uns; was würde werden? Auf dem Gut war des Bleibens nicht mehr lange. Ein Wagen nahm uns eines Tages in Richtung Nürnberg mit, vorbei an der lieblichen Ellinger Gegend, in der so mancher am Fleischerhaken an den Baum in letzter Minute gehängt worden war. Das Beste und Zweckmäßigste war, zunächst einmal wieder Erlangen aufzusuchen, Kontakt mit dem „Engel aus Sibirien" aufzunehmen, wo noch ein wenig Habe verblieben war. Dort hatte sich alles friedlich vollzogen und umgestellt. Unser „Geheimdienst" freute sich, uns heil wieder zu sehen.

Meine Frau wollte hoch hinaus. All dieses Hohe symbolisierte sich für sie im Namen „München". Dort schien ihr die neue Umschlagsstelle, die Drehscheibe der

---

[1]  „CIC" steht für „Counter Intelligence Corps" (Spionageabwehrkorps) als Nachrichtendienst der Armee der Vereinigten Staaten von Amerika während des Zweiten Weltkriegs.

Welt zu liegen; dort musste man jetzt so schnell wie möglich mitmischen; in München werde für uns etwas abfallen, meinte sie; dort stehe die Welt für uns offen. Ich ließ ihr diesen berauschenden Traum, lehnte das Vorhaben nicht ab, beobachtete aber zunächst die kleinere Umgebung, in der wir uns befanden. Annemarie Wettley – so hieß unser sibirischer Engel – war als Abteilungsärztin in der Heil- und Pflegeanstalt verblieben. Von dort steuerte sie uns in bösen Zeiten, hier verblieben wir zunächst als Tagesaufenthalt; in der Nähe hatten wir ein kleines Zimmerchen gefunden. Wir erfuhren von ihr, man habe die beiden Anstaltschefs abgesetzt; am Tage, an dem wir ankamen, waren sie sogar unter körperlichen Züchtigungen vertrieben worden, weil man sie für Gestapogünstlinge gehalten hatte. Das Anstaltsschiff schwamm gewissermaßen ohne Kapitän auf freier See.

Diese Feststellungen waren für mich im Augenblick kein Anreiz. Eher dachte ich daran, am Wiederaufbau der Universität tätig zu werden, doch alles blieb im Dunkel der unklaren Vorstellung.

Militärregierung! Was war das eigentlich? Eine genaue Idee davon hatte ich nicht. Ganz allgemein, so war mein Denken, habe wohl die Armee die gesamte Regierung und Verwaltung in Händen. Ich wollte mir diese neuen Befreier, auf die wir so lange gewartet hatten, einmal in der Nähe ansehen. Ihr Regierungschef amtierte in einem Haus gegenüber dem Gesundheitsamt; ich fand das Gebäude leicht, da es an der amerikanischen großen Fahne erkennbar war. Kein Scherengitter, wie bei der einstigen Gestapo. Kein Mensch – und sei es auch nur ein Soldat – hielt mich auf; man konnte hineingehen, stieß auf einen wuselnden Menschenhaufen geschäftiger Personen, die hinein- und hinausgingen. Gewohnt, in solchen Fällen immer erst zum Obersten zu gehen, fand ich das geräumige Zimmer des Chefs der Militärregierung. Die Betriebsamkeit aller mit allen ersparte mir ein Anklopfen; ich geriet auch in kein Wartezimmer, ich fiel mit der Tür sozusagen ins Haus. Drinnen viele laut redende Menschen vor einem großen, gewichtigen[2] Mann vor einem Schreibtisch. Er war nicht besonders liebenswürdig, eher kurz angebunden. Um ihn herum Leute des öffentlichen Lebens, unter ihnen offenbar eine neu bestellte leitende Ärztin des Gesundheitsamts. Meine Frau und ich fielen zuerst gar nicht im Zimmer als neu eingetreten auf. Wir standen eben herum, wie alle anderen. Nach einiger Zeit wurden wir vom Chef bemerkt; er sprach uns auf Englisch an. Ebenso unmittelbar sagte ich, warum ich hier sei und was ich wolle. Amerikaner haben eine angenehme Unmittelbarkeit. Sie lieben keine Umschweifigkeiten, weil das zeitraubend ist. Das war mir schon in USA 1934 im Umgang mit ihnen aufgefallen.

Ich schilderte knapp die politische Lage, das Wiederauftauchen aus einem Abgrund, dem wir entronnen seien; ich stellte ihm meine Frau vor und fragte, ob er für einen Psychiater Arbeit habe. Als er dieses Stichwort hörte, fuhr er auf. „Psychiatrist" hörte ich ihn laut wiederholen; dann folgte die knappe praktische Antwort: „Go to Captain Dye!"

Ich betrat ein kleineres Zimmer auf dem gleichen Stockwerk, in dem ein kleiner rundlicher Mann mit Enbonpoint einen Stahlhelm auf dem Haupt trug, der ihn wie einen Pilz erscheinen ließ. Ich käme, so hub ich in schlechtem Englisch an, vom

---

2     Im Original steht die doppeldeutige Form „gewuchtig"; auch „wuchtig" wäre denkbar.

Boss, gehöre zum „persecutes people" und suche eine neue fachärztliche Tätigkeit dort, wo sie gebraucht werde. Der kleine Mann war sehr umgänglich, äußerst unmittelbar im Reden, large in der Haltung, witzig in der Darstellung. Er schrieb sich alles auf und bat mich, am nächsten Nachmittag um 15 Uhr vor der Anstalt zu erscheinen. Als ich unten das Haus verließ, stieß ich auf einen der mir bekannten Oberärzte der Anstalt. Als er mich sah, fragte er mich, ob ich nicht Lust hatte, die verwaiste Direktion zu übernehmen, da es schwer sei, einen Unbelasteten zu finden. Ich antwortete ausweichend und desinteressiert.

In der Zwischenzeit hatte mir Dye eine recht umständliche Arbeit mitgegeben, das Formular des bekannten riesenlangen Fragebogens, der, in der Hand gehalten, fast bis zu den Knien reichte. Ich füllte ihn sachgemäß aus, da er keine Hürden bot. Als ich am folgenden Nachmittag vor der Anstalt erschien, fuhr die gesamte Militärregierung in Jeeps vor; man hatte außerdem eine kleine Menge bekannterer Leute der Stadt, unter ihnen auch ärztliche Praktiker, geladen. Unter ihnen sah ich das Gesicht jenes Mannes, der mir seinerzeit den Erpresserbrief geschrieben hatte, um mich als Aftermieter loszuwerden. Ich ignorierte ihn, als hätte ich ihn noch nie im Leben gesehen. Der Chef der Militärregierung wollte ein Exempel statuieren. Er führte alle diese Gäste auf eine Verhungerungsabteilung und zeigte ihnen die ausgemergelten Kranken, denen man Fett entzogen hatte, um sie rascher sterben zu lassen. Die Vorführung war sachlich nicht so gänzlich einwandfrei; unter diesen Kranken befanden sich auch natürlich durch Krankheit Abgezehrte, sodass man keine Unterschiede feststellen konnte.

Immerhin war der Laieneindruck einigermaßen erschütternd. Als ich wieder heraustrat, fand ich Dye und gab ihm den ausgefüllten Fragebogen. Er nahm ihn wortlos mit. Etwa zwei Tage danach wurde ich auf die Militärregierung gebeten; Dye schnallte den Stahlhelm fester, zog mich wortlos ganz rasch aus dem Zimmer und hieß mich unten auf der Straße mit ihm einen Jeep besteigen. Es führte uns in raschestem Tempo vor die Anstalt. Er eilte fast hastend mit mir in den ersten Stock in das leere Direktionszimmer, rief alle Ärzte zusammen und sagte auf Deutsch: „Das hier ist Ihr neuer Direktor." Dr. Wettley wird wohl die erste gewesen sein, die dieser Handlung freudig zustimmte, die anderen fielen ein. Manche von ihnen waren mir schon bekannt geworden. Ich dankte für das Vertrauen, war mir aber auch der großen Verantwortung bewusst, die mich mit diesem Trümmerhaufen der deutschen Psychiatrie erwartete. Es galt, von vorn in aller Bescheidenheit, aber auch mit aller Energie des Sichdurchsetzens anzufangen. Die Militärregierung setzte für die nächsten Tage einen feierlichen Diensteinführungstermin an, innerhalb dessen ich in einer kurzen Ansprache all das vorbrachte, was mir am Herzen lag. Dann ging es an die Arbeit.

Sieben Jahre meiner gesamten psychiatrischen Tätigkeit hatte ich als Kliniker verbracht. Die geschilderten misslichen Verhältnisse unter den beiden Leitern des Berliner Unternehmens hatten mich schon sehr früh selbständig werden lassen. Acht weitere Jahre hatte ich mit dem Aufbau einer großstädtischen Fürsorge für psychische Hygiene verbracht, aus der erst Hitler mich in Berlin vertrieben hatte, als er mich zum Staatsfeind erklärt hatte. Hinzukam noch ein Jahr Nürnberger Frondienst an einer Nervenklinik. Diese Summierung lässt erkennen, dass ich durchaus imstande sein konnte, mein neues Amt, das mir die Besorgung von etwa 1200 Kranken übertrug, zu bewältigen.

Zugleich war ich über Nacht wieder zu einer bürgerlichen Existenz geworden. Ich empfing ein ausreichendes Gehalt, ich zog zunächst in zwei Stationszimmer, da der vertriebene Chef vorerst noch die Dienstvilla innehatte; ich drängte in keiner Weise, obgleich dann bald Gegner unterirdisch solche Behauptungen aufstellten; einen Ordinarius musste ich sogar eines Tages im wahren Sinne des Wortes hinausbefördern, als er mir in meinem Amtszimmer erklärte, ich hätte meinen Vorgänger verhauen, um mich an dessen Stelle zu setzen.

Solche Andeutungen zeigen, dass die Luft, in der ich zu wirken begann, noch äußerst unangenehm politisch geladen war. Die vertriebenen Ratten begannen sehr bald wieder aus den Schlupfwinkeln aufzutauchen. Ich war mir auch bewusst, in Franken ein „Zu'groaster"[3] zu sein, der trotz schwäbischer Abstammung eben kein Franke war. Diese Schwierigkeiten nahmen erheblich zu, als die Militärregierung schon sehr bald gestattete, dass sich politische Parteien bildeten. In den ersten Monaten des Jahres 1945 galt es, personale Erneuerungen zu beschaffen, altes belastetes Personal auszuklammern und für die regelmäßige Ernährung der Anstalt Sorge zu tragen. Gleich zu Beginn verstarb die langjährige Köchin an Typhus. Das war wie ein Blitzschlag. Unter den Kranken selbst herrschte, wie an den meisten älteren Anstalten, ein anstaltseigener endemischer Typhus. Als ich daranging, ihn zu bekämpfen, meinte ein alter erfahrener Kliniker der Fakultät, ich soll doch den alten ehrwürdigen Typhus ungeschoren lassen, der seit 100 Jahren zur Anstalt gehöre. Ich stellte aber dann nach einiger Zeit fest, dass um einen alten, ebenso ehrwürdigen Brunnen, dessen Motorpumpe große Saugkraft hatte, Gebäude standen, deren Abwässer vom Brunnen aufgesogen wurden. Als ich den Brunnen schloss, ging der Typhus auf jene sogenannten platzartigen Verbreitungen zurück, die von Einzelkranken ausstrahlten und beherrschbar wurden.

Doch dann erschien ein harter Winter grimmigster Kälte. Der Kohlenvorrat sank auf null; die alten Kranken musste man mit Kleidern ins Bett legen. Ich hatte behördlich alles vergeblich versucht; weder Stadt noch Landratsstelle halfen mir. Da telegraphierte ich eines Tages furchtlos an den zuständigen Innenminister, ich könne die weitere ärztliche Verantwortung nicht tragen, ich sei auch nicht gesonnen, an einer weiteren Euthanasie schuldig zu werden. Das Telegramm wirkte wie ein Abführmittel. Wutschnaubend rief mich der Oberbürgermeister an, wieso ich über seinen Kopf hinweg gewissermaßen den Herrn Staatsminister aus dem Bett geklingelt hätte. Ich blieb seelenruhig, fragte nur, ob etwa er mir mit Kohlen geholfen habe? Der Oberbürgermeister hat mir diesen coup de théâtre, der recht ernst gemeint war, nie mehr vergessen; er blieb die weiteren Jahre lang mein Feind.

Nicht so die Amerikaner. Sie wurden offenbar vom Ministerium aus über den Mißstand benachrichtigt und plötzlich erschien bei mir eine Jeep-Flotille, in denen alle führenden Offiziere der Militärregierung saßen. Drahtig sprangen sie aus den Wagen, begrüßten den Oberbürgermeister, der unwillig miterschienen war, und zogen, von mir angeführt, durch die ganze Anstalt. Sie waren von der Kältewirkung

---

3    Dialektformel für einen „Zugereisten" im Sinne von „kein Einheimischer".

in den großen Wachsälen entsetzt und betrachteten die bekleideten alten Leute, die in den Betten froren. Dann ging einer auf mich heiter zu und sagte: „Well! Was soll geschehen?" Ich antwortete, das sei ganz einfach. Gestern hätte ich bei einem Spaziergang an der Bahn einen großen Kohlenzug für die Militärregierung einfahren sehen; würde man einen dieser Waggons abtrennen und uns zur Verfügung stellen, so wäre zunächst die Gefahr gebannt. Der Sprecher lachte und meinte, das sei keine schlechte Idee. Eine Stunde danach hatte ich einen Kohlenwaggon.

Diese Geschichte ist recht bezeichnend. Die deutschen Funktionäre taten nichts, waren zudem noch böse auf mich, dass ich außerhalb der Dienstanweisung in Not gehandelt hatte, und trugen mir dies nach; die Amerikaner sahen unmittelbar die Notwendigkeit ein und handelten.

In der Weihnachtszeit gelang es meiner Frau, erstmalig die bisher kahle Anstaltsbühne durch ein Weihnachtsspiel zu beleben, an dem sich Pflegerinnen und Pfleger neben den Ärzten beteiligten. Das Manuskript wurde selbst angefertigt, meine Frau übernahm die Regie, ich kümmerte mich um die musikalische Seite und so spielten wie vor unseren Kranken und luden dazu die Honoratioren der Stadt ein, unter denen nur der Altbürgermeister erschien, nicht jener Oberbürgermeister, der der Kohlen wegen beleidigt war. Aus alten Stoffresten erstanden Gewänder für Engel, für Maria und Joseph, für die schwarzen Könige. Die Kranken waren begeistert. Aus diesem gelungenen Versuch entstand eine spätere Gewohnheit. Zur Faschingszeit spielten wir Theater. Wir begannen erst mit Nestroys[4] „Hinüber und Herüber". Als wir einmal eine gute Aufführung in den Münchner Kammerspielen von Nestroys „Häuptling Abendwind"[5] angesehen hatten, beschloss meine Frau die Aufführung im Anstaltstheater. Ein chronisch-halluzinierender Maler wurde von mir dazu gebracht, die Kulissen zu malen. Ich richtete ihm ein kleines Maleratelier auf der Station ein. Der Erfolg dieses Abends begründete unseren Theaterruf in der Stadt; wir mussten die Aufführung viele Male wiederholen; einer meiner Oberärzte entwickelte ein hervorragendes Buffo-Talent. Schließlich entschloss er sich, auch die Hauptrolle in „Charleys Tante" zu übernehmen. Wieder malte der Patient die Dekorationen. Nicht minder war der Erfolg, als ich in einem jungen, neu eingetretenen Kollegen komödiantisches Talent ahnte. Ich hatte mich nicht getäuscht; er spielte einen so hervorragenden „Striese" im „Raub der Sabinerinnen", dass buchstäblich alles vor Freude Kopf stand. So hatte sich eingewöhnt, dass wir unsere Unterhaltungsabende für die Kranken alle selbst bestritten. Von der Anstaltsbühne gingen dann später die ersten bescheidenen Versuche der Erlanger Studentenbühne

4    Johann Nepomuk Eduard Ambrosius Nestroy (1801–1862), österreichischer Dramatiker, Schauspieler und Opernsänger. Sein Werk gilt als literarischer Höhepunkt des Alt-Wiener Volkstheaters.

5    „Häuptling Abendwind oder Das gräuliche Festmahl" ist eine indianische Faschingsburleske in einem Akt von Johann Nestroy, die auch als Operette bezeichnet wird. Uraufführung am 01.02.1862 in Wien.

aus; hier fand die erste Aufführung der „Antigone"[6] von Anouilh[7] statt; hier wurde der Mut zu einer späteren Einrichtung gefasst, die internationalen Character bekam und auf der Bühne des etwas wurmstichigen, aber reizendem Markgrafentheater der Stadt aus dem 18. Jahrhundert fortgesetzt worden ist.

Erstmalig konnte ich verfolgen, was ein Regietalent, das meine Frau ohne Zweifel besaß, aus dem naiven Laien machen konnte. Diese Pfleger und Pflegerinnen waren begeistert bei der Sache, nicht minder die begabten Ärzte. Unter den Kranken wählten wir einmal eine hartnäckige Zwangsneurotikerin aus, die Nestroys Affen in „Der Affe und der Bräutigam"[8] derartig bewegungsecht spielte, dass von dieser Auflockerung her eine länger andauernde Zustandsbesserung feststellbar war. Während dieser Begebenheiten, innerhalb deren ich schon 1946 die Jahrhundertfeier der Anstalt ins Werk setzen musste, zeichnete sich technisch Neues ab. Nicht nur die Parteien waren erschienen, sondern der innere Verwaltungsapparat der Deutschen regenerierte sich. Das bedeutete, dass neben dem Landratsamt auch das des Regierungspräsidenten wiedererstand, der seinen Amtssitz im Ansbacher Schloss wahrnahm. Ich selbst wurde [bei] diesen Vorgängen integriert und erhielt nach harten Kämpfen meine oftmals durch Querschüsse betriebene[9] Beamtenstellung als Direktor. Der vorläufige Universitätsausschuss war ebenfalls auf mich aufmerksam geworden, und nach vielen Mühen und Diskussionen beantragte man meine Ernennung zum Honorarprofessor für Medizingeschichte mit der Auflage, ein entsprechendes Seminar zu begründen, das ich aus Raumbequemlichkeiten dann einschließlich der Vorlesungen in der Anstaltsbibliothek abhielt.

Als ich daranging, die Jahrhundertfeier ohne vorhandenes Archiv wissenschaftlich und organisatorisch vorzubereiten, blieb mir nur übrig, meine Mitarbeiter an der literarischen Beteiligung zu interessieren. So kam schließlich eine im wesentlichen von mir selbst bedachte Sammlung interessanter Arbeiten zustande, die in ihrer historischen Darstellung der Amtsvorgänger auch kleinere andere Arbeiten über [die] Geschichte des Anstaltsbaus enthielt. Ich suchte für die Drucklegung Papier und einen Verleger. In der Papierfrage ging ich den Regierungspräsidenten, ein früherer Schulmann, an; er machte Redensarten und ließ mich sitzen. Ich fand durch Zufall einen interessierten Nürnberger Verleger, der Papier hatte, und so erschien rechtzeitig diese recht interessante Broschüre, die ich unter anderem auch an diejenigen verteilte, die mir dabei nicht geholfen hatten.

---

6     Das Drama „Antigone" von Jean Anouilh basiert auf der gleichnamigen Tragödie des griechischen Dichters Sophokles aus dem Jahre 442 v. Chr. Der Schauplatz ist auch hier Theben, die Handlung wird jedoch ins 20. Jahrhundert verlegt. 1944 in Paris uraufgeführt, wurde es zum Sinnbild für den französischen Widerstand gegen die deutsche Besatzungsmacht und zu einem Klassiker des modernen französischen Theaters.

7     Jean Marie Lucien Pierre Anouilh (1910–1987), französischer Autor und Dramatiker. In Deutschland während der 1960er und 70er Jahre häufig und erfolgreich inszeniert.

8     „Der Affe und der Bräutigam" ist eine Posse mit Gesang in drei Akten von Johann Nestroy. Das Stück entstand 1836 und wurde am 23. Juli des gleichen Jahres im Theater an der Wien uraufgeführt.

9     Hier ist wahrscheinlich eher „*hinter*triebene" gemeint („Querschüsse").

Sogar einen kleinen Imbiss schaffte ich für die Gäste herbei, obzwar damals Schmalhans Küchenmeister geblieben war. Der Erzbischof von Bamberg machte mir die Freude seiner Zusage; dies veranlasste den Oberbürgermeister nach der von mir gehaltenen Festrede mit einer höhnischen Bemerkung zu verschwinden. Wir ließen es uns dennoch nicht verdrießen, fröhlich zu feiern.

War der amtliche Himmel schon damals recht bewölkt, so entwickelten sich weiterhin Schlechtwetterlagen, deren metereologische Ursachen wahrscheinlich vielschichtig waren. Das Renommee der Anstalten war nach den verbrecherischen Taten des Dritten Reichs endgültig dahin. Diese mir auferlegte Hypothek aufzuwerten, war ein Anliegen, das ich nur ganz schrittweise durch Vertrauensgewinnung der Öffentlichkeit verwirklichen konnte. Ich habe als homme de lettres, der ich war und heute noch bin, niemals von Journalisten Angst gehabt; ich habe auch nie den Eindruck erweckt, als seien sie mir lästig. Ich habe sachlich beantwortet, was sie wollten, und war nicht ungnädig, wenn sie es falsch wiedergaben. Das geschah freilich häufig.

Es galt aber auch, aus diesen Anstalten eine moderne Klinik zu machen. Wir besaßen noch nicht einmal ein Laboratorium für die täglichen Anforderungen; ich schaffte neue Apparaturen an. Das schreibt sich leicht zu Papier. Man muss aber im Interesse solcher Anschaffungen Papierkrieg führen; man muss sich von Ignoranten dreinreden lassen, man muss, alles in allem genommen, eine Elephantenhaut haben. Ich hatte sie. Dennoch kam es fast bei allen Forderungen zu einem Dschungelkrieg der Behörde. Der Krieg hatte immer ein eindeutiges Ziel: die sachliche und fachliche Macht des Direktors zu schwächen, die absolute Präponderanz des Verwaltungsapparates in der mittleren und oberen Schicht zu stärken.

Da musste ein Gerät zur Messung der elektrischen Hirnwellen angeschafft werden, ohne das ein moderner Psychiater [nicht] auch nur einen Epileptiker sachgemäß untersuchen kann. Eine Anstalt untersteht in allem, also in der Frage des Ausgabenetats, der Regierung. Sobald eine solche Anschaffung akut wurde, setzte von unten her bis oben gegen die sachliche Verhaltensfrage ein Kampf ein. Es fanden sich in den eigenen Reihen der Kollegen mit Regierungsbeziehungen Feinde, die die Anschaffung als überflüssig, absurd, unnütz durchfiltrieren ließen. Der Antrag schmorte und es bedurfte erheblicher Lautgaben, bis man siegte. Die Anstalt verfügte über keine Röntgenapparatur. Ich suchte fachmännisch das beste Gerät aus, bis mir eines Tages der Oberbürgermeister erklärte, ein Assistent der Universitätsklinik habe ihm zu einem anderen geraten. Ich beharrte auf meiner Selbständigkeit in meiner Anstalt; ich bekam den von mir gewünschten Apparat; als Gegenzug führte sich der Oberbürgermeister aber als Curator der Anstalt ein, um als mein Gegenspieler möglichst viele bürokratische Schwierigkeiten stiften zu können. Die Verwaltung blähte sich auf; eine Art Amtmann begann unter dem Vorwand, ich müsse doch als weltfremder Gelehrter entlastet werden, meine amtliche Tätigkeit zu beschneiden. Er hatte Zeit genug, dafür bei der Regierung Ohr zu finden. Das Endergebnis war, keine Unterschrift ohne die seine durfte mehr hinausgehen.

Diese Schilderungen sollen nicht den Eindruck erwecken, als sei nichts geschafft worden; sie sollen nur sagen, unter welchen überflüssigen Umständen hier

Neuland aufgebaut werden musste. Dies veranlasst, einige meditierende Bemerkungen der Thematik der Praxis hinzuzufügen.

Die Libido dominandi ist weitaus gefährlicher als die Libido sexualis. Was bedeutet der Kinsey-Bericht[10] gegenüber den Nekuia-Ergebnissen[11] der Machthaber in der Geschichte? Wo die frei flottierende Macht am Werk ist, wird jeglicher metaphysischer Überbau, jegliche Wertordnung durchbrochen, jegliche Sacharbeit zerstört.

Wenn Manfred Bleuler[12] gesagt hatte, jegliches praktische Handeln in der Psychiatrie werde auf Jahrzehnte hin von der Forschung bestimmt sein, so ist dies nichts anderes als die Anerkenntnis der Theoria vor dem nur Technisierten. Zuerst war der Baumeister, dann der Maurer, zuerst war das Hühnchen dann erst das Ei, zuerst war der Logos der Gesundheit, dann erst der Praktiker, zuerst war der Schöpfer, dann erst das Geschöpf. In meinen Vorlesungen betonte ich stets, wer nicht ein Schillerscher Brotgelehrter, ein Banausos, bleiben wolle, wer vielmehr ein philosophischer Kopf sei, dem müsse klarwerden, dass das Theoretischste immer zugleich das Praktischste sein werde. Nur in der kristallklaren Luft des schöpferischen Allgemeinen wachse die Consequenz des praktischen Handelns. Wer aus Gründen der praktischen Zweckmäßigkeit die metaphysische Finalität außer acht lasse, zerstöre die natürliche Wertordnung.

Als die Psychiater an der Befreiung ihrer Kranken arbeiteten, waren sie sich ihrer metaphysischen Finalität bewusst. Sie wollten für die wiederherzustellende Gesundheit der Kranken alles herbeischaffen, was diesem einen Ziel dienlich sein konnte. Sie wollten also nicht aus praktischen Gründen des Menschenverkehrs Sicherheitsvorkehrungen treffen, sie wollten nicht „internieren", „detenieren" wie im 17. Jahrhundert, sie wollten heilen. Dass bei dieser Tendenz des Heilens dann auch Sicherheitsfragen des zwischenmenschlichen Verkehrs erwogen werden mussten, war klar. Indessen war dies nicht die Finalität der Sache. Sie bestand in der Heilung.

---

10   Alfred Charles Kinsey (1894–1956), amerikanischer Zoologe, Sexualforscher und Hochschullehrer. Er machte umfangreiche statistische Erhebungen zum Sexualverhalten des Menschen. Der auf diesen Daten erstellte „Kinsey-Report" gilt als Meilenstein der Sexualwissenschaft und wurde ein Auslöser der Sexuellen Revolution.

11   „Nekyia" bezeichnet den Mythos, dem zufolge eine Gottheit, ein Heros oder ein Mensch in die Totenwelt hinabsteigt, um dort Auskunft über die Zukunft zu erhalten oder um die Macht des Todes zu brechen. Der Name geht auf den 11. Gesang der Odyssee zurück, in dem Odysseus während seiner Irrfahrt auch im Hades verweilt.

12   Manfred Bleuler (1903–1994), Psychiater, Direktor an der bekannten Klinik „Burghölzli" in Zürich. Sohn von Paul Eugen Bleuler (1857–1939), ebenfalls Psychiater in der Schweiz und Leiter des Burghölzli. Letzterer hat sich besonders in der Schizophrenieforschung verdient gemacht sowie die Psychoanalyse in die Psychiatrie eingeführt. Eugen Bleuler prägte zahlreiche Begriffe der psychiatrischen Fachsprache, darunter „Schizophrenie", „Autismus", „Ambivalenz", „Affektivität" und „Tiefenpsychologie"; er schrieb interessanter Weise auch unter dem Pseudonym „Manfred Ziermer". Es ist denkbar, dass Leibbrand hier eigentlich den – älteren und bekannnteren – Vater Eugen Bleuler meinte und zitieren wollte (siehe auch unten).

Das Ziel war jene Gesundheit, die im Sinne des Aristoteles[13] und Thomas[14] der höchsten Tugend, der hellenischen Arete am nächsten stand. Erreicht aber sollte sie werden mit der Sophia des Arztes, mit seiner der Weisheit nahestehenden Techne, nicht Technik. Zu dieser Techne gehört die Forschung. So also ist Bleulers Wort zu interpretieren. In solchem Sinne ist die Forschung eminent wichtig, eminent praktisch; keinesfalls darf sie als l'art pour l'art abgetrennt werden. Es kommt nicht darauf an, ob dieser oder jener Anstaltsarzt ein schlechterer oder besserer Forscher ist; es muss auch Kärrner geben und sie sind sogar wichtig; aber auch [sie] müssen in ihrer Seele das Bild von der Gesundheit als Finalität tragen, wenn sie nicht zum Banausen absinken wollen; nicht das Technische ist zuerst, sondern die Idee. Dies wusste der Aristotelismus, der Thomismus, und ganz gewiss wussten es die Vertreter des Deutschen Idealismus Schelling,[15] Fichte[16] und Hegel. Dieser wahrhaft platonische Zug durchsetzt das gesamte geistige Denken des Abendlandes. Das Anstaltsleben als ärztliche Tätigkeit war von diesen Ärzten geschaffen worden. Ohne die Ärzte wäre die Befreiung der Irren nie erfolgt; was Vinzenz von Paul[17] im 17. Jahrhundert begonnen hatte war ein christlich ärztliches Tun, es wurde im Rationalismus fortgesetzt von Chiarugi[18] und Pinel,[19] es zeigte sich in den folgenden Bestrebungen der großen Psychiater Europas. Zwei deutsche Ärzte, Mandt[20]

13  Aristoteles (385–323 v. Chr.), griechischer Philosoph und Universalgelehrter. Einer der einflussreichsten Naturforscher und Geisteswissenschaftler der Geschichte, Systematisierung der Theoretischen und Praktischen Philosophie, u.a. Begründer der Fachdiszlin „Ethik" (Moralphilosophie).
14  Thomas von Aquin (s.o.).
15  Friedrich Wilhelm Joseph Schelling (1775–1854), ab 1812 „Ritter von Schelling". Philosoph, Anthropologe, Theoretiker der sogenannten Romantischen Medizin und einer der Hauptvertreter des Deutschen Idealismus.
16  Johann Gottlieb Fichte (1762–1814), Philosoph und Pädagoge. Neben Schelling und Hegel wichtigster Vertreter des Deutschen Idealismus (s.o.).
17  Vinzenz von Paul (auch Vinzenz Depaul) (1581–1660), französischer Priester und Begründer neuzeitlicher Sozialfürsorge. Er förderte die Krankenpflege und Armenfürsorge. 1729 durch Benedikt XIII. selig- und 1737 durch Clemens XII. heiliggesprochen. Papst Leo XIII. ernannte ihn 1885 zum Schutzpatron des Ordens der Barmherzigen Schwestern vom Hl. Vinzenz von Paul („Vinzentinerinnen"). Leibbrand veröffentlichte ein Werk zu Vinzenz von Paul, das es auf mehrere Auflagen brachte. Vgl. Leibbrand (1941).
18  Vincenzo Chiarugi (1759–1820), italienischer Arzt mit Schwerpunkt Psychiatrie. Er arbeitete in mehreren Institutionen in Florenz und der Toskana. Mit Unterstützung des Großherzogs Peter Leopold (1747–1792) Reformen für die Lage von psychisch Kranken. Hauptwerk: „Della Pazzia in genere e in spezie" (1793/94), deutsch „Über den Wahnsinn" (1795).
19  Philippe Pinel (1745–1826), französischer Psychiater und seit 1794 leitender Arzt am Pariser Hôpital Salpêtrière. Er setzte sich für eine ärztliche Therapie ohne Zwangsmaßnahmen ein (später als „no restraint" bezeichnet) und gilt daher als „Befreier der Irren von ihren Ketten". Er hatte die Idee von der Heilbarkeit der Geisteskranken und entwickelte die Psychiatrie zu einer modernen medizinischen Wissenschaft in Paris.
20  Martin Wilhelm von Mandt (1799–1858), Mediziner, Universitätsprofessor und Leibarzt des russischen Zaren Nikolaus I. Hier ist der Hinweis von Leibbrand auf die allgemeine Entwicklung gerichtet: Mandt war weit gereist, hat aber – wie bei Rust (s.u.) – eher Bezüge zur Chirurgie als zur Psychiatrie.

und Rust[21] hatten sich bei ihren Kollegen in Italien, Frankreich, Belgien und England umgesehen; ihre Ergebnisse brachten sie heim, berichteten sie dem Ministerium Hardenberg[22] und Altenstein;[23] auch sie waren durchdrungen von der Idee der Heilung von Geisteskranken. Ihre Vorstellung von der Verbesserung des Loses der Irren galt nicht irgendeinem technischen Geschiebe, sondern dem Logos der Gesundheit. Gerade diesen Gedanken findet man in der Genter Vorlesung Joseph Guislains[24] ausgedrückt. Einer dieser Sätze dort lautet wörtlich: „In den Landgemeinden befasst man sich mit diesen Kranken, aber vorwiegend ökonomisch. Es geschieht wenig für sie, und die Verwaltung erklärt: die Wahnsinnigen ruinieren uns. Die Jahre gehen dahin und niemand vernimmt die Klagen der Unglücklichen". Spekulanten seien dort tätig, wo man Menschenfreunde erwartet. Dies schrieb und sprach Guislain 1849. Weil die Worte nach 100 Jahren ihre Aktualität bewahrt haben, habe ich sie damals in der Erlanger Festschrift abgedruckt. Ich war mir ihrer Gewichtigkeit bewusst, ich ahnte aber nicht, wie lebensnahe sie werden sollten.

Der Titel des Direktors in der Anstaltspsychiatrie, der von den Psychiatern in langem Kampf durchgesetzt wurde, ist keine narzisstische Ornamentik. Er drückt das Anderssein im Verhältnis zum Chefarzt eines Krankenhauses aus. Er enthält die Tatsache, dass es im Anstaltsbetrieb keinen Vorgang gibt, der nicht mit dem Kranken in irgendeiner Beziehung steht. Ob es sich um den Holzhof handelt oder um die Tätigkeit in der Gemüseküche, ob geschneidert, geschustert oder gebügelt werden muss, ob bauliche Veränderungen tunlich sind, es gibt nichts was nicht im Zusammenhang mit der Krankenbehandlung oder Beurteilung des jeweiligen Zustandes steht. Die Arbeitsgruppen werden nicht zusammengestellt, weil diese oder

---

21   Johann Nepomuk Rust, ab 1836 Ritter von Rust (1775–1840), österreichischer Mediziner und Chirurg. Er war preußischer Generalchirurg, Geheimer Obermedizinalrat und Präsident des königlichen Kuratoriums für Krankenhausangelegenheiten sowie Leiter der Charité. Hauptwerk: „Theoretisch-praktisches Handbuch der Chirurgie, mit Einschluß der syphilitischen und Augen-Krankheiten".

22   Karl August von Hardenberg, ab 1814 Fürst von Hardenberg (zeitgenössisch: Carl August von Hardenberg) (1750–1822) war preußischer Staatsmann aus dem kurhannoverschen Adelsgeschlecht. Er war preußischer Außenminister (1804–1806) und Staatskanzler (1810–1822). 1814 wurde er für seine Verdienste in den Fürstenstand erhoben. Bekannt sind auch die Stein-Hardenbergschen Reformen als Staats- und Verwaltungsinitiativen zusammen mit sozial- und wirtschaftspolitischen Maßnahmen im frühen 19. Jahrhundert. Heinrich Friedrich Karl Reichsfreiherr vom und zum Stein (1757–1831), preußischer Beamter, Staatsmann und Reformer.

23   Karl Sigmund Franz Freiherr vom Stein zum Altenstein (1770–1840 in Berlin), preußischer Jurist und Politiker aus alteingesessener fränkischer Adelsfamilie. Seine Eltern standen in markgräflich-ansbachischen Diensten. Studium der Rechtswissenschaften in Erlangen, Göttingen und Jena. 1817 Leiter des neu entstandenen Kultusministeriums. Seit 1822 Ehrenmitglied der Königlich-Preußischen Akademie der Wissenschaften.

24   Joseph Guislain (1797–1860), belgischer Psychiater aus Gent. Er reformierte das Krankenhauswesen und die Gesetzgebung im Sinne einer modernen Psychiatrie. Leibbrand hatte in seinem Werk „Um die Menschenrechte der Geisteskranken" (1946) Textpassagen von Guislain abgedruckt und sich positiv auf dessen frühe Reformversuche in der Psychiatrie bezogen.

jene Arbeit gemacht werden soll, sondern weil es im Interesse der Gesundung dienlich ist, so und so viele Kranke damit zu beschäftigen. Die Arbeit ist kein Zwang,
sie ist ein sittliches Soll und sie hängt in ihrer Freiheitlichkeit vom jeweiligen Zustand des Einzelnen ab. Daher verschiebt sich das numerische und qualitative Verhältnis fast täglich. Wer heute arbeitet, kann es morgen vielleicht nicht, wer heute
nichts tat, für den ist es vielleicht morgen ein Segen. Das Pflegepersonal trägt nicht
den primären Charakter der Aufsicht – sie ist ein wichtiges verantwortliches Acci-
dens – sondern den der Gruppenfamiliarität. Der Pfleger ist kein ägyptischer An-
treiber von Fronsklaven, sondern ein Mitarbeiter. Diese Beispiele lassen sich
vervielfachen; der Sinn bleibt stets der gleiche. Und darum ist der Direktor kein
Chefarzt; darum aber ist der ihm unterstellte Verwaltungsapparat niemals maßge-
bend, sondern accidentell; darum muss in der Hand des Direktors dieser Apparat
zentriert sein. Er wurde von Ärzten geschaffen, nicht von Verwaltungsorganen;
diese sollen ihm zur Hand sein, sonst nichts. Die Dienstvorschriften waren von jeher in diesem Sinne gemeint. Wenn man später in diese einen anderen Sinn hinein-
zubringen versuchte, so war dies unsachlich. Als ich die Anstalt 1945 nach dem
Chaos übernahm, wurde sie von uns Ärzten mit dem Pflegepersonal zusammen
wieder aufgerichtet. Es gab weder eine funktionstüchtige Regierung noch andere
Körperschaften, die irgendeinen Anteil daran nahmen. Ärzte schufen das Anstaltswesen. Verwaltungskörperschaften schufen nur Detentionsstellen, keine Klinik.
Diese meine Anschauung, die sich mit denen der bayrischen Direktoren deckt, vermochte ich dem geistig ungemein regen Herrn Vizepräsidenten der Regierung Mittelfranken Schindler klar zu machen. Er war als früherer Mitarbeiter des Handels-
ministers Schreiber ein ausgezeichneter Verwaltungsjurist. In persönlichen Aus-
sprachen trug ich ihm meine personalen und ökonomischen Wünsche vor; bei aller
gelegentlicher Meinungsverschiedenheit kamen wir ausgezeichnet aus. Mit dem
leider früh verstorbenen Professor von Braunmühl[25] zusammen war ich zugleich
Anstaltsreferent im Staatsministerium des Inneren, das eine eigene Gesundheitsabteilung besaß. In den ersten Jahren wurden uns laufend Beratungsgeschäfte ange-
tragen; etwa von 1949 an bemerkten wir ein Nachlassen des Interesses und zugleich
auch den Versuch, uns mehr oder weniger auszuschalten. Zunächst glaubten wir an
ein mangelndes Interesse des Leiters für das psychiatrische Gebiet. Es stellte sich
heraus, dass dies wohl nur ein nebensächlicher Punkt war. Nicht nur die Einmi-
schung in die Direktionsgeschäfte seitens der Kreisregierung nahm zu, sondern
auch das Verhalten der Anstaltsverwaltung ließ in Wort, Ton und Gebärde zu wünschen [übrig]. Symptomatisch erschien mir, dass besonders nach Pensionierung des
Vizepräsidenten Schindler keinerlei Rückhalt bei der Regierung möglich wurde.
Wohl aber lief das Kabel zwischen meiner Verwaltung und der Regierung ohne
mein Wissen recht geschäftig. Der Verwaltungsapparat blähte sich auf. In dem Be-
nehmen seines Kopfes und der Nachgeordneten konnte man erkennen, dass eine

---

25  Anton Adalbert Edler von Braunmühl (1901–1957), Psychiater und Pionier somatischer
    Behandlung seelischer Erkrankungen. Braunmühl galt als Verfechter von „Schocktherapien",
    so insbesondere der „Elektrokrampftherapie" (EKT) sowie auch der umstrittenen Form der
    „Leukotomie" (Einschnitte in weiße Hirnsubstanz).

Eigengruppierung stattfand, die eigene Machtbefugnisse erstrebte und verwirklichte. Ich glaubte immer noch an die hierarchische Ordnung zum Ministerium hin. Wurden ärztlich untragbare Ansinnen gestellt, so gab ich der Regierung bekannt, ich würde die Sache als Anstaltsreferent in München vorbringen. Als mir daraufhin einmal der damalige Personalreferent, ein früherer sudetendeutscher Rechtsanwalt, mitteilte, falls ich diese Bemerkung noch einmal formulierte, würde er disziplinarisch gegen mich vorgehen, war mir klar, dass offenbar der Sachlichkeitsboden zugunsten des Machtstrebens verlassen sei. Ich antwortete, ich sähe einem solchen Verfahren mit bayrischer Starkbierruhe entgegen.

Der Verwalter teilte mir in Auseinandersetzungen mehrfach mit, er erkenne mich als Vorgesetzten nicht an. Er träumte von einer parataktischen Ordnung. Als früherer militärische Intendanturbeamter hielt er sich für competent, mir folgende Neuordnung klar zu machen: Dem Oberarzt entspreche der Inspektor, dem Direktor der Amtmann. Das Stirnersche „Ich" wusste er suggestiv beim Personal ins Feld zu führen; er schüchterte es nicht nur ein, drängte es von mir ab und spiegelte ihm Machtbefugnisse der eigenen Person vor, die er legal umso weniger besaß, als besonders das Pflegepersonal einzig und allein dem Direktor unterstand. Mit dem Begriff der Hausordnung, für die er verantwortlich sei, versuchte er in alle direktorialen Befugnisse zu infiltrieren.

Der Deutsche hat ein tragisches Verhältnis zur „Freiheit". Einer der freiheitlichen Gedanken der Hardenbergschen Zeit war der der Selbstverwaltung. Sie wurde jetzt zum eigenwilligen Machtinstrument. Meine Beobachtungen, dass das Ministerium immer aktionsträger wurde, beruhte darauf, dass es sich zum Eingreifen überhaupt nicht mehr für befugt hielt, um die Selbstverwaltung der Kreisregierungen in ihrer Selbständigkeit nicht zu stören. An und für sich ein schöner Gedanke! Nur noch die Beaufsichtigung juristischer Formfehler war sein Anliegen. Anordnungen traf die Gesundheitsabteilung nicht mehr. Beschwerden über die Hypertrophie der Anstaltsverwaltung nahm es nicht mehr an. Die Regierung wiederum fühlte sich nur als juristischer Vollzugsarm des sogenannten „Bezirksverbands der Regierung Mittelfranken". Er war der Geldgeber der Anstalten. Er bestand aus einem größeren Gremium von Oberbürgermeistern Mittelfrankens, das alle paar Wochen zusammentrat und innerhalb seiner Geschäfte auch die Anstaltsbelange wahrnahm. Mein eigentlicher Vorgesetzter war der Regierungspräsident. Dieser war zugleich Vorstand des Bezirksverbandes.

Als solcher stand ihm in dieser Organisation gewissermaßen ein Vetorecht zu. Normalerweise also hätte folgendes zu geschehen gehabt: wäre ich der fachlichen Meinung gewesen, diese oder jene Beschlüsse des Bezirksverbandes seien untunlich, so hätte er diese meine Ansicht dort vortragen können, um einen anderen Weg zu finden. Tatsächlich aber hat der Präsident auf dieses Recht zugunsten der demokratischen Mehrheit verzichtet. Da aber andererseits dieser Bezirksverband nicht legalisiert war, so waren theoretisch seine Beschlüsse eigentlich ungültig.

Man kann von Ortsbürgermeistern keine Kenntnis der Anstaltspsychiatrie erwarten. Bei dem allgemeinen Geldmangel waren die Anstalten als Zuschussunternehmen mehr als unbequem. Wer Geld will, ist unbeliebt. Der Geldgeber, also der

Bezirksverband, vertrat nun aber den nicht ohne weiteres zu billigenden Standpunkt, dass der Geldgeber bestimme. Von den aristotelischen Deduktionen, vom
Anliegen des Psychiaters war er weit entfernt. Für ihn war der Kranke zunächst ein
verwaltungsrechtlicher und ökonomischer Gegenstand. Man wird begreifen, dass
unter solchen Umständen von der „Idee" des modernen Psychiaters wenig übrig-
bleiben konnte. Bei dem immer wieder versuchten Vorhaben meinerseits, die Vertreter des Bezirksverbandes mit den Anstaltsverhältnissen näher bekannt zu
machen, traf ich auf das, was der Psychoanalytiker eine „Verdrängung" nennt. Ein
Wissen um die Missstände hätte Gewissen wachgerufen; gerade dies vermied man.
Hingegen schuf man eine weitere illegale Neuerung: die genannte Einsetzung eines
sogenannten „Curator" für die Anstalt. Sie wurde dem Erlanger Oberbürgermeister
übertragen. Ich muss offen gestehen, dass mir dessen Verhalten als Curator völlig
unklar geblieben ist. Zwar machte ich als Älterer ihm bei seiner Bestallung einen
Höflichkeitsbesuch, den er nicht erwiderte, ein Bedürfnis des Curator aber, die
Anstaltssorgen des Direktors unmittelbar in Empfang zu nehmen, hat er nie gehabt.
Er ließ sich auf völlig anderen, jedenfalls nicht gerade objektiven Wegen orientie-
ren. Ob diese Orientierungen der „Idee" der Psychiatrie entsprachen, bezweifle ich
auf Grund der praktischen Erfahrung. Dies reichte subjektiv jedenfalls zu der Feststellung, dass ich mich in einer „splendid isolation" befand. Hinzu kam,[26] dass die
einmal erfolgte Auflockerung der zentralen Anstaltsgewalt bei der zunehmenden
allzumenschlichen Gruppenbildung dazu führte, dass auch Interessengruppen der
Ärzte zur Verwaltungstendenz liefen.

Die Solidarität im Interesse der „Idee" war dahin. Aus der „Freiheit" der Selbstverwaltung war ein automatischer Befehlsempfang des Bezirksverbandes geworden. Der Bezirksverband „beschloss" in jeder seiner Sitzungen unerachtet
fachlicher Orientierung die seltsamsten Dinge. Er „beschloss" dies alles völlig ille-
gal, aber die Regierung stimmte zu und „vollzog". In zahllosen Schriftsätzen wiederholte ich meine Bitte, man möge doch bei Anstaltsfragen den Direktor
consiliarisch hinzuziehen; es geschah niemals. Ich stellte mich zu Führungen durch
die Anstalt zur Verfügung, um den Beschlussfassern die Überlastung unserer Aufgaben zu demonstrieren; sie sind nie gekommen. Der Ton in den schriftlichen Äu-
ßerungen überstieg jedes Maß an Würde.

Die öffentliche Meinung wurde gegen mich eingenommen; Aktengeheimnisse
fanden den Kanal in die Erlanger und Ansbacher Kollegenschaft; jeder färbte aus
Sensationsgründen, was ihm nützlich erschien. Natürlich war der Autor dieser Gerüchte nie zu fassen.

Der Verwalter verbot meinem Personal den unmittelbaren Verkehr mit mir.
Wünschte ich irgendjemanden zu sprechen, so musste dieser meinen Wunsch ihm
erst melden und er „genehmigte" dann, ob dieser meinen Wunsch ausführen dürfe.
Als ich mich hierüber beschwerte, gab man mir zwar recht, man konnte aber rebus

---

26   Im Original „Noch war, […]".

sic stantibus[27] nicht verhindern, dass der Verwalter dieses Treiben heimlich fort-
setzte und dass das Prestige des Direktors längst gesunken war. Wer für Physiog-
nomik einen Sinn hatte, der brauchte nur die Sprech- und Arbeitsräume des
Verwalters mit den meinen zu vergleichen. Außer ein paar kümmerlichen billigen
Sesseln von geringer Haltbarkeit wurde in meinen Amtsräumen noch nicht einmal
die Decke geweißt. In meinem sogenannten Vorzimmer saßen drei Personen, die
zugleich den turbulenten Tagesverkehr neben der Schreibarbeit erledigten. Meine
Türen waren hellhörig und ungepolstert. Nach langen Mühen gelang mir eine einfache Polsterung zum Nachbarraum. In den Räumen des Verwalters gleißte und
glänzte es in mehrfachen Reparaturepochen. Er hatte eine eigene Vorzimmerdame
und betätigte schließlich eine Läuttastatur, die jeden seiner Angestellten wie im be-
dingten Pawlowreflex herbeialarmierte. Im Verhältnis zu diesen Neuerungen und
Verbesserungen befanden sich die Warteräume und Sprechzimmer der Abteilungen
in mehr als dürftigem Zustand. Es hieße diese Mitteilungen arg missverstehen,
wollte man sie etwa nur als Katalog beruflicher Ärgernisse betrachten. Die Darstellung beabsichtigt einen so engen Horizont in keiner Weise. Daher beschränkt sie
sich auf das Notwendigste und lässt alle jene Myriaden von Misshelligkeiten und
Unwürdigkeiten beiseite, die der tägliche Umgang mit sich brachte. Ich ging aus
von dem metaphysischen Standort ärztlicher Tätigkeit. Ich verwies auf die Finalität
des Handelns, ich verglich diese meine Sicht mit Manfred Bleulers Worten.

In dem [her]angezogenen Bericht Bleulers befindet sich auf der 115. Versammlung schweizerischer Psychiater in Herisau 1951 eine bemerkenswerte Stelle:
„Dringend ist die zielgerichtete Erziehung aller ärztlichen und nicht-ärztlichen Mitarbeiter der Anstalten. Wir sollten offen in regelmäßigen Abständen mit unseren
Mitarbeitern besprechen, was emotionell in ihnen vorgeht, wenn sie mit den Kranken verkehren. Wir sollten sie erkennen lassen, wie leicht egozentrische Ziele die
psychotherapeutischen vergiften können."[28] Wie sollte bei der künstlich hineinge-
triebenen Gruppenbildung außerärztlicher Interessen eine solche „Erziehung" noch
möglich werden? Ich hatte geschildert, dass die Gesundheit oberste „Idee" des Be-
triebes sein sollte, dass alles bis ins Kleinste hinein diesem finalen Ziel untergeord-
net sein sollte. Wie aber passte dazu die Betrachtung der Arbeits-„Einsätze"? Nicht
darum ging es, ob sie von therapeutischer Wirkung seien, sondern ob sie der Bilanz
des Verwalters genehm waren. Die gesamte Verwaltung erstrebte ohne Berechtigung Wohnräume im Anstaltsgelände und schaffte sie sich. Die Gruppierungsver-
suche hatten auch den kollegialen Geist angenagt. Täglich entstand irgendein neues
dynamisches Verhältnis, lediglich diktiert von der Durchsetzung eines egozentri-
schen Zieles.

27    Eigentlich „*Clausula* rebus sic stantibus" (lat.) in der Bedeutung als „Abmachung, dass die
      Verhältnisse so bleiben". Gemeint ist der Vorbehalt, dass ein Vertrag (nur) solange gilt, wie
      die Verhältnisse, unter denen er zustandekam, sich nicht (erheblich) ändern.
28    Vgl. u.a. Apelt-Riel (2009) und Mösli (2012) zu Eugen Bleuler sowie Rihner (1982) zu
      Manfred Bleuler.

Da die Verhältnisse an anderen Anstalten zwar nicht so krass, aber doch ähnlich gelagert waren, entschlossen Herr von Braunmühl und ich uns zu einer schriftlichen Abfassung eines Aide memoirs[29] für den Bayrischen Senat. Er wurde vorzeitig ans Ministerium geleitet, wir sprachen persönlich beim Minister vor, konnten aber nicht feststellen, dass eine andere Wertung stattfand als die Constatierung des nicht eingehaltenen Dienstweges.

Das Bedürfnis, „zu den Sachen selbst" zu gelangen, war also offensichtlich gering. Der Rückzug auf den Dienstweg bei Anliegen ist nach meiner Auffassung symptomatisch. Auch der technische Weg der Bureaukratie, das Anliegen der Kreis-Regierung zur Stellungnahme zu präsentieren, musste zum circulus vitiosus führen; es nahm jedenfalls die Möglichkeit der „freien Erörterung". Eine Audienz allein ist dazu ungeeignet.

Trotz dieser geschilderten Misshelligkeiten gelang es mir, im Lauf der Jahre ein modernes klinisches Instrument zu schaffen, das sich beim Publikum Vertrauen, bei den Gerichten geschätzte Sachverständigkeit erwarb. Gerade die forensische Seite hatte mich schon in meiner Fürsorgezeit vor 1933 sehr interessiert, und so stieg das gutacht[er]liche Ansehen an den verschiedensten Oberlandesgerichten. Meine Begutachtungen befassten sich im Lauf der Zeit auch mit Triebstörungen, deren genauere geniale Analyse durch einen Freudschüler, Leopold Szondy,[30] geschaffen wurde, der es als jüdischer Ungar fertig bekommen hatte, aus einem berüchtigten KZ zu fliehen. Er lebt heute als betagter Forscher in Zürich; uns verband eine immer fester werdende langjährige Freundschaft.

Die Theateraufführungen stürzten die unsichtbaren Mauern für das Publikum. Sie konnten nach Herzenslust bei mir ein- und ausgehen, sodass sich keine Mythen unsachlicher Art bilden konnten. Ich schuf auch eine offene Abteilung, die ich Dr. Annemarie Wettley anvertraute, da deren psychotherapeutische Begabung für den Individualfall mir besonders geeignet erschien. Zugleich wurde sie meine Vorlesungsassistentin, die sich an allen Seminaren beteiligte, um so langsam auch in das Fach Medizingeschichte hineinzuwachsen, das ihr große Freude bereitete. Sie war freilich die einzige der Oberärzte, die einen echten wissenschaftlichen Eros zeigte; die anderen, durchaus tüchtigen Kollegen blieben mehr der Praxis verhaftet; einer von ihnen befasste sich mit der Elektroenzephalographie und baute dieses Gebiet klinisch vertretbar aus.

So wurde aus der Anstalt ein renommiertes bekanntes Institut, dessen Arbeit sich ohne weiteres mit der in Personalunion mit ihr verbundenen Universitätsklinik messen konnte. Diese wurde vom Ordinarius des Fachs geleitet, das Personal in seiner Gesamtheit unterstand jedoch mir. Im Großen und Ganzen bin ich mit diesem Nachbarn immer gut ausgekommen.[31]

---

29  Hierbei handelt es sich um eine Denkschrift („Gedankenstütze") zur Information der Verwaltungsleitung.

30  Leopold Szondi (ungarisch Lipót Szondi, eigentlich Leopold Sonnenschein) (1893–1986), ungarisch-Schweizer Arzt, Endokrinologe, Psychiater, Heilpädagoge und Tiefenpsychologe. Begründer der Schicksalsanalyse, Erforscher des Genotropismus und familiär Unbewussten.

31  Hier ist die Kürze der Passage zum Professorenkollegen der Universität Erlangen interessant. Fast erscheint es grenzwertig wie eine gewisse „Damnatio memoriae", da er den bzw. die

Um den Kontakt mit der Öffentlichkeit, mithin also das Interesse für die Geisteskranken und deren Behandlung zu steigern, unternahm ich auch einmal eine einstündige improvisierte Radiosendung. Das Improvisatorische ermöglichte eine Unmittelbarkeit der Kundgebung. Wir gingen mit dem Aufnahmerüstzeug durch alle Abteilungen, und wer mir zu Exploration oder zum Gespräche geeignet erschien, wurde vor das Mikrophon mit mir zusammengesetzt. So entstand ein buntes Bild klinischer Eindrücke neben kleinen eingeblendeten sachlichen Gesprächen mit dem Personal oder den Kollegen, die dem Verständnis des Publikums dienen sollten. Die Sendung hieß „Menschen im Schatten". Niemand glaubte mir die Improvisation, in jedem Fall aber war der Erfolg sehr überraschend. Ich erhielt eine Unmenge Briefe und Anfragen, ein Zeichen, dass das Interesse groß war.

Immer wieder trachtete ich danach, die „Mauer" zwischen Kranken und Gesunden einzuschränken oder überflüssig zu machen. Harmlose Patienten wurden in der Stadt bekannt. Wir hatten einen chronisch umtriebigen und einfallsreichen Kranken in jüngeren Jahren, der es verstand, ein eigenes Leben zu gestalten. Seine Mission bestand darin, das Brunnenbuberl vor dem Anstaltsplatz, eine Nachbildung des gleichartigen auf dem Münchner Stachus, als unsittlich zu erklären; er verfasste Aufrufe und Pläne, es durch ein Rotkreuzdenkmal, wie er meinte, würdig zu ersetzen. Zugleich fühlte er sich als notorischer früherer französischer Fremdenlegionär in der Rolle eines UNO-Generals; er bemalte seine Hose vermittels Tintenstift mit Generalsstreifen, trug militärähnliche Litefka, ein Schiffchen schräg auf dem Kopf, und es gelang ihm sogar, mit kleinen Ersparnissen sich ein Reitpferd auszuleihen, mit dem er hochgemut von der Stadt aus in die Anstalt wie ein Armeeführer einritt. Jeder kannte ihn, er war verträglich; seine krankhafte Arroganz nahm jeder gern hin. Einmal erschien ein echter französischer General beim Truppenbesuch der Amerikaner. Unser Kranker hörte davon, eilte sogleich hin, um ihn zu begrüßen. Der hohe Herr ließ es sich gern gefallen, machte Shakehands mit ihm und erkannte in ihm einen alten Kämpfer der Fremdenlegion, von der er auch jetzt noch einen kleinen Ehrensold empfing. Für gemeinsame Feste, besonders zum Fasching, ließ ich mir viel einfallen. Der Tanznachmittag im Festsaal war eine gute frühere Tradition, die ich wiederaufnahm und an dem ich mich mit den Kranken beiderlei Geschlechts beteiligte. Er verlief ohne gröbere Störungen; rührend waren gelegentliche kleine Liebesbriefe, die sich die Patienten gegenseitig zusteckten. Auch hier zeigte sich manche Auflockerung beim Tanz und bei Musik.

Bei einem meiner Amtsvorgänger etwa 60 Jahre früher ging dieses Fest folgendermaßen vor sich: Am frühen Vormittag fuhren die bekannten schweren Brauereirosse mit den Fässern vor der Anstalt vor. In meinem jetzigen Amtszimmer schaute der Chef zum Fenster heraus. Dann wurde probeweise angezapft. Der Direktor genehmigte [sich] einen Schluck aus dem dargebrachten Maßkrug. War er mit der Qualität des Bieres einverstanden, so trat er ans Fenster und machte mit dem amtlichen Haupt eine bejahende Bewegung. In diesem Fall fuhr dann die Fracht in

Kollegen nicht einmal namentlich erwähnt. Nachfolger Friedrich Meggendorfers (1934–1945) in der Leitung der Universitätspsychiatrie waren während Leibbrands Zeit in Erlangen (1945–1953) die Kollegen Heinrich Scheller (1948–1951) und Fritz Flügel (1951–1966).

den Anstaltsgarten ein, andernfalls musste ein neues Fass beschafft werden, und die Prozedur wiederholte sich in feierlichem Schweigen.

Am Nachmittag bildeten mit Hilfe der Oberpfleger die Kranken im Garten getrennten Geschlechts eine lange Dreierreihe. Dann trat einer der ältesten Oberpfleger feierlich vor den Direktor und sagte ernstester Miene: „Wo, Herr Direktor, sollen sich die Kranken paaren?" Er meinte den gemeinsamen Vereinigungsplatz im Festsaal.

## [AUS DEM KAPITEL REHABILITATION][32]

[…] bei der es nicht an […] [Eierlaufen] und Sackhüpfen [?] fehlte. […] heraufbeschworen wurde. Es gab Alkohol […] ließ […] Bier trinken. Die Patienten waren nach einiger Zeit völlig blau. Dafür war vorgesorgt. Auf den Korridoren wurden Matratzen aufgereiht, auf die die Pfleger die damaligen Kranken in torkelndem Zustand handfest hinlegten, um sie den Rausch ausschlafen zu lassen.

Von den Unannehmlichkeiten, die mir amtlich bereitet wurden, war die Rede. Abgesehen vom Verwaltungskampf, der stetig dahinschwelte, ergab sich aber noch eine andere Motivation, die vermutbar ist.

Im Jahr 1946 erschien eines Tages bei mir ein amerikanischer Agent, der Emittlungsvorbereitungen für den Nürnberger Ärzteprozess begann. Der Erlanger Rektor hatte mich schon gebeten, der akademischen Entnazifizierungskommission als Mitglied beizutreten, die eine ruhige sachliche Arbeit zu leisten hatte. Vieles konnte hier gemildert werden, was gerüchteweise vergröbert worden war. Diese Tätigkeit fällte keine eigenen Urteile, sie sprach nur ihre Empfehlungen für die eigentlichen behördlichen Verfahren vorbereitend aus. Es machte viel Arbeit, sich durch diese Aktenberge durchzufinden; die Empfehlungen vollzogen sich in einer Dreier- oder Vierergruppe.

Der Agent fragte, ob ich ihm historisch behilflich sein wollte; es handelte sich um Fixierungen der Biographien der Angeklagten entsprechend ihrer literarischen und sonstigen ärztlichen und menschlichen Leistungen. Ich sagte in aller Objektivität zu. Als er von mir etwa 3 bis 4 solcher Biographien mit Literaturangaben erhalten hatte, bat er mich, mit ihm nach Nürnberg zu fahren.

Ich habe wohl nie in meinem Leben damals so viel Nazi-Literatur durchforscht und durchgelesen. Unzählige Zeitschriften mussten gesichtet werden. Wissenswert war auch die Gesamtstruktur und Organisation der Partei- und Gestapoeinheiten. Ich wurde ein guter Kenner aller dieser Einzelheiten. In Nürnberg wurde ich zuerst mit einem amerikanischen Psychiater bekannt gemacht. Ihm erschien meine Kombination von Geschichte mit Psychopathologie äußerst sinnig, und so führte er mich

---

32  Hier gibt es im Original wenige nicht vollständig entzifferbare Zeilen; der Sachverhalt ist aber gut verständlich: Patienten durften im Rahmen des festlichen Anlasses Alkohol trinken, es stellten sich entsprechende Folgen ein.

eilends zu dem damaligen amerikanischen Generalstaatsanwalt Telford Taylor.[33] In einem großen Eckzimmer stand dieser überlange eifrige Mann. Kaum ward ihm berichtet, was ich triebe, da führte er mich an einen riesenlangen Tisch mit Dokumentenkopien. Dann sagte er sehr freundlich und rasch: Bitte zeigen sie mir an diesem Plan, wo im Jahre 1938 der Ministerialrat Dr. Gütt[34] gesessen hat. Ich zeigte es ihm und er quittierte es mit einem kurzen Well. Die Amerikaner kaufen keine Katze im Sack, die sie nicht getestet haben...[35]

Taylor benutzte diesen kurzen, aber sicheren Test, um sich von meinen Einzelkenntnissen zu überzeugen. Ich hatte sein sachliches Vertrauen gefunden. Am 21. Januar 1947 begann ich meine historische Darstellung in foro. Ich hatte eine Übersicht über die Entwicklung des ärztlichen Standeswesens etwa vom Vormärz des Jahres 1848 zu geben, um dann in neuester Zeit all' die Abänderungen zu schildern, durch die die Nazis das Ärztewesen in ihren politischen Prozess integriert hatten. Ich durfte dabei keine schriftlichen Aufzeichnungen benutzen und hatte eine Redezeit von mehreren Stunden, ohne unterbrochen zu werden. Mit dem Einzelschicksal der Angeklagten hatte ich nichts zu tun, es sei denn, es handelte sich um ethische Fragen ärztlichen Verhaltens. Psychiatrische Gutachten erstattete ich nicht, ich verblieb auf historischem Gebiet.

In der zweiten Tageshälfte des Nachmittags wurde die Meute der Verteidiger auf mich losgelassen; das nannte man Kreuzverhör. Ich konnte hier manche Wahrheiten sagen. Befragt, ob ich wüsste, dass Menschenversuche auch außerhalb Deutschlands stattgefunden hatten, verwies ich auf die vielen Menschenversuche auf der ganzen Welt, die im 19. Jahrhundert bei Syphilis, Gelbfieber etc. angestellt worden waren. Ich erörterte meine Ansicht, ob ich Zustimmung von Versuchspersonen, ob ich Hafterleichterungsversprechen bei Gefangenen für richtig hielte; ich lehnte beides ab.

Bei einer Frage versagte damals mein Wissen; mir war nicht bekannt, dass bereits im 17. Jahrhundert, als die intravenöse Injektion erfunden worden war, äußerst bedenkliche Versuche sogar an Soldaten gemacht worden waren und dass verschiedene Autoren schon damals sich über die moralische Frage viel Gedanken gemacht hatten.

<hr />

33  Telford Taylor (1908–1998), amerikanischer Militärjurist, Politikwissenschaftler und Buchautor. Vor dem Internationalen Militärgerichtshof in Nürnberg war er im Prozess gegen die NS-Hauptkriegsverbrecher zunächst Assistent („Beigeordneter Ankläger") des US-Hauptanklägers Robert H. Jackson (1892–1954). 1946 wurde Taylor zum Brigadegeneral ernannt und übernahm Jacksons Posten bei den zwölf Nachfolgeprozessen in Nürnberg als Hauptankläger weiterer NS-Kriegsverbrecher.

34  Arthur Julius Gütt (1891–1949), Arzt, Eugeniker (Rassenhygieniker) und SS-Brigadeführer. In der NS-Zeit einflussreicher Beamter und Ministerialdirektor. Er gestaltete das „Gesetz zur Verhütung erbkranken Nachwuchses" (Gütt/Rüdin/Ruttke 1934), die Grundlage der NS-Politik zur massenhaften Zwangssterilisation.

35  Die von Leibbrand gesetzten drei Punkte sind hier *kein* Zeichen für eine Auslassung.

Meine Aussagen sind gedruckt worden. In französischer Sprache erschienen sie in einem großen Werk „Croix gammée contre caducee",[36] das der bekannte Pariser Gerichtsmediziner Piedelièvre,[37] mit dem ich später persönlich bekannt wurde, mit Vorwort versah, und das von dem Marinechefarzt François Bayle[38] herausgegeben wurde; er war Neurologe und Psychiater. Trotz dieser subtilen Einschränkungen auf das medizinhistorische Fach, das ich akademisch in Erlangen vertrat, konnte nicht verhindert werden, dass die unsinnigsten Gerüchte in Gang gebracht wurden. Das musste ich erkennen, als ich eines Tages als Mitsachverständiger der Kommandeuse von Buchenwald Ilse Koch[39] versuchte, eine Exploration in Kaufbeuren durchzuführen. Sie schwieg, offenbar nach Rat ihres Anwalts, und nach längerem Versuch, in sie einzudringen, sagte sie mir wörtlich etwa folgenden Unsinn: Sie werde mir nicht antworten, denn ich hätte in Nürnberg das Todesurteil deutscher Ärzte mitunterschrieben. Sapienti sat. Das Gift des Rufmordes hatte gewirkt.

Und so ereignete sich dann etwa 1948 ein neuer Coup de théatre innerhalb meiner Tätigkeit. Es gab unter meinen Mitarbeitern notorisch zwei, die als völlig Unbelastete weder in der Partei noch in deren Gliederungen gewesen waren; diese waren als Widerständler tätig geworden, als die Verhungerungsstationen par ordre du mufti[40] eingerichtet werden sollten, die die Vergasungsphase ablöste. Beide Kollegen haben heimlich mit zuverlässigem Pflegepersonal nachts aus dem anliegenden Lazarett der Nervenklinik in Kübeln Nahrungsmittel in die Anstalt eingeschleust, ein todeswürdiges Verfahren der Sabotage im Sinne damaliger Zeit.

Der eine war mein stellvertretender Direktor, ein begabter jüngerer Kollege;[41] die andere war meine wissenschaftliche Mitarbeiterin Dr. Wettley. Zuerst wurde der Kollege mittags verhaftet, dann wenige Stunden später auf seltsamste Art Dr. Wettley.

---

36　René Piedelièvre (1891–1975), französischer Rechtsmediziner und Universitätslehrer. Er war Professor an der Medizinischen Fakultät von Paris, Mitglied der „Académie de médecine" und Präsident des „Conseil de l'Ordre des médecins". Für die Dokumentation von François Bayle (1950) erstellte er ein Geleitwort.

37　Der Buchtitel „Croix gammée contre caducée" bedeutet „Hakenkreuz gegen Äskulapstab" und dokumentiert die Medizinverbrechen im NS-Staat.

38　François Bayle (1950): Croix gammée contre caducée. Les expériences humaines en Allemagne pendant la deuxième guerre mondiale. Vorwort René Piédelièvre. L'Imprimerie nationale, Neustadt. Bayle war offizieller Beobachter des französischen Staates, das Buch hatte aber wohl leider keine weite Verbreitung. Der Autor und seine Dokumentation sind erst in der Gegenwart wieder Gegenstand der historischen Forschung: Christian Bonah, Jean-Marc Mouillie, Florian Schmaltz (Hg.) (2020): François Bayle: Croix gammée contre caducée. François Bayle et le procès des médicins de Nuremberg. 2 Vols. Les Belles Lettres, Paris.

39　Ilse Koch (1906–1967), Frau des Lagerkommandanten des KZ Buchenwald, Karl Otto Koch (1897–1945). In der Nachkriegszeit wurde sie als „Hexe von Buchenwald" international bekannt und sowohl von einem amerikanischen als auch von einem deutschen Gericht zu langjährigen Haftstrafen verurteilt.

40　Im Original „par ordre de mouphti".

41　Dr. Heinrich Tschakert, Psychiater, Mitautor bei Leibbrand (1946). Später wegen eines lokal aufgedeckten Skandals mit Alkoholgenuss in einer Garage der Anstalt seines Postens entzogen (siehe Archiv MPIM).

Als ich seinerzeit die Festschrift der Anstalt herausbrachte, schien mir noch ein Aufsatz zu fehlen, den ich in die bewährte schriftstellerische Hand von Dr. Wettley legte. Ich bat sie, den Versuch zu machen, die geistige Verfassung eines Arztes zu schildern, der als Feind des Nazismus in die Lage der Durchführung der Hungerkost gezwungen worden sei, um auf diese Weise eine Art Existenzerhellung aufzuzeigen, die in knappen Darlegungen sicher von moralischem Wert sein konnte. Aus Sicherheitsgründen schlug ich vor, diesen Aufsatz „NN" zu zeichnen.

Der Staatsanwalt sah in diesen Ausführungen ein „Bekenntnis" zur Schuld und wünschte den Namen des Autors zu wissen. Wir hatten keine Absicht, ihm etwas zu verbergen, und versuchten ihm zu erklären, dass wir hier von metaphysischer, nicht individueller Schuld hätten reden wollen. Frei ging Dr. Wettley vom Gericht heim, zwei Stunden später war sie verhaftet.

Ich sorgte sofort für beide Kollegen, indem ich einen Verteidiger in Aktion treten ließ. Meine Handlungsweise hätte mir fast eine Verhaftung wegen Verdunkelungsgefahr eingebracht. Nach 4 Tagen waren beide Kollegen wieder frei und ein Gutachter – es war der bekannte Münchner Physiologe Richard Wagner[42] – wies nach, dass die nachweisbar betätigte Kalorienzufuhr, die beide Kollegen in Gang gebracht hatten, über der lag, die wir als Bevölkerung in der Zeit nach 1945 – es waren knapp tausend pro Tag – erhielten.

Die Tatsache, dass man die beiden einzigen völlig Unbelasteten meines Teamworks in dieser Weise behelligte, gab mir sehr zu denken. Geflüster in der Stadt rechneten schon mit meiner Absetzung. Dass dieses nicht von Unbelasteten ausging, wird begreiflich erscheinen.

Ich kam mir vor wie Zar Ferdinand von Bulgarien;[43] auch ihn hatte man dem bulgarischen Volk aufoktroyiert, er hatte viele gute Reformen begonnen, und man schoss ihm aus Dank in die Fenster. Man begann offen, meine politische Verfolgtheit anzuzweifeln. Der Schikanen war kein Ende. Der Verwaltungsapparat bedrohte mich in unangenehmster Weise, die Regierung unterstützte mich gar nicht. Ich war ihnen allen unbequem, und man versuchte es mit Aushungerungsstratagemen.[44] Man dachte, einmal werde es mir schon unbehaglich werden; je mehr man mich bedränge, umso eher würde ich den Mut verlieren. Ich wurde mit unausreichenden Assistenten und Volontärstellen mattgesetzt. Der gute alte Grundsatz, den der Franzose mit dem Satz ausdrückt „Haute-toi, que je m'y mette",[45] schien auch mir gegenüber verwendet zu werden.

Genug der Misshelligkeiten. Ich zog den Schluss, dass eine Stellung amtlicher ärztlicher Art, die von der Parteien Gunst politisch abhängt, ein Unding ist, da sie

42   Richard Wagner (1893–1970), deutscher Physiologe.
43   Ferdinand I. (1861–1948), Ferdinand Maximilian Karl Leopold Maria von Sachsen-Coburg und Gotha, Zar von Bulgarien (1908–1918), ab 1887 bereits Fürst („Knjaz"). Er stammte aus der Dynastie Sachsen-Coburg-Koháry der Wettiner und wurde den Bulgaren aufoktroyiert.
44   Gemeint sind wohl „-strategien".
45   „Mach dass du da wegkommst, damit ich hinkomme" – u.a. von Saint-Simon gebraucht, um Bestrebungen der sogenannten Légistes zu kennzeichnen, in der Gesellschaft unter der Fahne des Liberalismus nach Herrschaft strebende Advokaten und Rechtsgelehrte. Im Kontext der Verwendung hier ist wohl ganz profan das gezielte Be- und Verdrängen gemeint.

keine Freiheit garantiert. Allen zum Trotz trat ich auch nach 1945 keiner politischen Partei bei. Das hat mich in große Verlegenheit gebracht.

Eigentlich war es, wie es mein ganzes Leben lang war und blieb. Den Schwarzen war ich zu rot, den Roten zu schwarz, und so hatte ich beide gegen mich. Das bekannte „Gebetbuch" stimmte nie. Des Arztes Bücher sind seine Kranken, hatte Paracelsus[46] gesagt; des Arztes Politik sind ebenfalls seine Kranken; eine andere Politik kann er nicht treiben, sonst ist er kein guter Arzt. So wollte ich lieber versuchen, ein schlechter Politiker zu sein, aber ein einigermaßen guter Arzt. „Sie vor allem schützen, was unrecht ist", hatte Hippokrates[47] gefordert.

46  Theophrastus Bombast(us) von Hohenheim, genannt Paracelsus (1493–1541), Schweizer Arzt, Naturphilosoph und Alchemist. Er wurde in seiner Zeit vor allem als Mediziner wahrgenommen und ist seit dem 16. Jahrhundert einer der berühmtesten europäischen Ärzte. Paracelsus kritisierte die Medizin seiner Zeit (Humoralpathologie) und publizierte meist in der deutschen Volkssprache statt in Latein. Volkstümliche Vorstellungen verbinden ihn heute – oft sehr vereinfachend – mit „Ganzheitsmedizin" und Naturheilkunde.

47  Hippokrates von Kos (ca. 460–370 v.Chr.), griechischer Arzt und Gelehrter. Er ist der berühmteste Arzt der Antike und der abendländischen Medizingeschichte. Seine Schule vertrat die Theorie einer guten oder schlechten Mischung von vier Körpersäften (Humoralpathologie). Als „Pater medicinae" (Vater der Medizin) stehen sein Name und sein Werk („Corpus hippokraticum", ca. 60 Werke, nur wenige aus seiner Feder) für gutes ärztliches Handeln auf wissenschaftlicher Grundlage (rationale Erklärungen der Natur von Krankheiten) und hohes ärztliches Ethos (hippokratischer Eid, Autorschaft umstritten) für verantwortliches Handeln.

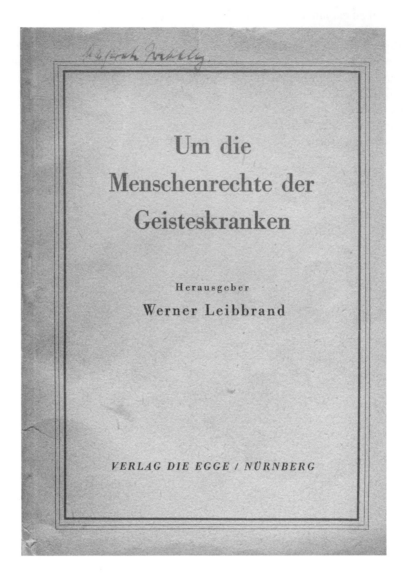

*Abb. 32: Cover „Um die Menschenrechte der Geisteskranken".
Werner Leibbrand (Hg.) (1946).[1] Quelle: SAF.*

---

1    Dieses Exemplar des von Werner Leibbrand herausgegebenen Sammelbandes mit 120 Seiten
     ist links oben handsigniert von Margarete Wettley, der Mutter von Annemarie Wettley.
     Für die Erläuterung der familiären Kontexte und die Schenkung danke ich Beate Donislreiter.
     Zu den Hintergründen der Publikation siehe insbesondere Frewer (2020).

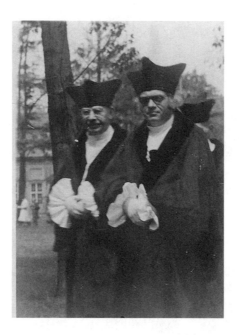

*Abb. 33: Werner Leibbrand im Talar in Erlangen*
*(ca. 1947).[1] Quelle: SAF.*

1    Es könnte sich um eine Aufnahme im Erlanger Schlossgarten handeln, dies ist jedoch nicht mit
     Sicherheit zu belegen. Leibbrand ist auf dem Bild rechts, die Person links ist nicht zuzuordnen.
     Insgesamt zeigt sich jedoch das allgemeine professorale Auftreten bei einer offiziellen akade-
     mischen Veranstaltung oder auch bei einer universitären Prozession (möglicherweise anläss-
     lich der Ernennung Leibbrands zum außerplanmäßigen Honorarprofessor 1947).

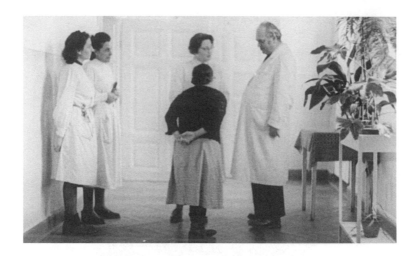

*Abb. 34: Ärztliche Visite in der Heil- und Pflegeanstalt Erlangen (undatiert).*
*Tagsüber Arbeit als Psychiater, abends Medizingeschichte.[1] Quelle: SAF.*

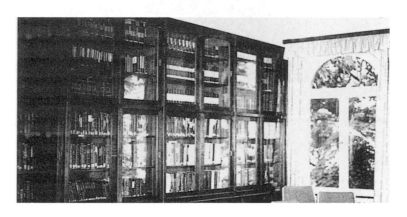

*Abb. 35: Bibliothek des „Universitäts-Seminar"*
*Maximiliansplatz 2, Erlangen.[2] Quelle: SAF.*

1    Dieses bisher ebenfalls völlig unbekannte Bild zeigt Leibbrand beim Auftreten als Direktor der
     Heil- und Pflegeanstalt (Ende der 1940er, Anfang der 50er Jahre). Auffällig ist – etwa im Ver-
     gleich zum Passbild 1943 – das deutliche Altern (Haar) wie auch die starke Gewichtszunahme.
     Dies kann beides mit dem Stress in den 1930er und 40er Jahren (Flucht/Hungerwinter) und
     den besonderen (Arbeits-)Belastungen der (Nach-)Kriegszeit in Verbindung gebracht werden.
2    Das erste „Universitäts-Seminar für Geschichte der Medizin" war im Direktionsgebäude der
     Heil- und Pflegeanstalt Erlangen/Mittelfranken untergebracht (siehe auch Abb. 30, 31 und 36).

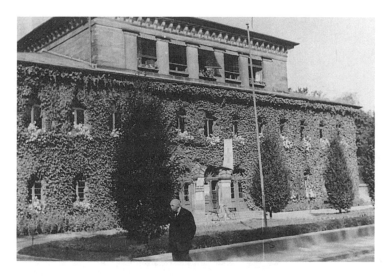

*Abb. 36: Direktionsgebäude der Heil- und Pflegeanstalt Erlangen (undatiert).*
*Maximiliansplatz 2.[1] Quelle: SAF.*

1    Interessanterweise ist über dem Haupteingang eine weiße Fahne mit rotem Kreuz angebracht.
    Dies verweist auf die Entstehungszeit des Bildes im Zweiten Weltkrieg oder kurz danach sowie
    auf eine mögliche temporäre Nutzung auch als Lazarett bzw. die erhoffte Schutzfunktion.

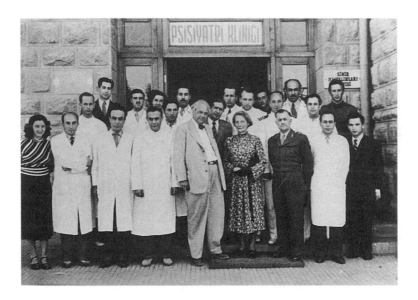

*Abb. 37: Margarethe und Werner Leibbrand (Mitte) vor „Psisiyatri Klinigi"
(Psychiatrische Klinik) in Ankara (1949).[1] Quelle: SAF.*

1   Dieses Bild aus Ankara wird wahrscheinlich auf der ersten Auslandsreise in die Türkei ent-
    standen sein, die auf der gegenüberliegenden Seite am Anfang des Kapitels „Auslandsöff-
    nung" mit der Reise via Istanbul im Jahr 1949 beschrieben ist (zweiter Abschnitt). Im Original
    heisst es „Psişiyatri Kliniği", aber die Großbuchstaben auf dem Portal verzichten auf Akzente.

# AUSLANDSÖFFNUNG[1]

Ein wenig ging es mir wie dem Propheten im eigenen Land. Das Ausland war auf mich sympathisierender eingegangen. Bologna hatte mich in einer Akademie aufgenommen, und eines Tages wurde ich zu Vorlesungen in der Türkei zu einer Zeit, 1948, eingeladen, als derartige Reisen noch ungewöhnlich waren. Ich hatte zuvor in Zürich einen Vortrag gehalten und stand der Fülle der Gesichter in den Schaufenstern dieser Weltstadt fast so skeptisch gegenüber wie Ninotschka.[2] Diese Scheu war bald überwunden. In Bern wurde ich von einer künstlerischen Familie zu Tisch gebeten. Ich hielt es kaum für möglich, was getrunken und gegessen wurde; dann tat ich tapfer mit, begleitete die Dame des Hauses zu Brahmsliedern und hörte nach Mitternacht den Psychiater Klaesi[3] von der Waldau eigene Gedichte von großer Schönheit vortragen.

1949 benutzte ich dann den Seeweg nach Istanbul.[4] In Rom fand ich meinen einstigen Studienfreund Ervino Stuccoli[5] als italienischen Baron und Professor wieder. Seine große interne Praxis in der Via Nazionale war landesbekannt. Wir feierten Wiedersehen mit viel Rotwein vom schneeigen Ätna, den ihm sein dankbarer Patient Anfuso geschenkt hatte. Dann bestieg ich in Neapel das türkische Schiff. Mein Stiefsohn hatte die Unternehmung von Ankara aus vorbereitet. Ihm war es gelungen, nicht nur dorthin zu entkommen, sondern er hatte sich dort als Getreide-Exportmann einen guten Ruf gemacht. Das Reisen kurz nach der Markumstellung war damals eine abenteuerliche Sache. Mir war etwas Geld in Italien angewiesen worden; es war so knapp, dass ich im Hotel Cavour in Neapel dem Portier als Trinkgeld nur ein paar Cigarren geben konnte. Mit einem Bus fuhr ich kofferbeladen an den Hafen; dort fand ich einen kleinen Jungen mit Mauleselwagen, der im Galopp die Bürde zur Hafenbehörde fuhr, nicht ohne sie zwei Mal abzuwerfen.

---

1    Leibbrand schreibt im Original „Auslandöffnung".
2    „Ninotschka" (1939) ist eine Liebeskomödie von Ernst Lubitsch (1892–1947) mit Greta Garbo (1905–1990) in der Hauptrolle. Sie wurde für die Verleihung 1940 als beste Hauptdarstellerin für den Oscar nominiert. Es geht um Juwelen aus der Russischen Revolution und amouröse Verwicklungen in Paris. Laut Kritik klassische Hollywood-Komödie mit guten Darstellern, inszeniert mit hintergründigem Witz und an den Kinokassen ein großer kommerzieller Erfolg.
3    Jakob Klaesi (1883–1980), Schweizer Psychiater. Bekannt u.a. für die Einführung der „Schlafkur" mit dem Medikament Somnifen.
4    Leibbrand verwendet im Manuskript sowohl die Form „Istanbul" als auch die historische Variante „Istambul", was in der vorliegenden Edition zu „Istanbul" vereinheitlicht wurde.
5    Erwin (auch Ernst) Stückgold (1885–1969), jüdischer Arzt in Berlin. Emigration nach Rom. In Italien unter dem Namen „Ervino Stuccoli" auftretend; 1967 auch Mitautor der Festschrift für Leibbrand. Kostproben seiner überwiegend unveröffentlichten Erinnerungen mit Spuren jüdischen Lebens in Neukölln finden sich in Kolland (2011) sowie in „Medaon. Magazin für jüdisches Leben in Forschung und Bildung". Siehe des Weiteren auch Unschuld et al. (2005).

Auf dem Schiff ließ ich anschreiben und kam mir dabei wie ein Hochstapler vor. Die Gestimmtheit eines türkischen Schiffes ist auffällig. Einst war es ein englisches Lazarettschiff, das die Türken zum Zweck der Akademikertouristik laufen ließen. Daher war die Touristenklasse, mit der ich später auf der Fahrt nach Athen sehr schlechte Erfahrungen gemacht habe, recht komfortabel. Ich gewöhnte mich rasch an die Landeskost, an das „Dolma" mit kaltem Öl, an den kontingentierten Wasserverbrauch und anderes. Die Passagiere bestanden aus westlich modern ausgerichteten Studenten und Studentinnen; mit diesen ins Gespräch zu kommen, war schwierig. Sie waren diese emanzipierte Freiheit trotz ihres Studienaufenthaltes in Genf, Lausanne und Paris noch weniger gewohnt und betrugen sich eigentlich wie unsere Backfische zwischen 13 und 15. Sie waren verkichert, befanden sich im männlichen Protest, und man konnte kaum mit ihnen sprechen. Bemerkenswert war mir auch, dass ich mit einem bekannten Ordinarius aus Ankara sehr hübsche Gespräche führte. Von Zeit zu Zeit trat eine sehr schöne Frau an ihn kurz heran und verschwand wieder. Ich stellte fest, es war seine Ehefrau, die aber ihr Essen nicht im Speisesaal zu sich nahm, sondern in der Kabine allein.

Wie alle Orientalen sind die Türken leise, für uns etwas melancholisch wirkende Menschen. Das einzige Geräusch in unserem Sinn bedeutete mir ihre Radiomusik, deren Gesang mit ihrer gutturalen Intonation auf die Dauer etwas Langweiliges und Irritierendes hat. Ich wurde daran erinnert, als ich das ungemein großartige Opernhaus in Ankara sah, an dem der Begründer des Deutschen Bundesfunks, Alfred Braun,[6] seinerzeit Schauspieler am Berliner Schillertheater in den Zeiten Pateggs,[7] den Türken und Türkinnen Singen beibringen musste. Er hatte einen großen Erfolg und schuf sozusagen die türkische Gesangstimme, die dann imstande war, die Carmen, Butterfly und Mimi zu singen. Dort sah ich auch eine der wenigen damals funktionierenden Farborgeln für die Lichteffekte.

Von Istanbul, wo mein Stiefsohn mich auslöste, fuhr ich mit dem Dieselzug vom asiatischen Ufer aus nach Ankara über Eschkeschehir[8] auch an jener Stelle vorbei, wo einst Hannibal Selbstmord begangen hatte. Ankara, ein Artefakt neben dem an Felsen hingeklebten alten Ancora, ist ein modernes kemalistisches Kunstprodukt mit gewaltigen Regierungsgebäuden, modernen Wohnhäusern und Comfort. Nur die manchmal ungepflasterten Straßen, auf denen Mauleselreiter erscheinen, zeugt davon, dass man auf orientalischem Boden lebt. Orient herrscht in den alten Bazars. In Istanbul verlor ich mich in jenen Minotaurus, in den einstmals alten kaiserlichen byzantinischen Stallungen, die vor wenigen Jahren ausbrannten. Wie oft mag es dort wohl gebrannt haben? Die Häuser sind hölzern und gehen allzu

---

6     Alfred Braun (1888–1978), Schauspieler, Regisseur bei Bühne und Film sowie Pionier des deutschen Rundfunks. Seine größten Erfolge erzielte Braun als Drehbuchautor, Hörspielregisseur und Rundfunkreporter.

7     Max Pategg, eigentlich Max Grünhut (1855–1936), deutsch-österreichischer Schauspieler und Regisseur sowie langjähriger Leiter des Schiller-Theaters in Berlin.

8     Eskişehir, türkisch für „alte Stadt". Der ursprüngliche Name in der Antike und in Byzanz war „Doryläum", deutsch früher „Eski-Schehir". Mit über 600.000 Einwohnern eine der größten Städte Anatoliens und Hauptstadt der gleichnamigen Provinz.

rasch in Flammen auf. Ich durchforschte noch den alten Gewürzbasar, der geruch-liche Kostbarkeiten enthielt, einschließlich der alten Rezeptur der heutigen Worces-tershire-Sauce. In der Hagia Sophia fiel ich dem Führer auf, weil ich ihn bei einer Namensinschrift korrigierte. Erstaunt fragte er mich, woher ich es wisse. Ich könne arabisch lesen, erwiderte ich dem jetzt noch höflicher werdenden Mann.

Orientalischem Leben erliegt man schnell trotz aller zunächst imponierender Schwierigkeiten. Die Insektenabwehr spielt keine allzu große Rolle mehr, man muss sich vor allem mit der eingeborenen Art des orientalistischen Misstrauens be-kannt machen, man lernt weiterhin bald, dass es keinen Zeitbegriff gibt und dass die Höflichkeitszeremonien von größter Bedeutung sind. Sicherlich wird der Fremde zunächst beschattet; man versucht festzustellen, mit wem er redet, wo er verkehrt, in welches Haus er geht. Darüber werden dicke Dossiers bei der Frem-denpolizei angefertigt. Das alles hat aber gar keine Bedeutung. Man lernt, dass der Besuch ohne Rücksicht auf eigene Planungen viele Stunden so lange dableiben darf, bis er von selbst geht. Einmal musste ich auf ein Mittagsessen verzichten, weil dieser Besuch von 11 Uhr vormittags bis etwa 5 Uhr nachmittags dablieb. Man trank Whisky, aß Mandelkerne und rauchte, gelegentlich trank man einen Tee oder Kaffee, der jederzeit auf einem drehbaren runden Tabourett[9] geholt werden kann. Orientalisches Leben ist verführend. Schon in Spanien heißt es bei allen „Mañana", hier ist es viel deutlicher.

Der Opernregisseur in Ankara, ein alter Österreicher, dann Grieche geworden infolge der Umtriebe Hitlers, erzählte mir einmal von einer Generalprobe der Oper „Carmen". Er sei beim Szenenwechsel persönlich hinter die Bühne gegangen, um alles flott zu machen. Die Voraussetzungen waren die denkbar modernsten; es gab Versenkungslifts mit allem Raffinement. Es geschah aber nichts. „Wo ist der Ali?", fragte er erneut. „Der Ali? Ich hab ihn gesehen", antwortete einer der Arbeiter. „Warum zum Teufel kommt er nicht? Ist er krank?" – „Nein, Effendim", meinte ein Dritter; „er ist gesund!" „Er möge sofort mit seinem Kram heraufkommen, wo ist er denn?" „Er sitzt unten im Versenkungslift, Effendin." Der Regisseur sagt: „Er soll endlich heraufkommen, damit es weitergeht!" „Das geht nicht, Effendin!" Der Spielleiter raste: „Ja warum in aller Welt nicht?" Ein vierter hörte es und gab die Antwort: „Er sitzt unten im Lift auf dem Gebetsteppich. Heute ist Schabat. Er betet, dass die Aufführung heute Abend rascher geht." Das ist der Orient. Unzumutbar herzlich, ein Trost für alles abendländische Managertum.

Das Misstrauen. Es treibt eigenartige Früchte. Kam man zu einem Ministerial-referenten mit der Bitte um Besuchsmöglichkeit sozialhygienischer Einrichtungen, so sah er zunächst grimmig und wortkarg drein. War man ein Spion? Was will der Kerl hier? Dann wurde die Zigarette angeboten; nach einiger Zeit wurde man ge-fragt, ob man Tee oder Kaffee wünsche. Ein Boy wurde mit dem Tabourett fortge-sandt; während dieser Zeit wurde zweimal das süße Lokum angeboten. Ein drittes Mal muss man es ablehnen. Dann war der Bann gebrochen. Fast eine Dreiviertel-stunde war vergangen. Der Mann wurde die Liebenswürdigkeit und Behilflichkeit selbst. Das ist Orient.

---

9    Bezeichnung für einen Beistelltisch oder Hocker; hier offenbar mit Drehfunktion.

Ich besuchte Koprkö, die bekannte große Irrenanstalt in Istanbul. Ein älterer Kollege empfing mich als Direktor und übernahm selbst die Führung mit einem jüngeren Kollegen. Wir sprachen französisch; das seine hatte den typischen levantinischen Akzent. Wir betraten einen Wachsaal. Ich sah dort einen undurchlässigen Matratzenstoff, den ich lobte. Der Direktor zog sogleich ein Taschenmesser, schnitt hinein, um mir die Innenseite zu zeigen. Ich war des Lobes voll. Er fauchte durch die Zähne: „Je ne compris pas! Les Allemands sont des génies!" Wir betraten die Küche. Der Küchenzettel war hochkalorisch, das Essen ausgezeichnet. Ich lobte wieder, sagte dann, wir hätten nach 1945 in der Bevölkerung nur über knapp 1000 Kalorien nach dem Krieg verfügt. Er antwortete giftig: „Je ne comprends pas cela. Les Allemands sont des génies!"

Da kamen wir an einem Bau vorbei, in dessen heißen Garten ein deutsch sprechender Patient stand. Er war ein früherer Konsulatsbeamter und in Deutschland tätig gewesen. Er wurde gebeten, uns zu begleiten. Wir sprachen über dies und jenes, so auch über die bei uns segensreiche Arbeitstherapie, die im Orient unmöglich ist, weil kein Mensch ohne ausreichenden Gewinn arbeiten würde.

Als wir zurückkehrten, fragte mich der Konsulatsbeamte im Direktorzimmer, was mir denn nicht gefallen habe. Erstaunt erwiderte ich, ich sei von allem begeistert gewesen und hätte viel gelernt. Er übersetzte es dem Direktor. Darauf verwandelte sich sein Gesicht in heitere Verklärung und er rief: „Also gehen wir essen." Eine Einladung zu einem türkischen Essen ist eine Strapaze. Man darf nichts ablehnen, muss alles essen und verträgt knapp die Hälfte. So ging es auch mir, als der General Cavour-Pascha aus der kemalistischen Zeit mich nach meinen Vorlesungen in Gülhané einlud. Ich musste danach 3 Tage ernstlich fasten.

Aber das Misstrauen. Es kann unangenehme Folgen haben. Mein medizinhistorischer Fachkollege in Istanbul, den ich aufsuchte, lud mich zur Besichtigung seiner Miniatursammlung im Topkapi-Museum ein. Inzwischen war aber meine Frau auf der Insel Burgas, auf der wir wohnten, von einem ernstlichen Brechdurchfall betroffen worden. Ich musste dem Kollegen darum absagen. Von diesem Augenblick an habe ich nie mehr etwas von ihm gehört. Offenbar fand er die Absage unschicklich.

Was die westliche Orientierung anlangt, die Kemal Pascha[10] vorschwebte, so fand ich begeisterte Anhänger besonders in der Jugend. Das gilt aber nur für die großen Städte. Ich hatte den Eindruck, dass alles in der Provinz ganz anders aussieht.

Das Empfindlichste für den Abendländer ist die polygame Frage. Gerade in der Provinz verstieß man betulich[11] gegen sie. Zumeist handelt es sich um eine Geldfrage, ob etwa der kleine Landschulmeister mit 50 Jahren sich eine zweite junge Frau zulegen kann. Tut er es, so hat die erste schweigend zu dienen.

---

10   Kemal Atatürk (auch Mustafa Kemal Atatürk) (1881–1938), Begründer der Republik Türkei. 1923–1938 erster Präsident der nach dem Ersten Weltkrieg aus dem Osmanischen Reich hervorgegangenen Republik.

11   Besser: Ungeniert, gelassen, kontinuierlich, permanent o.ä. „Betulich" wirkt hier unpassend, da dies eigentlich eher „brav, bieder, beschaulich, gemächlich, freundlich-besorgt, übertrieben fürsorglich" bedeutet.

Ich hatte die Freude, auf der Rückreise von Istanbul auf dem Schiff den jetzigen Cardinal Ugajanian[12] sprechen zu können, der damals als Haupt der unierten Armenischen Kirche die orientalischen Verhältnisse des Zusammenlebens sehr gut kannte. Er konnte nicht genug vor derartigen Verbindungen warnen, weil sie recht übel ausliefen. Ganz unmöglich wird die Situation der abendländischen Frau, die im Orient beim Mann bleibt. Sie hat sich den Gewohnheiten absolut zu fügen und wird unglücklich. Selbst engagierte kemalistische Türken, die mit europäischen Frauen in Istanbul oder Ankara leben, sind gezwungen, den Umgang mit ihren Landsleuten aufzugeben, da sie boykottiert werden; sie leben mit gleichartigen Eheleuten zusammen. Während der Überfahrt erlebte ich ein Schicksal, was mich doppelt erregte. Eine junge Schweizerin hatte in ihrer Heimat einen türkischen Architekturstudenten und Ingenieur lieben gelernt und fuhr mit ihm in die Türkei. Sie erlitt eine Odyssee. Der etwa 15jährige Bruder des Verlobten holte sie zur Fahrt nach Ankara in Istanbul ab. Sie wollte dort noch Freunde besuchen; er lehnte es ab; sie wollte Zeitungen kaufen, er lehnte es ab; seine Begründung war: „Das will mein Bruder nicht". Begab sie sich auf die Waggon-Toilette, so ging er bis vor die Tür und wartete; kam sie zurück, so zog er dicht die Fenstervorhänge zu. Sie wurde trotz der großen Hitze an Land gezwungen, stets einen schwarzen, hochgeschlossenen Mantel zu tragen und musste praktisch verschleiert sein. Sie durfte nur in Begleitung ihres Lebenspartners ausgehen, nie einen Schritt allein.

Als sie schließlich einmal eingeschlossen wurde, floh sie ins Schweizer Konsulat. Es gelang ihr, mit vielen Mühen zu entkommen. Mit diesen Abenteuern unterhielt sie mich tagelang auf dem Schiff. Zugleich bemerkte ich, dass sie im Speisesaal mit einem jungen Türken aufs Neue zu flirten begann; als wir in Marseille ankamen, verließ sie mit ihm gegen ihre eigentlichen Pläne das Schiff. Der Orient hat eine bezaubernde Macht!

Seit jener Zeit, da ich das Land bereiste, hat sich Vieles geändert. Der einstige laizistische Staat Kemal Paschas wurde wieder konservativer. Der Priester verkündete wieder von Neuem den Schalaat auf dem Minarett des Tempels am Freitagabend.

Ich hatte als Hochschullehrer in Lauf der nächsten Jahre Gelegenheit, junge Studentenehen von deutschen Mädchen mit Türken, Persern, Ägyptern zu beobachten. Das Ergebnis bewahrheitete all das, was ich selbst gesehen und was der Cardinal mir erzählt hatte.

Im Lauf der Erlanger Jahre wurde ich durch Mitgliedschaften in mehreren angesehenen Akademien[13] und Gelehrten Gesellschaften geehrt. Ich habe neben vielen Einzelarbeiten eine historische „Heilkunde" verfasst und wurde zweiter Sekre-

---

12  Krikor Bedros (Grégoire-Pierre) XV. Agagianian (1895–1971), Kardinal, 15. Patriarch von Kilikien der armenisch-katholischen Kirche und Kurienkardinal der Römischen Kirche. Im Konklave des Jahres 1958 galt er als Papst-Kandidat der konservativen Fraktion des Kardinalskollegiums und soll dem letztendlich gewählten Johannes XXIII. nur knapp unterlegen sein.

13  Im Original „akademiae".

tär der traditionellen Societas Medico Erlangensis,[14] an deren Wiedererstehen nach dem Krieg ich Anteil nahm. Der Psychiater entgeht nie seinem Schicksal; daher konnte nicht ausbleiben, dass bei meiner dort vorgetragenen Festrede zu Ehren des großen Canstatt,[15] dessen Nachkomme als Ehrengast im Auditorium saß, sich ein geisteskranker Student einschlich, um Radau zu machen. Als er von der oberen Reihe des Amphitheaters hinuntereilen wollte, um mich anzugreifen, wurde er im richtigen Augenblick zwangsweise entfernt, ohne dass ich meine Rede unterbrach.

Da der mittelfränkischen Regierung alle meine Anregungen unsympathisch waren, da der Verwaltungskampf Formen annahm, die ich unwürdig fand, wurde ich hellhörig, als man mir mitteilte, in München solle der medizinhistorische Lehrstuhl neu besetzt werden. Eines Tages im Jahr 1952 bat mich sogar mein, die Altersgrenze längst überschritten [habend]er Vorgänger[16] um meinen Rat und war erstaunt, dass ich nach vielen, ihm nicht genehmen Vorschlägen die Bemerkung machte, schließlich sei ich selbst auch noch da. Er hatte gemeint, ich wolle als Anstaltsdirektor dahinaltern. Freundlich nahm er das Gegenteil zur Kenntnis, und nach den üblichen Querschüssen, ohne die ein Berufungsvorgang unmöglich ist und der bei weitem komplizierter zu sein pflegt als eine Sanktifikation, erhielt ich den bekannten breiten blauen Brief des Herrn Kultusministers.

Ich nahm an und verabschiedete mich mit folgendem Gespräch bei dem mir unbekannten Vizepräsidenten in Ansbach, der auch mich noch nie gesehen hatte, dennoch aber über mich „bestens" informiert war. Er sagte: „Nun, ich habe gehört, sie haben eine Berufung nach München erhalten. Da kann man ihnen ja nur gratulieren." Ich antwortete ebenso knapp: „Dann stelle ich anheim[17] und darf mich verabschieden." Wie man aus diesem Wortwechsel ersieht, kann der Abschied jedenfalls nicht so lange gedauert haben, dass darin ein Dank über meine Aufbauarbeit enthalten war. Ich aber summte in meinem Innern die „Zauberflöte" vor mich hin: „O lasst ihn ziehen".

Dr. Wettley, nach bestandenem Bayrischen Physikat hart an der Ernennung zum Medizinalrat stehend, hatte inzwischen nicht nur eine ausgezeichnete Biographie über den Schweizer Psychiater August Forel[18] herausgebracht, ein belletristisches Buch „Vertauschbares Dasein"[19] veröffentlicht, sondern sie verfügte über ausgezeichnete medizinhistorische Kenntnisse.

---

14   Genauer: traditons*reichen* „Societas physico-medica Erlangensis" – Physikalisch-Medizinische Sozietät Erlangen (gegründet 1808).
15   Carl Friedrich Canstatt (1807–1850), Mediziner, Amtsarzt und Internist. Er arbeitete als praktischer Arzt in Erlangen, wurde 1843 ordentlicher Professor für Innere Medizin und starb auch dort.
16   Martin (1878–1960), Medizinhistoriker in München. Er vertrat den vakanten Posten nochmals im Zeitraum 1950–1953, auch wenn er bereits über 70 Jahre alt war.
17   Diese Passage erscheint unverständlich.
18   Wettley, Annemarie (1953): August Forel. Ein Arztleben im Zwiespalt seiner Zeit. Otto Müller Verlag, Salzburg (222 Seiten, Vorwort von Leibbrand). Zu Forel siehe S. 70, Fußnote 17 etc.
19   Wettley (1947).

Ich stellte ihr die Frage, ob sie ganz zur Historie umsatteln wolle und mit mir abermals Pionierarbeit in München leisten wolle. Ihre Kritik gegenüber der eingleisigen Beamtenlaufbahn nach Ochsentour war nicht minder bedenklich als die meine. Trotz ungewissen Schicksals entschloss sie sich zur wissenschaftlichen Laufbahn und folgte mir wie dem Rattenfänger von Hameln nach München nach. 1953 gab es in der Bundesrepublik Extraordinariate in Bonn[20] und Frankfurt.[21] In Mainz hatte sich der frühere Berliner Lehrstuhlinhaber etablieren können, der jahrelang die Gründung eines Lehrstuhls blockierte.[22]

München war 1939 Lehrstuhl geworden.[23] Da aber im gleichen Jahr der Krieg ausbrach, kam es zu keiner Entfaltung. Ich übernahm einen Augiasstall. Dafür konnte freilich der Vorgänger nichts.

20  Johannes Steudel (1901–1973), deutscher Medizinhistoriker an der Universität Bonn. Mit einer Studie zur Villa Hadrians promovierte er 1923 in Königsberg im Fach Klassische Archäologie. 1936–1940 Medizinstudium in Leipzig, Promotion zum Dr. med. 1941. Assistent am Karl-Sudhoff-Institut für Geschichte der Medizin in Leipzig mit Habilitation 1943. Seit 1937 Mitglied der NSDAP. Ab 1943 Lehrauftrag in Bonn, ab 1957 dort Lehrstuhlinhaber.
21  Walter Artelt (1906–1976), deutscher Arzt, Zahnarzt und Medizinhistoriker an der Universität Frankfurt/M. 1929 promovierte er bei Paul Diepgen mit der Studie „Die Geschichte der Anatomie der Kiefer und der Zähne bis zum Ausgang der Antike" in Freiburg im Breisgau. In Berlin war Artelt bis 1938 Leiter der Sammlung eines Forschungsinstituts für die Geschichte der Zahnheilkunde; er übernahm das Amt als Nachfolger des Gründers, des jüdischen Medizinhistorikers Curt Proskauer (1887–1972), der nach New York emigrieren musste. Ab 1938 bis zu seiner Emeritierung 1971 war Artelt Leiter des Senckenbergischen Instituts für Geschichte der Medizin in Frankfurt am Main.
22  Hier spielt Leibbrand nochmals auf die Person von Paul Diepgen an, der als Medizinhistoriker in Freiburg, Berlin und nach dem Krieg in Mainz wirkte. Mit ihm verband Leibbrand eine besondere Fehde; er charakterisierte ihn als „angebräunt" und machtorientiert, denn Diepgen habe auch trotz der politischen Involvierung nach dem Zweiten Weltkrieg schnell wieder Leitungsfunktionen angestrebt. Am Berliner Institut gab es etwa ein „SS-Institut für Geschichte der Medizin" mit zwei Habilitanden (A. Berg und B. J. Gottlieb) sowie eine „Sonderkartei" für jüdische Autoren, siehe auch Kudlien (1986). Die Hypothese (oder Schutzbehauptung), der Biologiehistoriker Julius Schuster (1886–1949) habe als überzeugter Nationalsozialist nach Anordnung des Reichserziehungsministeriums (1939), dass in Literaturverzeichnissen jüdische und deutsche Autoren getrennt werden sollten, die Kartei angelegt, mag plausibel erscheinen, ändert aber nichts an der Verantwortung Diepgens dafür als Leiter des Berliner Instituts. Andernorts wurde dies wohl nicht gemacht und in wissenschaftlichen Publikationen zudem nicht strikt befolgt, selbst von Diepgen nicht; was aber auch kein besonderes Zeichen für „Widerstand" ist, denn diesbezügliche bibliographische Recherchen waren zeitaufwändig. Siehe auch Kümmel (2014) und die Notizen hierzu im Nachwort des vorliegenden Bands.
23  Siehe hierzu insbesondere Unschuld (1989) sowie Locher (1992).

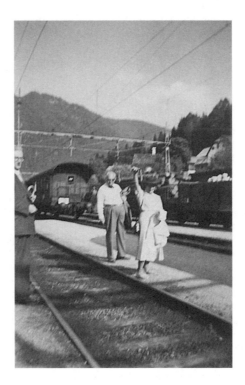

*Abb. 38: „Bahnhof für Margarethe und Werner Leibbrand"*
*(undatiert).[1] Quelle: SAF.*

1    Der genaue Ort und das Datum dieser Abbildung sind leider nicht überliefert. Das Bild kann
     aber symbolisch für die neuen Reisemöglichkeiten und die „Aufbruchsstimmung" stehen, wie
     sie das Kapitel „Auslandsöffnung" gut beschreibt.

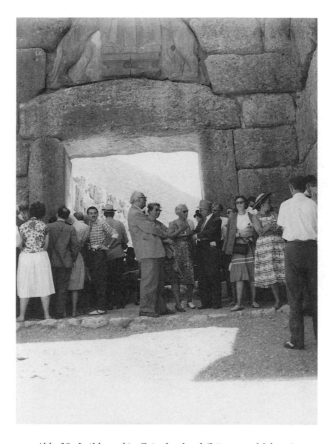

*Abb. 39: Leibbrand in Griechenland (Löwentor Mykene)*
*(undatiert).[1] Quelle: SAF.*

---

1   Das Datum dieser Abbildung ist leider nicht überliefert. Nach der „Auslandsöffnung" waren
    Reisen und Studienexkursionen wieder möglich. Rechts neben Leibbrand steht wahrscheinlich
    Annemarie Wettley. Außerdem war sehr wahrscheinlich der Frankfurter Medizinhistoriker
    Walter Artelt (1906–1976) auf dem Bild und dieser (Studien-)Reise dabei (vgl. Fotos in SAF).

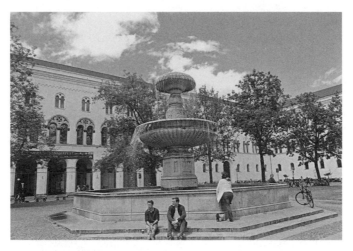

*Abb. 40: Universität München, Geschwister-Scholl-Platz mit Brunnen.[1]*
*Quelle: CC.*

1    „Geschwister-Scholl-Platz": Benennung zur Ehrung dieser Mitglieder der „Weißen Rose".
     So nannte sich eine in ihrem Kern aus Studierenden bestehende, sich auf christliche und
     humanistische Werte berufende deutsche Widerstandsgruppe gegen die Nazi-Diktatur.
     Sie entstand im Zweiten Weltkrieg in München auf Initiative eines Freundeskreises um Hans
     Scholl (1918–1943), seine Schwester Sophie Scholl (1921–1943) und Alexander Schmorell
     (1917–1943) sowie weiteren Personen. Zwischen Februar und April 1943 wurden sie im
     Kontext von Flugblattaktionen verhaftet und nach – heute als klar rechtswidrig geltenden –
     Todesurteilen des NS-„Volksgerichtshofes" hingerichtet.

# SCHWABINGER

München ist eine Traumstadt für den Spießer, für den Universitätslehrer, für den Künstler und nicht zuletzt für den Sportler. Der Spießer hat die Vision des Hofbräuhauses und der Pinakothek, die er kaum besichtigt. Der Professor denkt an Vossler,[1] an Max Weber[2] und vielleicht auch an Schelling; an Heinrich Heine[3] denkt er selten. Der hatte einst in der Hackenstraße schon bei Föhn die Berge verblauen sehen und vergeblich auf eine Professur gewartet. Der Künstler denkt an Schwabing, von dem auch wieder der Spießer unvollständige Vorstellungen von lockerem Völkchen und einschlägigen Lokalen hat. Der Künstler fühlt sich ebenfalls in der Tradition von Lenbach[4] bis Kandinsky,[5] der Schreiber wird an die Nordlichter gemahnt, die von Wilhelm Busch[6] und Wedekind[7] über den unseligen Lautensack[8] bis Halbe[9] reichen; er hofft auf die Nachfolge eines Café Prinzregent, in dem Henrik Ibsen[10] einschließlich Double saß, und vermisst außer dem Simpel der Kathi Kobus das alte Caféhaus einer Dichtelei oder das Stephanie in der Amalienstraße, heute dem Berliner Chinesischen Restaurant Tai-Tung gewichen.

1    Karl Vossler (1872–1949), deutscher Literaturhistoriker, Danteforscher und einer der bedeutendsten Romanisten der ersten Hälfte des 20. Jahrhunderts.
2    Maximilian (Max) Carl Emil Weber (1864–1920), Soziologe und Nationalökonom. Er gilt als einer der führenden Fachvertreter der Soziologie und Kulturwissenschaften.
3    Siehe oben, S. 60, Fußnote 86.
4    Franz Seraph Lenbach (seit 1882 Ritter von Lenbach) (1836–1904), Maler und einer der bekanntesten Künstler seiner Zeit. Von Kunsthistorikern und in der Öffentlichkeit als „Münchner Malerfürst" bezeichnet. Im Lenbachhaus gab Leibbrand sein Abschiedskonzert (s.u.).
5    Wassily Kandinsky (1866–1944), russischer Maler, Grafiker und Kunsttheoretiker. Er war ein Pionier abstrakter Kunst und Vertreter des Expressionismus.
6    Heinrich Christian Wilhelm Busch (1832–1908), populärer Zeichner und humoristischer Dichter.
7    Frank (geb. Benjamin Franklin) Wedekind (1864–1918), Schriftsteller, Dramatiker und Schauspieler. Mit gesellschaftskritischen Stücken einer der meistgespielten Dramatiker seiner Zeit sowie Wegbereiter für ein anti-illusionistisches Theater.
8    Heinrich Lautensack (1881–1919), Schriftsteller. Verfasser von Balladen, Erzählungen und einigen Drehbüchern. 1912/13 Mitherausgeber der Zweimonatszeitschrift „Die Bücherei Maiandros" in Berlin.
9    Max Halbe (1865–1944), Schriftsteller. Er gehörte zu den wichtigsten Vertretern des deutschen Naturalismus.
10   Henrik Johan Ibsen (1828–1906), norwegischer Lyriker und Dramatiker.

Auch der Musiker träumt von der Gunst Ludwig I.,[11] Richard Wagner[12] gegenüber bezeugt, träumt von Hans Pfitzner,[13] der neben dem heutigen Carlton Hotel gewohnt hat, träumt von Richard Strauss,[14] der freilich auch lange die große Wohnung am Berliner Reichskanzlerplatz über dem Caféhaus innehatte. Es gibt den Hofgarten, in dessen Annastgartenteil einst der Ober auf die Frage nach Eis antwortete: „Mir hobn draierlai Ais: Erdbeer mit Fanüll, Himbeer mit Fanüll und Fanüll mit Fanüll." Es gibt den Englischen Garten mit dem Monopteros, dessen Cantilene aus Bernhard Kellermanns[15] „Yester und Lie"[16] wie Bartschens[17] „Zwölf aus der Steiermark" und seiner leichten Versüßlichung des wunderschönen Graz. Und der Herzogpark ist als Idee sozusagen durch Thomas Mann[18] gestiftet, wie das gesellschaftliche Wien des „Weg in die Freiheit" oder des „Fräulein Else" von Arthur Schnitzler.[19]

Mit war dieses paradiesische Fremden-München seit meiner Kindheit vertraut. Ich kannte das Verkehrschaos schon in der Zeit um 1905, als ich, vom Portier des „Bayerischen Hof" befragt, antwortete: „In München gefallts mir net, da ist immer Verkehrsverstopfung".

Ich verstand frühzeitig den Umgang mit Weißwürsten, wusste, man könne sie der Länge nach aufschneiden oder zutzeln, vor allem aber mussten sie vor dem Mittagsläuten genossen sein. Ich saß noch im alten Franziskaner bei Gaslicht, ja bei Schnittbrunner am langen Tisch mit blaugewürfelter Decke zusammen mit den Bierdimpfeln des Vormittags, die gewöhnlich ihre Virginia rauchten, und ich habe im Lauf meines Lebens etwa zum sechsten Mal erlebt, dass man die Freudenmädchen dieser Weltstadt mit Herz ausrotten oder in weite Fernen verbannen wollte. Wie traurig sieht eine Weltstadt, zudem noch mit Herz, ohne die Buntheit der Freudenmädchen aus. Mir erschien die Kaufingerstraße bei Nacht so öde geworden wie die amerikanische Kleinstadt Chicago, die auch nach 10 Uhr abends wie leer gefegt daliegt.

---

11    Ludwig I. (geb. als Ludwig Karl August) (1786–1868), König von Bayern (aus der Linie der Wittelsbacher). 1825 Nachfolger seines Vaters Maximilian I. auf dem bayerischen Thron bis zum Revolutionsjahr 1848 und seiner Affäre mit Lola Montez. Die Hochzeit Ludwig I. begründete die Tradition des „Oktoberfestes" (1810).

12    Wilhelm Richard Wagner (1813–1883), Komponist, Schriftsteller, Regisseur und Dirigent. Mit seinen Musikdramen wurde er einer der wichtigsten Persönlichkeiten der europäischen Musik im 19. Jahrhundert.

13    Hans Erich Pfitzner (1869–1949), Dirigent, Komponist und Autor politischer Schriften. Seine Beiträge hatten häufig eine antisemitische Tönung.

14    Siehe oben die Angaben auf S. 96, Fußnote 52.

15    Bernhard Kellermann (1879–1951), Schriftsteller und Maler. Als Romanautor sehr erfolgreich.

16    Kellermanns lyrisch-impressionistisches Stück „Yester und Li" aus dem Jahr 1905 (im Untertitel „Die Geschichte einer Sehnsucht") erreichte ein breites Publikum und bis 1939 insgesamt stolze 183 Auflagen.

17    Rudolf Hans Bartsch (1873–1952), österreichischer Offizier und Schriftsteller.

18    Paul Thomas Mann (1875–1955), Schriftsteller und einer der bedeutendsten Erzähler des 20. Jahrhunderts. 1929 mit dem Nobelpreis für Literatur ausgezeichnet.

19    Arthur Schnitzler (1862–1931), österreichischer Arzt, Erzähler und Dramatiker. Er gilt als einer der bedeutendsten Schriftsteller der Wiener Moderne.

München ist eine Traumstadt auch für „die Preissn"; je mehr auf sie geschimpft wird, umso geehrter fühlen sie sich, von Barbaren in dieser Weise anerkannt zu sein. „Eigentümliche Leute sind diese Bayern", sagte mir der weltberühmte Anglist Levin Schücking.[20] Als in einem Barchanter [?] Lokal zwei auf dem Boden gerauft hätten, habe in der Ecke ein älterer Mann mit 6 Maßkrügen gesessen. Wozu er sie habe, fragte der Gelehrte: „Ja mei, i bin holt a olter Kracher und kann me net mehr beteiligen, da nehmi i holt olleweil an Maßkrug und wirf en holt nei". Und das herrliche Barbarafest auf der Oktoberwiese.[21] Arg nur für den, der in der Nähe des Rings dort wohnt. Er findet zuweilen nachts im Hauseingang menschliche Residuen von unzuträglicher Weichheit.

Das Kultusministerium, um den Titel kurz zu machen, weiß von dieser Verträumtheit, und da es für kulturelle Dinge zuständig ist, vertritt es die auf Einfachheit reduzierte Ansicht, es genüge schon, Münchner Luft zu atmen. Dieser einmalige Vorzug ersetze viele Berufungsansprüche. Ich handelte bei den Verhandlungen im wesentlichen Münchner Luft ein. Was darüber als gratia gratis data ging, war minimal. Ich war auch noch viel zu unerfahren, um zu wissen, dass auch das kleinste Moment nur dann realisierbar sei, wenn es schriftlich fixiert ist. Das freilich galt nicht für die Münchner Luft. Mit ihr ist es freilich doch nicht so weit her, wie die Träumer denken. Sie ist heute eine Benzin- und Auspuffgasglocke, deren Druckverhältnisse sich ändern, wenn der berühmte Föhn kommt und wenn er geht. Der Neuling hält das zunächst für unbedenklich. Erst etwa nach einem halben Jahr merkt er, dass er, um zu überleben ein vegetativer Trapezkünstler sein muss. Es bleibt ihm nichts übrig, als sich darin zu üben. Eine gute Schützenhilfe leistet ihm allerdings dabei der Maßkrug. Er glättet die Falten des neurovegetativen Apparates zumindest als Tageskadenz etwa um 6 Uhr abends.

Aus dieser therapeutischen Notwendigkeit ergibt sich die baldige Schaffung eines oder mehrerer Stammlokale mit eigenem Maßkrug und eingraviertem Namen. Es gibt eine Art Honorarprofessur der Lokale; in diesem Fall erhält man den eigenen Maßkrug vom Gastwirt gestiftet. Ich brachte es im Lauf der Zeit auf drei Stiftungen. Sie entsprachen der jeweiligen Frequenz. Die Dämmerstunde galt einem „Pub", wie die Engländer sagen, dem studentischen Stammtisch der „Augustiner", den erwachsenen Serapionsbrüdern der „Spöckmeir" am Roseneck. Nicht allein der Maßkrug ist maßgebende Orientierung, man muss auch die richtige Beziehung zur richtigen Kellnerin haben.

Die Münchner Kellnerin gehört zu den größten Gottesgeschenken. Nicht nur deren erotisch anziehende Gestalten sind es, die tröstend in Alltag, unterhaltsam[22] im Gespräch und von ästhetischem Wohlgefallen befunden werden, weil sie hübsch coiffiert sind oder in ihrer Kleidung ihre Reize diskret zur Schau stellen, auch die alten gedienten Jahrgänge mit den ausladenden Körperformen, mit der gut geübten Armmuskulatur für die Handhabung der Maßkrüge, mit dem eisernen Vorderarm,

---

20  Christoph Bernhard Levin Matthias Schücking (1814–1883), Schriftsteller und Journalist.
21  Richtig: Oktoberfest auf der Theresienwiese.
22  Im Original „unterhaltlich".

der die Schüsseln jongliert, sind von einer manchmal groben Herzlichkeit und Interessiertheit für den Gast, sodass er sich ihnen unbedenklich anvertrauen kann. Ist man Stammgast, so bedarf es kaum der Durchsicht der Speisekarte, sie weiß, was man will, sie weiß, was gerade heute empfehlenswert ist, sie kennt sogar die individuelle Diät des Gastes, nach der sie empfehlend verfährt. Hermann Conradi,[23] einer der wildesten Vertreter des damals neuen Naturalismus des fin de siecle, an Schwindsucht leidend, an erotischem Sehnen vergehend, ist in den Armen einer Kellnerin gestorben. Welcher Maler oder Bildhauer hat dieses so wichtige Geschehen jemals geformt? Es wäre bedeutsamer als alle abstrakte Kunst. Die Münchner Kellnerin wiegt vieles auf, die ministerialen Schwierigkeiten, das Verkehrschaos auf ewig, den kommenden und gehenden Föhn. Diese Aristie[24] auf die Kellnerin ist zugleich eine Naenie,[25] denn sie wird rarer und rarer. Ihr Vortrupp voll Süße und Wohlgefallen, das frühere „Wassermadel", ist schon ausgestorben, man begegnet dessen Jugendformen mit dem schwarzen Schürzchen kaum noch, und die Gastarbeiterfrequenz beginnt schon, die Bierkassierer zu verdrängen; männliche balkanesische Laute in mehr als gebrochenem Deutsch dringen an das Ohr des Stammtischlers; sie werden nie ein ontologischer Ersatz, also eine wesensmäßige Berufsgestaltung dessen werden, was die Münchner Bierkellnerin seit langer Zeit ist. Stirbt auch sie aus, so bleibt nur noch der Selbstmord im Drug-Store.

Der Begriff Schwabing ist vieldeutig. Um 1886 wird man im Brockhaus orientiert, es handle sich um ein Pfarrdorf in Oberbayern, sei ein Vorort Münchens, 2 km nördlich der Stadt und zähle 8460 Einwohner. Es gebe dort ein schönes Krankenhaus, ein Pfründehaus, viele Villen und Fabriken nebst einem Schloss Biederstein. Dass dieser Ort älter als München ist, hat uns die Saekularfeier beigebracht, an der ich im Talar teilnahm, um im Alten Rathaus in Richtung Tal den festlichen Humpen neben dem früheren Bundeskanzler Erhard[26] zu schwingen. Schwabing ist aber mehr ein Zustand als eine geographische Ortsbezeichnung, in die das Gebiet der Maxvorstadt einbezogen ist. In Schwabing lebt man degagiert, man kleidet sich nicht comme il faut. Hier herrscht die lockere individuelle Kleidung und Haartracht vor, hier menschelt es mehr, hier wird also mehr „gesponnen" und der jeweilige Hauswart belächelt zwar diese Individualität, er ist aber zugleich auch ein wenig stolz darauf, wenn recht „spinnete Leut" in seinem Amtsbereich wohnen. Auf der Ludwigstraße ist man noch vom Gefühl der Champs Elysées des kleinen Mannes erfasst. Die verlängerte Fortsetzung hinter dem Siegestor, die Leopoldstraße bis

---

23    Hermann Conradi (1862–1890), deutscher Schriftsteller des Naturalismus.
24    Eine „Aristie" ist die Preisung einer Heldentat, das Loblied.
25    „Nänie" ist die Bezeichnung für einen Trauergesang, der Leichenzüge im antiken Rom begleitete. Da diese Gesänge nicht schriftlich fixiert waren, ist zu Herkunft und Form nur wenig überliefert; wahrscheinlich wurden sie mit Flöte oder Laute begleitet und bestanden aus traditionellen Melodien und Texten.
26    Ludwig Wilhelm Erhard (1897–1977), Wirtschaftswissenschaftler und Politiker (CDU). 1945–1946 Wirtschaftsminister in Bayern, 1948–1949 Direktor für Wirtschaft des Vereinigten Wirtschaftsgebiets und 1949–1963 Bundesminister für Wirtschaft. 1963–1966 zweiter Bundeskanzler der Bundesrepublik (BRD). Erhard gilt als Verfechter der „Sozialen Marktwirtschaft" und „Vater des deutschen Wirtschaftswunders".

zum Feilit[z]schplatz bedeutet gewissermaßen den Montparnasse, und um die Oc-camstraße herum könnte man Klein-Mon[t]martre vermuten. Dort singt „Gi-sela" ihre rauchigen Lieder.

Mitten zwischen beiden Großrevieren steht die wiedererrichtete Universität in der Einheitlichkeit der ludovisischen Gebäude einschließlich des Georgianum und der Pracht des Hauses der Juristen, in deren Keller es schon merklich schwabingt. Dort nachtet die perennierende Studentenbühne, die sich dem Absurden gewiss nicht verschließt.

Als ich 1953 endgültig nach München kam, war das Opernhaus[27] ein zusam-mengeschlagener Tempel, in dem die Krähen hausten und durch dessen breite zer-störte Lücken der ach so reichliche Münchner Wind pfiff. Im sogenannten Brunnen-hof in der Nähe spielte man in Trümmern Shakespeare, und vom Cuivliéstheater[28] [sic] war nichts zu merken. Zahllose Tombolen mit Lotterieansprachen aus Magne-tophonbüchsen forderten in Übertönung des Trambahnverkehrs am Stachus zum Losverkauf auf, während in rasch geschreinerten und geweißten Schaufenstervitri-nen, die jedes Jahr die Bundeswehr dienstlich aufbaute, verlockende Gewinne bis zu größeren Autos winkten.

Lange dauerte es, bis die schönen beiden Brunnen vor der Universität wieder im Sommer nachts ihre angestrahlten Fontänen in die Höhe spielten. Zunächst diente jahrelang ihr Becken als Sitz der Studiker. Heute ist vom Fahrrad über das Motorrad bis zum Wagen der gesamte Vorplatz zu einem Wallensteinlager gewor-den, dessen improvisierte Plakatträger aus Eisenrohr jeweilige politische Versamm-lungen ankündigen.

Der Studierende besucht die Vorlesungen und Seminare in eindeutiger Schwa-bingtracht. Pferdeschwänze, Bluejeans, offene Männerbrust gehört zum Mehrheits-durchschnitt. Saloppheit des Äußeren gehört zum guten Ton. In Paris ist es nicht anders. Etwas zivilisierter sieht der akademische Bürger italienischer und spani-scher Hochschulen aus. Hier sieht man zuweilen ein männliches Jacquet, zumindest sind die frei getragenen Hemden in der südlichen Wärme nicht kariert, sondern blü-tenweiß.

Die technische Raumnot, der Mangel an Arbeitsplätzen macht das Studieren zu keiner echten Freude. Ebenso unangenehm ist die zeitliche Bedrängnis, in der studiert wird; zu unserer Zeit waltete eine lange Freizügigkeit, die heute geradezu verboten erscheint. In der medizinischen Fakultät ist das Doppel-Studium verboten, das zu meiner Zeit noch eine Selbstverständlichkeit war. Die Aufspaltung in die Fachgebiete der Medizin hat einen dressurhaften Drill erzeugt, der fast alle Univer-

---

27  Opernhaus in München (Bayern). Das in neoklassizistischer Architektur erbaute National-theater am Max-Joseph-Platz in München hat eine lange Tradition seit der Hofoper und ist heute Spielort von Staatsoper, Staatsorchester und Staatsballett Bayerns.

28  Das Cuvilliés-Theater (ehemals Residenztheater) in München wird als das bedeutendste Rokokotheater Deutschlands bezeichnet (1751–1753). Vor dem Zweiten Weltkrieg an der Stelle des heutigen Residenztheaters im sogenannten Apothekenstock des Festsaalbaus der Münchner Residenz eingebaut. Es gehört es zu den wichtigsten Bauwerken von François de Cuvilliés (1695–1768).

salität der Bildungsmöglichkeiten ertötet. Der moderne Mediziner wird zum chemisch-physiologischen Computer erzogen, nicht mehr zum uomo universale mit connaissance du monde. Er strebt nach baldiger technisierter Weiterbildung in den Vereinigten Staaten, um auf der Höhe des materiellen Wissens zu sein. So ist er vom optimistischen Pragmatismus erfüllt, und das bedeutet einen geringen Standard von allgemeiner Bildung.[29]

Es ist mir im Lauf der Jahre dennoch ein Rätsel geblieben, dass es, jedenfalls für mein Fach ersichtlich, immer noch eine nicht geringe Anzahl Studierender gibt, die sich an Bildung, Interesse und philologischem Können in keiner Weise von der früheren Zeit unterscheiden. Sie besuchen alle neuen Theateraufführungen, sitzen in allen Konzerten, machen sich mit der Oper eingehend bekannt und erfüllen dennoch ihr materielles Fach-Soll mit ausgezeichneten Zensuren.[30] Ich kann daher die Argumente der fachlichen Überforderung nicht anerkennen.

Dem hohen amtlichen Tönen der zuständigen Stellen, die die angebliche Forderung eines erheblichen Ausbaus der Lehre und Forschung durch Presse, Radio und Fernsehen verbreiten, mag die nackte Wirklichkeit entgegengestellt werden, mit der der theoretische Forscher es tagtäglich zu tun hat. Die Darlegung der zeitlichen Ereignisse ergibt hier ein aufschlussreiches Bild.

---

29    Diese ernsten Reflektionen sind trotz des Zeitpunkts der Formulierung bereits in den 1960er Jahren durchaus auch noch für Medizinstudierende und junge Absolventen des naturwissenschaftlich dominierten Medizinstudiums der Gegenwart von hoher Relevanz. Leibbrand hatte ein scharfes Auge und bedenkliche Tendenzen seiner Zeit durchaus klug erkannt.

30    Hier hat Leibbrand wahrscheinlich die Erfahrungen mit den Studierenden und den Doktoranden aus dem eigenen Münchner Kreis vor Augen, die sich – jenseits des Tellerrands der Medizin – auch für Geisteswissenschaften und Musik wie auch Theateraufführungen (sogar eigene!) interessierten und engagierten.

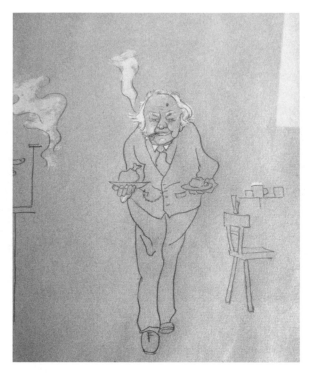

*Abb. 41: Der Schwabinger Leibbrand im Restaurant.*
*Bild 3 eines satirischen Triptychons (undatiert).[1] Quelle: SAF.*

1    Diese Teilabbildung einer dreiteiligen Zeichnung aus dem Leibbrand-Kreis karikiert den
     Wirtshausbesucher Leibbrand, der sich hier mit einer Schweinshaxe und „Wammerl" (Bröt-
     chen) von der Theke eindeckt und „rank und schlank" – so die schriftliche Kommentierung in
     Anspielung auf eine gewisse Leibesfülle – zu seinem Platz am Stammtisch zurückkehrt (siehe
     die Bezüge im voranstehenden Kapitel „Schwabinger"). Original: Querformat, Haare und
     Rauch weiß dargestellt.

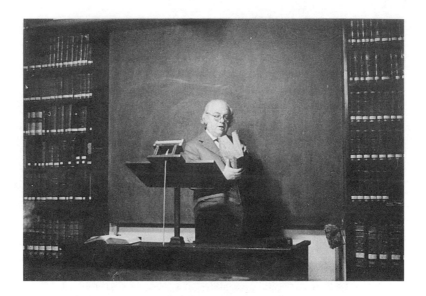

*Abb. 42: Werner Leibbrand beim Vortrag im „Colleg"*
*(undatiert).[1] Quelle: SAF.*

1    Diese Abbildung zeigt den Hochschullehrer Prof. Leibbrand bei einem Vortrag im Seminar.
     Eine exakte Datierung des Fotos ist (bisher) nicht möglich, wahrscheinlich stammt es aus der
     Münchner Zeit Ende der 1950er, Anfang der 60er Jahre.

# UNIVERSITÄT

Es wurde gesagt, dass mir das Ministerium eigentlich Münchner Luft verkaufte. Diese blasphemische Formulierung bedarf der Beweisführung. Ich übernahm im Herbst 1953 eine Etage geometrischer Räume, die notdürftig mit Licht aus Decke und Wasser aus Wand ausgestattet worden waren, wenn ein so hohes Wort für eine so unausreichende Übergabe benutzt werden darf.

Der sogenannte Jahresetat, den man mir anbot, hätte nie dazu ausgereicht, das zu schaffen, was geschaffen werden musste. Er war nicht kümmerlich, sondern mikrominimal. Es gab einen Stammbestand von nahezu 2000 Bänden, die ohne Bodenroste während der Kriegszeit in einer Kirche der Umgebung aus Sicherheitsgründen untergebracht worden waren. Als ich sie holen ließ und ausbreitete, wuselte es von der gesamten Zoologie der Maden, Würmer und anderer Insekten. Ich fand weiterhin eine wichtige Separatensammlung aus dem 19. Jahrhundert vor, die im Sinne fliegender Blätter kunterbunt am Boden lag. Sie zusammenzufassen und gebrauchsfähig zu machen, dauerte viele Monate. Hilfskräfte gab es nicht. Eine Sekretärin wurde mir nicht bewilligt. Dr. Wettley und ich schrieben alles selbst und brachten die Briefe selbst auf die Post. Der Portoetat war unzureichend, zumal ein Gelehrter viel Auslandskorrespondenz zu haben pflegt.

Mein erster ernstlicher Zusammenprall begab sich, als ich die Notwendigkeit einer Bücher-Entwesung sah, deren Kosten von etwa 100 DM vom Verwaltungsausschuss der Universität bewilligt werden mussten. Ich suchte diese Amtsstelle auf, um ihr mitzuteilen, ich hätte für übermorgen diesen Entwesungsvorgang durch eine bestimmte Firma vorbereitet und bäte um Kostengenehmigung.

Der „zuständige" Herr erklärte mir, er habe kein Geld. Ich traute den Ohren nicht und wurde nochmals deutlicher; es handle sich um eine Bücherepidemie; diese Ausdrucksweise sei mehr als ein Bild, denn es sei nicht anders, wie wenn, in einer Klinik eine Platzepidemie drohe, auch in diesem Fall bestehe eine Notsituation. Hier stünden etwa 2000 Bände in Gefahr, der Vernichtung anzufallen. Der „zuständige" Herr blieb völlig ungerührt. In diesem Etatsjahr sei das nicht mehr möglich, ich möge den Antrag für das kommende stellen. Jetzt musste ich massiver werden. Ich sagte ihm, übermorgen komme der Desinfektor, er werde die Bibliothek entwesen, deren ich als neuer Lehrstuhlinhaber bedürfe, um Vorlesungen halten zu können. Die Rechnung werde ihm von mir dienstlich zugehen, er möge sich über mich beschweren, wenn es ihm notwendig erscheine. Die Bücher wurden entwest, die Rechnung bezahlt.

Ich fand Reste von zerbrochenen Bücherregalen vor; sie wurden mit der geringen einmaligen Summe für Instandsetzung zusammengeleimt. Über den Schreiner hinaus vermochten wir niemanden zu verpflichten. Wir gingen also in ein Farbengeschäft, besorgten uns Pinsel und Farben, und Dr. Wettley begann in mühseliger Arbeit, alles meist über Samstag und Sonntag, selbst zu streichen.

Die mir mündlich in Aussicht gestellte wissenschaftliche Assistentenstelle bekam ich nicht. Vorerst bezog Dr. Wettley noch ihr Erlanger Gehalt; sie mietete sich in einem Hotel de famille in einem Kellerraum ein, der für sie auf mehr als 5 Jahre der Aufenthaltsraum blieb. Der „zuständige" Stadtrat belehrte mich, er habe gedacht, eine volle Assistentenstelle sei doch wohl verfrüht, ich brauchte doch eher jemanden, der Hand anlege und dafür reiche eine Hilfskraft aus. Sie war mit 190 DM dotiert.

Diese Amtshandlung war zweifellos ferngesteuert worden, mein Vorgänger versuchte, seinen einzigen Schüler auf diese Stelle zu setzen. Als er bemerkte, ich bringe, wie es mein akademisches Recht war, eine eigene Mitarbeiterin mit, versuchte er offenbar diese Situation zu meinen Ungunsten zu torpedieren. Nach einiger Zeit gelang es mir, mittels kleinen Stipendiumbestandes Dr. Wettley und jenem Kollegen monatlich eine geringe Summe zu zahlen. Ein Existenzminimum war es gewiss nicht.

Dem Schüler meines Vorgängers verschaffte ich nach der Habilitation eine Diätendozentur in Erlangen.[1] Mein eigener personeller Bestand machte keinerlei Fortschritte. Die entweste Bibliothek harrte neben der täglichen Routinearbeit, neben Vorlesungen und der Katalogisierung. Ein seltener Zufall spielte mir durch eine hochherzige Schenkung eine wertvolle Bibliothek von weiteren 3000 Bänden in die Hand, die ebenfalls katalogisiert werden musste.[2]

Alle diese Aufgaben dringlichster Art hat Dr. Wettley unter Beihilfe aller Feiertage und Wochenenden bewältigt, obwohl sie zugleich darangehen musste, ihre eigene Habilitationsarbeit vorzubereiten.

---

1   Magnus Schmid (1918–1977). Studium der Medizin, Philosphie und Arabistik. Habilitation bei Martin Müller in München. Als Medizinhistoriker in Erlangen und München tätig. Siehe auch Wittern (1998), S. 10.
2   Hier ist die Bibliothek aus der Schenkung und Sammlung Laehr gemeint. Heinrich Laehr (1820–1905), deutscher Psychiater und Psychiatriehistoriker (siehe auch unten, S. 300).

# 1. 1. 1958[1]

Nach etwa drei[2] vergangenen Jahren wurde mir eine „halbe Sekretärin[nen]-stelle" bewilligt Ich hatte das Glück, eine Dame zu finden, die trotz vorgerückterem Alter sich mit jugendlicher Begeisterung in die Materie so eingearbeitet hat, dass sie, einstmals Sekretärin im Anwaltsbureau und in der Industrie, sich als Bibliothekarin bezeichnen kann. Die Bergwerksdirektorswitwe Frau Käthe Müller hat mit einem Eros zur Sache unter Vernachlässigung der Halbtagstätigkeit großen Anteil an der Institutserweiterung und am Aufbau gehabt.[3] Jetzt brauchten wir auch nicht mehr allein die Briefe auf die Post tragen, eine stolze Ordnerreihe brachte den Betrieb in übersichtlichen Ablauf. Als ich nach weiteren 3 Jahren eine volle Stelle beantragte, wurde sie abermals abgelehnt, ich musste persönlich im Maximilianeum einen Landtagsabgeordneten bemühen, um diese neue erweiterte Stelle durchzukämpfen. Es versteht sich, dass die neue Stelle so schlecht wie möglich eingestuft wurde.

Dieser Ausschnitt aus dem praktischen Dasein eines theoretischen Gelehrten wird aus exemplarischen Gründen gemacht. Die Medizingeschichte, ein geistesgeschichtliches Fach innerhalb der naturwissenschaftlichen Ausrichtung, ist das Aschenbrödel der Fakultät und fast der Prügelknabe des Ministeriums. Man bestaunt unsere philologischen Kenntnisse, man lässt uns die Doktor- und Ehrendoktordiplome latinisieren, aber eine zupackende Hilfe erlebte ich nie. Das sogenannte, aus der Industrie stammende Schwerpunktsdenken bringt in das Fakultätsgeschehen einen managerhaften Zug, bei [dem] ein solches Fach wie das meine, keinerlei Machtakzent besitzt, sich durchsetzen zu können.

In den letzten Jahren hat der Wissenschaftsrat hier eine Aufwertung erreicht. Die Lehrstühle mehrten sich bei uns, und eine jüngere organisationstüchtige Generation erkämpft sich jetzt den Platz an der Sonne der theoretischen Wissenschaft; dass bei dieser Aktivität die Forschertätigkeit gelegentlich leiden muss, versteht sich, der Theoretiker braucht nun einmal viel Zeit und viel Ruhe. Ohne beides vermag er nichts Schöpferisches hervorzubringen. Ich habe bei Betrachtung meiner jüngeren Kollegen den Eindruck, dass sie Gefahr laufen, zu vermanagern. Ich selbst stelle jedenfalls fest, dass die täglich einlaufenden seitenlangen Fragebögen, die angeblich notwendigerweise ausgefüllt werden sollen, die eigentliche Arbeit

---

1   Später handschriftlich hinzugefügter Zwischentitel, nicht in die ursprüngliche Kapitelzählung einbezogen.
2   Da Leibbrand 1953 nach München berufen worden war, ist in Bezug auf den Zeitraum das Jahr 1956 gemeint oder aber eher vier bis fünf Jahre anzunehmen; es sei denn, er meint eine bereits vor 1958 erfolgte Änderung.
3   Im Original „gezeigt".

schwer behindern. Auf die heutige Studienreform hier einzugehen, wird nicht beabsichtigt. Meine Erlanger Verwaltungserfahrungen haben mich indessen gelehrt, dass hier ein schwieriges Dilemma besteht. Entlastung des Professors von Verwaltungsarbeit bedeutet im Sinne einer Reform, Verwaltungsfachleute einzuführen. Hier im Gebiet der Libido dominandi eine aristotelische mit herbeizuführen ist darum so schwer, weil dem Verwaltungsbeamten die Existenz des Professors unbekannt bleibt. Für ihn ist er ein Mann, der grundsätzlich weltfremd viel zu viel Ferien hat und nichts tut. Und so steht man immer wieder vor der Gefahr, dass die Universität zur Fachschule absinkt, die als Schulgebilde ausgerichtet werden soll. Das würde den Untergang allen geistigen Schöpfertums bedeuten. Ich werde nie vergessen, dass mir einmal ein Verwaltungsjurist die Höhergruppierung eines Mitarbeiters in Erlangen ablehnen wollte, weil ich in der Qualifikationsliste bemerkt hatte, er arbeite wissenschaftlich erfolgreich. Dann, so meinte der Herr Oberregierungsrat, sei eine Höhergruppierung unmöglich, denn dann habe der Betreffende nicht genug Dienst gemacht.

Der Universitätsprofessor hat aber nur insoweit Eigenrechte, als sie den Schutz seiner geistigen Arbeit bedeuten. Er ist zwar Beamter, aber er ist es auch wiederum nicht, ist er doch in vielem freier beweglich, und der Staat muss Vertrauen in ihn setzen, weil sein Arbeitseros ebenso unbegrenzt ist wie die Weiterzahlung seines vollen Gehaltes als Emeritus; der echte Gelehrte stirbt, sofern es ihm physisch gelingt, in den Sielen.

Neben solchen allgemeinen Betrachtungen gibt es soziologische Gesichtspunkte, die kurz angedeutet werden mögen, die betreffen die nach meiner Meinung zu große soziale Spannung zwischen Praktikern oder Klinikern und Theoretikern. Die Einnahmen der so genannten Klinikbarone sind einschließlich ihrer konsiliarischen Praxis sehr hoch; selbst Anatomen und Pharmakologen müssen mehr als gut situiert angenommen werden. Der Medizinhistoriker entspricht den Philologen. Er kennt kaum Nebeneinnahmen, denn diese fließen ihm lediglich aus literarischer Tätigkeit zu; wer aber um des Verdienstes wegen als Gelehrter schreibt, von dem ist klar, was man von ihm zu halten hat. Mit noch so umfangreichen Werken ist ökonomisch kein Staat zu machen. Diese persönliche Feststellung wäre an sich bedeutungslos. Wer Theoretiker wird, tut es aus Idealismus und er weiß daher, was ihn ökonomisch erwartet. Etwas anderes aber ist seine Schwerpunkt-Stellung innerhalb der Fakultät. Hier befindet er sich eben in der Aschenbrödelsituation und sollte eigentlich ein Vorrecht haben bei der Mittelverteilung, ich habe aber genau das Gegenteil erfahren. Die sogenannten großen Brocken wurden immer anderweitig verteilt, und für mein Institut blieben Brosamen von der Reichen Tische. Das muss eindeutig ausgesprochen werden.

Über Fakultätssitzungen hat sich schon vor langer Zeit mein verehrter verstorbener Freund, der Berliner Philosoph Max Dessoir,[4] eindeutig geäußert. Daher sollen weitere atrabile Betrachtungen, soweit sie nicht schon angedeutet wurden,

---

4    Max Dessoir (eigentlich: Max Dessauer) (1867–1947), Philosoph, Mediziner, und Psychologe. Nach dem Ersten Weltkrieg zum ordentlichen Professor in Berlin ernannt (1920) und Lehr-

unterlassen werden. Nur eines muss festgestellt werden: eine kollegiale Freundes-
versammlung ist sie ganz bestimmt nicht. Sie besteht aus Interessenaggression und
Gegenverteidigung. Die geistigen und technischen Mittel unterscheiden sich wohl
in keiner Weise von all dem, was mir mein Onkel von den Vorgängen seiner Inten-
dantur am Kgl. Hoftheater berichten konnte.

Heute rücken Managerkenntnisse so stark in den Blickpunkt, dass sich zu den
verantwortlichen Posten nur noch Begabte solcher Aktivität melden, ja vielleicht
auch drängen. Es ist bestimmt kein Vergnügen mehr, in unserer Zeit einen Dekan
oder gar Rektor zu machen. Angenommene Wiederwahlen sind mir schier unverständlich gewesen.

Dennoch erlebte ich bald nach meinem Münchner Auftreten ein ungewöhnli-
ches Rektorat des leider viel zu früh verstorbenen Dermatologen Alfred Marchionini.[5] Francois Poncet,[6] einstiger Berliner französischer Botschafter in der Hitler-
zeit, nannte diesen Mann „le recteur incroyable", während wir Deutsche ihn Alfred
den Prächtigen getauft haben. Ihm gelang jenseits aller Bureaukratie der Länder die
Sorbonnewoche im Februar 1955. Die französischen Gelehrten erschienen unter
Führung ihres Rektors Jean Sarrailh.[7] Es waren ihrer 28. Die Eröffnungsfeier in
Amtstalaren beider Länder brachte den Besuch aller Fakultäten. Unter den Medizi-
nern befand sich der Radiologe des Pariser Hotel Dieu Maurice Bariéty,[8] ferner der
chirurgische Académicien Jean Seneque[9] und der glanzvolle Nachfahre Pasteurs als
Vertreter der Lehre von der Allergie Pasteur-Vellery[sic]-Radot.[10] Der französische
Vortrag in deutscher Sprache wurde von Maurice Boucher[11] über das Thema „Va-
terland und Menschheit" gehalten. Francois Poncet selbst sprach fast autobiogra-
phisch über seine deutsche Erziehung und seine Münchner Studien. Nach einem
akademischen Empfang im Senatssaal nahmen die Gastvorlesungen ihren Lauf und
die Geselligkeit vermittelte ohne Phrase zum ersten Mal einen freundschaftlichen

stuhlinhaber am Philosophischen Seminar (1923). Emeritierung 1934, Entzug der Lehrbefugnis als cinem „getauften Juden" und Publikationsverbot (1936). Seine Einleitung in die Philosophie wurde für mit dem Nationalsozialismus nicht vereinbar erklärt. Nach dem Zweiten
Weltkrieg Lehrstuhl für Philosophie der Goethe-Universität Frankfurt/M.

5    Alfred Marchionini (1899–1965), deutscher Dermatologe; verstorben in München. Siehe Abb.
     49 auf S. 198.
6    André François-Poncet (1887–1978), französischer Germanist, Politiker und Diplomat, Bot-
     schafter Frankreichs im nationalsozialistischen Deutschland und Hoher Kommissar in
     Deutschland (1949–1953).
7    Jean Sarrailh (1891–1964), französischer Historiker. Rektor mehrerer Universitäten, insbeson-
     dere der Universität Paris. Er engagierte sich bei der UNESCO und war Mitbegründer gelehrter
     Gesellschaften.
8    Maurice Bariéty (1897–1971), französischer Arzt und Strahlenmediziner, tätig am Hotel Dieu
     (Paris).
9    Jean Seneque (1890–1968), französischer Arzt und Chirurg.
10   Louis Pasteur Vallery-Radot (1886–1970), französischer Arzt und Politiker (Enkel von Louis
     Pasteur). 1939 ordentlicher Professor an der medizinischen Klinik der Universität von Paris.
11   Maurice Le Boucher (1882–1964), französischer Komponist, Organist und Musikpädagoge.
     Studium am Conservatoire de Paris bei Gabriel Fauré. 1907 Prix de Rome. Lehrer an der École
     Niedermeyer und Organist an der Pfarrkirche Saint-Germain-l'Auxerrois. 1917 Orgelsinfonie
     in E-Dur. 1920–1944 leitete Le Boucher das Konservatorium von Montpellier.

Austausch in menschlicher Beziehung. Die Franzosen lernten im Löwenbräukeller die Weißwürste und das hier kennen; mir blieb der französisch gesprochene Damentoast vorbehalten.[12]

Kaum war dieser erste, so grandios verlaufene Versuch getan, als wir 1956 die Gegeneinladung erhielten, an der ich meiner Sprachkenntnis wegen ebenfalls teilnahm. Damals habe ich im berühmten Amphitheatre Trousseau eine vollbesetzte Vorlesung vor Studierenden aller Welt und Farbe gehalten. Wir waren im Grand Hotel du Louvre untergebracht, und eine Serie von ungeahnten Festlichkeiten hielt uns wiederum eine Woche in glücklichster Verbundenheit beisammen.

Ich bekenne, dass für mich dieses Organisationswerk Marchioninis einen persönlichen Höhepunkt bedeutet hat. Als junger Mensch schon hatte ich Paris aufgesucht, hatte nach dem Ersten Weltkrieg George Duhamel[13] besucht, hatte mich mit dem Barbussekreis[14] angefreundet und den verbrüdernden Reden Ferdinand Buissons[15] gelauscht.

Wir Jungen waren im Geist Romain Rollands[16] aufgewachsen, wir fanden gewiss persönliche Beziehungen, aber die französische Familie blieb uns versperrt. Wir wohnten am Boulevard und in seinen bezaubernden Nebenstraßen, wir schlenderten durch die unnachahmliche rue de Seine zwischen Metzgerläden, Käseverkäufern und hochwertigen Antiquitätengeschäften; wir tranken den Apéro in jenen kleinen Bistros, die zugleich Bilderausstellungen der Künstler waren, aber im Grunde blieben wir „draußen"; jetzt aber hatte uns ein Mann mit seiner leidenschaftlichen pazifistischen Energie die Wohnungstüren aufgesprengt, wir saßen als echte Freunde am Familientisch unserer Kollegen und jeder war imstande, sein eigenes Seemannsgarn zu spinnen. Seit diesem Augenblick eröffneten sich mir die schönsten Freundschaften meines Lebens; die Beziehungen wuchsen. Hatte ich früher Edouard Toulouse[17] nur amtlich gekannt, so wurde ich jetzt mit dessen Witwe befreundet. In Charenton habe ich später einen Monat in der Bibliothek Esquirols[18] gearbeitet, die der kluge jetzige Herausgeber der „Annales Moreau de Tours" Henri

12  Siehe die Abb. 45 auf S. 178.
13  Georges Duhamel (1884–1966), französischer Schriftsteller. Publikation eines zehnbändigen Romanzyklus „Chronik der Pasquiers" (1933–1945) mit Kritik an Fortschritts- und Technikgläubigkeit seiner Zeit.
14  Henri Barbusse (1873–1935), französischer Politiker und Schriftsteller. Sein Kriegstagebuch „Le Feu" (Das Feuer) (1916) wurde sukzessive in mehr als 60 Sprachen übersetzt und machte ihn weltweit bekannt. „Prix Goncourt" (1916), angesehenster französischer Literaturpreis.
15  Ferdinand Édouard Buisson (1841–1932), französischer Pädagoge und Politiker. Vorkämpfer des Völkerbundgedankens, Mitbegründer und langjähriger Vorsitzender der französischen Liga für Menschenrechte. Zusammen mit Ludwig Quidde (1858–1941) Friedensnobelpreis (1927).
16  Romain Rolland (1866–1944), französischer Schriftsteller, Musikkritiker und Pazifist. Nobelpreis für Literatur (1915).
17  Édouard Toulouse (1865–1947), französischer Psychiater, Journalist und Direktor des Literaturmagazins „Demain" (Morgen) in Paris.
18  Jean Étienne Dominique Esquirol (1772–1840), französischer Psychiater. Er formulierte einen Gesetzentwurf zur Reform des Irrenwesens (1838) mit Auswirkungen in ganz Europa.

Baruk[19] liebevoll konserviert hat. Ich lernte die Schüler des verstorbenen Medizinhistorikers Laignel-Lavastine[20] kennen, unter ihnen den so freundschaftlich gesinn-
ten Dr. Simon,[21] der eine nervenärztliche Praxis versorgt, ich wurde dem leider
verstorbenen Jean Vinchon,[22] ein Freund, in dessen Haus ich nicht nur musizierte,
sondern die interessantesten Leute kennen lernte, seine in der rue du nac gelegene
Wohnung atmet die Atmosphäre der alten Larochefoucaulds.[23] Wenn ich heute Mitglied der Pariser medizinhistorischen Gesellschaft bin, so habe ich gewiss dazu eigene Arbeit geleistet, aber die Auslösungskatalyse dieser Ereignisse, die zur
geistigen Kettenreaktion wurden, verdanken wir Alfred dem Prächtigen. Man
spricht immer gern und zurecht von Madame Rolland.[24] Es gibt deren mehrere.
Madame Toulouse hat in Bonn Germanistik studiert und Boucher spricht ein goe-
thesches Deutsch. Ich muss meinem, freudig für unsere Nachbarn des Westens hüp-
fenden Herzen nachgeben und noch einiges darüber sagen, was mich sonderlich[25]
in Paris immer wieder von Neuem tief bewegt.

---

19   Henri Baruk (1897–1999), französischer Psychiater und Direktor der Nervenheilanstalt Saint-
     Maurice (Charenton). Siehe auch Abb. 46 auf S. 189. Im Manuskript war der Name verkürzt
     falsch geschrieben.
20   Paul-Marie Maxime Laignel-Lavastine (1875–1953), französischer Psychiater und Medizin-
     historiker in Paris.
21   Nicht sicher zuzuordnen, wahrscheinlich Isidore Simon.
22   Jean Vinchon (1884–1964), französischer Psychiater und Archäologe.
23   François VI. de La Rochefoucauld (1613–1680), französischer Adeliger und Militär, teils poli-
     tisch aktiver Schriftsteller. Mit aphoristischen Texten als Vertreter der französischen Mora-
     listen bekannt geworden.
24   Jeanne-Marie („Manon") Roland de La Platière (bekannt als „Madame Roland") (1754–1793),
     politische Figur der Französischen Revolution, führte in Paris einen Salon und beeinflusste an
     der Seite ihres Ehemanns die Politik. Während der Schreckensherrschaft starb sie unter der
     Guillotine.
25   Gemeint ist wohl „besonders".

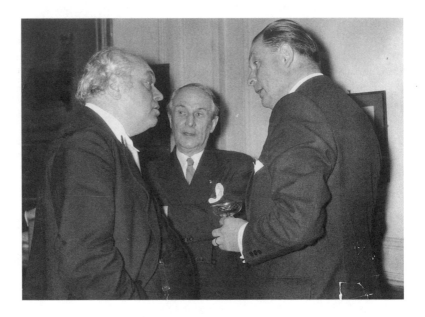

*Abb. 43: Leibbrand bei wissenschaftlichem Forum in Paris (1956).[1]*
*Quelle: SAF.*

1   Neben Leibbrand links stehen laut handschriftlicher Bildbeschriftung noch die Kollegen
    „Lenz-Médoc und Hausenstein" (von links). Als Datum ist hierzu „März 1956" angegeben.
    Die Gespräche fanden wahrscheinlich im Anschluss an eine Veranstaltung in der Sorbonne
    statt (ggf. Empfang mit Getränken). Es handelt sich um Wilhelm Hausenstein (1882–1957),
    Schriftsteller, Kunstkritiker und Kulturhistoriker. Er setzte sich als Publizist und Diplomat
    gegen Nationalsozialismus und Antisemitismus ein. Nach dem Zweiten Weltkrieg widmete
    sich Hausenstein intensiv der deutsch-französischen Freundschaft. Er starb in München.

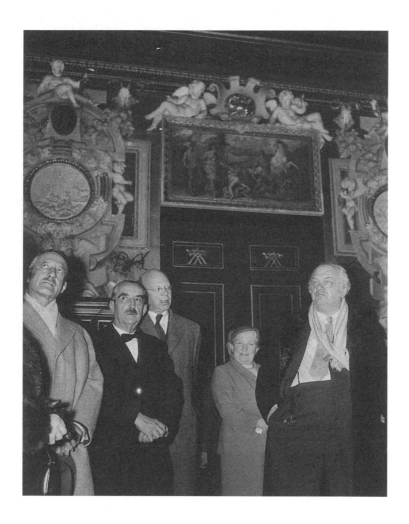

*Abb. 44: Austausch an der Sorbonne in Paris (1956).[1]*
*Quelle: SAF.*

1   Neben Leibbrand (rechts) sind auf dem Bild – von links – die Herren „Prof. Schwab, Prof.
    Sarrailh + Rector Prof. Ulmer" zu sehen. Die Dame ist nicht genannt; ob es sich um die Ehefrau
    Margarethe Leibbrand handelt, ist nicht sicher zu sagen, da von ihr (bisher) nur wenige Bilder
    aus diesem Zeitraum bekannt sind. Dafür spricht, dass sie hier nicht gesondert genannt wird.
    Als Datum ist handschriftlich „ca. 1956" angegeben. Möglicherweise ist das Foto im Kontext
    von einem Forum in Paris und einer Besichtigung an der Sorbonne entstanden.

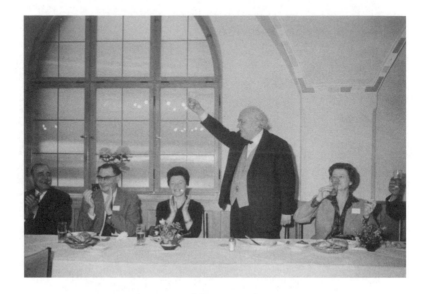

*Abb. 45: Toast auf die deutsch-französische Freundschaft (1961).[1]*
*Quelle: SAF.*

1    Rathaus München. Das Bild ist handschriftlich betitelt mit „Toast Franzosen Rathaus 1961".
     Die neben Leibbrand anwesenden Personen sind nicht angegeben. Es handelte sich aber wohl
     um einen allgemeinen Empfang zusammen mit den Ehefrauen.

# ICH LIEBE FRANKREICH[1]

Unser französischer Nachbar kennt die Straßenfamiliarität. Familie kann man schwerlich ohne Geschichte ergründen. Und so durchläuft man nirgendwo die Geschichte so familiär wie in Paris. Soweit die dichterisch erfundene Stadt eines Romanciers durchsichtig gemacht werden soll, erhalten die Straßen ihre Namen; ihre Lage wird so planvoll – nicht etwa geplant – zum Sinn des Geschehens gestellt, dass man sich rasch auskennt und familiär wird. So schien es mir, als ich das eigenartige Ritornell der Kriminalgeschichte von den Radiergummis las, die Robbe-G[r]illet[2] schrieb. Diese Straßen wirken mächtiger ein als Landschaften.

St. Michel, St. Germain des Pres sind Lebensfurchen; sie sind Gewimmel und Einzelschicksal zugleich. Sie verklammern Individuen bis zur Aufhebung aller Gegensätze, sie schütten in gleicher Weise den Clochard, den Bohemien wie den Bourgeois aus; denn sie sind stets voll gesättigt zum Überfluss. Sie kennen keine Buffetsche Leere. Ihre Geschichtsträchtigkeit ist allgegenwärtig. Gegenüber dem bunt besiedelten Café Mahieu, wo Butors Industriedirektor das Taxi zur Bahn nimmt, um seine einsame Liebesfahrt nach Rom als „modification" seines Daseins anzutreten, schlendert die rue Monsieur le Prince leicht abwärts geneigt hinter den wenigen Anfangsstufen zum Odeon, zur Place Danton hinab. Chinesische und einheimische Restaurants wechseln mit Geschäften von Grünkramhändlern, Zeitungskiosken und staatlichen Gebäuden, auf deren Mauern das Anklebeverbotsgesetz aus den 80er Jahren des vergangenen Jahrhunderts in großen Lettern angepinselt ist, um freilich von Plakaten erstickt zu werden. Am Standbild des Pathologen Vulpian (1826-1887)[3] führt ein Endarm vorzeitig in Stufen zur Ecole de Médecine[4] herab.

Auf ihrem sanften Abwärtsfluss berührt sie seitlich die andere Comedie Française in der rue Moliere; ihre große Schwester steht in dem verwinkelten Eck neben dem Palais Royal. Dort am Luxembourg aber schwingt gegenwärtig Barrault das Zepter seiner dramatischen Kunst. Was seid Ihr glücklich, diese Straße zu haben! Die geflochtenen schilfbedeckten Austernkörbe verbreiten wie überall gleichberechtigt ihren Meeresduft mit den dazwischentretenden Buchantiquaren, die mit

---

1    Siehe auch Leibbrands Artikel „Kleine Pariser Romanze", Sonderdruck aus „Cesra-Säule" 11/12 (1963).

2    Wohl Alain Robbe-Grillet (1922–2008), französischer Agraringenieur, Schriftsteller und Filmemacher. Er studierte Agrarwissenschaften und arbeitete zunächst am Nationalinstitut für Statistik in Paris. Während des Zweiten Weltkriegs musste er ein Jahr lang Arbeitsdienst in Nürnberg leisten (1943). Mitglied der Académie française.

3    Edmé Félix Alfred Vulpian (1826–1887), französischer Physiologe und Neurologe sowie Professor für Pathologische Anatomie und Experimentelle Pathologie in Paris. Entdecker des Adrenalin (1856).

4    Im Original klein und ohne Akzent.

Buffons,[5] Montesqieus[6] und Diderots[7] Maroquainbänden winken. Was seid Ihr glücklich! Dort oben links wohnte einst Blaise Pascal,[8] wenige Häuser weiter die bekannte Chirurgenfamilie der Le-Dran;[9] dort in jenem etwas unglaubwürdig strengen Ziegelhaus komponierte St. Säens,[10] und an der Straßenecke der Nummer 10 lebte bis zum bitteren Ende über 15 Jahre lang August Comte[11] mit Clotilde de Vaux,[12] die ihm 11 Jahre im Tode voranging. Die Hölle der Psychose hatte er unweit von hier in der rue St. Jacques durchlebt. Noch verworren aus Charenton zurückgekehrt, dem psychiatrischen Einfluss Esquirols[13] entronnen, ließ er über sich ergehen, was die fromme katholische Mutter sakramental nachholte: die Stiftung des kirchlichen Ehebundes mit jener so intelligenten und gutmeinenden Frau, die er einst in den berüchtigten Laubengängen des Palais Royal als Freudenmädchen aufgelesen hatte. Sie verließ ihn eines Tages, weil er in seiner Insichgekehrtheit ihren gesellschaftlichen und nützlichen Planungen nicht folgen wollte, und weil sie seinen Eifersuchtswahn nicht ertragen konnte. Und als das „System der Positiven Philosophie"[14] stand, als er nur noch mit der von der Frau hinterlassenen Haushälterin Sophie Bliaut lebte, deren Analphabetentum ihn nicht hinderte, sie als Tochter zu adoptieren, ging ihm im Erlebnis mit Clotilde, der Schwester eines seiner Schüler, die Leerstelle seines geistigen Gebäudes auf, das er unter Mühen und Verfolgung errichtet hatte: echte Humanität bedarf der Menschheitsliebe und sie ist nur in und durch die Frau zu verwirklichen. Die Mutter, Rosalie Boyer, aus einer Familie bekannter Ärzte, aber wohl nicht der beiden chirurgischen Barone stammend, wird zugleich mit Clotilde und der Adoptivtochter Sophie zur triadischen Einheit der

5    Georges-Louis Leclerc, Comte de Buffon (1707–1788), französischer Naturforscher der Aufklärung in Paris. Sein offizielles botanisches Autorenkürzel lautet „Buffon". Mitglied der Académie française (1734).

6    Charles-Louis de Secondat, Baron de La Brède de Montesquieu (meist nur „Montesquieu" (1689–1755), französischer Schriftsteller, Philosoph und Staatstheoretiker der Aufklärung. Politischer Philosoph, Pionier der Soziologie und der modernen Geschichtswissenschaft.

7    Denis Diderot (1713–1784), französischer Schriftsteller, Philosoph und Kunsttheoretiker der Aufklärung. Kunstagent für die russische Zarin Katharina II. sowie einer der wichtigsten Organisatoren der Encyclopédie.

8    Blaise Pascal (1623–1662), französischer Mathematiker, Physiker und christlicher Philosoph in Paris.

9    Henry François Le Dran (1685–1770), französischer Chirurg an der Charité in Paris und Feldchirurg. Er lehrte an der Académie Royale de Chirurgie in Paris und war einer der angesehensten Chirurgen des 18. Jahrhunderts. Arbeitsschwerpunkte bei der Therapie von Krebs und Schusswunden.

10   Charles Camille Saint-Saëns (1835–1921), französischer Pianist, Dirigent und Komponist der Romantik. Bekannt durch seine „große zoologische Fantasie" „Karneval der Tiere" sowie die Oper „Samson et Dalila".

11   Isidore Marie Auguste François Xavier Comte (1798–1857) war ein französischer Mathematiker, Philosoph und Religionskritiker in Paris. Besonders bekannt als (Mit-)Begründer der Soziologie und des Positivismus.

12   Clotilde de Vaux (geborene Marie) (1815–1846), französische Schriftstellerin und Dichterin. Inspiration für die Entwicklung der Soziologie durch Auguste Comte (s.o.).

13   Siehe oben, S. 174, Fußnote 18.

14   Comtes „Système de politique positive" vier Ausgaben (1851–1854).

Magna Mater, deren Phantasiebild er in der Kapelle der Humanität aufstellte. In der rue Payenne – welche christliche Dämonie des Namens – hinter dem einstigen Besitz der Me. de Sevigné,[15] dem heutigen Musee Carnavalet, kann man dieses seltsame Stilgebilde besuchen. Eine alte, dickliche, gemütliche Frau erscheint nach Druck auf einen obskuren Klingelknopf; sie führt den Besucher durch einen dunklen, schimmlig riechenden Korridor die Treppe an Plakaten vorbei, die einst zur Verehrung des humanitären Kultes aufgerufen haben. Die Gründung dieser Gesellschaft ist brasilianisch und besteht noch. Durch einen kleinen Vorraum tritt man in Comtes Heiligtum.

Die gebräuchliche Zeitrechnung – schon Marquis de Sade[16] versuchte sie zu ändern – hält vor dieser Schwelle inne. Wir befinden uns im 175. Jahre der Großen Krise, von der aus Comte das Jahrhundert zählt, das am 1. Jänner 1789 begonnen hat. So will es sein eigenwilliger positivistischer Kalender. Der Religionsgründer der Humanität, deren Ruf „Ordre et Progres", „Vivre pour autrui" lautet, teilte die 13 Monate nach den Hauptfiguren der Weltgeschichte ein: Moses, Homer, Aristoteles, Archimedes, Caesar, Paulus, Karl der Große, Dante, Gutenberg, Shakespeare, Descartes, Friedrich der Große, Bichat. Die Monatstage sind Vertretern der einzelnen Menschheitsstufen, also der theokratischen, poetischen, altphilosophischen, wissenschaftlichen, militärischen, katholischen, feudalen, modernen, industriellen, dramatischen, modern-philosophischen (sie beginnt mit Albertus), politischen, naturwissenschaftlichen Stufe zugeordnet. Das Comtesche Jahr hat 13 Monate zu je 28 Tagen. Dem 13. Monat sind zwei Festtage hinzugefügt: Das Totenfest und die Großfeier der Heiligen Frauen. Die genannten Personen sind in naiven Portraitfresken als Wändesäumung angebracht. Vor einfachen Stuhlreihen erhebt sich auf einem Stufenpodest der Altar der Madonnenverehrung (Clotilde); davor steht ein halbrundes Sesselpult für die Ansprachen.

Comtes Lehre – er ist der Begründer der Soziologie – wurde von Ärzten angenommen. Hatte er doch Galls[17] Phrenologie[18] geschätzt; Broussais[19] zählte zu den

---

15  Marie de Rabutin-Chantal, Marquise de Sévigné (1626–1696), französische Adelige und Schriftstellerin. Besonders bekannt durch Briefe wird sie zum Kreis der Klassiker der französischen Literatur gerechnet.

16  Donatien Alphonse François, Comte de Sade (genannt „Marquis de Sade", abgekürzt „D.A.F. de Sade" (1740–1814), französischer Adeliger, umstrittener Schriftsteller. Der Psychiater Richard von Krafft-Ebing (1840–1902) prägte in seinem Werk „Psychopathia sexualis" (1886) nach de Sade den medizinischen Fachausdruck „Sadismus".

17  Franz Joseph Gall (1758–1828), deutscher Arzt und Hirnanatom. Begründer der Schädellehre „Phrenologie" (siehe unten).

18  Die Phrenologie (von altgriechisch phrēn „Geist, Gemüt, Zwerchfell, Körpermitte, Scele") wurde zu Beginn des 19. Jahrhunderts aus der von Gall formulierten Lokalisationslehre oder Schädellehre entwickelt: Geistige Eigenschaften und seelische Zustände werden definierten und klar abgegrenzten Hirnarealen zugeordnet.

19  François-Joseph-Victor Broussais (1772–1838), französischer Arzt und Vertreter der Pariser Klinischen Schule. Sein System der „doctrine physiologique" führte Krankheitsformen auf Entzündung und höhere Grade derselben sowie auf sympathischem Wege entstandene Irritationen zurück.

ersten Pionieren seiner Fortschrittsgläubigkeit, der Anthropologe Blainville[20] war ihm bis zum Tode eng verbunden, Littre,[21] der Hippokratesforscher, sein Freund. Dem schwierigen sozialistischen Theologen Lamenais[22] hat er sein Herz ausgeschüttet. Der letzte ihn behandelnde Arzt J. F. Robinet[23] gehörte zu den eifrigsten Comtisten. Zu den Gründern der Internationalen Gesellschaft „La Maison d'Auguste Comte" (Rue M. le Prince Nr. 10) zählen Dr. R. Paula Lopes Filho,[24] Arzt und Abteilungsleiter im Intern. Arbeitsbureau in Genf, dann der zahnärztliche Chirurg Dr. Ferdinand Rousseau[25] in Paris. Das Haus steht seit 12. 12. [19]28 unter Denkmalschutz. Wer die Wohnung nicht kennt, wird nicht auf sie aufmerksam. Die anonyme Haustür führt in einen zugigen Gang. Die Wohnungsinhaber sind dort aufgeführt; der Name Auguste Comte bezieht sich auf den zweiten Stock. Im ersten, so wird man von einer Concierge belehrt, wohnt ein freundlicher und gebildeter Hausverwalter, der Comtes Wohnung aufsperrt. Er ist trotz der Gewohnheit der Einzelführungen vom Genius loci ergriffen; er zeigt die Räume nicht wie ein angelernter Museumsdiener; er berichtet dem Besucher, als gelte es, das Leben eines Freundes in den Gegenständen zu verwirklichen. Die verblichenen Zimmer enthalten das Mobiliar des Todesjahres (1857): schön geformte Stühle mit typischen Lehnenrundungen von Schneckengestalt im Stil Louis Philippes,[26] Reste der Bibliothek, das Portrait Comtes von Etex, das Clotildens, Manuskripte, Tabatieren und manches mehr. Im Schlafraum, in dessen Alkoven Comte am 5. September 1857 starb, ist es, als sei eben erst alles geschehen. Ein kleiner Raum mit aufgehängter Schiefertafel lässt erkennen, dass er hier seine Kurse gegeben hat, nachdem ihn auch die Technische Hochschule als Repetitor hinausgesetzt hatte. Zu den einstigen Hörern in der Wohnung nahe dem Panthéon hatte Alexander von Humboldt[27] gehört.

20   Henri Marie Ducrotay de Blainville (1777–1850), französischer Zoologe und Anatom.
21   Émile Maximilien Paul Littré (1801–1881), französischer Philologe, Philosoph und Medizinhistoriker. Herausgeber einer Gesamtausgabe von Hippokrates: „Oeuvres complètes d'Hippocrate: Traduction nouvelle avec le texte grec." I–X, Paris (1839–1861). 1871 Aufnahme in die Académie française.
22   Hugues Félicité (François) Robert de Lamennais (eigentlich Hugues Félicité Robert de la Mennais (1782–1854), französischer Priester, Philosoph und politischer Schriftsteller.
23   Jean-François Eugène Robinet (1825–1899), französischer Psychiater und Historiker. Er war Kurator am Carnavalet Museum (Stadtgeschichtliches Museum von Paris im Stadtteil Marais, 3. Arrondissement) und Bürgermeister des 6. Arrondissements. Verfechter des Positivismus von Auguste Comte (s.o.).
24   Paula Lopes Filho (genaue Lebensdaten unbekannt), Arzt und Herausgeber der Werke von Auguste Comte.
25   Louis Ferdinand Rousseau (1810–1889), französischer Schulgründer und Bürgermeister in Joinville-le-Pont.
26   Louis-Philippe I. (französisch Louis-Philippe Ier) (1773–1850), französischer König in der sogenannten „Julimonarchie" (1830–1848). Er ist auch als Bürgerkönig bekannt („Roi Citoyen" oder „Roi Bourgeois").
27   Friedrich Wilhelm Heinrich Alexander von Humboldt (1769–1859), Naturforscher und Weltreisender. Mitbegründer der Geographie als empirischer Wissenschaft. Würdigung durch zahlreiche Mitgliedschaften in Gelehrtengesellschaften; die Akademie der Wissenschaften zu Berlin nannte ihn „die erste wissenschaftliche Größe seines Zeitalters", die Pariser Akademie

Der im akademischen Amte Gestrauchelte, ja Vertriebene, ist heute vor jener Fassade der Universität, die dem Bd. St. Michel in erweitertem Platz zugewandt ist, als genienumranktes Standbild aufgestellt. Die Hochschule bildet auch jetzt nur den Hintergrund, in den er nie eingetreten ist. Außer seiner Gestalt findet sich an der anderen Fassadenseite nur noch die Statue Rene Descartes.[28]

Einem Generalstab von Archivaren, Bibliothekaren beiderlei Geschlechts ist es gelungen, in der Nationalbibliothek, jener Prachtgründung Napoleons III.,[29] zu Ehren des 250jährigen Geburtstages J. J. Rousseaus[30] eine glanzvolle Ausstellung darzubieten, innerhalb deren der Solitaire des Manuskriptes der „Confessions" geistig auszustrahlen vermag. Rousseaus Gesamtleben wird wahren Sinnes hier fassbar. Ein Photo zeigt die Nummer 40 der Genfer Grande rue als Geburtshaus, man sieht den Plutarchband aus dem Jahre 1604, dessen Inhalt der Sechsjährige auswendig wusste, man bewundert die Tacitusausgabe des Vaters aus dem 17. Jahrhundert und ist nicht minder beeindruckt von den großen Portraits. Sie zeigen den Philosophen als Botschaftssekretär von 1743 in aller Feingliedrigkeit und ironischen, etwas misstrauischen Geschwungenheit der schmalen Lippen; sie lassen die königliche Erscheinung der Madame de Warens[31] lebendig werden, ihr Haus in Chambery, das Hotel St. Quentin, in dem er nach der Rückkehr aus Venedig Therese Le Vasseur[32] kennenlernte. Es stand in der rue Cluny unweit der Sorbonne. Die Schönheit der Madame Dupin,[33] ein Portrait Nattiers 1741 lässt es begreiflich erscheinen, dass er diese Frau 1743 leidenschaftlich begehrte. Naudet hat die Le Vasseur graviert. Im Vergleich zu den geschilderten barocken Repraesentanzen sieht sie alt und hausbacken aus. Die mit ihr gezeugten Kinder hat Rousseau ausgesetzt; das Erstgeborene nach der Schilderung der „Confessions" entspricht einem aufgefundenen Register der „Maison de la Couche" von 1746 mit der Eintragung des Namens Rousseau. Die Ausstellung verfügt über ein Kopiebuch der wichtigsten Briefe, teilweise chiffriert, in dem ein Schreiben an Me. de Francueil keinerlei Gewissensbisse über die

---

der Wissenschaften gab ihm den Beinamen „Der neue Aristoteles". Jüngerer Bruder von Wilhelm von Humboldt (1767–1835).

28    René Descartes (lat. Renatus Cartesius) (1596–1650), französischer Philosoph, Mathematiker und Naturwissenschaftler. Begründer des modernen Rationalismus: „Cogito ergo sum" („Ich denke, also bin ich").

29    Charles Louis Napoléon Bonaparte (französisch Napoléon III) (1808–1873), französischer Staatspräsident während der Zweiten Republik (1848–1852) und als Napoleon III. Kaiser der Franzosen (1852–1870).

30    Jean-Jacques Rousseau (1712–1778), Philosoph, Pädagoge, Naturforscher und Komponist der Aufklärung. Er hatte großen Einfluss auf Pädagogik und Politische Theorie, Wegbereiter der Französischen Revolution.

31    Françoise-Louise de Warens, geb. Louise Éléonore de la Tour du Pil, baronne de (1699–1762), vor allem bekannt als zeitweilig wichtigste – mütterliche und geliebte – Bezugsperson von Jean-Jacques Rousseau.

32    Marie-Thérèse Levasseur, auch Le Vasseur (1721–1801), nach Madame de Warens langjährige Lebensgefährtin von Jean-Jacques Rousseau („seine Frau, seine Mätresse, seine Dienerin, seine Tochter").

33    Louise Marie Madeleine Fontaine, Madame Dupin (1706–1799), unterhielt in der Zeit der Aufklärung einen berühmten Salon in Paris und auf Schloss Chenonceau (Loire); gefeiert wegen ihrer Schönheit und ihres Esprit.

Kinderaussetzung ersichtlich werden lässt. Er sagt: „Oui, Madame, j'ai mis mes enfants aux Enfants Trouves... Si ma misère et mes maux m'otent le pouvoir de remplir un soin si cher, c'est un malheur dont il faut me plaindre et non un crime à me reprocher.“[34] Ein autographes Manuskript von 1745 zeigt „Les festes de Ra-mire“, ein Stück Voltaires,[35] das Rameau[36] komponierte. Der Herzog von Riche-lieu[37] hatte Rousseau mit Einverständnis Voltaires um Auffrischung gebeten. Rousseau ließ manches stehen, komponierte aber Neues dazu. Das Ballett wurde am 22. Dezember 1745 in Versailles aufgeführt. Daneben liegt das Manuskript sei-nes nach neapolitanischem Vorbild geschaffenen „Dorfwahrsager“, der 1752 in Fontainebleau aufgeführt wurde und bis 1829 auf dem Bühnenrepertoire geblieben ist. Die Parodie auf dieses Stück brachte Mozarts „Bastien et Bastienne“, das in F. A. Mesmers[38] Palais an der Wiener Landstraße 1768 aufgeführt wurde. Alle diese am Rande liegenden, weniger bekannten Ereignisse werden durch die Ausstellung miterfahren; sie enthält freilich nicht minder die Vergegenständlichung seines gro-ßen Werkes. Man hat sich der Mühe unterzogen, selbst die noch vorhandenen Mö-bel herbeizuschaffen. Da ist der Spazierstock aus Rosenholz, der winzige Schreibtisch, Tintenfass und Stühle, wie wir sie heute als Worpsweder bezeichnen, darunter der Strohsessel aus Ermenonville, in dem er starb. Zu den seltensten Do-kumenten zählt wohl ein Bändchen von P. H. Godet, Madame de Charriere et ses amis, in dem die Anklagen der Madame de Stael und die von Barruel-Beauvert sowie Du Peyrou zugunsten der Le Vasseur zurückgewiesen werden.

Dieses Wunder der Pariser Straßen! Wie sie beschwingen und keine Müdigkeit aufkommen lassen! Nicht nur die Wohnung an der stillen Place des Vosges kündet von V. Hugo;[39] die Erinnerung drängt sich gleichermaßen auf, wenn man mit dem Omnibus durch die rue de Clichy in die Montmartregegend fährt. Nr. 21 ist das Haus, in das am 29. April 1874 der Dichter zog. Zwei Etagen hatte er für seine komplizierten Familienverhältnisse gemietet. Hier besuchten ihn der Sozialist und

34   „Ja, Madame, ich habe meine Kinder in Findelhäuser gebracht. Wenn mein Elend und mein Schmerz mir nicht ermöglichen, die Betreuung auszuüben, ist es ein Unheil, über das ich mich beschweren, und kein Verbrechen, dass man mir vorwerfen muss.“

35   François-Marie Arouet, genannt Voltaire (1694–1778), französischer Philosoph und Schrift-steller. Er war einer der meistgelesenen und einflussreichsten Autoren der Aufklärung. Kritiker der Missstände von Absolutismus und Feudalherrschaft sowie wichtiger Wegbereiter der Französischen Revolution.

36   Jean-Philippe Rameau (1683–1764), französischer Musiker (Cembalo und Orgel), Komponist und Musiktheoretiker.

37   Armand Emmanuel Sophie Septemanie du Plessis (1766–1822), französischer und russischer Staatsmann. Graf von Chinon, seit 1791 Herzog von Fronsac, Herzog von Richelieu und Pair von Frankreich.

38   Franz (teils Friedrich) Anton Mesmer (1734–1815), Arzt, ab 1759 in Wien, ab 1778 in Paris. Er führte „magnetische“ Kuren durch und begründete den „Animalischen Magnetismus“, auch Mesmerismus genannt.

39   Victor-Marie Vicomte Hugo (1802–1885), französischer Schriftsteller und Politiker. Er ver-fasste Gedichte sowie Romane und Dramen und betätigte sich als literarischer, aber auch politi-scher Publizist. Neben Molière, Voltaire oder Balzac gilt er vielen Franzosen als ihr größter Autor überhaupt.

Historiker der Französischen Revolution Louis Blanc – 12 Bände von 1847 bis 1862 verfasst —, hier Gambetta und Clémenceau, der den Dichter erfolgreich für den Senat vorgeschlagen hatte. In diesem Haus war eines Morgens Don Pedro, Kaiser von Brasilien, erschienen, dessen ungemein scheues Auftreten uns André Maurois so deutlich gemacht hat.

Draußen aber in Passy, am Ende der heutigen in die Tiefe führenden rue Raynoud findet man Balzacs einstige Wohnung, rue Fortunée. Noch jetzt liegt sie mit dem Blick auf das weite Land gerichtet. Man steigt zu ihr hinab, wo einst wohl weit und breit keine städtischen Häuser gewesen sind. Die etwas niederen, elegant ineinander gehenden Räume des hier in Dominikanerkutte fanatisch arbeitenden Dichters verkünden, der Rousseau-Ausstellung entgegen, nicht mehr allzuviel. Wir wissen warum. Nicht nur die schreckensbleiche Maiennacht der Hochzeit nach den vielen Jahren brieflichen Werbens um Me. Hanska tritt ins Gedächtnis, da die Wohnung verschlossen blieb, den Eintretenden im Garten Angst bereitend; denn drinnen tobte der geisteskrank gewordene Diener. Und als der Dichter allzu jung an den Folgen des ungestümen Lebens unter Caférausch zugrunde ging, erlebte bald danach die vertriebene Witwe, wie die Gläubiger den Besitz zerstörten und wie sie mit Manuskriptblättern die Nahrungsmittel einwickelten, die sie beim Krämer gekauft hatten.

Wie liebe ich diese rue de Seine so zärtlich! Sie ist nicht einmal eine der ältesten Gassen. Denn hier in dieser Gegend lagen die Gartengrundstücke der einstigen Königin Marguerite;[40] hier lebte sie, getrennt von Heinrich dem IV.;[41] hier erschien an ihrem Hof der hl. Vinzenz von Paul kurze Zeit als aumônier [Kaplan], bevor er die Pfarrei in Clichy, gewissermaßen wieder vor ihr flüchtend, antrat. Heute zieht die rue de Seine vom breiten Seinequai schräg zum Bd. St. Germain. Diese Gasse ist eine Wohnung. An der Ecke der rue Callot befindet sich ein Maler-Bistro, das Bilder ausstellt und große künstlerische Ereignisse der Stadt plakatiert. Diese stille Straße beginnt erst an der Ecke der rue de Bucy ihr händlerisches Crescendo zu bekommen; denn dort erhält man vom Käse über die hergerichteten Lapins bis zum Obst alle Herrlichkeiten des Landes. Auf dem Wege zu diesem heiteren Handelsvölkchen reiht sich Kunstgeschäft und Buchantiquar in gemächlicher Fülle. Ein kunstwissenschaftlicher großer Archivladen ermöglicht den Kauf aller erdenkbaren europäischen Photos von Kunstwerken. Der Prophet der Straße aber ist der die Siebziger überragende Bruder jener herrlichen Isidora Duncan,[42] der einst ihr leichter Tanzschleier zu tödlichem Verderben wurde, als er sich beim Fahren im Süden des

40   Margarete von Valois (frz. Marguerite de Valois) (1553–1615), Herzogin von Valois sowie Königin von Frankreich und Navarra, la Reine Margot.

41   Heinrich IV., von Navarra (frz. Henri IV, Henri Quatre, Henri le Grand) (1553–1610), ab 1572 als Heinrich III. König von Navarra und von 1589 bis zu seiner Ermordung 1610 als Heinrich IV. König von Frankreich. In seiner Heimat in der Landessprache „lo nòstre bon rei Enric" (deutsch „unser guter König Heinrich").

42   Angela Isadora Duncan (1877–1927), amerikanische Tänzerin und Choreografin. Wegbereiterin des modernen Ausdruckstanzes mit Entwicklung neuer Körper- und Bewegungskonzepte, die sich an griechischen Schönheitsidealen orientierten.

Landes um die Räder des Autos geschlungen hatte und die Trägerin erstickte. Duncan ist Weber, Dichter, Übersetzer, Kulturmissionar des alten Jugendstils, Kunstkritiker; er verbringt das geteilte Jahr in New York und Paris. In selbst verfertigter, drapierter antiker Kleidung schreitet er einher, das lange Haar nach Griechenart eingebunden. In seinen Räumen, dem Jugendstil ebenfalls nahe, tritt er persönlich auf, eine Mischung von Tragöde und Mime, der es versteht, Proselyten zu machen und immer wieder Spender zu finden.

Mein Pariser Pied a terre ist ein schmales Hotel de famille, vorwiegend von Studenten der ganzen Welt und von jeder nur erdenklichen Hautfärbung meist semesterlang bewohnt. Es besteht vornehmlich aus einer Wendeltreppe, von der jeweils im engen Stockwerk die Zimmer abzweigen. Hier hat Paul Valéry[43] lange Jahre gelebt und gedichtet. Mutter und Tochter, jene mehr als 76 Jahre alt, diese eine schöne lebendige Frau, deren Alter man daher verschweigt, hausen in einer Wohnküche, von der ein elegant ausgestatteter Wohnraum mit dem bewussten großen Innenfenster zum Hausflur abgetrennt ist, das der Überschau dient. Denn hier schläft die alte Dame, jahrzehntelang gewohnt, jeden nächtlichen Spätheimkehrer zu bemerken. Welch ein ständiger Trubel in diesen Miniaturräumen. Hier wird gekocht, der Dampf der Primeurs steigt auf; ein jeder bringt seine Neuigkeiten, verabredet seine telephonischen Rendezvous; abends geht man nicht zu Bett, ohne hier über Gott und die Welt zu schwatzen, oftmals immer freundlich unterstützt von einem „Coup de rouge" aus der hinter einer Theke versteckten guten Flasche.

Gegen winterliche Kälte ist der Pariser so waffenlos wie der Italiener. Man schimpft und friert; aber das Schimpfen in diesem Lande klingt immer wie ein lyrisches Gedicht. Gegen technische Nachteile der Zimmereinrichtung eines solchen gemütlichen Hauses nahe dem Pantheon wird man nicht unempfindlich, aber man schmilzt vor Nachsicht und nimmt sie als das, was sie sind: eine Art Charme, ohne den die Gemütlichkeit schwände. Diese Mischung von Resten der Louis XV.- und Louis Philippe-Zeit mit den bekränzten Deckenstukkaturen, dem durchaus brüchigen Gold des überdimensionalen Spiegels über der Marmorattrappe des kulissenhaften Kamins, dem nur einseitig im Erdgeschoß von Mesdames aus funktionierenden Telefon aus Bells Zeiten, all dies ist einzigartig; man schlüpft hinein wie unter eine warme Bettdecke.

Das „petit dejeuner" des Morgens – welch ein Glück, dass die Türken einmal nach Wien gekommen sind, es gäbe sonst keine Croissants in Paris – wird in einem der beiden Bistros an der Ecke eingenommen. Die rue Gay-Lussac, von der Claude Bernard zugedachten kommend, erweitert sich zu einer kleinen platzartigen viereckigen Wohnung, ehe sie sich in die Place Rostand am Luxembourg fortsetzend in den Strom des Bd. St. Michel ergießt. Diese kleine Wohnung entsendet einen „Impasse", nach Royer Collard[44] benannt. Ist Antoine oder Hippolyte gemeint?

Antoine hatte während seines ärztlichen Zwischenspiels vor der Tätigkeit Esquirols in Charenton noch viel Kummer mit dem über 70jährigen, dennoch aber

43   Ambroise Paul Toussaint Jules Valéry (1871–1945), Lyriker, Philosoph und Essayist.
44   Antoine-Athanase Royer-Collard (1768–1825), französischer Arzt. Jüngerer Bruder von Pierre-Paul Royer-Collard (1763–1845), Philosoph und Politiker.

allzu munteren Marquis de Sade: er hatte aus der Anstalt samt seiner sich freiwillig dort einquartierten Freundin ein so zweideutiges Theaterleben gemacht, dass selbst Esquirol sich nicht mehr entschließen konnte, das Theater als Therapeutikum anzuerkennen. Noch wenige Monate vor seinem Tode drohte dem Marquis eine Verlegung auf das Chateau d'If, einer trostlosen Steininsel bei Marseille, in dessen Gefängnis der junge Mirabeau[45] auf Geheiß seines Vaters gesessen hatte; Grund genug für den Sohn, eine Geschichte der „Lettre de cachet" zu schreiben.

Schräg gegenüber vom Sitzplatz im Bistro sieht man eine kleine Gasse aufwärts in Richtung der Sorbonne ziehen, in deren unterem Drittel heute das Hotel du Brésil steht. Hier wohnte der junge Privatdozent Siegmund Freud,[46] als er in der Salpêtrière Charcot[47] aufsuchte. Das war nach 1885; die ins Deutsche von ihm übersetzten klinischen Vorstellungen Charcots erschienen 1892.

Zwischen Geist und Sinnlichkeit besteht in diesem herrlichen Lande keine Trennung. E. Gilson[48] verstand mindestens ebensoviel vom Essen und Trinken wie vom Geist des Mittelalters. Das hat ihm Pasteur-Vallery-Radot[49] in der Akademierede bestätigt. Die Gastronomie gehört zur Existenz, so teuer sie auch gerade jetzt wieder für In- und Ausländer geworden ist. Das Caféhaus zog früh als großer Lebenspartner in diese Stadt ein. Der Sizilianer Francois Procope[50] hatte einst auf dem Jahrmarkt von St. Germain eine Wirtschaft eröffnet; hier schenkte er den ersten Café aus. 1689 verlegte er sein Unternehmen in Theaternähe der geschilderten rue M. le Prince. Nicht der Philosoph, der Dichter J. B. Rousseau[51] trug hier seine gefährlichen Lieder vor: hier rezitierte Piron,[52] hier war Voltaire ständiger Gast und

45 Honoré Gabriel Victor de Riqueti, Comte de Mirabeau (1749–1791), französischer Politiker, Schriftsteller und Publizist in der Zeit der Aufklärung. Seit 1789 Marquis de Mirabeau. Er beteiligte sich an der Französischen Revolution und nahm bis zu seinem plötzlichen Tod einflussreiche Positionen ein.

46 Sigmund Freud (geb. als Sigismund Schlomo Freud) (1856–1939), österreichischer Neurophysiologe, Tiefenpsychologe und Kulturtheoretiker. Begründer der Psychoanalyse und einer der einflussreichsten Denker des 20. Jahrhunderts. Seine Methoden werden bis heute angewendet, diskutiert und kritisiert.

47 Jean-Martin Charcot (1825–1893), französischer Pathologe und Neurologe. 1882 etablierte er am Hôpital de la Salpêtrière in Paris die erste eigenständige neurologische Abteilung Europas. Zusammen mit Guillaume-Benjamin Duchenne (1806–1875) Begründer der modernen Neurologie.

48 Étienne Henry Gilson (1884–1978), französischer Philosoph und Historiker. Experte für die Geschichte des Mittelalters.

49 Siehe oben, S. 173, Fußnote 10.

50 Francesco Procopio dei Coltelli (1651–1727), Gründer des „Café Procope". Der italienische Edelmann (gebürtiger Sizilianer) eröffnete 1686 das „große Kaffeehaus" und wohl älteste existierende Restaurant – auch Le Procope genannt – im Quartier Latin. Bekannt als Treffpunkt von Schriftstellern und Künstlern der Aufklärung. Über zwei Jahrhunderte besuchte jeder mit Rang und Namen aus Politik, Wissenschaft oder Literatur das Café Procope. Es befindet sich auch heute noch in der 13 rue de l'Ancienne Comédie in Paris.

51 Jean-Baptiste Rousseau (1671–1741), französischer Autor und Dichter. Anfang des 18. Jahrhunderts galt er als bester Lyriker seiner Generation in Frankreich. Mit seinem jüngeren und heute bekannteren Zeitgenossen Jean-Jacques Rousseau ist er nicht verwandt.

52 Alexis Piron (1689–1773), französischer Jurist und Schriftsteller in Paris.

Dominospieler. Das damalige Theater hatte 1770 seine Tore geschlossen und 1782 entstand die Comédie, dem letzten Gitter des Luxembourg gegenüber; man nannte es damals Odéon.

Die Flute, der Wein und die Oliven aus der Provence sind eine ästhetische Triade. Hat man wenig, so fühlt man sich bei ihr geborgen wie der Clochard; hat man mehr, so streitet man, ob die Trüffel aus Perigord eigentlich eines anständigen Magens noch würdig sind. Zwischen diesen beiden Polen welche abgestuften Möglichkeiten des Lebensgenusses! Metaphysik der „Sensibilité"! Böse Zungen nennen das Materialismus. Welcher Unverstand!

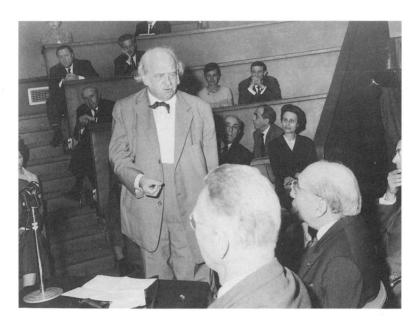

*Abb. 46: Eröffnung eines Internationalen Kongresses in Paris.*
*Faculté de Médicine, Amphithéatre (1967).[1] Quelle: SAF.*

1     Leibbrand bei der „Ouverture du Congrès Intern. de l'histoire de la psychiatrie" (Juni 1967).
      Die handschriftliche Notiz auf der Rückseite vermerkt: „Patronage: Prof. Dr. Baruk, Chef de
      l'asile. Debout Leibbrand disentant et faisant l'allocution (rue de l'école de mèdicine, Faculté).
      En profil Prof. Dr. Baruk au milieu du ‚board'-comité. Au fond: public-savant international,
      à droite la representante al'Israel." Dieser internationale Kongress zur Psychiatriegeschichte
      stand unter der Leitung des Kollegen und Freundes von Werner Leibbrand, Prof. Henri Baruk
      (1897–1999).

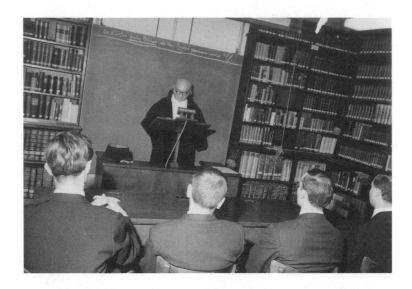

*Abb. 47: Leibbrand bei einem Promotionsakt in München (1965).[1]*
*Quelle: SAF.*

---

1    Werner Leibbrand im Rahmen einer Promotionsprüfung an der Universität München (LMU).
     Die Promotionen fanden offenbar in der Regel im Institut für Geschichte der Medizin in der
     Lessingstr. 2 statt. Interessant bzw. offensichtlich auch nötig ist die Tafelanschrift (siehe
     oberste Zeile): „Es dürfen keine Bücher aus den Regalen genommen werden!!!“.

# MÜNCHEN ALS VORSTADT VON ROM

Die Vorgebirgsstadt München ist mit den cerebralen Föhnfolgen schwer erkauft; dennoch ist die Nähe von Innsbruck verlockend. In Igls nahe der Tausendmeterhöhe habe ich mich alljährlich sehr daheim gefühlet. Ich kannte fast jeden Einwohner, der trotz der Eingemeindung zur Landeshauptstadt dörflich geblieben ist. Bei den Lantschners saß ich auf deren Horstes hohem Hafen; er war zu Zeiten des alten Landarztes grandseigneural geschaffen und dient in seiner altmodischen Bezeichnung „Gotensitz" heute als ein Buen Retiro der vollkommensten Ruhe und herrlichsten Lage. Ich erlebte den tragischen Niedergang des Sternwirtes, in dessen Wirtschaft alles vom Dorf täglich zusammenkommt um zu tarocken, zu trinken oder zu tratschen. Zwar läuft dort das beste offene Fassbier, aber das „Adambräu" kann sich dennoch nicht mit dem Münchner vergleichen.

Geht man gemächlich den Weg nach Katsch, sei es über die Wiese oder über den zum Grünwald führenden Gletscherweg, so bis dem Stubaital entgegen, und der sehnsüchtige Blick richtet sich über Matray dem Brenner zu. Gerade Igls ermöglicht für die kurzen Vakanzen eine rasche klimatische Erholung durch sein Reizklima.

München ist freilich auch eine Vorstadt von Rom. Dort bin ich viele Male bei meinem Studienfreund und Altersgenossen Ervin Stuccoli[1] gewesen, sofern wir nicht in seinem Heim in Rimini zusammentrafen. Stuccoli vermittelte mir ein unbekanntes Rom, nicht nur ein Rom, „das nicht im Baedeker steht". Sein abenteuerliches Leben, das sich erst nach 1943 festigen konnte, brachte das Wesen des mediterranen Menschentums in einer Weise näher, wie es kaum je geschildert worden ist. Denn was hatte ein Mann nicht alles zu berichten, der als einstiger Berliner dort das Staatsexamen in der Landessprache nachholte, um zum Arzt aller historischen Größen und zweier Päpste aufzusteigen. Der Lebensernst wird in seiner Unernsthaftigkeit der Durchführung zum Humanum; in diesem Land mag das Definitorische der Latinität, wie es sich kanonisch bis heute erweist, noch so diffizil gehandhabt werden, der römische Mensch, der Italiener schlechthin kennt nicht nur die Durchgangsmaschen, er lebt in ihnen.

Wir verbrachten lange Sommernächte bei Spartaco in Frascati, wir genossen die Bologneser Küche in dem gleichnamigen Lokal der Via Nazionale, wir begaben uns hinauf in die Albaner Berge, empfanden den Hauch von Ciceros Sabinum oder saßen auf den Stufen des dortigen kleinen römischen Theaters. Weihevoll langsam durchfuhren wir jedes Mal die Via Appia antica mit ihren Grabmonumenten. Zärtlich betrachteten wir jeden einzigen Stein des alten Kopfpflasters, das auch die Füße

---

[1]  Siehe oben (S. 149, Fußnote 5). Stuccoli war auch Mitstudent von Leibbrand und berichtet in der Festschrift (1967) insbesondere von Erfahrungen des gemeinsamen ersten Semesters.

auf der Via Sacra des Forum Humanum mit der Zeit schmerzen lässt. Soll ich ehrlich sein, so gebe ich dem antiken vorchristlichen Rom den Vorzug. Eine Audienz bei Papst Pius XII in Castel Gandolfo fand ich enttäuschend. Er war damals schon leidend, kürzte das Empfangsverfahren ab, verlängerte umso mehr die Praeparativen mit langweiligen Ausleuchtungen, die die Spannung absinken ließen. Er sprach rasch in französischer Sprache, während ich vom Erzbischof von Salerno dereinst begeistert war. Ein echter barocker Kirchenfürst entwickelte einen persönlichen Charme und eine italienische Rhetorik, die hinreißend war. Als wir ihn aufsuchten, hatte er das Fest des Hl. Mattheus celebriert, dessen Silberner Arm dort als Reliquie in der Kathedrale liegt.

München war für mich leider auch eine lange Zeit des Leides. Meine Frau, der Hölle 1945 entgangen, begann ab 1952 zu kränkeln. Kreislaufschwächen erforderten lange Klinik- und Sanatoriumsaufenthalte. Die Kongresse in Spanien, Griechenland und Rom vermochte sie nicht mehr mitzumachen. Zwar gelang es der Kunst meiner Kollegen, sie trotz zusätzlicher chirurgischer Eingriffe, die sie gut überstand, immer wieder aufzurichten, aber zwei schwere Herzinfarkte hatten ihre Spuren hinterlassen. Noch im Todesjahr fuhr sie auf dem Luftweg zu ihrer Tochter nach London, ihr Lebensmut erschien unerschöpflich, ihre Bravour war unvergleichlich; ihr Lebenshunger versiegte auch um die 75 nicht, aber eines Morgens verließ sie mich in wenigen Minuten auf immer. Sie hatte jedoch den Aufstieg der Nachkriegszeit noch in vollen Zügen genossen.

Eigenartig sind die Wandlungen dem Todesvorgang gegenüber, die man in einem Leben abstrahieren kann. Denn wie es eigentlich wirklich erlebt wird, das entgeht wohl weitreichend. Als die Großeltern väterlicherseits starben, empfand ich in meiner Kindheit gar nichts. Ich begriff die Traurigkeit um mich herum nicht. Ich hatte beide Großelternteile eigentlich im engeren Sinn nicht gekannt. Sie hatten sich mit mir nicht abgegeben, vielmehr hatten sie an mir unliebsame Kritik geübt, ihr Tod berührte mich gar nicht. Mein Vater musste eine komplizierte Binddarmentzündung in meiner Kindheit durchmachen; er bekam eine gefährliche Embolie, erhielt längere Zeit bedenkliche Morphiummengen, und meine Mutter lief sorgenvoll und geängstigt herum. Ich erinnere mich, dass ich eines Tages der Köchin sagte, sie glaube nicht, dass ihr Mann es schaffen werde. Auch hier wäre es eine Lüge, wollte ich Anteilnahme heucheln. Ich hörte diese Besorgtheitswendungen, ohne dass es mich beeindruckt hätte. Das Kind kennt nicht das Erleben des Nichtseins, noch weniger weiß es etwas von Trennung. Diese beiden Tatsachen begründen aber erst eine Teilnahme am Todesvorgang.

Ich sah in Krieg und Frieden viele Menschen sterben, stellte die Totenscheine aus. Hierbei wurde der Vorgang des Sterbens in mir mächtig, im unmittelbarem Sinn ergriff mich eine ärztliche Kampfstimmung, die mich gegen dieses Sterben angehen ließ und zwar jeweils bis zur Verzweiflung. Mochte die Lage noch so aussichtslos sein, ich handelte dauernd gegen diesen Vorgang bis zum letzten Augenblick, das heißt nicht, dass ich agonales Geschehen verkannte. Mir sind viele Kollegen im Leben begegnet, sogar gute Kliniker, die die beginnende Agonie verkannten. Das hatte zur Folge, dass sie die echte Euthanasie, das heißt die Milderung des Todeskampfes, nicht praktizierten, weil sie den Zustand nicht bemerkten. Das halte ich für recht unglücklich.

Es gibt Angehörige, die aus begreiflichen Gründen der Angst vor der Trennung diesen Augenblick, ja sogar den Tod selbst verkennen, so bleibt mir in deutlichster Erinnerung, dass bei mir einmal in der Klinik ein paralytischer Japaner starb. Sein Bruder saß am Krankenbett; der Tod war auch ein politisches Ereignis, denn der Sterbende sollte Minister werden. Ich sagte dem Überlebenden, der Kranke sei tot. Er glaubte es nicht. Als ich nach kurzem Verlassen des Krankenzimmers wiederkam, bot sich mir ein groteskes Bild. Der lebende Bruder hatte den Toten wie bei einer Pietagruppe über seine Knie gebreitet, in den Händen manipulierte er den noch im Zimmer befindlichen Sauerstoffapparat und stülpte dem Toten den Mundteil über die Nase. Er ließ sich mindestens eine Stunde davon nicht abbringen, bis er aufgab. Einen starken Eindruck hinterließ mir jedesmal der Verlust eines Depressiven durch Selbstmord. Man weiß, dass echte Depressionen heilen, und diese Tatsache offenbart dem Arzt seine ganze menschliche Ohnmacht, vor allem die Lückenhaftigkeit der Überwachung. Es gibt seltene große stoische Selbstmorde von antiker Größe, wie wir sie häufiger im Terror des Nationalsozialismus erlebt haben; sie hatten beinahe etwas Grandioses, weil man wie durch einen kleinen Spalt des Seins die wahre Freiheitsmöglichkeit des Menschen aufleuchten sieht. Die Unübertragbarkeit der Person wird deutlicher, es ist fast wie eine Ironie des Toten, der zu sagen scheint: ihr könnt mich als Person nicht bekommen; das bestimme ich selbst. Darin liegt etwas Großes.

Mir starb die Mutter, die nach der Verhungerungssituation des Krieges von mir noch einmal gepflegt wurde, bis sie langsam geistig mit 76 Jahren verlosch. Ich erlebte das letzte Flackern bis zum letzten Atem. Ich war traurig, aber nicht erschüttert. Sie hatte mir gegenüber zu viel versäumt, was ich ihrer Natur nicht vorwerfen kann. Immerhin hinterließ dieses Verhalten in meinem Innern keinen allzu großen Wellenschlag, ich hatte so viel Jahre ohne ihren Kontakt gelebt, dass der jetzt völlig ausgefallene mir nicht allzu schmerzlich war. Ich weiß, dass Theologen mir diese Bekenntnisse sehr verübeln werden, mir aber ist die Wahrheit der Gefühlsdarlegung wichtiger.

Und nun starb meine zweite Frau. 29 Jahre hatten wir zusammen verbracht, unter ihnen die allerärgsten, in denen ich dauernd um ihr Leben bangen musste, in denen ich sie auf Schritt und Tritt schützte.

Wir haben uns sicherlich nicht immer ganz gut vertragen; es gab an das Wesen des Einzelnen rührende Gegensätze; aber hier war ein Teil Biographie entstanden, die gelebt worden war. Dieses Verschwinden ins weltliche Nichts hat mich außerordentlich betrübt und längere Zeit resignativ beschäftigt. Ich kam über dieses einfache Verschwinden schwer hinweg. Ich vermochte nicht in der Wohnung zu bleiben, da der Hund sie wochenlang morgens in ihrem Schlafzimmer am Bett begrüßen wollte und eingekniffenen Schwanzes davonschlich. Der Abschied am Grab versetzte mich in geradezu wütende Verzweiflung. Ich war wie desorientiert. Ich hatte mich morgens nach harmlosen und vorübergegangenen Störungen von ihr beim gemeinsamen Frühstück verabschiedet; kaum war im ich Institut angelangt, als ich angerufen wurde, ich möchte sofort kommen. Ich fand zwei Kollegen in ihrem Totenzimmer. Das war alles. Diese Irrationalität des Todes erscheint mir unbegreifbar. Ich weiß, dass fromme Menschen anders denken, dass sie manchmal geradezu frohlocken über dieses Ereignis. Mir ist es nicht möglich. Ich fühle mich in der Rolle des Ackermann von Saaz, der den Tod beschimpft und sein Handeln für fluchwürdig hält, mag die Literatur über die Erbsünde noch so groß sein.

Die üblichen Tröstungen vermag ich nicht anzunehmen. Rilke hat uns in den Sonetten an Orpheus gelehrt, dass der Dichter in einem eigenartigen Mittelreich stehe, das die Toten und Lebenden verbinde. Mir sind ethnologische Riten bekannt, die diesen Sinn ausdrücken. Das scheint mir noch am Erträglichsten zu sein. Es ändert aber an der Furchtbarkeit des seelischen Geschehens der Trennung gar nichts.

Nebst dem Tod ist mir die Tötung eines Menschen, besonders unter der Form des Mordes, völlig unverständlich. Mir geht es dabei wie Anton Bruckner.[2] Las er Derartiges, so begann er immer wieder von vorn, las es wieder und wieder und schüttelte dann ratlos den Kopf.

Mit solchen Gefühlen steht im Zusammenhang, dass ich ein entschiedener Gegner der Todesstrafe bin. Die vormärzlichen Ärzte um Rudolph Virchow[3] herum sahen im Kriminellen den Kranken. Diesen Herzensstandpunkt habe ich stets eingenommen, wenn ich auch in foro in meiner langjährigen Gutachtertätigkeit manche Kriminellen verurteilen lassen musste. Ich gebe zu, dass das sein muss, ich gebe aber nicht zu, dass der staatliche Strafvollzug den Menschen in irgendeiner Weise bessern kann. Die Handlung der Einschließung mag Schutz der Öffentlichkeit sein, nie aber darf sie sich moralisch gerieren. Dazu hat sie kein Recht. Im Lauf der Jahrzehnte erlebte ich immer wieder das Gleiche. Terroristische Regierungen lehnten jede Strafrechtsreform, vor allem die des Vollzuges ab und wollten bessern. Am dringendsten verlangen aber jene diese unsinnige Besserung, die sich vom Eingesperrten nicht so wesentlich unterscheiden. Denn die Mordecke, so lehrte uns die Psychoanalyse, vor allem die Schicksalspathologie meines Freundes Szondi,[4] ist in uns allen. In liberalen Zeiten wurden humane Planungen ausgearbeitet; verwirklicht sind sie in meinem Dasein nie geworden. Das gilt vor allem für das leidige Sexualstrafrecht, mit dem ich mich als ärztlicher Fachmann jahrzehntelang befasst habe.

---

2    Joseph Anton Bruckner (1824–1896), österreichischer Komponist der Romantik sowie Organist und Musikpädagoge. Seine bedeutendsten Werke sind die groß angelegten Sinfonien.
3    Rudolf (auch Rudolph/us) Ludwig Carl Virchow (1821–1902), Arzt, Pathologe, Anthropologe, Prähistoriker und Politiker. Als Begründer der Zellularpathologie und mit Forschungen zur Thrombose in Würzburg und Berlin erlangte er Weltruf. Er vertrat eine moderne Pathologie und sowohl naturwissenschaftlich als auch sozial orientierte Medizin. Als liberaler Politiker stand Virchow in höchstem Ansehen und gilt u.a. als Begründer der modernen Sozialhygiene. Sein Institut für Pathologie auf dem Gelände der Berliner Charité ist heute Medizinhistorisches Museum.
4    Leopold Szondi (1893–1986), siehe oben (S. 137, Fn. 30). Er war auch Mitautor bei der Festschrift für Leibbrand; vgl. Schumacher (1967) und S. 248 des vorliegenden Bandes.

Mit Artur Kronfeld,[5] mit dem bekannten Berliner Justizrat Werthauer[6] habe ich zu kämpfen begonnen; ich war ein junger blutiger Anfänger als der Gegenentwurf zu einem Sexualstrafrecht von diesen Leuten veröffentlicht wurde.

Geändert hat sich bis heute nichts. Das gilt sonderlich für die Homosexualität, die mir jahrzehntelang in foro humanitäre Kopfschmerzen verursacht hat. Gesiegt hat immer der Konservativismus mit seinem infantilen Slogan, die Gefängnisse seien keine Sanatorien. Dümmeres habe ich nie gehört.

Zu solchen Gedanken gehören auch noch Bemerkungen über theologische Leichenreden, die durchaus ernst und nicht etwa bösartig gemeint sind. Die katholische Kirche hat es zweifellos besser. Sie vollzieht einen objektivistischen Ritus und verfällt somit nicht dem Wort. Ich muss aber gestehen, dass die meisten evangelischen Grabreden geradezu vernichtend gewesen sind. Die inhaltlichen Vorbereitungen seitens der Angehörigen mögen daran mitschuldig sein. Nie aber ist es mir gelungen, die Persönlichkeit des Toten bei solchen Reden vor mir erstehen zu lassen. Was da ausgesprochen wurde, waren Peinlichkeiten, grobe Taktlosigkeiten gegenüber den Überlebenden und somit Unwahrheiten. Die einfachste Art der Simplifizierung ist die künstliche Christianisierung des Toten. Er muss einfach fromm und zwar kirchenfromm gemacht werden, weil er anders nicht in den Sarg der kirchlichen Vorstellungen passt, der Verbalismus mit seinen biblizistischen Hinweisen, oft Verschnörkelungen, vernichtet zumeist die echte Gestalt und so erscheint ein rhetorisches Jammergebilde, aus dem niemand den Toten in seiner echten Menschlichkeit wiedererkennt. Das Portamento tut das Seine. Man verlässt das Grab dann nicht etwa getröstet, sondern widerwillig.

Am Grabe meiner Mutter musste ich hören, dass sie durch Reichtum gesegnet war, an dem meiner Frau wurde von dem Zusammenleben mit mir überhaupt nicht gesprochen; der Grabredner hatte auch gar kein Bedürfnis, mich vorher persönlich zu hören. Solche groben Schnitzer sind mir ohne Unterlass bei man[n]igfachen Gelegenheiten begegnet. Ich bin völlig illusionslos der Ansicht, dass es bei meiner eigenen Beerdigung oder Verbrennung nicht anders zugehen wird. Ganz selten sind es Freunde, denen ein guter Wurf gelingt, aber meistens sind die nächsten Freunde viel zu traurig, um gegen den Affektsturm mit einer geordneten Rede angehen zu können.

---

5    Arthur Kronfeld (1886–1941), deutsch-russischer Psychiater. Er arbeitete als Psychotherapeut, Sexualwissenschaftler und Wissenschaftstheoretiker, sowie darüber hinaus auch politisch engagiert. Er war philosophisch geschult war doppelt promoviert und hatte – wie Leibbrand – künstlerische Neigungen. Kronfeld wirkte zuletzt als Professor an der Charité in Berlin sowie im Moskauer Exil am „Neuropsychiatrischen Forschungsinstitut der UdSSR Pjotr B. Gannuschkin", dem heutigen „Forschungsinstitut für Psychiatrie". Dort nahm er sich, als der Einmarsch der deutschen Truppen drohte, unter ungeklärten Umständen zusammen mit seiner Frau Lydia das Leben.

6    Johannes, auch Johann/Josef Werthauer (1866–1938), jüdischer Jurist und Strafrechtsreformer. Mit dem Institut für Sexualwissenschaft von Hirschfeld stand er in enger Verbindung und setzte sich für eine Änderung des Sexualstrafrechts (§ 175, § 218) sowie für Ehereformen ein. Er veröffentlichte juristische Fachliteratur (u.a. „Sittlichkeitsdelikte der Großstadt", 1907) und plädierte in Publikationen für das Prinzip „Erziehung statt Strafe". Werthauer wurde vom NS-Regime 1933 auf die erste Ausbürgerungsliste gesetzt und emigrierte nach Paris, wo er starb.

Wer kann sich unterfangen, einen Hinterbliebenen zu trösten? Die Anteilnahme ist das Höchste, was ihm gelingen mag und die wird auch gern angenommen, sofern sie nicht auf Büttenpapier gedruckt bleibt. Anteilnahme ist aber keine Beileidserklärung. Man muss als Hinterbliebener schon den Eindruck gewinnen, dass der Anteilnehmende mit gleicher Verzweiflung gegenüber dieser schlechten Einrichtung des Todes der einmaligen Person resonant wird. Berufliche Anteilnehmer sind eben doch eine vage Sache, soweit sie sich vom objektiven Ritus entfernen. Der Verbalismus ist aber eine drohende Gefahr dieser Grenzüberschreitung. Denn selbst wenn wir uns über das tausendfache Hosianna freuen, das dem Toten ein neues viel herrlicheres Leben beschert hat, so bleibt die Diesseitstrennung, und über sie kommt man nicht hinweg. Es heißt den Egoismus des Menschen überfordern, wenn er vor lauter Freude über dieses Glücksgeschehen die Trennung übersehen soll. Trennung von dem Liebsten, was man hat, ist das grausamste menschliche Geschehen.

Wird man älter, so erlebt man, es wird um einen herum kahl geschossen. Der jüngere Mensch kennt dieses Missbehagen nicht, mit dem man täglich die Zeitung in die Hand nimmt und feststellen muss, dass wieder ein Bekannter oder Freund dahin ist. Ja, man trauert sogar über die, über die man sich nicht mehr ärgern kann. Man möchte sich doch so gern ärgern. Ärgern ist etwas wohltuend Menschliches. Hassen kann man auch Tote noch, aber ärgern kann man sich nur über Lebende.

Der sakrale Objektivismus liebt die emotionale Trauer nicht. Ich werde nie die Predigt eines kleinen Ortspfarrers vergessen, der den Bauern einen Märtyrer und dessen böses Schicksal geschildert hat. Alles begann infolge der ausgezeichneten Rhetorik zu schluchzen und zu schneuzen. Das gefiel dem Hochwürden auch nicht und er rief: „Jetzt heults net, denn erschtens is es scho long her und zwatens wass mers net genau".

Der Objektivismus lässt aber in jedem Punkt des Vorgangs Unterbrechungen zu. Die waren bei allem Protestantismus auch meinem Freund Theodor Heuss eigen, und gerade diese Methode haben die Norddeutschen nicht geliebt. Dennoch wissen wir, dass der Hl. Messvorgang ebenfalls zu persönlicheren Kundgaben unterbrochen und dann wieder weitergeführt werden kann.

Ein junger medizinisch ausgebildeter Monsignore erzählte mir aus Rom einmal die schöne Geschichte, die sich anlässlich der Priesterkonsekration vor dem Bischof begeben hat. Der Ritus nahm seinen Lauf; ein jeder musste vortreten, die Handinnenfläche eben darbieten, damit sie mit Hl. Öl gesalbt werden. Einer der zu Konsekrierenden war ein einstiger Matrose mit einer Riesenpratze. Als Seine Exzellenz diese ungeheure Handfläche von Steppenweite sah, brach er mitten im Ritus in Begeisterung aus und rief: „Che bellissime mane", welche herrlichen Hände! Solche Interruptionen tun dem heiligen Vorgang keinerlei Abbruch. Das opus operatum bleibt gewahrt.

Mit dem Tod meiner zweiten Frau endete eine breite[7] Lebensphase von 29 Jahren. Neues Leben musste beginnen.

---

7    Besser: „lange".

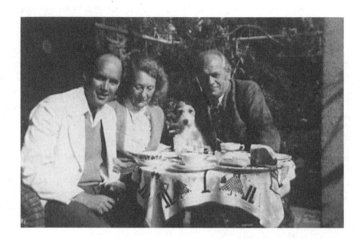

*Abb. 48: Johannes Bergius, Margarethe und Werner Leibbrand*
*(undatiert).[1] Quelle: SAF.*

---

1    Dieses Foto ist eine der seltenen Aufnahmen von Margarethe Leibbrand und mit einem der
     beiden Kinder. Außerdem könnte hier der mehrfach im Band erwähnte Hund „Foxel" (oder
     auch „Jackie") abgebildet sein. Es ist zeitlich nicht sicher einzuordnen. Im Band Unschuld et
     al. (2005) wird es in die 1950er Jahre datiert; es könnte auch bereits Ende der 1940er Jahre
     sein (Erlangen).

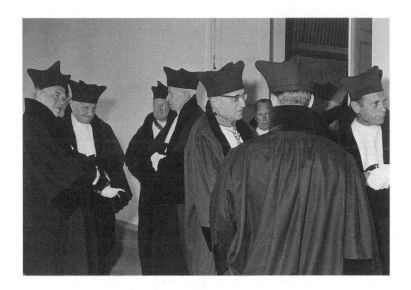

*Abb. 49: Beratungen in der Münchner Fakultät (SS 1963).[1]*
*Leibbrand („links außen") im Gespräch mit ausgewählten Kollegen. Quelle: SAF.*

1   Dieses Foto zeigt neben dem „Linksaußen" der Fakultät Leibbrand noch weitere akademische
    (Professoren-)Kollegen, u.a. – soweit die Handschrift entzifferbar ist – „Forst, Stepp, Weker,
    Marchionini, Kolle und Seitz" (von links). Einzelne davon werden im Manuskript genannt.

# DER UNFUG DER „FAKULTÄT"

Länger als 15 Jahre hatte ich mit Annemarie Wettley mein geistiges Leben geteilt; ich hatte sie von der Psychiatrie zur Medizingeschichte überführt, ich hatte sie in die theoretische Wissenschaft eingeführt und bemerkte ihre starke Begabung für das geschriebene Wort. Sie hatte Lyrik kurz nach Kriegsende veröffentlicht, sie hatte einen kleinen Roman drucken lassen können, dem wir den Titel „Vertauschbares Dasein" gegeben hatten. Sie hatte in Morges auf meine Veranlassung den Nachlass August Forels durchgearbeitet und bei Otto Müller-Salzburg dort das Kuckucksei einer für den Verlag wohl zu weltlichen Biographie untergebracht, die recht gut angesprochen hatte. Sie hatte außerdem eine Reihe akademischer historischer Arbeiten verfasst. Auf Kongressen begann man ihren wissenschaftlichen Namen zu respektieren. Ich hatte sie zur Habilitierung angeregt; eine größere Arbeit über die Geschichte der Entstehung der Sexualwissenschaft vom vergangenen Jahrhundert her erwies ihr literarisches Können, ihre Sorgfalt und ihre schöpferische Methodik.

Habilitationsverfahren sind Machtfragen innerhalb einer Fakultät. Handelt es sich um eine Frau, so wirkt ein solcher Antrag bedenkenlos traumatisch, denn weder will man dem Fachkollegen einen Machtzuwachs gönnen noch einer Frau dazu die Möglichkeit geben. Solange ich der Fakultät angehörte, hatten wir unter uns eine einzige Frau, eine Professorin der konservativen Zahnheilkunde; hinzu kam nach längerer Zeit eine Kinderärztin. Man hatte aber noch keine Habilitandin gesehen, die es gewagt hatte, über ein sexologisches Thema zu schreiben. Hier meldete sich offenbar ein ungewisser Victorianismus an, der in scheinbar sachliche Formen abgedrängt werden musste. Kurzum, eine vorgefasste Meinung, die Thematik sei nicht ausreichend wissenschaftlich, da es sich um ein Thema des Sexus handelte, ließ das Verfahren im letzten Augenblick scheitern.[1]

Kompensatorische Versprechungen waren völlig bedeutungslos. Da aber der Formalismus immer das Wichtigste ist, so war die Sache dadurch nicht verloren, dass man nicht gewagt hatte, das formale Verfahren abzuschließen. Es blieb gewissermaßen ad calendas Graecas verschoben. Und so gelang es mir mit Hilfe einiger aufrechter Persönlichkeiten, die gewiss viel konservativer als ich dachten, nach einiger Zeit das Verfahren von neuem in Gang zu bringen, ohne dass eine neue Arbeit

---

1     Im Band 1 der zweibändigen Ausgabe von „Formen des Eros" (1972) gibt es – auch zehn Jahre nach der letztlich erfolgreichen Habilitation – eine Bezugnahme auf die damaligen Ereignisse: „Wie schwer es aber etwa für eine Frau heutigentags ist, sich mit sexualwissenschaftlichen Arbeiten zu habilitieren, hat einer von uns deutlich spüren müssen. Es wurde seitens der Fakultätskollegen die naive Frage gestellt, was denn eigentlich ‚Sexualwissenschaft' sei. Von Iwan Bloch hatte der Anfrager offenbar nichts gehört." Leibbrand (1972), Band 1, S. 18.

gefordert wurde. Die alte verschrieene Arbeit war inzwischen bei Enke angenommen und im Druck erschienen. Auch sie hatte eine ziemliche Breitenwirkung.

Man ersparte der Habilitandin keine Hürde; unter reinen Naturwissenschaftlern musste sie einen offiziellen Vortrag mit Diskussion halten; sie sprach über die Goldmacherei bei Paracelsus. Dann hielt sie das offizielle Colloquium. Ich werde diese Art von Metanoia nie begreifen; waren damals bei der Ablehnung weit über ein Dutzend gegen die Habilitierung, so waren es jetzt nur deren zwei, die offenbar ihr Gesicht nicht verlieren wollten und bei der Stange von ehedem blieben. Alle anderen waren zufrieden, und die Habilitandin verließ unter akademischem Beifall die Sitzung, ja sogar Elogen wurden mir als Habilitationsvater gemacht.

Und wieder konnte ich es nicht unterlassen, die Gesellschaftsordnung zu epatieren; knapp zwei Monate nach der Habilitation haben wir geheiratet. Ich weiß nicht, welcher Skandal grösser sein sollte; dass wir heirateten oder dass wir nicht heirateten. In jedem Fall war alles völlig falsch, was wir taten. Wir fanden es gleichwohl richtig und verbrachten den April 1962 in einem kleinen Bauernhaus in Altaussee, das ich seit Jahrzehnten kannte. Der skandalumwitterte Optimismus hat uns jedenfalls recht gegeben; seit 1962 sind wir keine Firma mehr, sondern eine Einheit. Als wir noch eine Firma waren, wurde ich seltsame Dinge gefragt.

Enke hatte verlangt, dass bei Drucklegung der Arbeit auf dem Umschlag stehen sollte: in Verbindung mit Prof. Leibbrand. Es war reines Geschäftsprestige. Dieses Zauberwort musste ich in dialektischer Art vor meinen Kollegen klären. Wir hatten ein etwa 800 Seiten starkes Werk über Geschichte der Psychopathologie verfasst; ich wurde gefragt, was davon meine jetzige Frau verfasst habe. Ich war der Meinung, jeder von uns habe 100% geschrieben. Schließlich machte ich eine Milchrechnung über die einzelnen Kapitel zurecht. Vor mir im Geist erschienen die Prozentrechnungen des arischen Gehalts aus kurz vergangenen Zeiten.

Wir fuhren nach Israel. In Haifa sprach ich im „Forum" des Dr. Landsberger vor einem allgemeinen Publikum, in Jerusalem bei den Kollegen, Mein Freund Muntner[2] hatte uns in liebenswürdigster Weise dort aufgenommen, mein Kollege Leibowitz[3] fragte mich: In welcher Sprache wollen Sie reden? Ich antwortete in Englisch. Er begab sich fort, kam nach einigen Minuten zurück und meinte: „Was reden Se nich Deitsch, mer verstehens alle". Ich sprach Deutsch, In Tel-Aviv hatte uns mein alter Studienfreund Zulkis großzügig aufgenommen. Der Freude über alte liebe Freunde, die wir wiederfanden, war kein Ende.

Über diese Reise muss indessen mehr ausgesagt werden.

---

2    Süssmann Munter (1897–1973), deutsch-israelischer Arzt und Medizinhistoriker.
3    Yeshayahu Leibowitz (1903–1994), jüdischer Denker und öffentlicher Intellektueller; auch bezeichnet als „the conscience of Israel".

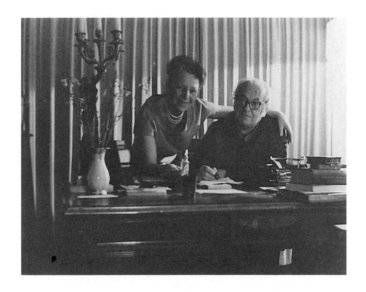

*Abb. 50: Annemarie Leibbrand–Wettley und Werner Leibbrand.*
*Am Schreibtisch in der Nordendstraße (Sommer 1963).[1] Quelle: SAF.*

1    Dieses Bild ist eines der ersten vorhandenen nach der Hochzeit im Herbst 1962. Es zeigt die –
     auch von Familie und Freunden beschriebene – enge Verbundenheit und das gemeinsame
     Arbeiten in der Münchner Wohnung Nordendstraße 2 (viertes Stockwerk, Balkon nach vorne).

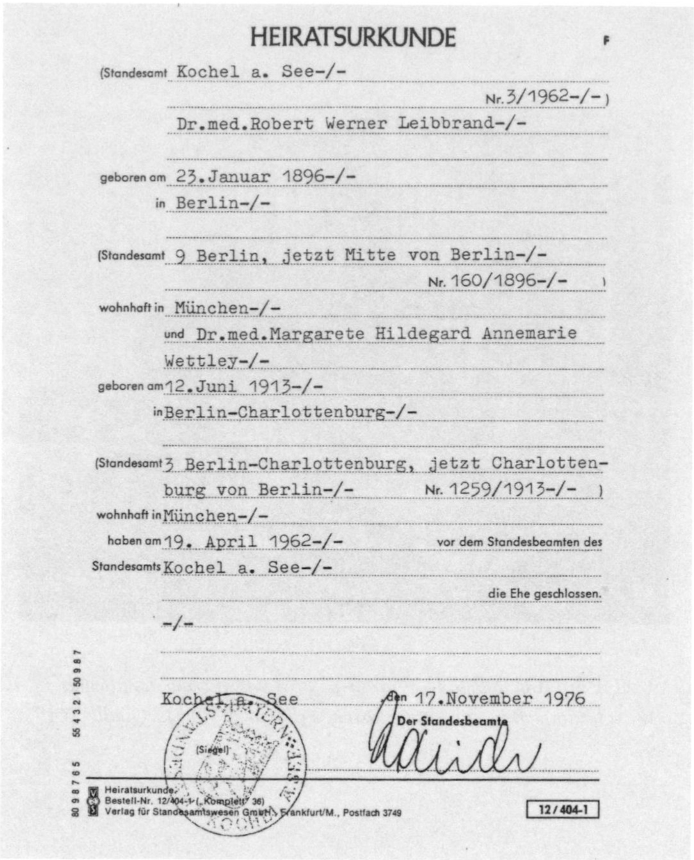

HEIRATSURKUNDE

(Standesamt Kochel a. See-/- Nr. 3/1962-/-)

Dr.med.Robert Werner Leibbrand-/-

geboren am 23.Januar 1896-/-

in Berlin-/-

(Standesamt 9 Berlin, jetzt Mitte von Berlin-/- Nr. 160/1896-/-)

wohnhaft in München-/-

und Dr.med.Margarete Hildegard Annemarie Wettley-/-

geboren am 12.Juni 1913-/-

in Berlin-Charlottenburg-/-

(Standesamt 3 Berlin-Charlottenburg, jetzt Charlottenburg von Berlin-/- Nr. 1259/1913-/-)

wohnhaft in München-/-

haben am 19. April 1962-/- vor dem Standesbeamten des Standesamts Kochel a. See-/- die Ehe geschlossen.

-/-

Kochel a. See, den 17.November 1976

(Siegel)

Der Standesbeamte

Heiratsurkunde
Bestell-Nr. 12/404-1 („Komplett" 36)
Verlag für Standesamtswesen GmbH, Frankfurt/M., Postfach 3749

12/404-1

*Abb. 51: Heiratsurkunde Annemarie und Werner Leibbrand.*
*Zwei gebürtige Berliner heiraten am 19. April 1962 in Bayern.*[1] *Quelle: SAF.*

1 Die Urkunde dokumentiert die bisher noch nicht genau datierbaren Umstände der Heirat 1962 sowie nochmals amtlich die Geburtsdaten beider, denn auch dazu gibt es in der Literatur vereinzelt falsche Angaben. Ob es sich um die Ausfertigung einer neuen Abschrift oder beim Ausstellungsdatum („17. November 1976") um einen Fehler handelt, muss hier offenbleiben. Bei der nötigen Genauigkeit von Standesbeamten sollte man wohl das erste erwarten dürfen. Die geänderte Reihenfolge der Vornamen bei [M. H.] Annemarie und [R.] Werner Leibbrand sollte nur eine Marginalie sein. Nach der Heirat wurde der Name Annemarie „Leibbrand-Wettley" verwendet, aber auch nur Annemarie Leibbrand oder der frühere Mädchenname.

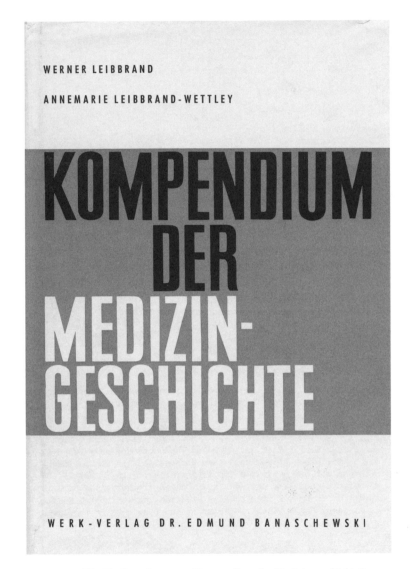

*Abb. 52: Gemeinsames „Kompendium der Medizingeschichte".*
*Werner Leibbrand/Annemarie Leibbrand-Wettley (1964/1967).[1]*

---

1   Gemeinsames Werk zur Geschichte der Medizin im Überblick. Die erste Auflage hatte einen
    Umfang von 242 Seiten und erschien im Werk-Verlag von Dr. E. Banaschewski in München-
    Gräfelfing. Die zweite Auflage wurde bereits nach drei Jahren im gleichen Umfang gedruckt.
    Im Bild ist das Cover des in der Mitte ockerfarbigen Schutzumschlags wiedergegeben (1967).

ד"ר ארנולד ע. עזרתי

Dr. med., Dr. phil. A. E. ESRATI

INTERNAL DISEASES

MAGDIEL מגדיאל
TELEFON :0. טלפון 40

29. August 1958.

Celebrissime amice !
Nach 30 Sommern und auch Wintern,
Zeigt uns die Welt noch heut' den Hintern!   (s.Bild:Mellensee
Was waren wir doch für Gestalten!                              1928)
(Die Leibbrandhosen zeigten Falten!)
Wa konnten fast vor Kraft nich loofen,
Und hielten uns für Philosophen.
Auch Ihre "Tolle", die war "Klasse",
Sie hatten auch die richt'ge Rasse.
(Und ausserdem ein jüd'sches Köppchen,
Ich ging mit nackter Glans aufs Töppchen.)
Sie "lagen gut" in Punkt: Genetik,
Mir blieb nur eins: Peripathetik.
(Ich bin ja ooch bald abjehauen,
Dann wechselten wir unsre Frauen!)
Nach Wand'rung in vier Kontinenten,
Kam Konrad jetzt mit seinen Renten.
Nu is det Rumjeloofe aus,
Wir kommen bald zurück "nach Haus".
Könn'se ma nich ne "Eize" jeben ?
Bis hundertzwanzig soll'nse leben !

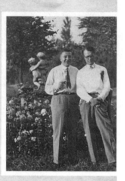

Herzlichst Ihr, sich an den 1928er Ausflug nach Mellensee und
an seine "Mittäterschaft" mit Ihnen stets gern erinnernder

P.S. Wir hoffen, dass Sie einen schönen und erholsamen Urlaub
im Oetzschlössl hatten und wünschen Ihnen und der sehr verehr-
ten Doktorin bon voyage und einen Bombenerfolg in Montpellier.
Bekommen wir ein Separatum des Artikels über Kraus? Bei 43° im
Schatten senden Ilse und ich Ihnen beiden die herzlichsten Grüsse
in der Hoffnung auf eine baldige Wiederholung des netten Abends
in München. Pax vobiscum, Schalom et que Dieu vous protège.
Wie immer Ihr

*Abb. 53: Brief-Gedicht des Freundes A. E. Esrati aus Tel Aviv (1958).*
*Persönliche Erinnerungen mit historischem Hintergrund.[1] Quelle: SAF.*

1   Ob Leibbrand den Internisten Dr. med. Dr. phil. Anser E. Esrati aus Tel Aviv während seiner
    Israel-Reise getroffen hat, ist nicht ganz sicher zu belegen, die gute Freundschaft spricht dafür.
    Beide sind auf dem Bild (im Original auf den Brief geheftet) aus dem Jahr 1928 („Mellensee")
    als Anfang Dreißigjährige zu erkennen. Die Passage „Zeigt uns die Welt noch heut den
    Hintern" ist zum einen konkret auf die Rückseite der links abgebildeten Skulptur bezogen, aber
    sicher auch – wie mehrfach im Gedicht – doppeldeutig gemeint. Mit „Peripathetik" ist nicht
    (nur) das philosophische Wandeln gemeint, sondern Flucht bzw. Emigration. Konrad: Ade-
    nauer. Die jiddische Passage „Eize jeben" bezieht sich auf „einen (guten) Ratschlag geben".

# GEDANKEN ÜBER EINE REISE NACH ISRAEL

Tagebuchaufzeichnungen lauten in Abständen: „Die Tränen steigen mir auf . . .
Dort hebt sich das Land der Juden. Ein Jude, blond, vierzigjährig, schlank, mit Kindern an der Hand ... im Gesicht edleres, ernstes Menschentum. Sie waren hingezogen, um in der Nähe des Tals Josaphat zu sterben, – um gleich da zu sein, wenn die
Posaune zum jüngsten Gericht ruft . . . Frühland, Judenland! . . .“

Jenes wurde geschrieben von einem Mann, dem nicht nur Berlin allein die Hochkultur der Theaterkritik verdankt, Alfred Kerr;[1] er war unter türkischer Herrschaft
1903 unter gewiss schwierigeren Bedingungen täglicher hygienischer Gefährdung
in Jeruschalajim.[2] Was er damals noch beklagte: „Der Beitrag an neuer Kraft, den
Ihr, Juden, mit Eurer Stärke liefert, wird verwischt; vertuscht; unter anderen Firmen
verbucht; weggehasst; weggelogen. Man nennt Euch, um Euch zu schmähen“. Kerr
glaubte an die böse Wirkung der Kleinzahl, fügt allerdings hinzu „weil Ihr Jemand
seid!“
    Er hat das damalige Palaestina durchquert, nannte das Tote Meer das „in sich
gerichtete Meer“, verglich den damals offenbar weniger anmutigen Jordan mit der
Spree bei Pankow und nannte ihn „eindruckslos“. Freilich! Damals lagen in der
Nähe dieses lieblichen Flusses noch nicht die zerschossenen Zeugen sogenannter
Panzerwagen, mit denen die Israeli-Jugend in Minderzahl dennoch den Feind zurückschlug. Aber auch ohne dieses sichtbare Zeugnis vergaß Kerr damals, erzürnt
über „das fromme Gebade der Moskowiter“, sich an den Rand dieses herrlichen
Stromes zu setzen und die nackten Füße im Gedenken an Johannes und Jesus hineingleiten zu lassen.
    Kerrs Reisebericht endet mit der Schrecknis: „Nachts Fieber – vielleicht weil
das Wasser auf dem heißen Ritt nicht ordentlich abgekocht war. Vielleicht zu viel
Palaestinawein getrunken. Der Gedanke an Typhus und Tod ist schrecklich . . . Ich
möchte (so war mir in dieser Nacht zu Mut) lieber in Deutschland bestattet sein,
lieber in Frankreichs Luft schlafen bei Paris als, wenn ich ehrlich sein soll, im Tale
Josaphat.“
    Typhusangst setzt heute keinen Israel-Reisenden in unruhige Träume; es gibt
nicht mehr, nicht weniger paratyphöse Erkrankungen als bei uns. Seit jener Angst

---

1    Alfred Kerr (Geburtsname Alfred Kempner) (1867–1948), Schriftsteller, Journalist und Theaterkritiker. Ab 1887 benutzte er in seinen Publikationen den Namen Kerr, 1909 wurde sein
    Name gemäß Verfügung des Regierungspräsidenten zu Potsdam offiziell zu Alfred Kerr
    geändert. Er war einer der einflussreichsten Kritiker in der Zeit bis 1933 und entwickelte einen
    eigenen, geistreich-ironischen und saloppen Stil.

2    Jerusalem.

um 1903, in Josaphat bestattet werden zu müssen, und der Hochgestimmtheit heutigen Aufenthaltes in Israel ist über ein halbes Jahrhundert vergangen. Eine ganz andere, zugleich stets bewältigte Angst ist an deren Stelle getreten; sie steht in der Spannung: Freude am Erschaffenen, Verteidigung des Geschaffenen. Kerr erlebte es nicht mehr. Im hohen Norden hatte er Ibsen zu Grabe getragen, in Berlin Otto Brahm;[3] vielleicht hätte er an Else Lasker-Schülers[4] Grab abermals aufgezeichnet: Die Tränen steigen mir auf.

Die Rückerinnerung an Kerrs Palaestinareise ist verständlich; zugleich ist sie aber auch ein wenig ängstliches Singen im Walde. Wir befinden uns gegenwärtig in einer Verständigungsinflation. Der Begriff sagt schon, dass man sie kritisiert. Wir haben das wunderschöne Israelbuch[5] von Burghard Freudenfeld;[6] wir haben auch eine gewisse gefühlsduselnde Kleinliteratur; man könnte sie missen. Wir hören aber auch Kritiker, denen das „Vorwärtswuchten" der guten Beziehungen suspekt ist, weil – so sagen sie – der Philosemitismus nicht besser sei als der Antisemitismus. Diese schroffe Zuspitzung erfuhr man durch die Kritik Winfried Martinis an einem wohl wenig geglückten Buch des jüdischen Verfassers J. G. Burg.

Indessen ist jeder Mensch Ausdruck seiner geschichtlichen Existenz. Soll diese etwa zum Hindernis der Kundgabe werden? Dies hieße doch wohl die Situation pervertieren. Es dürfte genügen, wenn der jeweilige Verfasser, dieser Lage eingedenk, sich bewusst bleibt, dass auch er keine ganze Wahrheit liefern kann, sondern nur Bausteine. Alles andere wäre gefährliche Standpunktlosigkeit. Und so mag der Schreiber dieser Zeilen unbedenklich die gemütvolle, völlig unobjektive Hand jenes Mannes als Hilfsstellung gegen Ängstigungen ergreifen, die der heutigen Zeit noch nicht ganz fern gerückt sind.

Hatte Kerr bei der Begegnung mit dem Toten Meer das Erlebnis des Insichgerichteten gehabt, so wollen wir dies als eine wesenhafte jüdische Erscheinung wissen. Das Insichgerichtetsein ist geheimnisvoll, daher gefahrvoll für den Träger wie für den Beobachter. Und Kerrs Notizen offenbaren noch mehr in hingeworfener, eindrucksvoller jauchzender Klage:

„Selige Gelände zwischen Jaffa und Jerusalem! . . . Kanaan ist lieblicher als Ägypten, das gelbe Lehmreich . . . verbrannt, gemartert, erschlagen, geknechtet dennoch untötbar . . . Weiß hebraeisch nicht zehn Worte. Dennoch klingt in mir der Klang . . . der Väterschaft; Gottes."

---

3    Otto Brahm (eigentlich „Abrahamsohn", Pseudonym: Otto Anders) (1856–1912), Kritiker, Theaterleiter und Regisseur. 1889 Präsident des Theatervereins „Freie Bühne" und 1904–1912 Leitung des Lessingtheaters in Berlin
4    Elisabeth („Else") Lasker-Schüler (geb. Schüler) (1869–1945), deutsch-jüdische Dichterin und Zeichnerin. Herausragende Vertreterin der avantgardistischen Moderne und des Expressionismus in der Literatur.
5    Burghard Freudenfeld (1959): Israel. Experiment einer nationalen Wiedergeburt. Kösel Verlag, München. Eine zweite, verbesserte und ergänzte Auflage erschien 1964.
6    1962 übernahm er die Leitung der Hauptabteilung Politik und Wirtschaft beim Hörfunk des Bayerischen Rundfunks in München. Wahrscheinlich kannte er Leibbrand von Interviews.

Er fühlt sich bei seinen „großen Vätern voll Hingebung". Die Nähe beglückt ihn. Aber in der Erinnerung weiß er, daheim Schumann spielend, dass er Deutscher ist, auch jetzt in Jeruschalajim. Und im gleichen Gemütsausbruch wünscht er wiederum den „Versteck-, Vertusch-, Verkriechjuden" die Gicht an den Leib. Das ist nicht nur Kerrisches, Allzu-Kerrisches; das ist Ausdruck einer historischen Weltlage, die die Älteren von uns angeht, als sei es gestern gewesen. Doch dies bedarf zweier Exkurse.

In sich gerichtet ist der Lebens- und Leidensweg in das Land Kanaan ein ewiger Protest gegen alle Nachbarn; vom ägyptischen Geschwisterehebund bis zur Vorschrift über die Nahrungsmittel ist im Pentateuch, der Thora, das ganz andere Gesetz und eben nichts als Gesetz.

Der im Umgang mit David Friedländer,[7] Marcus Herz[8] und Moses Mendelssohn[9] sich so philosemitisch erweisende Kant[10] nannte dessen ungeachtet den jüdischen Glauben einen „Inbegriff bloß statutarischer Gesetze, auf welche eine Staatsverfassung gegründet war" (H. M. Graupe 1961).[11] Normierte praktische Frömmigkeit als Orthopraxie trifft diese Wesenhaftigkeit besser als das Klischeewort von der Orthodoxie. Dies ist auch die Meinung von Schöps.[12] Gottesfurcht, – in der Schöpfung nicht einbeschlossen, daher ein zu fordernder anthropologischer Ausstand –, und der reale Bundesbeschluss Gottes mit Israel sind die festen Säulen dieser jüdischen Lebensmitte. Dies entnimmt man dem wichtigen Werk des Breslauer Philosophen Julius Guttmann,[13] das er noch 1933 – horribile dictu – in München bei Reinhardt erscheinen ließ.[14] Die Glaubenslehren dogmenhaften Charakters erfüllen aber nicht das Wesen eines völlig andersgearteten fixierten christlichen Credo.

---

7   David Friedländer (1750–1834), deutsch-jüdischer Seidenfabrikant und Autor, der sich für die Emanzipation der Juden in Berlin einsetzte. Nach dem Tod von Moses Mendelssohn (1729–1786) wurde Friedländer der Wortführer und Organisator der jüdischen Aufklärung in Berlin.

8   Marcus (auch Markus) Herz (1747–1803), deutscher Arzt und Philosoph der Aufklärung. Er war mit der Salonnière Henriette Herz (1764–1847) verheiratet.

9   Moses Mendelssohn (1729–1786), Philosoph der Aufklärung. Er gilt als Wegbereiter der „Haskala" (jüdische Aufklärung für Toleranz und eine gleichberechtigte Stellung der Juden in den europäischen Gesellschaften).

10  Immanuel Kant (1724–1804), Philosoph der Aufklärung. Er zählt zu den bedeutendsten Vertretern der abendländischen Philosophie und schuf neue Perspektiven für Erkenntnistheorie, Metaphysik, Ethik, Religions-, Rechts- und Geschichtsphilosophie. Sein Werk „Kritik der reinen Vernunft" markiert einen Wendepunkt in der Philosophiegeschichte und den Beginn moderner Philosophie.

11  Heinz Mosche Graupe (1906–1997), Philosoph, Historiker und Judaist. Siehe auch Graupe (1969) mit einer Geistesgeschichte der deutschen Juden (1650–1942).

12  Julius Hans Schoeps (*1942 in Djursholm/Schweden), Historiker und Politikwissenschaftler, Gründungsdirektor des Moses Mendelssohn Zentrums für europäisch-jüdische Studien an der Universität Potsdam. Schoeps war Mitgründer und der erste Direktor des Salomon Ludwig Steinheim-Institutes in Duisburg.

13  Julius Guttmann (geb. als Yitzchak Guttmann) (1880–1950), Rabbiner und Religionsphilosoph.

14  Guttmanns Buch „Philosophie des Judentums" (1933) ist ein historisches und judaistisches Standardwerk.

Schier unübersehbar und wohl auch ungeordnet ist das Riesengebäude des talmudischen und rabbinischen Schrifttums. Der babylonische Talmud aus dem 8. Jahrhundert (gültige Ausgabe Wilna 1902) wiederholt Deuteronomium 10, 12: Gottesfurcht ist ein Schatz! Das heißt: Fürchte Gott und halte seine Gebote. Diese Grundformulierung durchzieht auch das episodische jüdische Helenentum (Aristobulos,[15] Philo[16]) und zwar als Ausdruck des in Palaestina und Babylonien entstandenen Judentums, dessen Anfänge in den letzten vorchristlichen Jahrhunderten liegen, dessen Abschluss etwa um 500 erfolgt ist. In jedem Falle ermöglichen eben die Gesetze erst die eigentliche Gottesfurcht.

Die Rechtssammlung des Sinai (Exodus 24,7) ist das Buch des Bundes, nach Wiederauffindung des Deuteronomiums unter Josia (637–608) abermals bekräftigt: „Israel ist das Volk des Bundes, dessen Partner GOTT als Volkskönig Israels ist."

Die von Max Weber wie Martin Buber[17] betonte Partnerschaft, die aus einem „foedus iniquum" ein „foedus aequum" gemacht hat, schließt jede Verwechslung mit dem Begriff eines „Testaments", also eines Erblasserverhältnisses, aus. Ein solches anzunehmen ist begriffliche Grenzverwischung im Sinne des hellenistischen Privatrechts; sie taucht bei Paulus und der Septuaginta auf. Die vermittels dieses Bundes errichtete Theokratie entspricht den Worten des Exodus 19, 5–6: „Ihr sollt mir sein ein Eigentum aus allen Völkern, denn mein ist die ganze Erde, aber Ihr sollt mir sein ein Königreich der Kohenim, ein heiliger Stammleib."

Nur diese Grundüberlegung bringt Verständnis dafür, dass an jeder Wohnungstür, an jeder Hotelzimmertür heute in Israel die kleine Rolle in cylindrisch zugespitztem Eisentütchen untergebracht ist, die „Mezuzah", deren Textinhalt mit dem Wort „Shaddai" beginnt, das besagt: „Aller materieller Besitz gehört dem Himmel". Und der nach Num. 15, 37–41 gewirkte Tallit aus Wolle endigt in einer Knotenzahl, die der der Gesetze entspricht. Wen wundert es, wenn zu dieser Haltung der Heimkehrwille sich gesellt, der keine nebulöse Heimweherscheinung ist, sondern in dem sich die Erfüllung des Gesetzes bekundet! Und so liegen tausende Gräber an den Hängen der Jerusalemer Oelberggegend aus Hunderten von Jahren, wie das Gesetz es befahl.

Der zweite Exkurs ist komplizierter; er betrifft die zionistische Geschichte und dient nicht minder der Grundlagenerforschung. Diese Geschichte ist blutgetränkt und handelt vornehmlich vom Ostjudentum. Sie beginnt, wie Chaim Weizmann[18]

---

15 Aristobulos (?–ca. 160 v. Chr.), hellenistischer jüdischer Philosoph, einer der frühesten Denker der alexandrinischen Schule. Über Leben und Werk sind nur wenige und umstrittene Angaben in den antiken Quellen erhalten; vermutlich stammte er aus Alexandria.

16 Philon von Alexandria (lat. Philo Alexandrinus oder Philo Iudaeus) (um 15/10 v. Chr.–nach 40 n. Chr.), einflussreicher jüdischer Philosoph und Theologe. Er ist der bekannteste Denker des hellenistischen Judentums. Wie Aristobulos verband er jüdische Tradition mit griechischem Denken.

17 Martin Mordechai Buber (1878–1965), österreichisch-israelischer jüdischer Religionsphilosoph. 1953 erhielt er den Friedenspreis des Deutschen Buchhandels; mit dessen – in Israel sehr umstrittener – Entgegennahme in der Frankfurter Paulskirche setzte er ein Zeichen der Verständigungsbereitschaft.

18 Siehe oben, S. 58, Fußnote 63.

ausführt, bei der Missionsarbeit in den Pinsker Sümpfen. Sie ist Protest gegen zaristische Unterdrückung, sie ist zugleich Kampf gegen die Illusion des westlichen vermeintlichen Sicherheitsgefühls angesichts des stets anwachsenden Antisemitismus. Dieser wurde besonders in Assimilantenkreisen verniedlicht, dachte man doch an die Fortsetzungsmöglichkeiten einer aufgeklärten Humanität, die die Emanzipation gebracht hatte. Tragische Ironie! Stammten doch gerade die Kant-Interpreten des vergangenen und jetzigen Jahrhunderts aus dem geistigen Judentum (Salomon Maimon,[19] Georg Simmel,[20] Moritz Lazarus,[21] Guttmann, Vater und Sohn,[22] Hermann Cohen,[23] Manuel Joël,[24] Salomon L. Steinheim,[25] Ernst Cassirer).[26]

Der einer chassidischen Wiener Familie angehörige Nathan Birnbaum (1864–1937)[27] prägte den Begriff Zionismus. Der große Pionier der Bewegung war der im Krimkrieg tätige Arzt Dr. Leon Pinsker[28] aus Odessa. Beide Namen findet man bei Th. Herzl[29] kaum erwähnt. Denn dieser – er schrieb nach dem Damaskus der Dreyfus-Affaire[30] 1896 sein Buch „Der Judenstaat" – erwähnte auch Palaestina wenig;

---

19  Salomon Maimon (ca. 1753–1800), Philosoph und jüdischer Aufklärer.

20  Georg Simmel (1858–1918), Philosoph und Soziologe. Er leistete wichtige Beiträge zur Kulturphilosophie, war Begründer der „formalen Soziologie", einer Stadtsoziologie und der Konfliktsoziologie.

21  Moritz (geboren als Moses) Lazarus (1824–1903), Psychologe. Zusammen mit seinem Schwager Heymann Steinthal gehört er zu den Mitbegründern der Völkerpsychologie auf Grundlage der Studien von Herbart.

22  Jakob Guttmann (1845–1919), Rabbiner und Religionsphilosoph. Zu seinem Sohn Julius Guttmann siehe oben, S. 207, Fußnote 13.

23  Hermann Cohen (1842–1918), Philosoph. Er war einer der wichtigsten Vertreter der jüdischen Philosophie im 20. Jahrhundert. Gemeinsam mit Paul Natorp (1854–1924) Schule des Marburger Neukantianismus.

24  Manuel (Sacharja Menachem) Joël (1826–1890), jüdischer Gelehrter und Rabbiner.

25  Salomon Ludwig Steinheim (Pseudonym: Abadjah Ben Amos) (1789–1866), Arzt und jüdischer Religionsphilosoph. Das „Salomon Ludwig Steinheim-Institut" an der Universität Duisburg-Essen ist nach ihm benannt.

26  Siehe oben, S. 60, Fußnote 78.

27  Nathan Birnbaum (jiddisch: Nosn Birnboym) (1864–1937), österreichisch-jüdischer Schriftsteller und Aktivist, der sich immer wieder für neue und andersartige Ideen einsetzte, für kurze Zeit vor Herzl Zionist und erster Generalsekretär der Zionistischen Organisation war.

28  Leo Pinsker (Namensvarianten Leon Pinsker, auch Juda bzw. Jehuda Löb oder Leib Pinscher) (1821–1891), Arzt und Journalist sowie Wegbereiter des Zionismus.

29  Theodor Herzl (1860–1904), österreichisch-ungarischer Schriftsteller, Publizist und Journalist mit Perspektive Judentum. 1896 Veröffentlichung des Buchs „Der Judenstaat", das er unter dem Eindruck der Dreyfus-Affäre geschrieben hatte. Herzl war der Überzeugung, dass Juden eine Nation seien und dass aufgrund von Antisemitismus, gesetzlicher Diskriminierung und gescheiterter Aufnahme von Juden in die Gesellschaft ein jüdischer Staat gegründet werden müsse. Er wurde zu dessen Vordenker, organisierte eine Massenbewegung und bereitete so der Gründung Israels gedanklich den Weg. Er gilt als Hauptbegründer des politischen Zionismus.

30  Die Dreyfus-Affäre war ein Justizskandal, der die französische Politik und Gesellschaft Ende des 19. Jahrhunderts tief spaltete. Es ging um die Verurteilung des Artillerie-Hauptmanns Alfred Dreyfus 1894 durch ein Kriegsgericht in Paris wegen angeblichen Landesverrats zugunsten des Deutschen Kaiserreichs, die in jahrelange öffentliche Auseinandersetzungen und weitere Gerichtsverfahren mündete. Die Verurteilung des aus dem Elsass stammenden jüdischen Offiziers basierte auf rechtswidrigen Beweisen und zweifelhaften Gutachten. Für die

er war Sozialdramatiker und Philanthrop, wie etwa der in München ansässige Baron Hirsch,[31] der in der Türkei jüdische Schulen gegründet und für landwirtschaftliche Ausbildungsstätten in Russland 2 Millionen Pfund gestiftet hatte. Th. Herzl – sein Epithaph liegt in einem herrlichen Höhenpark Jerusalems – war kein Mann des Volkes, dennoch von faszinierender Wirkung; er erkannte das östliche jüdische Nationalbewusstsein, dessen stärkeres inneres Fühlen und seine Ursprünglichkeit.

Die heimlichen Kräfte dieses Volksbestandes zu erkennen war seinerzeit etwa so schwer, wie es der schwäbische Philosoph Th. Vischer[32] bei Aufforderung eines Fremden, die schwäbischen Genies sichtbar zu machen, schilderte. In Gesellschaft traf man sie nicht und auf die verwunderte Frage des Fremden, wo sie denn zum Teufel seien, gab es nur die Antwort: Das eben sind sie. Doch mit den Ostjuden war es insofern noch schwieriger, weil die Eigentümlichkeit ihrer Insichgerichtetheit sogleich feindliche Kräfte im eigenen jüdischen Lager, namentlich in dem der Westler, entband. Das weiß insbesondere jeder seelisch aufgeschlossene und wache Arzt, der dem Berliner Medizinertum bis etwa 1925 angehörte. In den Polikliniken dieser Weltstadt häuften sie sich, um die Gesundheit ängstlich bekümmert, bei den

---

Wiederaufnahme des Verfahrens und den Freispruch setzten sich zunächst nur die Familie und wenige Personen ein, denen im Prozessverlauf Zweifel an der Schuld gekommen waren. Der eigentliche Täter war Major Ferdinand Walsin-Esterházy; Antisemitismus wurde dominant.

31  Baron Maurice de Hirsch, gebürtig Moritz Freiherr von Hirsch auf Gereuth (1831–1896), deutscher Unternehmer und Philanthrop. Er stammte väterlicherseits aus einer geadelten jüdischen Bankiersfamilie aus Bayern, den Freiherren Hirsch auf Gereuth. Baron Hirsch unterstützte u.a. die „Alliance Israélite Universelle" (AIU) für humanitäre Aktivitäten und förderte die Einwanderung nach Palästina wie auch den Aufbau sozialer Strukturen.

32  Friedrich Theodor Vischer (Pseudonyme: Philipp U. Schartenmayer und Deutobold Symbolizetti Allegoriowitsch Mystifizinsky) (1807–1887), Literaturwissenschaftler und Philosoph, Schriftsteller sowie Politiker. Wegen der unüblichen Schreibweise seines Namens auch als der „V-Vischer" zitiert.

jüdischen Vorständen, bei Rosin,[33] bei Albu,[34] bei den Landaus,[35] bei Oppenheim,[36] bei R. Cassirer,[37] bei Toby Cohn,[38] bei Schuster.[39]

Wer diese armselig wirkenden, warmherzigen und gefühlstiefen, dankbaren Menschen verstehen wollte – es waren nicht allzu viele, die es wollten – musste vor allem einen Hauch des Jiddischen verspüren. Die paar Brocken Slang einer Berliner Konfektions-Jargonhaftigkeit reichten freilich nicht. Da blieb alles nur zweckmäßig, Oberfläche. Man musste vor allem orientalische Geduld haben. Die Krankheiten, besonders die psychischen, erforderten gerade bei ihnen großen Zeitaufwand, verliefen sie doch häufig so gegen alle nosologische Regel, dass die Berliner Charité geradezu von „Psychosis hebraica" sprach. Wer aber sollte die Verängstigung, das leicht misstrauische Moment, die Rückversicherungssüchtigkeit dieser Gehetzten begreifen, der nicht selbst aus den Kämpfen der Pinsker Sümpfe kam? Heute ist es kein Verdienst, auf diese Menschen die Aristie zu singen, die gerade in den Kreisen der westlich Arrivierten, der durchaus zurecht deutsch gewordenen Juden nicht allzu beliebt gewesen sind. Waren diese unsere Mitschüler auf den Gymnasien zu Langemar[c]kkämpfern,[40] so waren jene die eigentlich prädestinierten Gründer des heutigen Staates Israel geworden. Das Auseinanderklaffen dieser beiden soziologischen Gruppierungen hat, wie man sehen wird, heute zu einer ungemein fruchtbaren und schöpferischen Symbiose geführt.

Die geschichtlichen Ereignisse sollen kurz zusammengefasst werden. Die erste „Allijah" setzte schon in den achtziger Jahren ein, die zweite Welle 1905 war das Ergebnis der zähen Tätigkeit Weizmanns in Russland. Th. Herzl, dem viele Sympathien bei seiner Reise nach Wilna entgegenschlugen, verhandelte mit dem später

---

33  Heinrich Rosin (1855–1927), Staatsrechtler, Verwaltungsrechtler und Sozialrechtler.

34  Nicht sicher zuzuordnen.

35  Eugen Freiherr von Landau (1852–1935), Bankier, Industrieller und Philanthrop. Mitgründer des Hilfsvereins der deutschen Juden, Förderer der Jüdischen Altershilfe und Präsident des Pro-Palästina-Komitees.

36  Hermann Oppenheim (teils auch Oppenheimer geschrieben) (1857–1919), Neurologe und Psychiater. Er war 1907 Vorsitzender der Berliner Gesellschaft für Psychiatrie und Nervenheilkunde. 1912–1916 Präsident der Gesellschaft Deutscher Nervenärzte. Ab 1916 unentgeltliche Leitung des Berliner Militärkrankenhauses für Nervenerkrankungen.

37  Richard Cassirer (1868–1925), deutsch-jüdischer Neurologe. Die bekannte Familie Cassirer stammte aus Schlesien. 1893 als Assistent bei Carl Wernicke (1848–1905) in der Psychiatrischen Klinik in Breslau, dann an der Universität Wien. Ab 1895 Assistent von Hermann Oppenheim(er) an der „Berliner Poliklinik für Nervenkranke". 1912–1925 Professor für Neurologie an der Universität Berlin. Seine Forschungen konzentrierten sich auf Neuroanatomie und Neuropathologie.

38  Toby Cohn (1866–1929), Neurologe und Psychiater in Berlin. Assistent an der Königlichen Universitäts-Klinik für Nervenkranke in Breslau. Ab 1893 an der Privatpoliklinik von Emanuel Mendel in Berlin, dort auch als Neurologe tätig. Cohn gehörte dem Gemeinderat der jüdischen Gemeinde Berlins an.

39  Nicht sicher zuzuordnen.

40  Als „Mythos von Langemarck" oder „Langemarck-Mythos" bezeichnet wird die im Deutschen Reich betriebene politische Verklärung einer verlustreichen militärischen Auseinandersetzung während des Ersten Weltkriegs. Die Schlacht war am 10.11.1914 nahe des belgischen Ortes Langemarck (Ypern).

ermordeten Minister Plehwe,[41] indem er diesem Lansdownes Schreiben über das afrikanische Ugandaproblem vorwies.[42]

Das Dargelegte wird zwanglos verständlich machen, dass eine Ugandakolonie seitens der Zionisten abgelehnt werden musste. Das gleiche galt für das Angebot eines unbrauchbaren Streifens zwischen Ägypten und Palaestina, weil eine Bewässerung aus dem Nilstrom verweigert wurde. 1904 ist Herzl gestorben. So begann die neue geschichtliche Phase von England aus, wo Weizmanns Name als chemischer Gelehrter gewachsen war. Zu den inadäquaten Vorschlägen sagte er:

„Wenn Moses auf dem 6. Zionistenkongress erschienen wäre, wo die Resolution zugunsten einer Kommission für Uganda abgefasst worden ist, so hätte er die Gesetzestafeln noch einmal zerbrochen. Aber ich bin sicher, das jüdische Volk wird weder Geld noch Energie aufbringen, eine Einöde urbar zu machen und einen Staat aufzubauen, wenn es nicht Palaestina ist. Palaestina hat eine magische und unwiderstehliche Anziehungskraft auf die Juden."

Auf diese Sätze antwortete Balfour[43] (1848–1930): „Wenn das so ist, dann werden Sie eines Tages Ihr Ziel erreichen." 1925 eröffnete dieser philosophische Politiker die Hebraeische Universität.

Was wussten wir Gymnasiasten des Mommsen-Gymnasiums in der Wormser Straße von der tiefsinnigen Bedeutung jener großen buntfarbigen Zionistenmarken, die wir in den Schulpausen um 1907 von den Söhnen Otto Warburgs,[44] von Siegmund und Edgar, geschenkt oder „getauscht" erhielten. Ihr Vater, der Tropenbotaniker an der Berliner Universität, begann damals in Palaestina jene Anpflanzung von Bananen, die heute in üppigen Baumsiedlungen die großen Zugangsstraßen säumen. Ruppin,[45] Leiter des Berliner statistischen Bureaus, ging 1908 nach Jaffa und lehrte ab 1926 als Soziologe an der Hebraeischen Universität. Mit Strohmännern und Bakschisch erwarb man im Bestechungswege Land und gründete kleine Kolonien.

Weizmann war chemischer Sachverständiger. Heute ist sein in Rehöbot[46] aufgebautes Forschungsinstitut zugleich ein nationales Denkmal: er ruht dort inmitten des Parkes. Dieser rationale Forscher hat immer wieder erklärt, nicht die politische

---

41  Wjatscheslaw Konstantinowitsch von Plehwe (1846–1904), Innenminister im Russischen Reich und Opfer eines Attentats von Sozialrevolutionären.

42  Um das jüdische Auswanderungsproblem in der NS-Zeit zu lösen, wurden phasenweise sogar die Länder Uganda und Madagaskar für diesen Zweck anvisiert.

43  Arthur James Balfour, 1. Earl of Balfour (1848–1930), britischer Politiker und Premierminister.

44  Otto Warburg (1859–1938), Agrarbotaniker, Mitbegründer des Kolonialwirtschaftlichen Komitees und Präsident der Zionistischen Weltorganisation. (Cave: *nicht* der verwandte Otto Heinrich Warburg (1883–1970), Biochemiker, Arzt und Physiologe. 1931 Nobelpreis). Die beiden Söhne des Botanikers Warburg – Dr. Siegmund (Tel Aviv) und Dr. Edgar Warburg (London), in der Kindheit zusammen mit Leibbrand unterrichtet – konnten emigrieren.

45  Arthur Ruppin (1876–1943), jüdischer Soziologe, Zionist und Wegbereiter der Gründung der Stadt Tel Aviv. Häufig wird er „Vater der zionistischen Siedlungsbewegung" genannt.

46  Das Weizmann-Institut für Wissenschaften ist eine multidisziplinäre Einrichtung für naturwissenschaftliche Forschung und Ausbildung in Re(c)hovot, südlich von Tel-Aviv (Israel). Drei Nobelpreisträger und ein Turing-Award-Preisträger sind mit dem Institut verbunden.

Not sei der Impuls für die zionistische Bewegung, sondern die religiöse Schöpfer-
kraft breiter jüdischer Schichten sei das eigentlich Bewegende. Robert Cecil,[47] der
südafrikanische Politiker Smuts[48] und der Amerikaner Brandeis[49] gehörten zu den
Förderern.

Im Dezember 1917 eroberte Allenby[50] (1861–1936) Jerusalem. 1918 wurden
die Türken empfindlich geschlagen (Meggido); eine dem Zionismus kühl gegen-
überstehende Militärverwaltung wich schließlich dem aufgeschlosseneren Verhalten Allenbys, der ebenfalls später an der Eröffnung der Universität mitwirkte. Sein
Name prangt auf manchen Boulevards des Landes, vornehmlich in Tel-Aviv.

Da kam der vernichtende Schlag der bolschewistischen Revolution. 30 Millionen Rubel, für eine landwirtschaftliche Bank Palaestinas gezeichnet, waren dahin.
Die dezimierten Polen wurden beitragsunfähig. Trotz gegnerischer Kritiken, besonders von Lord Northcliff,[51] und trotz weiterer Ungelegenheiten mit dem Vatikan,
kam es dennoch 1929 zur Gründung der Jewish-Agency. Ihr Ehrenpräsident wurde
Edmond de Rothschild;[52] er war einer der vielen bedeutenden Nachkommen der aus
dem 16. Jahrhundert stammenden, durch ein rotes Schild gekennzeichneten Frankfurter Familie, deren Vermögen Amschel[53] (1743–1812) als Finanzier des Landgra-
fen von Hessen-Kassel geschaffen hatte. Edmonds Bruder James saß als Liberaler
im Englischen Parlament (1929 bis 1945).

Das Weltverbrechen Hitlers schuf folgende Lage: Das Ostjudentum hatte durch
zähen fanatischen Fleiß, durch Anpassungsfähigkeit und hohe Intelligenz härteste
Pionierarbeit geleistet. Der neue, gequälte und verfolgte, aus dem österreichisch-
deutschen Sprachraum kommende Menschenstrom, der sich zumeist aus Intellektuellen, Akademikern oder Künstlern zusammensetzte, besaß diese Anpassungsfähigkeit zunächst nicht und war ratlos. Aus ihrem Lebensbereich waren alle jene
Großen hervorgegangen, die auf den verschiedensten Gebieten noch heute zu den

---

47  Edgar Algernon Robert Cecil (1864–1958), englischer Rechtsanwalt, Parlamentarier and
     Minister. Er war einer der Architekten der Vereinten Nationen und Verteidiger ihrer Idee.
48  Jan Christiaan Smuts (1870–1950), südafrikanischer Politiker, burischer General und Feldmar-
     schall. 1919–1924 und 1939–1948 Premierminister der Südafrikanischen Union.
49  Louis Dembitz Brandeis (1856–1941), amerikanischer Rechtsanwalt und assoziierter Richter
     am Supreme Court der Vereinigten Staaten (1916–1939).
50  Edmund Henry Hynman Allenby, 1. Viscount Allenby (1861–1936), britischer Feldmarschall.
     Im Ersten Weltkrieg u.a. als Kommandeur der alliierten Truppen auf dem Sinai und in Palästina
     1917/18 berühmt geworden.
51  Alfred Charles William Harmsworth, 1. Viscount Northcliffe (1865–1922), britischer Jour-
     nalist und Verleger. Er beherrschte zu Beginn des Ersten Weltkriegs den größten Presse-
     konzern im Vereinigten Königreich. Die imperiale Ausrichtung seiner Blätter trug zur Kriegs-
     begeisterung in Großbritannien bei. Nach Kriegsende mobilisierte er antideutsche Kampagnen,
     um die Regierung daran zu hindern, Reparationsforderungen an das Deutsche Reich zu senken.
52  Baron Edmond James de Rothschild (1845–1934), französischer Philanthrop, Mäzen und
     Sammler. Jüngster Sohn des Barons James de Rothschild, des Stammvaters des Pariser Zwei-
     ges der Rothschilds. 1882 begann er Grundstücke in Palästina zu erwerben, förderte die Grün-
     dung von Siedlungen und den Zionismus. 1899 übergab er 25.000 Hektar des Agrarlandes mit
     Siedlungen an die Jewish Colonization Association.
53  Mayer Amschel Rothschild (1744–1812), Kaufmann und Bankier. Gründer des Hauses Roth-
     schild.

Spitzen deutscher Kultur zählen, wie z. B. Theater und Musik: Reinhardt,[54] Barnowski,[55] O. Brahm,[56] Meinhardt-Bernauer,[57] Julius Bab;[58] die Orska,[59] die Massary;[60] C. Flesch,[61] Artur Schnabel[62] mit Therese Behr,[63] Mischa Elman;[64] bildende Kunst: M. Liebermann,[65] E. Spiro;[66] Belletristik: der Arzt Arthur Schnitzler,[67] J. Wassermann;[68] Medizin: August Wassermann,[69] die Neissers,[70] M. Borchardt,[71]

54    Siehe oben, S. 51, Fußnote 29.
55    Siehe oben, S. 59, Fußnote 70.
56    Ebd., Fußnote 67.
57    Ebd., Fußnote 68.
58    Julius Bab (1880–1955), Dramatiker und Theaterkritiker der Berliner Moderne. Mitbegründer des „Kulturbunds Deutscher Juden".
59    Maria Orska (geb. Effi Rahel Blindermann, russisch Marija Orskaja) (1893–1930), russisch-jüdische Theater- und Kinoschauspielerin in Berlin. Erfolgreiche Interpretin von Werken Strindbergs, Wedekinds und Pirandellos. Als Morphinistin 1930 wohl Suizid mit einer Überdosis Veronal.
60    Fritzi Massary, eigentlich Friederika Massaryk (auch Friederike Massary) (1882–1969), österreichisch-amerikanische Schauspielerin und Sängerin (Sopran).
61    Siehe oben, S. 59, Fußnote 74.
62    Ebd., Fußnote 72.
63    Ebd., Fußnote 71.
64    Mikhail („Mischa") Saulowitsch Elman (1891–1967), ukrainischer Geiger und Violinvirtuose.
65    Siehe oben, S. 85, Fußnote 17.
66    Melford Elliot Spiro (1920–2014), US-amerikanischer Kulturanthropologe. Bekannt für seine Arbeiten über den Westermarck-Effekt und Studien über Geschlechterrollen im israelischen Kibbuz.
67    Siehe oben, S. 162, Fußnote 19.
68    Jakob Wassermann (1873–1934), Schriftsteller. Einer der produktivsten und populärsten Erzähler seiner Zeit. 1933 Ausschluss aus der Preußischen Akademie der Künste und im Kontext der Bücherverbrennung Verbot seiner Bücher. 1993 Stiftung des „Jakob-Wassermann-Literaturpreis" durch die Stadt Fürth.
69    August Paul von Wassermann (1866–1925), Bakteriologe und Immunologe. Er entwickelte 1906 ein serologisches Verfahren zum Nachweis der Volkskrankheit Syphilis („Wassermann-Test").
70    Albert Ludwig Sigesmund Neisser (1855–1916), Dermatologe, Bakteriologe und Sozialhygieniker. Er wurde bekannt als Entdecker des Erregers der Gonorrhoe („Neisseriae G."). Seine Experimente an – teils minderjährigen Mädchen – zur Syphilis in den 1890er Jahren führten zu einem Disziplinarverfahren und bis zu parlamentarischen Kontroversen im Reichstag sowie den „Preußischen Anweisungen" (1900) als Forschungsethik. Vgl. Frewer (2000).
71    Moritz Borchardt (1868–1948), Chirurg. Ausbildung in der Berliner Universitätsklinik. 1901 Habilitation, 1905 ao. Professor, 1906 Leiter der Chirurgie im Virchow-Krankenhaus. Im Kontext des Ersten Weltkriegs Arbeiten zur Rehabilitation Kriegsversehrter. Von Kaiser Wilhelm zum Geheimrat ernannt. 1919–1933 Leitung der Chirurgie am Krankenhaus Moabit (ab 1920 III. Chir. Universitätsklinik).

Finkelstein,[72] Rosenstein,[73] F. Blumenthal,[74] Langstein,[75] Lassar,[76] Lesser,[77] H. Strauss,[78] Caspar;[79] Naturwissenschaft: Einstein,[80] Willstätter,[81] Haber.[82] Sie seien nur als Symbole einer unendlich langen Kette eines homerischen Schiffskataloges genannt.

Da waren sie nun, alle diese depossedierten Kaufleute, Ärzte, Rechtsanwälte, Ingenieure und Künstler; es kann aber nur kurze Zeit gedauert haben, bis sie ihre Ratlosigkeit überwanden. Dann aber traten sie mit denen aus dem Osten in einen

72　Heinrich Finkelstein (1865–1942), Kinderarzt und Pionier der Säuglingsheilkunde. 1901–1918 Oberarzt des Berliner Kinderasyls und des Städtischen Waisenhauses. 1918 Ärztlicher Direktor des Kaiser- und Kaiserin-Friedrich-Kinderkrankenhauses in Berlin-Wedding. Privatdozent und Titularprofessor an der Universität; obwohl als Pädiater international anerkannt, hat er als Jude keine ordentliche Professur bekommen.

73　Paul Rosenstein (1875–1964), Urologe. Ausbildung am Jüdischen Krankenhaus in Berlin beim Pionier der operativen Nierenchirurgie James Israel (1848–1926). 1905 Niederlassung in Berlin und operative Tätigkeit am Krankenhaus Neukölln. Nach dem Ersten Weltkrieg Leiter der Poliklinik des Jüdischen Krankenhauses und 1923 Nachfolger von James Israel bis zur Vertreibung 1938. Über Amsterdam und New York Emigration nach Rio de Janeiro, wo er jedoch nicht mehr als Arzt arbeiten konnte. Er blieb aber wissenschaftlich und publizistisch aktiv. Autobiographie „Narben bleiben zurück" (1954).

74　Ferdinand Blumenthal (1870–1941), Onkologe. Leiter des Instituts für Krebsforschung an der Charité Berlin, Herausgeber der Zeitschrift für Krebsforschung und Generalsekretär des Deutschen Zentralkomitees zur Erforschung und Bekämpfung der Krebskrankheit e.V.

75　Leopold Langstein (1876–1933), jüdischer Kinderarzt. Direktor des Kaiserin-Auguste-Victoria-Hauses, Reichsanstalt zur Bekämpfung der Kinder- und Säuglingssterblichkeit im Deutschen Reich, erster Vorsitzender des Deutschen Paritätischen Wohlfahrtsverbandes. Um seinen frühen Tod gab es eine Kontroverse: Herzanfall oder Suizid? Ein Brief vom Tag vor seinem Tod lässt wohl jedoch eher den Schluss zu, dass es wahrscheinlich kein Selbstmord war, sondern – wie von einem Freund beschrieben – eine kardiale Genese hatte.

76　Oskar Lassar (1849–1907), Arzt, Schwerpunkt Hygiene. Initiativen zur Verbreitung von Volksbädern in Deutschland und Österreich. Assistent in der Hautklinik der Charité, danach Eröffnung einer Privatklinik für Dermatologie und Syphilis in Berlin. Frühe Beschäftigung mit dem therapeutischen Nutzen von Röntgenstrahlen in der Medizin.

77　Ernst Josef Lesser (1879–1928), Physiologe, einer der Entdecker des Insulins. Er war überzeugter Anhänger der zionistischen Bewegung. Lesser war verheiratet mit der Malerin und Photographin Marianne Lesser-Knapp (1879–1966), der Schwester von Elly Heuss-Knapp (1881–1952), und somit Schwager des Bundespräsidenten Theodor Heuss (1884–1963).

78　Hermann Strauß (1868–1944), Internist und Direktor der Abteilung für Innere Medizin des Jüdischen Krankenhauses Berlin (1910–1942). Er starb im Ghetto Theresienstadt.

79　Biographisch nicht sicher zuzuordnen.

80　Albert Einstein (1879–1955), deutscher Physiker mit Schweizer und US-amerikanischer Staatsbürgerschaft. Einer der bedeutendsten Physiker der Geschichte und weltweit bekanntester Wissenschaftler der Neuzeit. Seine Forschung zu Materie, Raum und Zeit sowie zum Wesen der Gravitation veränderten maßgeblich das zuvor geltende Weltbild seit Isaac Newton (1643–1727). Einsatz für Völkerverständigung und Pazifismus.

81　Richard Martin Willstätter (1872–1942), Chemiker. 1915 erhielt er den Nobelpreis für Chemie. Nach rassistischen Verfolgungen floh Willstätter 1939 unter Verlust fast seines gesamten Besitzes in die Schweiz. Dort wurde er mit Hilfe seines früheren und erfolgreichsten Mitarbeiters Arthur Stoll (1887–1971) in Basel wissenschaftlicher Berater einer Firma. In Locarno verbrachte Willstätter seine letzten drei Jahre.

82　Siehe oben, S. 54, Fußnote 44.

Agon; alles gemeinschaftlich Produktive an verlorenem Deutschtum, Österreichertum, an exaktem Preußentum, geordnetem Beamtentum wurde schöpferisch, förderte Ordnungssinn und Zuverlässigkeit, um die schöne Lässigkeit des Orientalischen zu straffen, und so wuchsen die einst Getrennten von Ost und West zu einer großartigen Einheit, der jenseits des Atlantik vor allem amerikanische Hilfe zuwuchs.

Was hier geschildert wird, ist das Entstehen und die organisatorische Entfaltung der heute als „Jeckes" bezeichneten Einwanderer in den Jahren vernichtender Morde. Zu ihnen gehören auch die Gruppen aus dem Balkan: Bulgaren, Rumänen usw.

Mit Händen hatten die ersten Chaluzim[83] mühsam die Steine aus dem Boden geklaubt, wo heute Greifer und Traktoren das Arbeitstempo bestimmen. Die Umschichtung betraf nicht nur die einstmals freilich im Vordergrund stehende Handarbeit; heute zeigt sich eine seltsame Vielschichtigkeit, die aus dem einstigen Juristen einen Buchhändler oder aus dem Archaeologen einen Touristenfahrer, die sie zu liebenswürdigen, unterweisenden Historikern gemacht hat; das hierzu notwendige Examen ist nicht einfach und muss im Raum der Fremdenführung in weiteren Neukursen immer wieder auf den so rasch anwachsenden Stand der Aktualität gebracht werden.

1934 nötigte der abessinische Krieg die englische Politik zu einem dem Lande abträglichen Stop. Die Einwanderung – gerade jetzt von so vitaler Bedeutung – wurde behindert und der weitere Fortschritt künstlich gedrosselt. Skrupulöse Objektivität hatte Sir Herbert Samuel[84] dazu bestimmt, jenen Mann aus der Haft zu entlassen, der unter dem unklaren Titel eines Großmufti von Jerusalem[85] von Hitler im antisemitischen Vernichtungskampf benutzt wurde. 1947 bildete die UN eine Sonderkommission für Palaestina.

Die endgültige Staatsbildung 1948 war zugleich Auftakt weiterer blutigster Auseinandersetzungen bis zum Sinaikrieg. Zur Zuverlässigkeit des arbeitenden israelischen Menschen, zu seiner Freude am Lebensgenuss aller von ihm selbst geschaffenen kulturellen Güter gesellt sich zugleich dauernde existentielle Unsicherheit und Bedrohung von außen. Die Gewehrkugeleinschläge an den Jerusalemer Häusern, die Tafeln mit Mahnmalen gefallener Krieger und Kriegerinnen lassen bei aller inneren Lebensfreude keine satte Behaglichkeit des Wirtschaftswunders aufkommen.

---

83  Pioniere der jüdischen Siedlung.
84  Herbert Louis Samuel, 1. Viscount Samuel (1870–1963), britischer Politiker und Diplomat. 1920–1925 erster Hochkommissar des britischen Völkerbundsmandats für Palästina. In gewisser Hinsicht kann man ihn als ersten Juden, der das historische Land Israel nach 2000 Jahren regierte, bezeichnen.
85  Mohammed Amin al-Husseini (1895–1974), islamischer Geistlicher und arabischer Nationalist aus Jerusalem. Großbritannien ernannte ihn 1921 zum „Großmufti von Jerusalem" und Vorsitzenden des neugeschaffenen „Obersten Islamischen Rats" im Mandatsgebiet Palästina. Ab 1933 Zusammenarbeit mit dem NS-Regime, 1941–1945 in Deutschland. Von dort NS-Propaganda im arabischen Raum. Befürworter der Vernichtung europäischer Juden und Mitwirkung. SS-Mitglied und Mobilisierung von Muslimen für die Waffen-SS auf dem Balkan.

Die junge Generation der „Sabres" – man nennt sie so nach einer Kaktusart, die innen als süß, außen als stachlig imponiert – zeigt die Jugendkraft einer dem Lande entstammenden Autochthonie; denn ihre äußere strahlende Gestalt, ihre sachliche Wachheit, ihre Verteidigungsliebe – „Ich schlafe mit meinem Gewehr" heißt das autobiographische Buch einer Generalstochter – trägt keine Verängstigungszüge früherer Generationen mehr; diese jungen Leute stehen der Vergangenheit der Eltern fassungslos, ja verständnislos gegenüber; erst der Eichmannprozess – und dies ist die einzige positive Wirkung – hat ihnen die Augen dafür geöffnet, was ihre Eltern passiv erleiden mussten; an die Möglichkeit einer solchen Hölle passiver Vernichtung hatten sie nie gedacht.

Für die Jugend weiß man sich weitgehend verpflichtet. Dafür zeugen alle jene Centers in neu errichteten Städten; sie gehen meist allen anderen Bauten voran. In Haifa gibt es ein nach Rothschild als Stifter benanntes Jugend-Center auf den Karmelanhöhen; es liegt inmitten eines herrlich gepflegten Parkes und enthält neben pädagogischen Einrichtungen und Diskutierräumen ein eigenes dauernd betriebenes Freilichttheater, eine Bibliothek und sogar einen eigenen Jazzkeller.

Israel ist das Land einer gesunden Lebensfreude, zu der man ohne jeden Luxus gelangt, dessen die Freude nicht bedarf. Die wohl gepflegten Badeorte an der See in Nathania und Nacharia bieten alles, was dazu nötig ist; sie zeigen aber kein Geltungsbedürfnis im kapitalistischen Sinne. Ein Liegestuhl mit Sonnendach, eine Garderobe für abgelegte Kleidung, eine einfache, aber saubere Restauration, ein gereinigter Sandstrand reichen völlig hin.

Cooperatives Denken, kollektive Gemeinsamkeit, wie sie jedes fruchtbare Pioniertum kennt, dürfen nicht mit erzwungenen Rigorismen verwechselt werden. Die Kleidung ist dem Klima entsprechend einfach; die Soldatinnen und Verkehrspolizistinnen sind sich ihres natürlichen Charmes bewusst. In Jerusalem ist die äußere Haltung der Menschen konventioneller.

Die Berliner Generation der klassischen Zeit des Rudolf Virchow-Krankenhauses, des Moabiter Krankenhauses trifft man wieder. Zinns[86] nunmehr selbst Meister gewordener Schüler Leffkowitz[87] befindet sich in der Leitung des großen Bailinso-Krankenhauses in Tel Aviv. Er ist zugleich als Professor akademischer Lehrer. Eine Krankenhaus-Weltstadt ist das auswärts von Jerusalem gelegen und

---

86   Jon Kabat-Zinn (*1944), Professor em. an der University of Massachusetts Medical School. Er unterrichtet Achtsamkeitsmeditation für Menschen mit Stress und Angst-Krankheiten. Sohn des Immunologen Elvin A. Kabat (1914–2000). 1971 Ph.D. in Molekularbiologie am MIT, wo er mit dem Medizin-Nobelpreisträger Salvador Edward Luria (1912–1991) arbeitete. 1979 gründete er die mittlerweile renommierte Stress Reduction Clinic und versuchte Mindfulness-Based Stress Reduction (MBSR) zu vermitteln sowie mit Begleitforschung zu untersuchen. Aufmerksamkeitsübungen und Achtsamkeitsmeditation wurden mit Elementen aus Hatha Yoga, Vipassana und Zen verbunden.

87   Max Leffkowitz (1901–1971), Arzt. Ab 1925 am Krankenhaus Berlin-Moabit beschäftigt. Am 22. März 1933 verlor er wegen seiner jüdischen Herkunft und seiner Mitgliedschaft in der Vereinigung Sozialistischer Ärzte seine Anstellung. Am 1. April 1933, dem „Boykott-Tag", u.a. gegen jüdische Geschäfte und Arztpraxen, wurde er in das SA-Gefängnis in der General-Pape-Straße verschleppt. Nach der Haft emigrierte er im Mai 1933 mit seiner Familie nach Israel, wo er ärztlich tätig war. Leffkowitz starb in Tel Aviv.

nach der ungarischen jüdischen Wohltäterin Henriette Szold[88] benannte Hadássah-Krankenhaus.[89] Der Stil dieser Anstalten entspricht der amerikanischen medizinischen Haute-Couture. Eine „Klagemauer" von Stifternamen, die überhaupt erst von einer gewissen Dollarsumme an die Ehre haben, eingemeißelt zu sein, zeugt von der Weitgestecktheit des Unternehmens, zu dessen Hospitalsynagoge Marc Chagall[90] innerhalb der Familiarität der alten Glasmalertradition Simon in Reims die herrlichen Farbfenster schuf; sie stellen die 12 Stämme Israels dar. Noch befinden sie sich im Hof des Pariser Louvre.[91]

Ungemein beeindruckend war der Besuch einer bei Akko gelegenen freien psychiatrischen Arbeitskolonie mit aktiver Therapie, die der Umsicht einer fürsorgerisch geschulten Verwaltungsdirektorin und dem Psychiater Dr. Flügelmann unterstellt ist. Gerade der Aufbau der Psychiatrie – sie ist gewissermaßen noch ärztliche Mangelware – geschah auf dornenvollem Wege infolge der Verbotspallisaden, die die Mandatszeit errichtet hatte. Alle entsprechenden Gründungsversuche mussten getarnt werden und erfuhren lange Zeit Entwicklungsknicke aller Art. Einer der unermüdlichen Sachverständigen auf diesem Gebiet ist der einstige Hausarzt des Sanatoriums Waldhaus in Nikolassee,[92] Dr. Labenski, der seinerzeit dort unter den Chefärzten Dr. Arndt und Dr. Nawratzki arbeitete.

Tuberkulose, vor Jahren als eingeschleppte Krankheit angestiegen, ist heute in erheblichem Rückgang. Indische Einwanderer – in Dimona, auf dem Weg nach Süden – haben gelegentlich Filariaerkrankungen eingeschleppt, die sorgfältig lokalisiert werden konnten. Petechiale Fieberkrankheiten unbekannter Ätiologie sind wie überall im Orient von kurzem gutartigem Verlauf. Eine Trachomausbreitung wie in

88    Henrietta Szold (1860–1945), Erzieherin, Sozialarbeiterin und Autorin; bedeutende Aktivistin des frühen Zionismus. 1912 Gründerin der amerikanischen zionistischen Frauenorganisation Hadassah, der größten zionistischen Organisation der Welt.

89    Historische Randnotiz: Der Herausgeber des vorliegenden Bandes hat im Praktischen Jahr am – in der Tat beeindruckenden – Hadassah-Krankenhaus gearbeitet und seinerzeit die Gastvorträge des Berliner Medizinhistorikers Gerhard Baader (1928–2020) in Jerusalem begleitet.

90    Marc Chagall (Moische Chazkelewitsch Schagal) (1887–1985), französisch-russischer Maler jüdischen Glaubens. Motive aus der Bibel und vom Zirkus sind Hauptthemen seiner Bilder. Er wird oft als „Maler-Poet" bezeichnet und gilt als einer der bedeutendsten Maler des 20. Jahrhunderts.

91    1959 erhielt Chagall von der zionistischen Frauenorganisation Hadassah, Erbauer des Krankenhauses, den Auftrag zur Gestaltung. Er entwarf die Fenster und verzichtete auf sein Honorar, nur die weiteren Kosten mussten durch die Organisation gedeckt werden. Zwei Jahre benötigte Chagall für die Entwürfe. Nach Fertigstellung wurden sie zunächst im Louvre (Paris) und anschließend im Museum of Modern Art (New York) ausgestellt. Erst 1962 gelangten sie an den eigentlichen Bestimmungsort in der Synagoge der Hadassah-Klinik (diese Passage muss offenbar vorher entstanden sein oder Leibbrand hat die Eröffnung in Ein Kerem nicht registriert). Zur Einweihung sagte Chagall voller Freude: „[…] meine bescheidene Gabe dem jüdischen Volk zu überbringen, dem Volk, das immer von der biblischen Liebe geträumt hat, von Freundschaft und Frieden unter allen Völkern. Dem Volk, das hier schon vor Tausenden Jahren unter anderen semitischen Völkern gelebt hat. Meine Hoffnung ist, dass ich hierdurch meine Hand zu Kultur suchenden, zu Dichtern und zu Künstlern unter den Nachbarvölkern ausstrecke."

92    Das Sanatorium Waldhaus ist Teil der Landgemeinde Nikolassee in Berlin-Zehlendorf.

den Nachbarländern gibt es nicht. Noch 1920 betrug der Milzindex in der Landwirtschaft 50–100%. Bedenkt man, dass die Gesamtbevölkerung zwischen 1930–1960 von 200 000 auf 2 Millionen gestiegen ist, so ist die kurative Leistung ganz erheblich.

Die politische Arbeitsteilung zwischen Staat und Histadruth, einer Art Gewerkschaft unter Einbeziehung der Arbeitgeber, ist politisch spannungs- aber erfolgreich. Das Versicherungswesen liegt heute in Händen des früheren Berliner Arztes Y. B. Neumann.[93] Die Medizingeschichte, besonders bereichert durch die herrliche Bibliothek Nathan Korns[94] in der Jerusalemer Universitätsbibliothek,[95] wird von dem früheren Berliner Arzt Prof. Muntner[96] und von Prof. Leibowitz[97] vertreten. Sie bereichern beide die arabisch-jüdisch-syrische Forschung.

Jahrhundertlange geschichtliche Entwurzelung, Diaspora über die Welt und mutig aufgerafftes Pioniertum mit fanatischem Arbeitswillen hat die phänomenale Stammeseigentümlichkeit dessen erhalten, was der christliche Augustin[98] mit Familiaritas bezeichnet hat. Sie überspielt die welthaft auseinanderliegenden Generationsprobleme, sie verschwindet nicht angesichts der Sprachvarianten tunesisch-marokkanischer, slavischer, deutscher, österreichischer, rumänischer oder indischer Juden. Die Mandatszeit hat neben der hebräischen Amtssprache das Englisch zur nebenoffiziellen Umgangssprache gemacht. Das Jiddisch wird sonderlich von den Ostjuden beherrscht und ist nur für jene „Orthodoxen" tabuiert, die vom Jerusalemer „Mea She'arim" aus eine gewisse klerikale Macht ausüben. Man kann sie erleben, falls man den Vorzug hat, an den großen Feiertagen des sommerlichen Septembers zu Rosch-Haschanäh[99] und Yom Kippur dort zu sein. Die unvergleichliche Gastfreundschaft ermöglichte es uns, innerhalb der Familiaritas am patriarchalen Familiensegen des Hausherrn teilzunehmen und zum intimen festlichen Mahle zu schreiten, bestrahlt vom warmen Licht der siebenarmigen Menorah; sie versinnbildlicht das auch uns bekannte Hepthemeron göttlicher Schöpfung.

Anders aber ist es in Mea She'arim. Ohne jeglichen Verkehr, gleichsam ausgestorben, liegen dort die von nicht Gläubigen rein-gefegten kleinstädtischen Straßen. Fast in jedem Haus ist eine besondere Synagoge, zu der die Frömmsten der

93   Nicht sicher zuzuordnen.
94   Nicht sicher zuzuordnen.
95   Die Jüdische National- und Universitätsbibliothek wurde 1918 – und damit 30 Jahre vor dem Staat Israel – gegründet. Sie verfügt über mehr als 5 Millionen Bücher und befindet sich auf dem Givat Ram Campus der Hebräischen Universität von Jerusalem. Die Nationalbibliothek besitzt die weltweit größten Sammlungen von Hebraica und Judaica, einzigartige und seltene Manuskripte und Bücher.
96   Süssmann Munter (1897–1973), deutsch-israelischer Arzt und Medizinhistoriker.
97   Siehe oben, S. 200, Fußnote 2.
98   Augustinus von Hippo (auch: A. von Thagaste oder Augustin) (354–430), numidischer Kirchenlehrer. Er war neben Hieronymus, Ambrosius von Mailand und Papst Gregor dem Großen einer der vier lateinischen Kirchenväter der Spätantike sowie wichtiger Philosoph zwischen Antike und Frühmittelalter.
99   Eigentlich: Rosch ha-Schana, das jüdische Neujahrsfest. Laut Talmud Beginn und in der Folge Jahrestag der „Weltschöpfung", steht aber auch für den Jahrestag der Erschaffung Adams. Zudem Tag der Forderung, religiöse Bilanz zu ziehen über das abgelaufene Jahr.

Frommen mit großen langen Bärten, den pelz-umrandeten wuchtigen Streimel auf dem Haupt, in kurzen Hosen, liturgisch-langsamen Schrittes miteinander gehen. Der Fremde tut gut, auch unter freiem Himmel kopfbedeckt, die Kinder in weißen Kniestrümpfen, zu laufen. Aus den Fenstern dringt das Stimmengewirr der laut Betenden mit der Oberstimme des jeweiligen Vorbeters. Die Frauen sitzen in einer oftmals einem Gartenhäuschen ähnelnden, dem Großraum abgewonnenen Klausur. Auch bei ihnen wird dem fremden zutretenden Gast sogleich freundlich Platz gewährt. Die Synagogen dienen auch teilweise ethnologischen Eigenheiten. So kann man dort Nachfahren aus islamischem Raum sehen, die neben der Thora im Schrein noch heute den Koran bergen. Sie mussten sich einst mohammedanisch gerieren, um unauffällig und gewissermaßen katakombenhaft daheim dem alten Glauben anzuhangen.

Mea She'arim! Hier hört man das Jiddisch des alten russisch-polnischen Ghettos. Denn die Sprache Gottes ist zu heilig für den profanen Gebrauch, und diese Menschen vermeinen, auch dieser Staat Ben Gurions sei nicht der gott- und gesetzesgewollte. Eine also auch in der Staatspraxis schwierige Situation, zu der sich andererseits auch gewisse Machtansprüche des Oberrabbinats in Jerusalem gesellen, vor dem alle Ehen geschlossen werden.

Die Essen-Gebote werden ebenfalls von hier aus streng überwacht. Dem Fremden, sofern er den Orient kennt, bieten sie insofern wenig Schwierigkeiten, als er ein Interesse für das im gesamten Morgenland schlechte, zähe Fleisch zugunsten der reichhaltigen Früchte und Gemüse verliert. Die Sondervorschriften ermöglichen freilich ein Zusammenkommen von Fleisch mit Butter nicht; daher schmeckt ein Rindsfilet nach Hammelfett wie das meiste andere Fleisch. Datteln, Mangofrüchte, Kakteen und die herrlichen Orangensäfte entschädigen ihn. Warburgs[100] Bananen sind besonders saftig, wenn auch etwas kleiner als die westindischen; in letzter Zeit gediehen auch Apfelbäume.

Die chemische Industrie und das Haifaer Elektrizitätswerk, beide nahe Akko angelegt, sprengen schon jetzt den einst dafür geplanten Raum. Das von der Haifaer Brauerei produzierte Bier vermag auch die Münchner Zunge als Erfolg zu buchen.

Über die Begegnung von Mensch und Landschaft muss wenigstens Allzunotwendiges gesagt werden. Sie birgt für den Israelreisenden deutschsprachlicher Abkunft unvergleichbare Sonderheiten. Die das Politische weit übersteigende Vorbelastung muss ihm bewusst sein. Er wird genügend daran erinnert, trifft er doch großenteils auf Weg und Steg mit durch Auslöschungsmord bis zu Einzelindividuen reduzierten Familienangehörigen zusammen.

Eines ist sicher: nur die „homines bonae voluntatis" sind reisefähig in solchem Sinne und sie müssen bereit sein, die Hypothek der Verbrechen mitzuschleppen; ich sage ausdrücklich nicht „liquidieren", ein Wort, das längst zu dem des Unmenschen geworden ist und das auch im früheren Sinne unanwendbar ist, da es unvollziehbar bleiben muss. In anderer Weise, nicht minder heilsam freilich, steigen nun uns die Tränen Kerrs auf. Nirgendwo eine Anklage! Aber auch nirgendwo Vergessenkönnen! Beiderseits! Das ist die neue Erscheinung, die den Touristen nie allein

---

100  Siehe oben, S. 212, Fußnote 44.

Tourist sein lassen kann. Er muss, hat er ein Herz in der Brust, sich laut oder still auseinandersetzen. Angesichts dieser von den Verhetzten geleugneten „neuen Kraft" und Stärke, die nun gewiss nicht mehr verwischbar oder vertuschbar ist, muss er sich darüber klar sein, dass dieser verwirklichte Staatsbürger der gleiche potentielle war, der „weggehasst" und „weggelogen" wurde.

Der Tourist mag tun und lassen was er will, er wird dennoch zum Pilger werden. Nirgendwo wird man ihm vorwurfsvoll begegnen; viele alte Freunde, um oder vor 1933 nach Israel ausgewandert, werden sogar von all dem Furchtbaren nicht sprechen wollen, um die alte Kontinuität der Freundschaft neu zu verwirklichen. Das Konkreteste, was ein älterer Gärtner in den Parkhöhen Jaffas zu sagen wusste, als er von München hörte, war: „Eine schöne Stadt. Ich war da. Aber wie konnte ein so intelligentes und bedeutendes Volk so etwas tun."

Aber man beschriebe falsch, würde man diesen so heiteren, wachen, tatkräftigen israelischen Staatsbürger als eine perennierende Klagemauer sehen. Der weltweite jüdische Witz, dieser große Schutz gegen den tierischen Ernst, diese Waffe der Selbstkritik, dieser Zugang zum Wesentlichen der Dinge, zum „Tachlis", einstens von Aristoteles τό ὄν genannt, prägt sich die neue Welt der Daseinsfreude inmitten der stets drohenden Not eines „Gefährlichlebens", von dem der deutsche Schulmeister mit dem Zarathustra Nietzsches in der falschen Heldenbrust weit entfernt ist; Ephraim Kishon – der Name ist ein nom de guerre wie bei uns der Dichter Schussen[101] aus Ravensburg – hat dieses satirische Heldenepos der neuen Gesellschaftsstruktur in dem reizenden und zwerchfellerschütternden Bändchen „Drehn Sie sich um, Frau Loth" gedichtet.

Und die Landschaft? Sie ist von unsagbarer Gottesnähe. Das Land, langgestreckt und schmal, ist leicht bereisbar, und durch das Netz der Scheruth-Organisation sind alle Ziele zu jeder Zeit ausgezeichnet erreichbar. Die Eisenbahn führt ein legendäres Dasein. Die gesamte Lebenshaltung ist doppelt so teuer wie bei uns.

Die nördliche Landhälfte Obergaliläas erzeugt mit ihren Denkmälern episch-lyrische Gestimmtheit. Man gewinnt sie am besten vom nördlich gelegenen Haifa aus, um die Geburtsstädte Nazareth zu erreichen. Die dortige Kirche, aufgebaut auf den Schichten vergangener Bauten, enthält die Felsenwohnung Josephs und Marias. Der Ort selbst trägt fast rein arabischen Charakter; das Stimmengewirr eines entsprechenden Basars durchdringt die heiße helle Luft. Unweit Nazareths ist das liebliche kleine biblische Kana, in deren italienischer Kirche man den vermeintlichen Ort der Hochzeit zeigt. Zur Rechten den Berg Tabor lassend gelangt man an das 200 m unter Meeresspiegel liegende Tiberias am himmlischen blauen Auge, dem See Genezareth. Tiberias, heute ein besonders zur kalten Zeit begehrter warmer Kurort mit entsprechendem modernem Hotel, atmet die Friedlichkeit eines Tessiner Ortes am Lago Maggiore.

---

101  Wilhelm Schussen, eigentlich Wilhelm Frick (1874–1956), deutscher Schriftsteller. Sein Pseudonym Schussen wählte er nach dem Namen des Flusses Schussen, der in der Nähe seines schwäbischen Geburtsorts Kleinwinnaden (Teil von Bad Schussenried) entspringt. Im Original des Manuskripts steht „Schüssen". Nähe zum Nationalsozialismus; Tod in Tübingen.

In seinen bescheidenen Wirtshäusern genießt man den Petrifisch nicht anders wie in biblischen Zeiten. Die herrliche Uferlandschaft führt nördlich an den Stätten der Bergpredigt vorbei nach Kapernáum. Oberhalb des Sees, auf halber Höhe zur Franziskanerkirche der Verkündigung, ragt eine hellenistische Synagoge in antikem Tempelstil empor, in der Jesus gepredigt hat. Ihr vorgelagert ist der sichtbare Grundriss des Hauses Petri, von Dattelpalmen umgeben. Ersteigt man die Anhöhe oberhalb der Synagoge, so bietet sich vom modernen, aber geschmackvollen Rondell der Franziskanerkirche der herrlichste Fernblick zum See hinab.

Dieser Ort ist ein einzigartiges Sinnbild der Berührung des Alten und Neuen Bundes. Die nordwestlich zur Libanongrenze führende Straße berührt den altehrwürdigen an die Berghügel geklebten Ort der Kabbalah, Safed, beliebt als Erholungsziel des Landes, durchsetzt von kleinen Eigenheimen israelischer Malerfamilien. Man kann von dort auf guter Fahrstraße westlich zurück über das ungemein malerische Akko wieder nach Haifa gelangen.

Der dem Meer parallel laufende Weg nach Süden führt nach Tel-Aviv. Es liegt 15 Minuten Omnibusfahrt vom alten Jaffa entfernt, dessen Altstadt auf einen nur noch kleinen Teil reduziert ist, in dessen Mauern sich zugleich ein hervorragendes archäologisches Museum für die Landesgeschichte befindet. Es ist so wichtig wie jenes in Haifa, das mit großer Liebe und Kunstsinnigkeit in den alten türkischen Bädern eingerichtet ist. Tel-Aviv, des etwas feuchtwarmen Klimas wegen beschwerlicher ertragbar, ist eine moderne Großstadt pulsierenden Lebens, von dem man sich jederzeit am populären Badestrand erholen kann. Hier sind riesige Konzert- und Kunstsäle sowie Theaterbauten wie Pilze hochgeschossen, jedes dieser Gebäude trägt am First zumeist den Namen eines amerikanischen Stifters. Hier konnte man das Kammerorchester Alexander Schneiders hören, hier spielte Serkin Mozart-Klavierkonzerte, und diese ausverkauften Säle mit ihrem verständnisvollen und begeisterten Publikum rundeten sich bei geschlossenen Augen zu einer Fortsetzung der alten Zeiten mit einer Luise Wolf in der Berliner Philharmonie oder im Beethovensaal, als Adolf Weissmann[102] in der Landecker-Loge saß.

Nach Südosten führt die Straße, von liegengelassenen, zerschossenen und verrosteten Panzerwagen umsäumt, aufwärts nach Jerusalem, dessen gebirgige Luft die Wärme bei stetem lindem Wind besonders gut [zu] ertragen ist. Hier ist man am Urbild der „Mauer", die den Besuch der Heiligtümer der Altstadt verwehrt; man kann sie nur von erhöhtem Ort aus in der Ferne visieren; Stacheldraht und Tellerminen gebieten jeder Sehnsuchtsregung ein hartes Halt. Am Horizont dient die verblassende schmale Nadel des russischen Kirchturms zur Orientierung für Gethsemane und Golgatha. Doch gibt es im israelischen Teil viel zu besichtigen. Neben dem Davidsturm, der Gedenkstätte des Königs und seiner unglücklichen Marianne, befindet sich die von Kaiser Wilhelm den Benediktinern überlassene Kirche, in deren Areal der einstige Abendmahlssaal stand und das ein schönes modernes Grabmal der Maria in sich schließt. Die liebenswürdigen und gastfreundlichen Patres haben ein Mosaikrondell geschaffen, dessen Symbole die Gemeinsamkeit des Alten und Neuen Bundes ebenfalls ausdrücken.

---

102 Adolf Weißmann (1873–1929), Musikkritiker und Musikessayist, zuletzt in Haifa.

In nächster Umgebung von Jerusalem liegt jenes Ein Karem,[103] der Geburtsort des Täufers, der Wohnort jenes Priesters aus der Ordnung Abias, Zaccharias mit Namen, dessen Eheweib, eine von Aarons Töchtern, Elisabeth genannt wurde. So hat es uns der Arzt Lukas im ersten Kapitel seines Evangeliums beschrieben. Man kann in einem aus dem Felsen tretenden Quell die Hände mit dem gleichen Wasser netzen wie ehedem. Mehrere Klöster, eine russische Kolonie und ein nach Selma Lagerlöf[104] benanntes Kinderdorf liegen dort.

Niemand jedoch hat Israel wirklich gesehen, der sich nicht in jene große Wüste begibt, durch die die Kinder Israel nach Kanaan zogen. Ein ausgezeichneter Fahrweg – eine einstige englische Militärstraße – führt südwärts über den Kamelmarkt Bersheba aus abrahamischer Zeit bis zu 1000 Meter hinauf nach Rosch-Shamon; Lichtstrahlung und Höhe wirken wie eingeatmeter Champagner. Diese durch Kupfererze grün und blutrot gefärbte Pracht der Riesenformationen, die sich interessanterweise bei geringster Wölkchenbildung tiefschwarz zu färben wissen, um im nächsten Augenblick in helles Gelb überzugehen, gehört zu den größten Erlebnissen der Welt. Zur Regenzeit, von gefährlichen Wassermassen durchzogen, blüht sie. Und weil sie blühen kann, versagt man sich nicht der schon in Teilexperimenten verwirklichten Hoffnung, sie mit aufgefangener Taufeuchtigkeit urbar zu machen. Eine neue Allijah sonderlich marokkanischer Juden wird dort neue Pionierarbeit leisten. Am Ende der Wüste liegen die wie zu Steinpalästen zusammengefügten Kupferminen König Salomons, hinter denen in einiger Entfernung das von den edomitischen und midianitischen Bergen umsäumte Eilath[105] am Golf von Akkaba erscheint.

Hier genießt der Naturforscher in dem klaren Wasser wahre Südseefreuden, denn die Helligkeit des Korallengrundes lässt das gesamte Tierleben durch das dicke Bodenglas der Fischerboote sichtbar werden. Eilath wurde erst nach dem Sinaikrieg hinzugewonnen. Noch vor kurzem bestand es aus drei armseligen Baracken. Heute ist es ein lieblicher Seeort, in dessen neuem, gut durchlüftetem Hotel Schlomo (Salomo) man ausgezeichnet umsorgt ist. Auf den kleinen Altanen vor den Zimmern erlebt man den Sonnenuntergang, der auf die Berge ein unbeschreibliches wechselndes Farbenbild zaubert.

Nicht alles ist in einem kurzen Bericht zu schildern. Hinter dem Grand Hotel „King David" in Jerusalem wölbt sich das unterirdische Grab der Familie Herodes, deren Särge in der Altstadt stehen. Herrlichen Frieden atmet das Tal, das einst der schönen Freundin des Titus unterstand; dort sieht man jüdische Katakombengräber.

---

103 Ein Kerem (s.o.), westlich von Jerusalem. Geburtsort Johannes des Täufers. Hadássah-Klinik.
104 Selma Ottilia Lovisa Lagerlöf (1858–1940), schwedische Schriftstellerin. Sie verfasste Kinderbücher, geistliche, fantasievolle und heimatverbundene Werke. Ihre Bücher zählen zur Weltliteratur. Eines der populärsten Werke ist „Die wunderbare Reise des kleinen Nils Holgersson mit den Wildgänsen" (1906/07). Als erste Frau Nobelpreis für Literatur (1909) und Aufnahme in die Schwedische Akademie (1914).
105 Eilat (auch Elat oder Elath), Stadt am Meer an der Südspitze Israels, im Süden der Wüste Negev. Das am „Golf von Akaba" gelegene Touristenzentrum ist der einzige Zugang Israels zum Roten Meer und damit zum Indischen Ozean. Bei guter Sicht sind die Küsten von Ägypten, Saudi-Arabien und Jordanien zu sehen.

Der Reisende durchstreift so manches Gebiet der Moabiter, Samarias, und der Gelehrte bestaunt auf dem Jerusalemer Skopus die sich einen Kilometer dahinstreckende Hebräische Universität mit ihren in mehreren Etagen aufgebauten luftigen Hörsälen.

Dem vom Davidturm aus sich nach Bethlehem und Jericho hinziehenden Weg vermag das Auge nur in stiller Sehnsucht zu folgen. Die große Sehnsucht begleitet ihn auf dem heimwärts ziehenden freundlichen italienischen Schiff.

Das neue Leben verhalf mir dazu, mein mitleidlos weiterschreitendes Alter auch noch in anderer Weise zu vergessen.

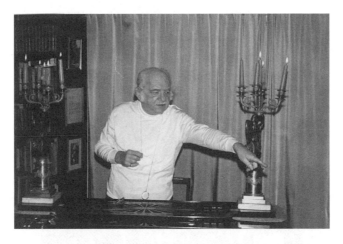

*Abb. 54: „Fingerzeig": Leibbrand am Flügel stehend in München.*
*„Zurück zum Flügel"(Titel des Folgekapitels).[1] Quelle: SAF.*

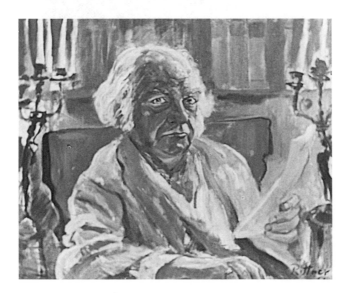

*Abb. 55: Leibbrand am „Schreibtisch-Flügel" (1964).*
*Werk des Malers Günter Rittner (*1927) in München. Quelle: IEGTM.*

1    Die beiden Kerzenleuchter existierten wirklich, wurden auch zum Klavierspiel eingesetzt und
    geben dem Ölgemälde einen besonderen Charakter. Beide Fotos sind im Original Farbbilder.

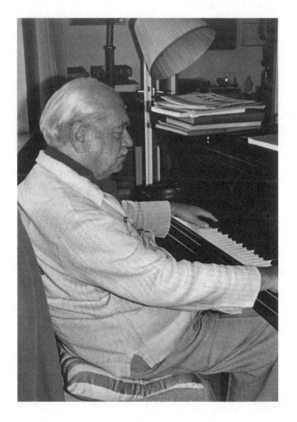

*Abb. 56: Werner Leibbrand am Flügel (undatiert).*
*Wohnung in der Nordendstraße in München.[1] Quelle: SAF.*

1    Die Münchner Wohnung der Leibbrands verteilte sich auf zwei Seiten des Stockwerks:
     Auf der einen Seite in der Schwabinger Nordendstr. 2 waren die normalen Wohnräume,
     gegenüber befanden sich in einem kleineren Teil die Bibliothek und der Flügel in Studien-
     räumen (Refugium) sowie ein WC. Leibbrand nannte diesen Teil etwas flapsig „Musikklo".
     Ich danke Dr. Helmut Waldmann für Hinweise zu den historischen Konstellationen vor Ort.
     Der Begriff „Musen-Bibliothek" wäre vielleicht etwas angemessener gewesen, gerade mit
     Blick auf die dort entstandenen Hauptwerke Leibbrands zusammen mit Annemarie Wettley.

# ZURÜCK ZUM FLÜGEL

Das Wiedersehen mit den alten Freunden in Israel wurde mir zugleich Verpflichtung, auch hier Vergangenes zu retten, bevor es unauffindbar wird. Ich bearbeitete in der Bayrischen Akademieausgabe der Neuen Deutschen Biographien eine Reihe verstorbener bedeutender jüdischer Ärzte[1] wie Bielschowski, Cassirer, Hanau; ich interessierte mich für die Organisation der Freunde der Universität Jerusalem, deren Vorstand ich angehörte, ich trat in den Vorstand der Deutsch-Israelischen Studiengruppe ein und hatte das Glück, ein israelisches Studentenehepaar mit Dissertationsaufgaben zu betrauen, die recht erfolgreich waren.

Nicht nur im Negew atmeten wir die klare heiße trockene Luft der Steinwüste, wir standen auch auf Athens Akropolis, saßen auf den steinernen Sesseln des alten Dionysostheaters und vernahmen die ewigen Worte und Klagen der Iphigenie im Theater des Herodes Atticus. Mir wurde dort erstmalig klar, wie christianisiert doch diese Goethesche Thoas im Grunde genommen ist und wie unmittelbarer der antike Ablauf mit Einschreiten des Deus ex machina wirkt, der die ehernen Gebote des Gottes ohne alle Psychologisierung verkündet.

35 Jahre hatten meine Finger das mir so lieb gewordene Klavier nicht mehr gerührt. Zuerst war es eigentlich ein Widerstand; ich besuchte nicht einmal mehr Pianisten in deren Konzerten, weil es mir zu traurig war, abseits stehen zu müssen; ich konnte mich auch nicht zu Halbheiten außerhalb der Virtuosität entschließen, weil ich die innerlich gehörte Vollkommenheit nicht mehr „hinkriegte". Meine jetzige Frau bestand darauf, ein Instrument leihweise zu mieten. Als ich es hatte, dachte ich höchstens daran, im korrepetitorischen Ausmaß mir Dinge wieder vorzuspielen, die mich gewissermaßen nur kapellmeisterlich interessierten. Doch nach einigen Wochen machte ich eine ungeheuerliche Entdeckung. Meine Finger begannen zu laufen wie ehedem, mein musikalisches Gedächtnis bewältigte nicht nur das andrängende Vergangene, sondern behielt das Neue mit einer Geschwindigkeit, als seien in dem Gehirn jahrelang Leerstellen nicht ausreichend aufgespeichert worden. Man kann über diese „magna aula memoriae" auch heute nicht anders reden wie es Augustinus getan hatte. Das Wunder des partiellen Gedächtnisses erfasste mich mit ungemeiner Macht. Alles kam wieder, alles Neue saß in kürzester Zeit fest. Diese Tatsache empfand[2] ich jetzt als Verpflichtung gegen mich selbst; ich begann wie vor 35 Jahren ernsthaft und eifrig neben dem Lehrberuf zu studieren. In einiger Zeit gewann ich das „Jeu perle" Chopins in neuem Ansatz; die Preludes vermochte ich jetzt sicher reifer darzustellen als damals; die Konzertetuden folgten und schließlich

---

1    Siehe oben bzw. die Indexeinträge.
2    Im Original: „fand ... auf".

fand ich den Anschluss an das herrliche Klavierkonzert von Schumann wieder, das ich 1914 abbrechen musste zu studieren, als der Krieg ausbrach.

1963 veranstaltete mein Kollege Artelt und dessen Frau ein Symposium in Frankfurt a. M. Meine Frau sollte ein wichtiges Referat übernehmen. Da schrieb ich, ob er mir gestatten würde anlässlich seines Institutsjubiläums den ersten Satz des Schumannkonzerts in der Aula zu spielen. Er willigte ein.

Schumann hat diesen ersten Satz 1841 beendet; er setzte ihn ursprünglich als Klavierphantasie; erst mehrere Jahre danach folgten [die] beiden anderen Sätze. Jenen konnte man daher ohne Schwierigkeiten ohne Orchester spielen, diese nicht.

Kein internationales Fachreferat, keine Festrede hat mir mehr Freude und festliche Spannung erteilt als dieses Frankfurter Spiel. Meine Frau versetzte ich allerdings in große Angst. Ich hatte ihr gesagt, sie brauche nur darauf zu achten, dass ich meine Fernlesebrille auf der Nase habe, sonst verschwommen mir leicht die Tastengrenzen.

Als ich auftrat, war ich so begeistert, dass ich die Brille im Jacquet ließ. Als meine Frau mich brillenlos intonieren hörte – ich spielte das große lange tiefe E des Orchesters vorbereit mit – geriet sie in namenlose Angst. Ich selbst bemerkte das Fehlen der Gläser erst, als ich schon über die Hälfte gespielt hatte. Ein Photo des Vorgangs zeigt aber deutlich das Entsetzen meiner Frau, die in der ersten Reihe vorn an der Ecke sich vom Publikum abwendet, als könne man ihre Verzweiflung erraten. Der Bann war jedenfalls gebrochen. Ich hatte die Öffentlichkeit wiedergewonnen, jene Öffentlichkeit des Künstlertums, die mir keine noch so gelehrte Rede je ersetzen könnte.

Ich wollte bei diesem Einzelereignis nicht stehen bleiben; mich überkam es wie ein Rausch, der mich auf das Virtuosenpodium zog. Ich studierte eifrig weiter. Die physische Kraft, so wusste ich von früher her, ist nicht gering. Nach vielen Monaten hatte ich ein Konzertprogramm zusammengebracht, mit dem ich aufzutreten wagen konnte. Da kam mir folgender guter Gedanke.

Mit Missbehagen war ich den mannigfachen Feiern meiner Fakultätskollegen gefolgt, die anlässlich deren 70. Geburtstages von Stapel liefen. Ich fand alle diese Beerdigungen Erster Klasse grauenhaft und schwor mir, ich würde diese Kontinuität sprengen. Da kam die übliche Ansprache des Ministerialvertreters, der bedauerte, dass es leider dem Herrn Minister nicht möglich sei, bei seinen dringenden Dienstgeschäften selbst zu erscheinen; er habe aber ihn, den Personalvertreter gebeten, dem hohen Jubilar und so weiter und so weiter. Dann kamen die lieben Kollegen, die dem Jubilar jahrelang zugesetzt hatten, um sich als Verein gegenseitiger Emporlobung in Szene zu bringen, dann kam der übliche meilenweite Festvortrag eines Fachkollegen einer anderen Fakultät und schließlich erhob sich dann der ermüdete und erweichte Jubilar mit zitternder, manchmal tränenerstickter Stimme, um nochmals zu sagen, wie er zu seiner Berühmtheit gekommen sei. Sektfrühstück, Dallmayerbuffet und Schluss! So erging es den meisten, die es wollten oder nicht verhindern konnten. Die das Katheder eingrenzenden Lorbeerbäume erinnerten allzu sehr an einen Vorgang im Krematorium. Wozu also spielte ich Klavier? Ich hatte den Beweis geliefert, dass ich mich wieder hören lassen konnte. Und so ergab sich die gute Gelegenheit am 29. Januar 1965 mit den reizenden und liebenswerten

Herren der Baeyer-Werke zu verhandeln, die im Lenbachhaus eine Ausstellung psychopathologischer Dokumente plante. Unser Freund Lieser in Haar fand die Idee ausgezeichnet, förderte sie und so wurde mir in den warmen ästhetisch herrlichen Räumen des Lenbachhauses ein Klavierabend eingeräumt, den ich anlässlich meiner formalen Emeritierung „Les Adieux" nannte. Der Saal fasste über 200 festlich gestimmte Gäste.

Unsere bewährte Sekretärin, Frau Käthe Müller, musste sich wohl oder übel der Vorbereitung einer „Abschussliste" widmen, denn mir kam es vor allem darauf an, dass meine Schüler, meine Seminarteilnehmer das Konzert besuchen konnten. Unvergesslich bleibt mir, dass mir ein Kollegenehepaar, das Monate lang später bei mir promoviert den Dank für die Teilnahme aussprach. Ich hatte gerade diese Kollegen gestrichen, da der Saal überfüllt war; sie haben aber offenbar auf anderem Wege dennoch ihr Ziel erreicht und teilgenommen.

Etwa die Hälfte der Fakultät war mit dem Rector magnificus und dem Dekan erschienen. Vor all diesen „Grosskopfeten" hatte ich keine Angst, lediglich die Frau des Dekans machte mir nächtliche Sorgen, denn sie war Pianistin und sehr daran interessiert, mich zu hören. Das „kollegiale" Gespräch, das ich danach mit ihr hatte, war mir sehr bedeutungsvoll; sie sagte mir manches charmante Wort der Kritik, was ich gut gebrauchen konnte.

Ich spielte erst eine große Bachfuge in a-moll, dann eine verzwickte hübsche Gavotte mit Variationen von Rameau. Die technische Überwindung der Schwere der Tastatur eines funkelnagelneuen Steinway, den die Stadt angeschafft hatte, war nicht ganz leicht. Beim Mendelssohn-Capriccio hatte ich mich freigeschwommen. Dieses wunderbare Werk in f-Dur spiegelt seinen flirrenden Sommernachtstraum schon vorweg. Ich ließ ein lyrisches Gedicht der Agathe Backer-Gröndahl folgen, um im mittleren Teil ein halbes Dutzend schöne Dinge von Chopin einschließlich der Berceuse darzubieten. Den Abschluss bildete das Schumannkonzert, Erster Teil.

Der Abend endete nach Mitternacht. Die Fakultätsgeschichte buchte das Ereignis als einmalig und schwer wiederholbar. Für mich war das Erlebnis dieser Einheit von Spieler und wohlmeinendem Publikum ein Höhepunkt meines Lebens.

Seitdem bin ich längst mit neuen Schumann-Werken befasst. Unser Prodekan, der Anatom Bachmann, ein trefflicher Organist, veranlasste mich zu neuen Bachstudien und die Frau des Dekans, Frau Stock-Hug, machte mich auf ein himmlisches Klavierkonzert des alten Hummel[3] aufmerksam, mit dem ich beschäftigt bin.

Dieses Come-back der Pianistik überzeugt mich davon, dass offenbar auch die Technik einen starken angeborenen Faktor besitzen muss; anders kann ich mir dieses rasche Anwachsen des Bewältigens nach über 35 Jahren nicht erklären. Auch das musikalische Gedächtnis ist offenbar spezialisiert. Ich war nie in der Lage, das einfache Gedicht auswendig zu lernen; meine einstigen schauspielerischen Versuche beim Onkel Kiedaisch in Stuttgart scheiterten am Mangel auswendigen Behaltens. Musikalisch habe ich nie etwas auswendig zu lernen brauchen; hatte ich's

---

3  Johann Nepomuk Hummel (1778–1837), österreichischer Komponist und Pianist. Er veröffentlichte u. a. sechs Konzerte für Klavier und Orchester.

studiert, so saß es wie eingegraben; nicht die mindeste Angst befiel mich beim öffentlichen Spiel. Völlig konnte ich nach dem letzten verhallenden Ton im Lenbachhaus den Ansprachen nicht entgehen. Immerhin hatte ich sie durch das Konzert zeitlich stark beschnitten. Wenn ich außer den herzlich gemeinten Worten des Dekans Hug jener kurzen Ansprachen gedenke, die meine beiden Fachkollegen Artelt und Steudel übernommen hatten, so kann vielleicht meditierend folgendes gesagt werden, das der wohlmeinenden Laudation, der ich unverdient ausgesetzt war, gerecht werden könnte.

Befriedigend war mir Anerkenntnis darüber zu hören, dass meine einst so stark bekämpften theoretischen Vorstellungen von einer geistesgeschichtlich und nicht pragmatisch betriebenen Medizingeschichte nicht nur auf fruchtbaren Boden gefallen waren, sondern gerade nach diesen Jahren des Kampfes zu Selbstverständlichkeit geführt hatten. Gewiss hatte ich das medizinhistorische Handwerk gelernt, aber vor allem hatte ich bei den Philosophen, Literarhistorikern und überhaupt bei den Geisteswissenschaftlern Platz genommen. Diese Ausweitung, diese Grenzjägerei gewissermaßen, ist mir seinerzeit angekreidet worden. Als junger Mann habe ich einmal auf der Dresdner Naturforschertagung – es war etwa 1935 – über den Selbstmord Ferdinand Raimunds gesprochen. Ich hatte ihn als einen Romantiker dargestellt, der nicht an der Wahnvorstellung des Hundswutbisses, sondern am Nestroy gestorben war. Ich sammelte seine technologischen Redensarten und stellte fest, dass er aus Angst vor diesem neuen technischen und politischen Zeitalter aus dem Leben drängte.

Dieser Denkansatz führte zu einer andersartigen Interpretation des Wesensgehaltes. Als ich geendet hatte, trat der damals schon recht alte Würzburger Sticker[4] auf, der ein Alter von hundert Jahren erreichte und sagte blassen Antlitzes, tief verstimmt und klagend „Nun wollen wir aber wieder richtige Medizingeschichte treiben. Ich spreche über die Knochenbefunde bei den alten Germanen".

Ich war sicherlich davon überzeugt, dass diese Knochenbefunde wichtig waren; ich war aber ebenso davon eingenommen, dass diese Knochenbefunde nicht die ganze Medizingeschichte ausmachen. Und so wurde ich medizingeschichtlicher Grenzjäger. So entstand meine Romantik in doppelter Ausgabe, so die Metaphysik, so die Geschichte des Wahnsinns und so wird auch hoffentlich zusammen mit meiner Frau noch die Geschichte der Geschlechterbeziehungen entstehen. Ich erweiterte die Medizin zur Anthropologie schlechthin und befand mich hier als Genera-

---

4    Georg Sticker (1860–1960), Internist, Seuchenforscher und Medizinhistoriker. Er war Gründer des Instituts für Geschichte der Medizin an der Universität Würzburg und Lehrstuhlinhaber (ab 1921).

tionsmitglied in bester Gesellschaft mit Erwin Straus,[5] v. Gebsattel,[6] Binswanger,[7] Max Neuburger,[8] sicher auch mit Sigerist,[9] den ich nur noch als schon Gezeichneten nach dem Krieg gesehen habe.

Diese Anerkennung meines „Breitbandspektrum" durch meine Kollegen war mir Genugtuung. Aber dann meldete sich noch mein Schüler Helmut Waldmann zu Wort. Er sprach von dem Verhältnis der jungen Generation zu mir. Waldmann schien mir sehr bald nach meiner Bekanntschaft, ja Freundschaft mit ihm, zu verstehen, was ich wollte. Seine ausgezeichnete Dissertation über den Wahnsinn im griechischen Mythos ist von uns in unserem Buch über den Wahnsinn weitgehend gewürdigt worden. Mit ihm tauchten andere Studierende auf, die mein fakultatives Seminar lange Jahre fast laufend fruchtbar belebt haben. Da war der junge Theologensohn Drömann, der begriff, dass mich die Sexualtheorie bei Augustin interessieren musste; er bearbeitete sie ausgezeichnet. Da war jener lebensfrohe und herzliche Theologensohn Bayreuther, der die gleiche Thematik im Pietismus anging. Eine hinterlistige Lawine hat dieses junge hoffnungsvolle Leben in den Bergen ausgelöscht.

Da waren die beiden Eheleute Spira aus Israel, mit denen wir ein Seminar über die alttestamentarischen Vorstellungen des Sexus zwei Semester lang abhielten und die darüber promovierten; die Frau bearbeitete einen hebraeischen Handschriftentext aus der Zeit vor Maimonides.

Ich vergesse nicht den jungen Kollegen Wolf,[10] eine sehr distanzierte niedersächsische Erscheinung, den ich aber durch gemeinsame Musikalität zu baldiger Unmittelbarkeit brachte; er war ein philologischer Kopf voll Akribie und zwang zur Exaktheit des Vorgehens. Alle diese Namen, pars pro toto gesetzt, erwiesen, dass das Interesse für ein fakultatives Gebiet reichlich vorhanden war und genutzt wurde. Viele dieser Schüler erschienen bald als Ehemänner und blieben Jahre lang in engstem wissenschaftlichen und in freundschaftlichem Verband mit uns.

5   Erwin Walter Maximilian Straus (1891–1975), deutsch-amerikanischer Neurologe, Psychiater und Philosoph. In Berlin Karriere als Psychiater bis zur erzwungenen Emigration als Jude (1938).

6   Viktor Emil Klemens Franz Freiherr von Gebsattel (1883–1976), Psychiater, Philosoph und Schriftsteller. Pionier einer anthropologischen Medizin, Psychotherapie und Psychologie. Erster deutscher Lehrstuhl für Medizinische Psychologie in Würzburg.

7   Ludwig Binswanger (1881–1966), Schweizer Psychiater und Psychoanalytiker. Begründer der Daseinsanalyse in Verbindung von Psychoanalyse und Existenzphilosophie. 45 Jahre Leitung der 1857 von seinem namensgleichen Großvater gegründeten Klinik Bellevue in Kreuzlingen.

8   Max Neuburger (1868–1955), österreichischer Arzt, Medizinhistoriker und Pionier des Fachs. 1914 Einrichtung des Instituts für Geschichte der Medizin in Wien. Entlassung aus rassistischen Gründen 1938 und Emigration nach London. Dort am Wellcome Historical Medical Museum tätig, ab 1948 in den USA und der University of Buffalo, 1952 Rückkehr nach Wien.

9   Henry Ernest Sigerist (1891–1957), schweizerisch-amerikanischer Medizinhistoriker. Er wirkte vor allem in Leipzig und Baltimore (USA).

10   Jörn Henning Wolf (geb. 1937), Medizinhistoriker. Studium der Medizin, Philosophie, Kunstgeschichte und Medizingeschichte. Promotion in München zum Dr. med. (1970) und Habilitation im Fach Medizingeschichte an der Universität München. 1982 Berufung auf den medizinhistorischen Lehrstuhl der Universität Kiel. Mitarbeit bei der Herausgabe der Festschrift für Leibbrand (1967) – siehe unten.

Oft kam ich mir wie der Sokrates des Menon vor. Man musste Spürsinn dafür haben, was man aus einem Schüler herausholen konnte. Hier konnte man Wunder an Fähigkeiten erleben, die kaum jemand ahnte. Wir hatten das Glück, keine Mammutvorlesungen halten zu müssen oder in überfüllten Hebungen zu wirken, in denen man den Einzelnen kaum oder gar nicht kannte. Für uns war jeder Einzelne ein fest umrissenes Wissen. Der junge Kollege Brandt, ein fertiger Zahnarzt, sass über 4 Jahre an einer Arbeit über Bergsons[11] Auffassung der Sprachlähmung (Aphasie). Der junge Kollege Horn lieferte ein ausgezeichnetes Promotionsmanuskript über die Sexualauffassungen der gnostischen Sekten. Auch diese Arbeit beschäftigte ihn mehr als 2 Jahre. Das ist für einen Mediziner eine Seltenheitsleistung.

Mit großer Sorgfalt und Interesse habe ich mich der weiblichen Studierenden angenommen, insbesondere wenn es galt, deren Gleichberechtigung zu verteidigen. Abgesehen davon, dass meine Frau meine Schülerin gewesen ist, habe ich weibliche Doktorandinnen nicht nur gern angenommen, sondern auch ihre ausgezeichneten Fähigkeiten bestätigt. In den Seminaren waren sie stets mit den Studierenden zusammen tätige und alle unsere kameradschaftlichen Unternehmungen galten stets beiden Geschlechtern. Oftmals musste ich anfangs eine gewisse Zurückhaltung am gemeinsamen Stammtisch beseitigen. Besonders wichtig erschien mir ihre Meinungsbefragung innerhalb unserer Jahre lang sich hinziehenden sexologischen Untersuchung in gemeinsamen Übungen. Ich habe nie auf dem Standpunkt gestanden, dass hier bei taktvoller Führung irgendeine Geschlechtertrennung nötig wurde, vielmehr hielt ich es für die männlichen Studierenden heilsam, wenn sie die „andere Seite" mitanhörten und beide Parteien miteinander diskutiert haben. Ich konnte auch feststellen, dass die Ankündigung dieser Thematik in den verschiedenen Jahrhunderten großen Beifall fand und wir sparten hierbei auch die Gegenwart nicht aus, sodass wir beispielsweise zusammen den Kommentar zum Gleichberechtigungsgesetz behandelten, der von einer Richterin verfasst worden ist.

Unsere alljährlichen Exkursionen, die unwahrscheinlich schlecht amtlich dotiert waren, sah nicht nur den Besuch medizinhistorischer Denkmäler vor, sondern erstreckte sich auch etwa auf Verhaltensforschung. Aus diesem Grunde gelang es mir, Konrad Lorenz zu bewegen, sich uns auf seinem gutartigen Institut persönlich zu widmen. Er unterwies uns in der Lehre des „sogenannten Bösen"[12] sehr eindrucksvoll. Wir benutzten also, um es noch einmal deutlich zu sagen, unsere spezielle Geschichtswissenschaft, um ein möglichst vollständiges Bild von den anthropologischen Schichten des Menschen zu erhalten. Ich glaubte fest, dass die psychologischen und soziologischen Disziplinen der Geschichtswissenschaft nicht entbehren könnten und stellte häufig bei deren Ausschließung meine Unbefriedigtheit fest.

---

11   Henri-Louis Bergson (1859–1941), französischer Philosoph. Literaturnobelpreisträger (1927).
     Er gilt neben Nietzsche und Dilthey als bedeutendster Vertreter der Lebensphilosophie.
12   Das Werk „Das sogenannte Böse" von Konrad Lorenz (s.o.) stammt aus dem Jahr 1963.
     Er behandelt darin den Ursprung von und den Umgang mit der Aggression („das Böse").
     Dieses Zitat zeigt die frühe Rezeption von Lorenz durch Leibbrand und gibt auch wieder ein
     Indiz zur Entstehungszeit des Manuskripts bzw. dieses Abschnitts wie auch der Exkursion.

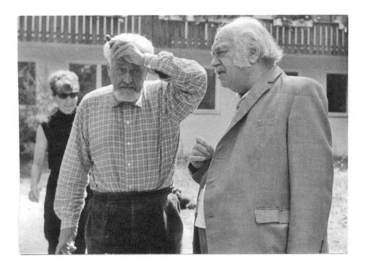

*Abb. 57: Der Leibbrand-Kreis zur Exkursion bei Konrad Lorenz.[1]*
*Ort: Seewiesen, etwa 40 km südwestlich von München (ca. 1964). Quelle: SAF.*

1    Konrad Zacharias Lorenz (1903–1989), österreichischer Zoologe, Medizin-Nobelpreisträger (1973) und ein Hauptvertreter klassischer vergleichender Verhaltensforschung (Ethologie). Er wird im deutschsprachigen Raum als deren Gründervater angesehen; selbst nannte Lorenz dieses Forschungsgebiet bis 1949 „Tierpsychologie". Er war Direktor des Max-Planck-Instituts für Verhaltensphysiologie, in der NS-Zeit aber auch Mitarbeiter des Rassenpolitischen Amtes der NSDAP. Im Bild ist links hinter Lorenz Annemarie Leibbrand-Wettley zu sehen.

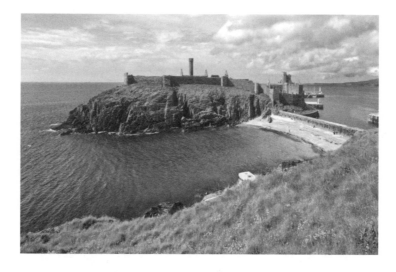

*Abb. 58: Die „Isle of Man" in der rauen Britischen See. [1]*
*Die Insel liegt etwa auf einer Linie zwischen Liverpool und Belfast. Quelle: CC.*

1    Die Isle of Man ist eine der britischen Inseln und liegt in der Irischen See zwischen Schottland
     (29 km entfernt), England (48 km), Nordirland (52 km), Wales (71 km) und der Republik Irland
     (85 km). Sie war in der Geschichte eine Region für Mysterienkult und Naturreligion(en).
     Außerdem ist die Isle of Man der erste Ort weltweit, an dem Frauen auf nationaler Ebene
     wählen konnten (allerdings nicht alle Frauen): 1881 beschloss die Insel das allgemeine
     Stimmrecht für Frauen und Männer zum Unterhaus; die nötige königliche Zustimmung wurde
     jedoch nur für das Stimmrecht alleinstehender Frauen und für Witwen mit Grundeigentum
     gewährt.

# BESUCH BEI DER ENGLISCHEN HEXENKÖNIGIN

Um zu zeigen, was ich hiermit meine, muss ich einer meiner letzten Unternehmungen gedenken, die im Sommer 1965 zustande kamen. Ich wurde eines Morgens noch in recht verdämmertem Zustand von meiner Frau geweckt, die eine schlaflose Nacht, wie sie gelegentlich vorkommt, zu zweckmäßiger Lektüre benutzt hatte. Ich hörte durch den Nebel meines Bewusstseins nur die Worte „Irische See", „Hexengilden", „Isle of Man". Als ich allmählich wach wurde, berichtete sie mir, sie habe ein Buch des schottischen Gelehrten Gardner[1] gelesen, um ihre Studien über das Phänomen der vorchristlichen Hexe zu vertiefen; sie habe festgestellt, dass es auf der Isle of Man, diesem keltisch-gälischen Relikt in Europa, noch kultische Überreste davon geben müsse. Dann, so meinte ich, müssten wir unbedingt rasch hinfahren. Ich ließ alles andere liegen und begab mich aufs Reisebureau. Unterdessen aber schrieb ich an die Leitung eines Hexenmuseums in Castletown und erhielt von einer Dame rasch einen äußerst freundlichen Brief in Englisch, man werde sich über unsere Ankunft sehr freuen. Für uns beide persönlich gab es nur einen Pferdefuß; sie riet uns der bewegten irischen See wegen dringend, von Liverpool aus 25 Minuten zu fliegen, anstatt fast 4 Stunden auf einem primitiven Fischerkahn mit den erregten Wogen zu kämpfen.

Wir hatten gegen Flugzeuge eine Aversion; hätten wir auf dem Hexenbesen hinfliegen können, wir hätten keinen Widerspruch gezeigt. Unsere Freundin im Reisebureau wollte sich vor Lachen ausschütten. Ich dozierte aber, ein Instrument, das beim Aufsteigen und Aussetzen der 4 Motoren nach wenigen Metern Höhegewinn wie ein Sack herunterfallen könne, um die Insassen zu töten, sei für mich kein verantwortungsvolles Verkehrsmittel. Ich bestellte aber dennoch die beiden Flüge und stöhnte wie ein Türke „Inschallah". Der Treppenwitz wollte es, dass wir im „Kanal" in einen an Seenot grenzenden Sturm gerieten, aus dem wir beide alleine ohne übliche Erscheinungen der Seekrankheit in Dover auskamen, wenn wir auch reichlich grünlich aussehend an Land gingen. Noch in London lud die Bahn Ambulanzen Seekranker aus.

Klopfenden Herzens wurden wir angesichts dieser Ambulanzen und einer erlittenen Verspätung von 1 1/2 Stunden auf Victoria Station von meiner Stieftochter abgeholt und ins Hotel geleitet. Nach einem kurzen, nicht weiter erwähnenswerten Besuch in der ausgezeichneten Wellcome-Library des Dr. Pointer, gelang es uns,

---

1    Gerald Brosseau Gardner (1884–1964), englischer Kolonialbeamter, Autor und Okkultist. Er gilt als Begründer der „Wicca-Religion". 1954 legte er in der Zeitschrift „Witchcraft Today" die Grundlage für eine neuzeitliche Hexenreligion Wicca (auch Wica). Mit Cecil Williamson Arbeit im Museum of Witchcraft (Museum der Hexenkunst) auf der Isle of Man. Es zog später nach Bocastle in Cornwall um. Im Museum sind viele Briefe, Aufzeichnungen und Bilder von Gardner ausgestellt.

im Britischen Museum einen Fachkenner des Hexenwesens in der Ethnologischen Abteilung kennen zu lernen, der nach kurzem Test unserer vorhandenen Sachkenntnis uns zu einem Gespräch in der Cafeteria des Museums einlud. Wir haben ihm offenbar so gut gefallen, dass er bereit war, sein Weekend am folgenden Tag zu unterbrechen, um mit uns im Hotel zu lunchen. Wie ein Landbriefträger erschien der orientalisch wirkende bärtige Mann mit den kleinen wachen blitzenden Augen und einer leider sehr schwer verständlichen Aussprache, da er die Zahnreihen aus Gewohnheit nicht zu öffnen pflegte, in der Hall. An einem langen braunen Riemen hing eine große Mappe, die um die Knie schlotterte, die Schätze von Reproduktionen aller Welt enthielt. Er führte sie uns wie seine liebenden Kinder beim Cafe nach dem Lunch zwei Stunden vor. Wir dankten dem trefflichen Mann, der unsere Absicht, Castletown zu besuchen sehr heftig akklamierte, um uns auch sonst noch mit Adressen behilflich zu sein.

Nach dem Genuss des Bolschoi-Balletts in der neuen Festival-Hall an der Themse mit folgender Einnahme eines Diners mit alten Freunden – ich sah Sohn und Schwiegertochter meines alten Chefs Weiler nach über 25 Jahren wieder – fuhren wir zum Lufthafen in Liverpool. Für uns sollte nun eine Lebenspremiere stattfinden, gewissermaßen der Erstflug. Es begab sich, dass unser gefährliches Instrument mehr als eine Stunde Verspätung hatte. Meine Frau hat mir nach herrlich ruhigem Flug und Landung bei Sonnenschein gestanden, in einer Minute meiner Abwesenheit habe sie erfahren, die Propeller der Maschine seien entzwei und würden repariert. Sie habe mir dies aber absichtlich bis zur Ladung verschwiegen. Wir sind seither zum Flugzeug konvertiert und bedürfen auch beim Einsteigen keines Whiskys mehr.

Nicht etwa die statistischen Beweise vergleichender Verkehrsunfälle haben uns überzeugt, sondern das Flugerlebnis. Man hatte uns geschrieben, wir sollten im Airport Douglas nach einem bestimmten Namen im Lautsprecherbureau fahnden. Ich hatte noch kaum den Versuch gemacht, als sich neben mir eine Dame zeigte, die mich fragte, ob ich Prof. Leibbrand sei.

Nach schweren Regengüssen waren meine Frau und ich in Sonnenglanz getaucht; der Himmel blaute über dem legendenumwobenen Berg der Insel, über dem Mananaan.[2] Nach wenigen Minuten erschien auch der Ehemann, ein etwa 40jähriger Schotte, eine kraftvolle jungenhafte Gestalt. Beide bemühten sich um das Gepäck. Wir dachten, man werde uns ins Hotel geleiten.

Der Wagen hielt an einem unscheinbaren ortsüblichen Haus mit Obergeschoss, an der Hauptstraße des Ortes gelegen. Die ganze Häuserzeile ist jahrhundertealt. Das einzige Fenster zur Straßenfront ist verhängt, von der Küche aus führt die Wohnung in einen kleinen Zaubergarten mit Rosenhecken; er ist so zweigeteilt, dass der eine Teil zweckgebunden der Wäsche zum Trocknen dient.

Links unten führte man uns in einen Raum mit Fireplace. Er ist quadratisch geschnitten und außer der Kaminseite mit wertvollen Schwertern aller Zeiten behangen. Die der Straßenfront abgekehrte Wand trägt ein großes Bord mit Messern

---

2    Manannán-Berg auf der Isle of Man.

und Dolchen aller Zeiten. Auf dem Kaminsims konnte man ein eigenwilliges Portrait betrachten, dessen scharfe und allzustrenge Konturierung den weichen sanften Charme der Hausherrin völlig ins Grobe verschwinden ließ. Die übrigen Gegenstände waren exotischer, vornehmlich asiatischer Art oder erwiesen sich als silberne Schmuckgegenstände. An der dritten Wand hing unter den Schwertern das Photoportrait Gardners in doppelter Ausführung. Man spürte als Betrachter den schon jenseitigen Blick eines alten klugen Mannes mit wildem weißem Haarschopf, dessen Leib von schwerster Krankheit gezeichnet erschien. In der Tat stammte das Bild aus der Zeit vor seinem Tode 1964.

Beim Herabsteigen auf der einzigen kleinen Treppe, die von unserem wohlvorbereiteten Schlafgemach herabführte, sagte ich der Hausherrin unsere wissenschaftlichen Wünsche. Ich bäte sie, uns behilflich zu sein beim Studium der modernen Hexengilden, die sich hier befinden sollen, wir seien gleichermaßen an Literatur und am Museum interessiert. Die eindeutige Antwort ihrerseits lautete: „I am the witch-queen[3] of England". Ich gestehe, ich war auf diese knappe Konkretheit der Antwort nicht gefasst. Dass ich so unmittelbar vor der Königin der englischen Hexen stehen würde, lag außer meiner gedanklichen Reichweite.

Wenige Minuten später versammelten wir beiden Paare uns um den Kamin. Als ich den Versuch machte, mit unseren Gastgebern ein „Arrangement" zu treffen, stellten sie sich, als verstünden sie garnicht, was wir wollten. Wir seien hiermit ihre Gäste; bedauerlich sei nur die kurze Aufenthaltszeit und im Übrigen heiße sie Monique, ihr Mann Scotti; wir fügten unsere Vornamen hinzu, bildeten eine armverschränkte Kette mit Willkommensküssen und tranken trockenen Sherry zum Einstand.

Dies alles verlief so rasch, dass man kaum zum Denken kam, es vollzog sich zugleich mit solcher Selbstverständlichkeit, als kenne man sich Jahrzehnte. Das kleine achtjährige Töchterchen Yvette wurde in die Gemeinschaft einbezogen.

Nicht nur der wolkenfreie Mananaan[4] mit der durchstrahlenden Sonne war ein gutes Zeichen; meine Frau hatte das Glück, einen Tag vor Gardner Geburtstag zu haben und ich selbst galt in meiner atmosphärischen Wirkung und Gestalt als Gardner recht ähnlich. Von diesen Tatsachen wurde so geredet, dass man als aufmerksamer Forscher wohl der Ansicht sein konnte, diese „Konstellation" habe zu der raschen Verbrüderung geführt.

Wer ist die witch-queen, die in dieser Eigenschaft Lady Olwen genannt wird und deren gutes Französisch dennoch einen nicht ganz landständigen Eindruck auf mich machte? Von Vaters Seite her entstammt sie der Provence, mütterlicherseits bretonischer Abkunft, wuchs das kleine Mädchen in chinesischem Milieu in Peking auf; dort führten die Eltern ein wohlhabendes Leben. Sie gelangte später nach Hanoi; dort wurde ihr Vater vor ihren Augen von Vietkong ermordet. Sie erlebte

---

3   Hier wurde im Original-Manuskript mehrfach „witsch" geschrieben und auch bei den handschriftlichen Korrekturen nicht ausgebessert. Im Englischen war Leibbrand nicht so firm oder es blieb zum Ende zu wenig Zeit für Feinkorrekturen.

4   Auf dem Manannán-Berg (s.o.) stand früher auch die Skulptur einer keltischen Seegottheit: „Manannán-mac Lir".

den Erzfeind Japan mit allen Grausamkeiten, deren dieses Volk fähig ist und gelangte auf der Flucht eine Weile nach Hongkong. Dort lernte sie ihren schottischen
Mann als Piloten der Royal-Airforce kennen und zog mit ihm nach Schottland.

Da erfuhr sie, dass sie eine Nichte Gardners sei. Dieser Gelehrte und Magier
zugleich führte sie in die Geheimnisse des „Book of Shadows" ein; Gardner verstand es, in Man den verborgenen Kult der Liana, der sich allenthalben zeigt, wieder
zu beleben, seine Nichte wurde zur witch-queen gewählt, ihr Mann wurde vom englischen Piloten zum Oberpriester dieser vergessenen antiken Religion. Die Fortschritte dieser Renaissance wurden gestützt durch das englische Gesetz von 1951,
durch das dieser alte Kult in seinen einzelnen Konventen geschützt wurde, sofern
er keine Geschäfte damit machte.

Als Gardner 1964 starb, vermachte er Haus und das abseits liegende Museum
seiner Nichte, die den alten Artemiskult als Oberpriesterin nunmehr verwaltet.
Die mühselige Herausarbeitung dieses Witch-Kultes jenseits der christlichen Kultur, den wir literarisch genau studiert hatten, begegnete uns plötzlich in seiner Wirksamkeit der Gegenwart, in der Unmittelbarkeit seiner personhaften Nähe. Wie
Hölderlin die alten Götter wieder heraufbeschworen hatte, so standen sie auch hier
als persönlicher Umgang zum Greifen nahe. Dieses einzigartige Erlebnis „verzau-
berte" uns im engsten Wortsinn. Diese Lady Olwen vertrat die chtonische Macht
der Nachtgöttin des Mondes, sie trug ihre Symbole an Armband und Kopfschmuck,
ihr bedeuteten die Leerzeichen des Dreiecks und des faustischen Pentagramms eine
Realität.

Welchen Reichtum an silbernen Venusgürteln, an feinstem silbernem Halsfili-
granschmuck gab es zu bewundern. Bewundernswerter noch waren die Bewegungen dieser hellenischen Frauengestalt, die sie mit Dolchen und Schwertern vollzog.
Die Einzelheiten der Zeremonien, deren es im Jahr vier große und vier kleine neben
Sonderzeremonien gibt, müssen der Geheimhaltung zufallen, obwohl man in der
Fachliteratur durchaus imstande ist, diesen Kult nachzuzeichnen. Es ist ein antiker
Kult der gegenseitigen Menschenliebe, der Bannung böser Geister und deren Exor-
zisierung. Dies muss gesagt werden, da über dieses Gebiet die unsinnigsten Behauptungen laufen; man bringt ihn in Zusammenhang mit „Schwarzen Messen",
man kontaminiert damit gnostische Vorgänge dualistischer Lehren, die mit dieser
Kultreligion überhaupt nichts zu tun haben und deren Genossen sich ohne jede ver-
schrobene Mystik wie moderne Menschen bewegen. Der Kult ist matriarchal; dem
Oberpriester ist nicht alles erlaubt, was der Königin zukommt. Die Rückdatierung
fällt in die gälisch-brytonische Keltenzeit. Diese einstigen Inselbewohner teilten
das Jahr in den Eve-Monat Mai und in den dunklen Halloween des November.
Waren die Maikinder gesegnet, so galt der November dem Tod, aber auch der Auferstehung des alten gehörnten Gottes, wie er allenthalben bei allen antiken Völkern
des Orients und Okzidents bekannt war. Doch über allem stand die Diana als Magna
Mater, jene Diana, die als Göttin der Jagd und der Fruchtbarkeit in Ephesos verehrt
wurde. Wann auf der Insel der matriarchale Kult entstand, ist schwer zu sagen, denn
beim Zusammenstoß der Kelten und Briten war alles noch patriarchalisch auf den
Sonnengott bezogen. Eines jedoch ist sicher. Über das Christentum hinweg, das mit

allen aufräumend den Marienkult brachte, hat sich der Artemismythos bis heute dort erhalten.

Schon 1399 hat Leland[5] aufgrund einer Manuskriptkenntnis Ähnliches in Oberitalien gefunden. In einem Hexenevangelium ist die Rede von der Geburt der Aradia, einer Tochter des Geschwisterpaares Diana und Luzifer. Jene verliebte sich in den begehrenden, ausgestoßenen Lichtgott und deren Tochter Aradia, auch Herodias genannt, mit Lilith identisch, sollte der bösen Sklaverei der Welt ein Ende machen. Dieser Polytheismus, dem die fertilen Kräfte der Natur zugrunde liegen, wird als Religion ausgeübt. Sie ist weder asketisch, noch gesundbeterisch. Die Graduierungen bis zur Königin kann man auch nicht mit freimaurerischen Zügen vergleichen. Die Bevorzugung der modernen Medizin, des ärztlichen Bemühens bleibt wie bei jedem heutigen Menschen bestehen, wenn sie auch den Versuch machen, durch Willenskonzentrationsversuche die Naturkräfte in heilende Wirksamkeit zu bringen. Mit Kurpfuscherei hat das nichts zu tun. Ich möchte sagen, der Glaube an eine Rekonfrontation hat hier eher Ähnlichkeit mit der katholischen Unctio extrema. Die magischen Gehalte und Zeichen entsprechen durchaus der Welt des Paracelsus oder Helmont im 16. und 17. Jahrhundert. Von einem Teufelskult ist nichts vorhanden; der gehörnte Gott ist damit nicht zu verwechseln. Die alte astrale Bezeichnung wird beibehalten. Die lunare Bezeichnung Phuel bedeutet zugleich im chthonischen Sinne Medizin. Aber auch das Sonnenzeichen Och bedeutet vollkommene Arznei. Das Venuszeichen der Hagith verwaltet böse Krankheiten.

Im englischen Raum, sonderlich auf der Isle of Man hatte das Christentum nicht den Erfolg wie auf dem Kontinent oder, war es eingedrungen, so hielten sich die alten Kulte länger daneben. Trotz christlichen Taufzwanges war der Druck auf das Volk nicht groß. Schon in den ersten nachchristlichen Jahrhunderten – im 4. Jahrhundert fand eine Christianisierung statt – blieb die ungebildete Volksmenge bei den alten Gebräuchen und sie gab die alten [Fe]ste nicht auf. Gleicherweise fanden auch weit weniger Hexenverfolgungen statt als auf dem Kontinent. Auch die Bischöfe verhielten sich klüger. Wir wissen von unseren Kenntnissen auf dem Festland her, dass erst durch die Erfahrungen bei den Kreuzzügen die Situation sich änderte. Erst bei Kenntnis der dualistischen Bewegungen von den Bogumilen aufwärts bis zu den Katharern verschärfte sich die Verfolgung. Dies alles kann hier nicht akademisch vorgetragen werden. Kämpfte später bei uns Weyer gegen die böse Hexenvorstellung, so war es in England Reginald Scott,[6] der 1534 von ihm beeinflusst in den Hexen nur kindliche Frauen sah. Waren auch die Puritaner Hexenverfolger, so galt bei den Königstreuen Cromwell[7] selbst als mit Witchcraft ausgestattet. Die letzte Hexe soll in England 1684 gehängt worden sein, während

---

5    John Leland, Geistlicher und Bibliothekar Heinrichs VIII. (1344–1399).

6    Reginald Scot(t) (ca. 1538–1599), englischer Arzt, Schriftsteller und Kritiker der Zauberei. In seinem Werk „The Discoverie of Witchcraft" (1584) beschreibt er Hexerei und Tricks angeblicher Zauberer; es gilt als erstes neuzeitliches Buch zur Aufklärung über Hexerei.

7    Oliver Cromwell (1599–1658), Lordprotektor von England, Schottland und Irland während der kurzen republikanischen Periode der englischen Geschichte. Als Abgeordneter des englischen Unterhauses stieg er im Bürgerkrieg des Parlaments gegen König Karl I. erst zum Organisator, dann zum entscheidenden Feldherrn des Parlamentsheeres auf. Mit der von ihm betriebenen

Queen Anne sich für manche Freisprüche verwandte. Tindall verweist jedenfalls
darauf, dass zwischen 1542–1735 nicht mehr als zusammen 1000 exekutiert wurden, während Hitlers Geschehen in Europa in wenigen Jahren zu Millionen Morden
an Juden geführt hat.

Dass der Akt von 1951 der Renaissance einer Konservierung der Kulte in England vorteilhaft geworden ist, scheint mir deutlich zu sein. Die Literatur ist seither
gerade jenseits des Kanals angewachsen. Ich meine damit nicht jene maniristische
Neuromantik, wie sie mit viel Fälschungen des wahren Kerns bei Aleister Crowley
zutage tritt. Er ist ein spätes Reis am Stamm der Ethnologie Frazers, um eigene
phantasievolle Wege zu gehen. Im Grunde zeigt auch sein Denken die makromik-
rokosmische Einheit, die Lehre von einer kreativen Energie analog den alten Elementen; er beschreibt die Rituale, den Anruf des Heiligen Schutzengels als
Ausdruck der Gotteinung, die in Invokationen und gleitet ab in einen eklektischen
Mystizismus, der den von uns gesehenen Vorgängen nicht eignete, es sei denn die
Tatsache, dass jede Herbeirufung einer Gottheit mystisch ist. Die größte Kennerin
des Hexenwesens ist die vor kurzem fast hundertjährig verstorbene Margerit Murray.[8]

Wir schieden von unseren lieben Leuten in Castletown mit feuchten Augen.
Wir hatten diese Gastfreundschaft in ihrer Seltenheit für ein Humanum angesehen,
wie es uns kaum je begegnet ist. Wir behielten im Sinne des Lebensgenusses auch
jene Kochkünste in Erinnerung, die beide Ehepartner im feinsten Sinne beherrsch-
ten. Meist kochte der Oberpriester, gelegentlich aber auch die Königin selbst; beide
zeigten eine Erfindungsgabe und die Erhaltung einer internationalen Gastronomie,
die vom hohen Norden bis nach Asien reichte. Die Liebenswürdigkeit provencali-
schen Geistes gipfelte in dem Abschiedswort, das den echten Wunsch baldigen
Wiedersehens enthielt: „Vous n´êtes pas les nôtres, mais quant même vous êtes des
notres!"

Die Cambrian-Maschine brachte uns sanft bei morgendlichem Sonnenschein –
der Mananaan war wiederum wolkenfrei – nach dem schlotrauchenden Liverpool
zurück. In London wollte es offenbar der Zufall, dass uns nahe dem Russels-Square
unser Ethnologe aus dem British Museum begegnete. Als wir ihm für seine guten
Ratschläge dankten, zwinkerte er mit den kleinen halbgeschlossenen Äuglein und
verschwand in der Tagesmenge geschäftiger Fußgänger.

Ich hatte London seit 1938 nicht mehr gesehen. Ich fand die Änderung ungeheuer. Zwar sah alles aus wie früher, zwar standen auch hier die neuen üblichen
langweiligen Glaskästen, wie in der ganzen Welt, aber mir schien, als sei der Rest

---

Hinrichtung Karls endeten alle Versuche der Stuart-Könige, England in einen absolutistisch
regierten Staat umzuwandeln. Allerdings scheiterten am Ende auch Cromwells Bestrebungen,
England dauerhaft in eine Republik umzuwandeln.

8   Margaret Alice Murray (1863–1963), britische Anthropologin und Ägyptologin. Sie war in
akademischen Kreisen weithin für wissenschaftliche Beiträge und volkskundliche Studien
bekannt. Murray vertrat Theorien einer paneuropäischen, vorchristlichen, paganistischen Religion mit dem „gehörnten Gott". (Editorischer Hinweis: Die Angabe „vor kurzem" mag einen
Hinweis zur Entstehungszeit dieses Manuskriptabschnitts geben, aber oben wird etwa auch
noch Gardners Tod 1964 und die Reise(planung) 1965 zitiert etc.).

des Viktorianismus in eiligem unmerklichem Rückzug. Die zornigen jungen Männer übertreiben ihre lange Haartracht noch mehr als bei uns; es gibt indessen darüber keine gesellschaftliche oder gar öffentliche Aufregung wie bei uns, die wir
versuchen, langmähnige Kaufmannslehrlinge zu kündigen oder Gymnasiasten das
Consilium abeundi anzudrohen. Wir sahen auch – welch ein Unterschied zur einstigen langherabhängenden viktorianischen Tischdecke, die die Holzbeine scham-
haft verhüllte – Liebespaare in Blue-jeans sich mitten auf der Straße oder in der
Metro inbrünstig küssen, wir bemerkten, dass Zeitungsverkäufer am Picadilly-Cir-
cus hübsche Kundinnen mit mein Herzchen, mein Goldstück anredeten, ja wir erlebten, dass entgegen dem alten sittenstrengen Brauch „Dont speak personly" der
Hotelpotier mich nach meinem Universitätsfach fragte, mein Bügelmonokel begut-
achtete und mir auf die Nabelgegend tippte, um seine Sympathie für den Enbonpoint auszudrücken. Irgendjemand versuchte diese Haltung zu entschuldigen mit
dem Bemerken, der Portier sei ein Ire. Gleichviel. Es geschah schließlich in London
und ich war froh und heiter gestimmt über die Kommunikationsbreite in einer kom-
munkiationslosen kontinentalen Welt.

Ich sehe in dem wissenschaftlichen Ereignis auf der Isle of Man doch mehr als
nur ein Staunen vor der antiken Gottheit. Im Grunde war ich mein Leben lang zu
ihr auf Reisen. Diese Reise führte quer durch das Christentum, innerhalb dessen
man von längerer Fermate reden kann; gerade diese werden das geduldige Maß der
mir bekannten Theologen auf eine noch schwierigere Probe stellen. Meine Erziehung in der Sphäre kirchlichen Indifferentismus konnte von vorne herein aus mir
keinen Gehäusechristen machen. Um sich so zu fühlen, darf man nicht wie ich dauernd schwäbisch protestieren. Mit dem Protestantismus wurde ich sozusagen rasch
politisch fertig. Meine ideellen pazifistischen Ansichten von 1920, die denen Rus-
sels[9] sehr ähneln, waren mit dem Reserveoffizierstum der evangelischen Pfarrer
ebenso inkompatibel wie mit deren Auslegung der bekannten Stelle des Römerbrie-
fes. Was ich an praktischer Frömmigkeit in den Familien sah, stieß mich ab; als
Gelehrter vertrug ich ebensowenig den bekannten Verbalismus, das dauernde Verkünden gleichlautender Ringe.

Wenn ich dies hier so in allgemeine Worte fasse, so muss hinzugefügt werden,
dass das serbische Element in mir dennoch mit Sorgfalt und literarischer Akribie
vorging. Ich verfolgte in den letzten Jahrzehnten den Barth des Römerbriefkom-
mentars ebenso wie den Brunner in seinem Augustinismus; ich befasste mich mit
Entmythologisierung Bultmanns[10] genauso ernst, wie ich einst den Taten sozialistischer Pfarrer meine Aufmerksamkeit gesehen[11] hatte. Als mich einst der Gemein-
devertreter aufsuchte, um meinen Austritt aus der Landeskirche zu revidieren,
schenkte ich ihm eine Einlasskarte zu einem Roseggervortrag; er kam nicht und ich

9    Bertrand Arthur William Russell, 3. Earl Russell (1872–1970), britischer Philosoph, Logiker
     und Mathematiker. Er lehrte in Cambridge, London, Harvard und an der Peking-Universität.
     Nobelpreis für Literatur 1950. Russell war Atheist und engagierte sich für den Pazifismus.
10   Rudolf Karl Bultmann (1884–1976), Theologe und Professor für Neues Testament. Bekannt
     durch die „Entmythologisierung" neutestamentlicher Verkündigung. Bultmann Theorien
     wurden von der Systematischen Theologie und der Philosophie aufgegriffen.
11   Besser: „geschenkt" oder „gegeben".

nicht zu Gemeindeabenden. Was ich dann später durch die bekannten Ansbacher Beschlüsse im Dritten Reich wahrnahm, war mir ein Ärgernis. Den norddeutschen Widerstand der Niemöller,[12] Röhrig[13] und Hildebrand[14] unterstützte ich mit innerer Freude; mit dem so aufrichtig kämpfenden Christel Mathias Schröder,[15] einem Schüler Heilers, verband mich nach Lektüre seines mutigen Buches „Religion und Rasse" eine Freundschaft. Der Marburger Heiler-Kreis,[16] den ich literarisch verfolgte, brachte mich mit der Dogmatik der Ostkirchen in enge Beziehung; sympathisch war mir das dort mangelnde Bedürfnis zur Definierung.

Die Zeitläufte brachten mich so auch dem Katholizismus nahe, zumal mir der Umgang mit Guardini sehr viel bedeutete und viel hinterlies. Aber justament bei dieser Beziehung tauchten nicht von ungefähr die alten Götter mit auf; seine Hölderlinstudien haben mich hingerissen. Ich folgte dem Zauber der vielen Stockwerke des katholischen Doms, in der Hoffnung, hier auch ein Plätzchen zu finden. Vielleicht wäre das geglückt, hätte mich nicht die rauhe Wirklichkeit nach dem Krieg wieder hart angepackt. Und gerade hier machte ich Erfahrungen die es mir geboten sein ließen, die Situation neu zu überprüfen.

Mein Katholizismus war ebenfalls kein Gehäusechristentum, es war in eigenem Willen und Geist erworbenes Neuland; geholfen hat mir dabei niemand, ganz gewiss nicht die Theologen. Untersuchte ich aber meine Stellungnahme genauer, so schien es mir, als stehe mir der eigentliche Aristoteles doch näher als der Thomas, den ich in- und auswendig kannte. Vor das christliche Bild schob sich, ob ich wollte oder nicht, immer wieder die Antike; hatte ich im Katholizismus Fuß gefasst, so bemerkte ich deutlich, nur der antike Gehalt war es, der mir die Konzessionen abrang.

---

12  Emil Gustav Friedrich Martin Niemöller (1892–1984), evangelischer Theologe und führender Vertreter der „Bekennenden Kirche". Zunächst stand er dem Nationalsozialismus positiv gegenüber, entwickelte sich aber während des Kirchenkampfs und seit 1938 als Häftling im KZ Sachsenhausen zum Widerstandskämpfer. Nach 1945 Engagement für eine Neuordnung der Kirche und die Friedensbewegung, u.a. Präsident im Ökumenischen Rat der Kirchen.

13  Udo Röhrig (1911–1979), Theologe. Ausbildung als Pfarrer bei Karl Barth (1886–1968). Er gehörte zur Bruderschaft Rheinischer Hilfsprediger und Vikare. Mitglied der Bekennenden Kirche und deswegen Versetzung aus Köln in den äußersten Süden der Kirchenprovinz.

14  Franz-Reinhold Hildebrandt (1906–1991), evangelischer Theologe. Als Pastor von Beginn an in der Jungreformatorischen Bewegung und beim Aufbau der Bekennenden Kirche engagiert. Ab 1934 im Bruderrat der ostpreußischen Bekenntnissynode, seit 1936 als ihr Vorsitzender. Nach dem Weltkrieg beim Wiederaufbau der Evangelischen Kirche beteiligt, u. a. 1952–1972 als Präsident der Kirchenkanzlei, ab 1961 auch Direktor der Evang. Forschungsakademie und Oberdomprediger am Ostberliner Dom.

15  Christel Matthias Schröder (1915–1996), evangelischer Theologe. Er arbeitete als Pfarrer und Religionswissenschaftler. Herausgeber des Werks „Die Religionen der Menschheit" in zwölf Bänden (ab 1961).

16  Friedrich Heiler (1892–1967), Religionswissenschaftler. Er war Herausgeber mehrerer Zeitschriften und widmete sein Leben der Idee der Einheit der Kirche im Sinne einer „Evangelischen Katholizität". Heilers Lehren trugen wesentlich zur Etablierung des Faches Religionswissenschaft bei.

Ich habe prächtige Menschen unter den Klerikern gefunden. Da war der Freiburger Prälat Kreu[t]z[17] von der Caritas, da war der noch junge Praeses Schmidt,[18] einst in Berlin als Studentenseelsorger tätig; ich kannte sie, die als individuelle Persönlichkeiten gegen den Rassenmord aufgestanden waren und mit dem Leben bezahlen mussten; Dr. Delp,[19] Pater Leder vom Canisiuswerk, der Kronprinz von Sachsen, der so plötzlich verunglückte, der hingerichtete Wachsmuth aus Greifswald, sie alle waren in ihrer übermenschlichen Bescheidenheit Heiligenanwärter.

Ich bewunderte ihre Opferfreudigkeit, ihre stete Hilfsbereitschaft wie ich die Beteiligung anderer Vertreter an den Machtfragen der Politik hassenswert fand, als die Zeiten wieder gesichert waren und der Confessionalismus allenthalben wieder aufbrach. Ich konnte mich weder zur Confessionsschule bekennen noch zu der falschen Auffassung, die Sozialdemokratie sei mit dem Katholizismus nicht verträglich. All das fand ich borniert. Ich wusste, dass die Römer zur Zeit Julians die „Gemeinschaftsschule" der sogenannten Heiden und Christen mit bestem Erfolg betrieben hatten, vor allem aber konnte ich einfach das Wort „Mischehe" nicht mehr hören nach all dem, was ich in der Vergangenheit erlebt hatte. Meine erste Frau interessierte sich keineswegs mehr für mich, mir war die jüdische Abstammung der zweiten völlig gleichgültig und nun sollte meine dritte Ehe mit einer aus der protestantischen Landeskirche ausgetretenen Frau nicht nur wiederum eine „Mischehe", sondern sogar ein Konkubinat sein. Ich war schon dabei, die Dinge kanonisch zu regeln, als es mir klar wurde, dass ich hier gegen mein Selbst handelte, dass ich mein Gesicht verlor. Die alten Götter wurden wieder wach, die Götter Griechenlands, nicht minder jene Philosophie, über die hinweg einschließlich der modernen Psychotherapie nichts Besseres mehr geleistet worden ist: die Stoiker. Des Boethius Trost, des Seneca Briefe enthalten das Höchstmögliche an Forderungen, die man dem Menschen gegenüber vertreten kann. Was an Trieben überschüssig wird, kann durch Kunst gemildert werden, „lenitur arte".[20] Mehr haben weder Freud noch Jung erreicht.

Ich weiß genau, wogegen der Theologe sich bei solchen Gedanken erheben muss; ich weiß, ich bin an der Christologie als Dogma gescheitert. Ich konnte sie nicht vollziehen. Und so kam es zur Wendung, so kam es zu jenem merkwürdigen Angerührtsein angesichts der angelsächsischen Diana und deren Hekatekult.

Theologie liegt dem Schwaben im Blut, wenn auch in eigenartigerweise, wie man an dem bekannten Tübinger Ruf erkennen kann: „Du bischt auch schon bald so weit wie der Fichte!" Indessen habe ich mich in meiner religiösen Begabung

---

17  Benedikt Kreutz (1879–1949), katholischer Geistlicher und zweiter Präsident des Deutschen Caritasverbandes. Wirken in Freiburg i.Br. mit Initiativen zur Gründung der „Deutschen Liga der Freien Wohlfahrtspflege" und Engagement beim Aufbau der internationalen Caritas.

18  Nicht sicher zuzuordnen.

19  Alfred Friedrich Delp SJ (1907–1945), Theologe, Jesuit und Mitglied im „Kreisauer Kreis". Widerstand gegen den Nationalsozialismus, am 28. Juli 1944 verhaftet und am 2. Februar 1945 hingerichtet in Berlin-Plötzensee.

20  Die Formulierung „lenitur arte" kommt auch bei Seneca in den Epistulae Morales vor (Epistula 11) und bedeutet, dass es durch Kunst gelindert wurde (s.o.).

wohl selbst getäuscht, denn ich fand kein heimatliches Verhältnis zur Sündenerkenntnis. Dass viel Böses in der Welt ist, mag sein, dass es aber so überwältigend ist, wie die christliche Ansicht es dartut, erscheint mir zweifelhaft. Ich habe so unendlich viel Gutes gesehen. Ganz arg ist aber wohl die Identifikation des menschlich Bösen mit dem Sexus. Niemals habe ich diesen Connex begreifen können. Das darf ich umso eher sagen, als wir beide uns um dessen Geschichte so eingehend bemüht haben und immer wieder staunen mussten, auf welch ausgefallene Vorstellungen die Menschen gekommen sind, um gegen diesen Sexus anzugehen, anstatt ihn in die Person hineinzunehmen, ohne immer von einem Bruch zu reden, der auf die Geschichte vom Apfel der Eva zurückgeht, Die Irrationalität des Sexus freilich wird klar an seiner Kriminologie; das eigenartige Verlangen, das Liebesobjekt grausam zu töten, bleibt ein Geheimnis. Ich begreife es so wenig wie jeden Mord, zu dessen eigentlichem Grunde für mich kein Weg führt. Das ist nicht verblasener Pazifismus, sondern Konstitution. Jedenfalls sind mir im Lauf meines Lebens die Weltverbesserer sehr verdächtig geworden. Die schöne wilde Welt, wie sie Richard Dehmel einst nannte, braucht nicht verbessert zu werden und bedarf auch keiner Beglücker; denn diese enden meist als Vernichter. Ich glaube nicht, dass die Gegenwart aus den Fugen ist, ich glaube noch weniger daran, dass die heutige Jugend schlechter ist als die vergangene. Ich meine freilich, dass die stoßweise rasche Technisierung dieses erst beginnenden Atomzeitalters uns etwas den Atem benimmt und dass wir manchmal weniger geistig als der Gefühlswelt nach nicht so ganz mitkommen.

Dass sich die Jugend, heute emotional anders, ja skeptischer verhält als früher, habe ich inmitten meiner Schüler bemerken müssen. Vieles an diesem Verhalten muss man dem Selbstschutz zumessen, den wir Alten in der Naivität unserer harmloseren Existenz nicht brauchten. Wir hatten in jedem Fall ein sichereres Gehäuse, nicht nur im religiösen Sinn; nur Leute wie Tröltsch[21] wussten schon 1896 auf dem Eisenacher Theologentag, dass alles wackle; die meisten, also auch seine selbstzufriedenen Kollegen, merkten nichts. Die Tatsache der Möglichkeit des durchgehenden Atomreaktors, die täglichen Hoffnungen und Sorgen des Weltraumpilotentums beeinflussten die tägliche Existenz in ganz anderer Weise wie die Friedensliebe unseres früheren Kaiser Wilhelm II. es uns vormachte. Da sehnte sich der zweifellos tüchtige Gymnasiallehrer als Reserveoffizier nach dem Gefährlichleben, ohne zu wissen, wie es wirklich praktisch aussieht.

Das ist aber alles mit dem Sündenbegriff der Kirchen nicht treffbar. Die einen sagen milde, der Mensch ist durch die Sünde verwundet, also reparabel mit den sakralen Anwendungen, die anderen meinen, er sei ein alter Madensack im Leben und befinde sich in der Lage des nie zu Ostern versetztwerdenden Schülers. Ich kann die Kritik nicht unterdrücken, dass solche Anschauungen alle durch Überforderungen des Menschen entstehen. Man soll nicht zu viel Gutes erwarten, man soll aber nach Möglichkeit Gutes tun, ohne selbst für die eigene Meinung zu missionie-

---

21 Ernst Peter Wilhelm Troeltsch (1865–1923), deutscher protestantischer Theologe, Kulturphilosoph und liberaler Politiker. Er war der älteste Sohn einer Arztfamilie aus Augsburg.

ren. Das schließt die Paideia, die Erziehung nicht aus. Erziehung vermag undogmatisch zu bleiben und durch Vernunft zu faszinieren, das Missionieren setzt immer eine Dogmatik voran, und dazu wird zumeist das Schwert als Instrument benutzt. Das gilt auch für die weltlichen Dogmen, die wir erlebt haben.

Religiöse Gegner werden sofort einwenden, das sei typischer Indifferentismus. Stünde es so, ich wäre nie ein Freund Lamenais' geworden, der ihn bekämpft und gehasst hat. Ich bin nur gegen die Übertreibungen, die zu Dogmen werden. Karl Marx lebte dogmatisch von der Mehr-Wertlehre und der Auffassung die Produktion bestimme den Geist. Bei der Lektüre Lenins gähnte ich vor Langeweile. Freud, einer der bedeutendsten Menschen unseres Zeitalters, machte aus Befunden gewisser Krankengeschichten eine Weltanschauung. Hegel, in den ich mich jahrzehntelang begeistert vergrub, sah im Preußentum schließlich den waltenden Weltgeist. Schiller musste sich über Kants ethischen Rigorismus beklagen. Hitler hielt die Juden für unser Unglück und mordete Millionen in wenigen Jahren dahin. Da sehe man ja die sündige Natur des Menschen, sagen sie. Keiner Religion aber gelang es, all diesen Unsinn zu verhindern, all diese Grausamkeiten zu beseitigen, Opfermaßnahmen zu finden, deren Wirksamkeiten erkennbar wurden. So meint es offenbar auch der nicht im Unrecht stehende Hochhuth,[22] unerachtet aller seiner historischen Fehlgriffe. Kein Buch hat mich so menschlich angerührt wie Konrad Lorenzens Buch über das sogenannte Böse. Wie gut geht es ihm, dass er mit Tieren umgehen darf. Wie klar geht daraus hervor, dass der Mensch ein zweifelhaftes Wesen ist.

Pessimist zu sein oder zu werden ist kein Kunststück; trotz aller dieser Tatsachen Optimist zu bleiben, das ist Lebenskunst. Zu ihr gehört vor allem Abbau dogmatischer Überwertigkeiten. Die Römer kamen mit einem Minimum an Religion bei einem Maximum an Toleranz aus. Ich war jedesmal gerührt, wenn ich in Pompeji jene Stelle am Markt sah, wo man einen Platz geschaffen hatte für die Andersgläubigen, für die also, denen die Staatsreligion nichts sagte. Sie durften ihren Gebetkult dort verrichten. Es war die vorweggenommene Vorsorge der Toleranz, dass der „rechte Ring nicht erweislich" war. Bezieht man sich auf die unsterbliche Parabel Lessings im „Nathan", so wird man als bemitleidenswerter aufklärerischer Rationalist angesehen, über dessen Kindlichkeit man erhaben ist. Mit vernünftigen Dingen sich verstehbar zu machen, ist freilich immer schwer gewesen. Bei der Vernunft als Abstractum stehen zu bleiben, wird auch kaum gelingen. Der Arzt hat den Vorteil, über die Vernunft hinaus das tätige Leben zu sehen und dessen Widersprüche in sich zu einen. Die jeweilige Art dieser Einung kann verschieden ausfallen. Mich führte sie zurück in jene Gymnasialzeit, in der Georg Rosenthal mich mit der Kalokagathie der Hellenen bekannt machte. Sicherlich auch eine Dogmatik, aber eine ungefährliche und zugleich wirksame. Sie umschließt all das, was heute die Psychosomatik lautstark erfindet, obgleich sie's nur wiederfindet. Ich fand die Kalokagathie wieder, als ich die Renaissance der Hexenkulte auf der Isle of Man im wahren Sinne wiedersah.

---

22 Rolf Hochhuth (1931–2020), deutscher Dramatiker und Pionier des Dokumentartheaters. Internationalen Erfolg erzielte er mit dem Werk „Der Stellvertreter" (1963). Als Aufklärer und Kritiker setzte er sich mit dem Nationalsozialismus und politisch-sozialen Fragen auseinander.

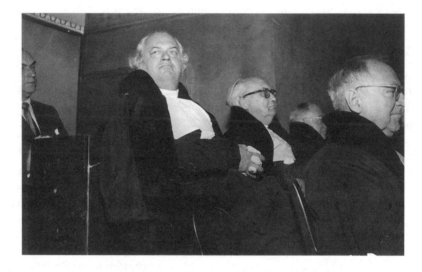

*Abb. 59: Werner Leibbrand mit Gruppe im Talar in München.[1]*
*Andere Fakultätsmitglieder blicken nach rechts-vorn, er zur Seite. Quelle: SAF.*

1    Der Anlass dieses offiziellen Bildes ist nicht bekannt, es müsste aus der Zeit Ende der 1950er,
     Anfang der 60er Jahre stammen. Es kann vielleicht trotz der kleinen Gruppe pars pro toto als
     ein gewisser exemplarischer Ausschnitt aus dem universitären Wissenschaftsbetrieb gelten:
     Die LMU-Professoren sind in der Regel männlich und haben ein recht hohes Durchschnittsalter
     (siehe auch Leibbrands Ausführungen im Kapitel „Der Unfug der Fakultät").

# BLICK ZURÜCK, JEDOCH OHNE ZORN

Mehrfach war der Name einer Nervenärztin gefallen, die meiner zweiten Frau Hilfe leistete, die mit mir wissenschaftlich und klinisch gearbeitet hatte und die ich als „sibirischen Engel" bezeichnet hatte. Und eines Tages trat jener Trennungsstrich des Todes ein, der uns immer unverstehbar bleiben wird. Wozu heucheln? Zum Alleinsein ward ich nicht geboren. Mein Anliegen war die Förderung der Frau in Gleichberechtigung gewesen. Ich war glücklich, dass es hier vorwärts ging. Es gibt Männer – und zwar deren viele – die zu einer lebendigen geistigen Gemeinschaft mit einer gebildeten oder akademisch wirksamen Frau einfach zu faul sind. Bei Gott, dies soll keine Abstraktion sein, denn ebenso faul sind sie – dies lehrt die Geschichte der Prostitution eindeutig – eine Dauer erotisch-geistigen Lebens zu zweit täglich stets neu und nach Art der Invention zu finden. Für all das hatte ich mich Jahrzehnte lang in verschiedensten Ansätzen stets von Neuem begeistert. Die Praxis des Lebens bestand nicht in einer Schwierigkeit zu zweit, obgleich hier zu sehen war, dass manches schräg lief. Dagegen kann ich nur die Worte Frida Uhls,[1] der zweiten Frau Strindbergs,[2] inhaltlich wiedergeben. Gefragt, ob sie nach all dem Elend und Unglück heute diesen Mann wieder heiraten würde, antwortete sie unbedenklich und begeistert mit „Ja". Wir haben nach unserem Heiratsentschluss[3] derartige Härten nie erlebt. Das mag selten sein. Die Tatsache, dass es dies gibt und zwar ohne erotischen Abstrich, ohne die Legende vom armen alten Mann, erscheint mir in der Einmaligkeit bedeutsam, sofern man nicht nach Ergebnissen des Computers lebt. Das gleiche Ziel – ja, ja ich weiß, wie belächelt man wird, von Zielen heute zu reden – der gleiche Beruf, gleiche Intentionen des Dialogs und eben jene Kontinuität des steten Zuammenfühlens, alle diese Merkmale erscheinen der heutigen Generation, deren Befreiungskampf wir zu großem Teil, wenn auch ohne Gebrauch der Suchtmittel, bejahen.[4]

---

1    Maria Friederike Cornelia „Frida" Strindberg-Uhl (1872–1943), österreichische Schriftstellerin und Literaturkritikerin. Sie arbeitete zudem als Übersetzerin wie auch als Drehbuchautorin und gründete ein Kabarett. Kurze und schwierige Ehe mit Strindberg (s.u.).

2    Johan August Strindberg (1849–1912), schwedischer Schriftsteller und Künstler. Er gilt als einer der wichtigsten nordischen Autoren und weltbekannter Dramatiker. Zu seinem Werk gehören Romane, Novellen und Dramen, die zu den Klassikern der Literatur zählen. Die Ehe mit Frieda Uhl (s.o.) dauerte nur von 1893 bis 1897. Leibbrand interessierte sich für Strindberg und hielt Vorträge über ihn.

3    Die Heiratsurkunde datiert vom 19. April 1962 Kochel am See (siehe das Original auf S. 198).

4    An dieser Stelle scheint eine eigentlich vorgesehene Fortsetzung des Satzes zu fehlen. Die Passagen dieser ersten Seite sind häufig etwas kursorisch und in Bezug auf das – implizit zur Schau getragene – glückliche Eheleben auf allen Ebenen und bis zuletzt etwas einfach bzw. selbstbewusst oder gar demonstrativ erfolgreich, wenn man das hier vorsichtig anmerken kann.

Weder die Benutzung der Pille, noch die Aufgabe der Wertung der Jungfern-schaft, noch die freie Bindung sind für uns ein Stein des Anstoßes. Aber wir zeigen den Studenten jene Kontinuität der Gemeinsamkeit, die eine stete, tägliche Leistung darstellt, wir führten sie aus der Hölle Strindbergscher Eheverwirrungen in den my-thischen Raum „Nach Damaskus". Und siehe! Man interessierte sich, man disku-tierte, man akzeptierte ohne Hohn oder falsch verstandene „Sachlichkeit". Diese Schüler waren so eifrig, dass sie selbst nach der Zeit des Staatsexamens bei uns blieben. Wir fühlten uns als zweites „Kutscher-Seminar" und wir brauchten keine Reklame dazu. Reformen hin, Reformen her: ohne Vorbild der Persönlichkeit ist nichts zu erreichen. Wirklichkeit ist keine Wahrheit. Wirklichkeit allein tut's frei-lich nicht. Wir begriffen nicht, warum es Schwierigkeiten geben sollte. Freilich sa-hen wir ein, der Vorzug liege in der Intimität der übersehbaren Schülerschaft, mit der wir lebten, deren neue Familienverhältnisse wir kannten, mit der wir nach aus-wärts korrespondierten und die nie vergaß, dass der Dienstag nach dem Seminar der Treffpunkt einer Runde blieb, an der jeder teilnahm und Freunde mitbrachte. Man verzeihe uns den Vergleich mit der Runde E.T.A. Hoffmanns in Berlin.

Genug davon; es reicht aus, sich vorzustellen, wo die Feinde saßen. Ich muss in diesem Fall von der Fakultät reden, der ich angehöre. Neid und Karrierejägerei hat es auch bei den Staatsbühnen von jeher gegeben; mein Onkel Kiedaisch, Inten-dant einstens in Stuttgart, wusste davon zu berichten; ich vermeine, die „Gestimmt-heit" einer Fakultät trägt ärgere Gespanntheit. Nur kurze Beispiele. Wir hatten in der Fakultät eine einzige Kollegin; was sie sagte, war trefflich, den Inhalt wischte man vom Tisch. Als meine dritte Frau und ich noch unverheiratet waren, raunte man, als wir verheiratet waren, raunte man. Das Abbiegen vom Grenzpfahl der Dis-ziplin, das uns so interessierende Grenzgebiet, wurde unverstanden missbilligt. Un-ausgebildete Vertreter der Fachdisziplinen mischten sich in unsere Forschungen und versuchten sie zu verteufeln. Als schließlich meine Frau sich mit einem histo-rischen Sexualthema habilitierte, spuckte man Moralin. Eine Frau, die über Sexus schrieb, das war zu viel. Wir verloren die Erste Runde und gewannen sie erst 2 Jahre danach. Selbst die Fachgenossen betrachteten uns als Outsider, wohl ein Fremdwort für Nichtskönner. Aber das Ausland schätzte uns von Anbeginn. Man konnte uns also nicht totschweigen; wohl aber konnte man mittels des Verwaltungs-apparates Scheinfechtereien aufführen. Immer wieder war neuer Sand im Getriebe. Und dies vor allem, weil die Frau eines Ordinarius nach adäquater Betätigung strebte. Alles dies wollte man nicht. Gegen alle diese Pläne stemmt man sich, stimmte man dagegen. Eine moderne Fakultät – difficile est saturam non scribere[5] – imponiert wie eine industrielle Aufsichtsratssitzung streng hierarchischer Füh-rung. Was dort die Aktienpaketmehrheit ist, liegt hier im Machtfaktor; er liegt kei-nesfalls bei den Theoretikern, die von ihrem Gehalt leben müssen. Der Theoretiker dieser Art leidet an chronischem Stimmbruch. Hat er eine adäquate akademische Frau, so wird er grundsätzlich beargwöhnt. Er lebt finanziell noch nicht einmal von den Brosamen, die von der Reichen Tische fallen. Er ist arm wie eine Kirchenmaus.

---

5   Klassischer römischer Topos, geprägt von Juvenal (ca. 60–127/138): Es ist schwer, keine Satire zu schreiben (Quelle: Satiren I, 30).

Die Fakultät alter Provenienz kann nur abgeschafft werden, sie muss dem angelsächsischen Department-System weichen. Es knistert schon im Gebälk. Auch die Alten, denen ich selbst angehöre, müssen eines Tages dem „omnes eodem cogimur"[6] weichen. Hier liegt einer der Minimalwerte des Todes.

Blick ich ohne Zorn zurück, so bedurfte es dennoch der Darstellung einiger Tatsachen, die auch der Laie begreifen kann. Die Nachteile des Establishments durchziehen eben auch die Hochschulen. Lösungen vermag ich im Augenblick kaum anzubieten. Ich kaprizierte mich auf die Frauenfrage in jeder Hinsicht und hier tat ich mein Bestes. Es gab zwei Dinge, auf Grund deren ich mit Studierenden persönlich brach: Unhöflichkeit bzw. Verständnislosigkeit gegenüber Kolleginnen und Antisemitismus. Das Bild, das man von der Frau macht, gehört einer jahrhundertlangen Vergangenheit andersgearteter Sozialstrukturen an. Darüber haben wir uns gemeinsam in einem größeren Werk geäußert.[7] So wenig, wie man von Wesensveränderungen der Frau reden kann, so wenig kann man von Rassenverschiedenheiten der Menschen reden. Alles das ist Plüsch des vergangenen Jahrhunderts.

Eros und Mythos sind unsterblich und lebensträchtig. Man sollte sich dies immer vorstellen innerhalb des Wustes von Sex-Darstellungen unserer Zeit, die freilich höchst selten im gemeinen Sinne als Pornographie bezeichnet werden können. Die Qualität aber des Eros gründet in der psychosomatischen Zweisamkeit des Menschen. Neben ihr steht aber stets jener Charon, der uns eines Tages über den Styx fährt.

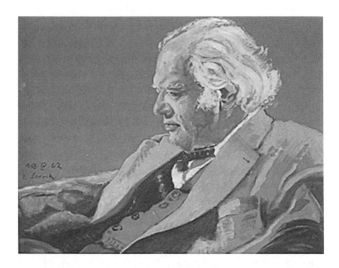

*Abb. 60: „Blick zurück": Leibbrand-Gemälde von E. Loreck (1962). Quelle: Bild H. Waldmann. Original: IEGTM München (19.04.1962).*

---

6   „Alle werden wir an denselben Ort [ins Jenseits] gezwungen." Horaz, carmen 2, 3, 25.
7   Leibbrand spielt hier auf das gemeinsame Werk „Formen des Eros" (1972) in zwei Bänden an.

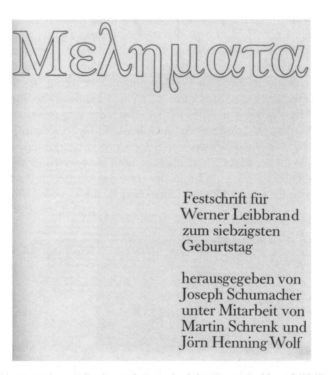

Festschrift für
Werner Leibbrand
zum siebzigsten
Geburtstag

herausgegeben von
Joseph Schumacher
unter Mitarbeit von
Martin Schrenk und
Jörn Henning Wolf

*Abb. 61: Melemata [Melēmata]. Festschrift für Werner Leibbrand (1967).[1]*
*Gebunden. Quadratisches Großformat (24x24cm). Quelle: SAF.*

1      Die vom Freiburger Medizinhistoriker Joseph Schumacher (1902–1966) herausgegebene
Festschrift zum 70. Geburtstag Leibbrands (1966) erschien im Folgejahr, aber dann für den
Haupteditor schon posthum. Die Mitarbeit von Martin Schrenk und Jörn Henning Wolf (*1937,
1982 auf den Kieler Lehrstuhl für Geschichte der Medizin berufen), war insofern sehr nötig.
Mitautoren waren Geert H. Goeman, Luis S. Granjel, Hans Herter, Klaus Horn, Eberhard
Kirsch, Pedro Lain-Entralgo, Annemarie Leibbrand-Wettley, José Mª López Piñero, José Mª
Morales Meseguer, Hans Rueß, Rolf Schmidts, Heinrich Schipperges, Hans-Joachim Schoeps,
Moses A. Spira, Martin Schrenk, Joseph Schumacher, Johannes Steudel, Ervino G. [P.] Stuc-
coli, Leopold Szondi, Erich Valentin, Helmut Waldmann, Hans Jörg Weitbrecht und Jörn
Henning Wolf. Die Festschrift umfasste 263 Seiten. Drucklegung: Boehringer Mannheim.

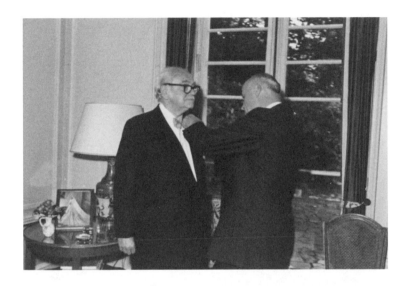

*Abb. 62: Moment der Würdigung: Verleihung des Ordens (1971).*
*Leibbrand erhält die Auszeichnung „Palmes Académiques".[1] Quelle: SAF.*

1   Die vom französischen Staatsminister für Erziehung verliehene Auszeichnung der „Palmes
    Académiques" ist die höchste akademische Würdigung in Frankreich. Leibbrands langjähriges
    Engagement für den universitären Austausch zwischen München und Paris wie auch seine
    wissenschaftliche Arbeit etwa zur französischen Psychiatriegeschichte oder der Rezeption von
    Michel Foucault ließen hier die internationale Kooperation zur Medizingeschichte nach 1945
    neu aufleben und florieren.

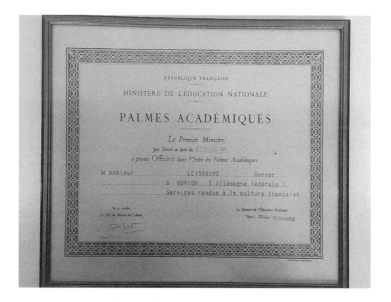

*Abb. 63: Leibbrands Auszeichnung: „Palmes Académiques" (1971).*
*Gerahmte Urkunde des französischen Erziehungsministers.[1] Quelle: MPIM.*

---

1    Unter dem Titel „Republik Frankreich – Staatsminister für Erziehung" erklärt die Urkunde:
     „Der Premierminister hat per Dekret vom 27. Juli 1971 als Offizier in den Orden der Palmes
     Académiques berufen Herrn Werner *Leibbrand* aus München (Bundesrepublik Deutschland)
     für seine Dienste an der französischen Kultur" (mit Originalunterschrift aus dem Kabinett
     sowie Namensstempel aus dem Erziehungsministerium).

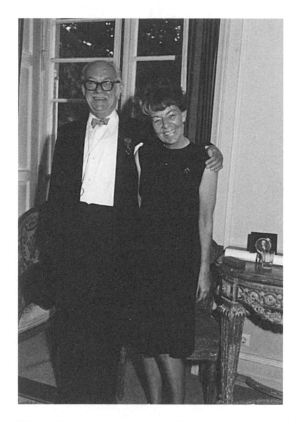

*Abb. 64: Werner und Annemarie Leibbrand in Paris (1971).[1]*
*Auszeichnung mit den Palmes Académiques. Quelle: SAF.*

1   Dieser Moment wird einer der glücklichsten in der Lebensgeschichte beider gewesen sein. Werner Leibbrand hat gerade im Rahmen einer feierlichen Zeremonie die höchste wissenschaftliche Auszeichnung des französischen Staates erhalten: „Palmes Académiques" (1971). Hier nimmt er seine Frau und wissenschaftliche Mitautorin wie auch persönliche Begleiterin Annemarie für das Foto in den Arm; symbolisch ist damit auch ihr wichtiger Anteil am gemeinsamen Schaffen und dem gesamten Œuvre gewürdigt.

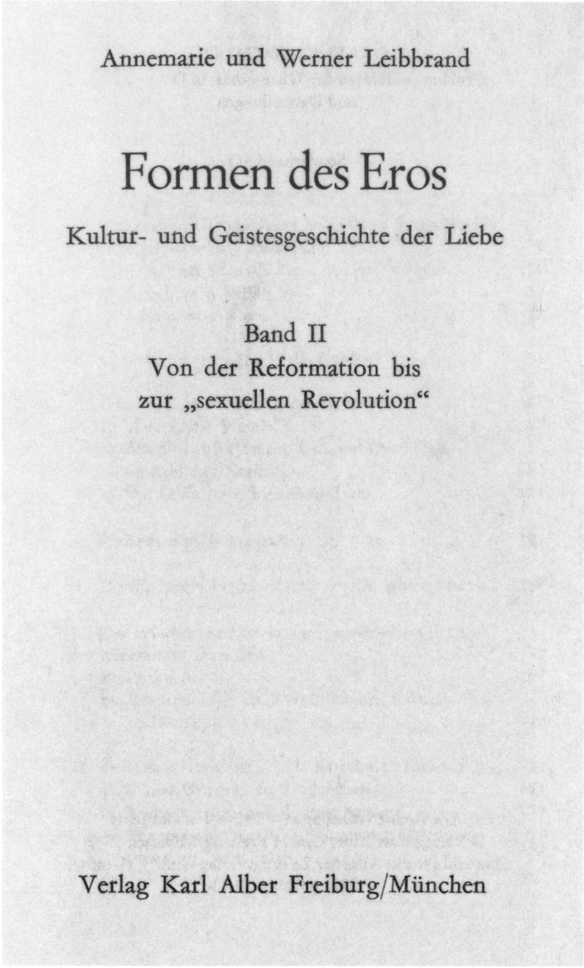

Annemarie und Werner Leibbrand

# Formen des Eros

Kultur- und Geistesgeschichte der Liebe

Band II
Von der Reformation bis
zur „sexuellen Revolution"

Verlag Karl Alber Freiburg/München

*Abb. 65: Annemarie und Werner Leibbrand: Formen des Eros (1972).[1]*
*Titelseite des zweiten Bandes. Quelle: SAF.*

---

1    Das zweibändige Werk „Formen des Eros. Eine Kultur- und Geistesgeschichte der Liebe" von
     „Annemarie und Werner Leibbrand" erschien im Jahr 1972 und bildete den Höhepunkt des
     gemeinsamen historischen und philosophisch-anthropologischen Schaffens. Band I „Vom
     antiken Mythos bis zum Hexenglauben" umfasste 703 Seiten, Band II „Von der Reformation
     bis zur sexuellen Revolution" nochmals 712 Seiten. Am Ende des hier abgebildeten Buches
     stand ein 16-seitiges Namensregister zur Erschließung des umfangreichen Werks.

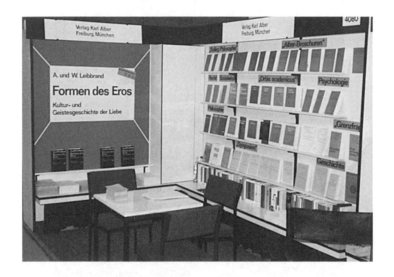

*Abb. 66: A. und W. Leibbrand: Formen des Eros auf der Buchmesse (1972).[1]*
*Farbfoto vom Verlagsstand in Frankfurt am Main. Quelle: SAF.*

1    Der Verlag widmete der Neuerscheinung des zweibändigen Werks „Formen des Eros. Eine Kultur- und Geistesgeschichte der Liebe" im Herbst 1972 eine großflächige Ankündigung auf der Frankfurter Buchmesse (s.o.). Dies bildete eine explizite öffentliche Anerkennung und Würdigung des gemeinsamen umfangreichen Schaffens – etwa eineinhalb Jahre vor Leibbrands Tod mit 78 Jahren.

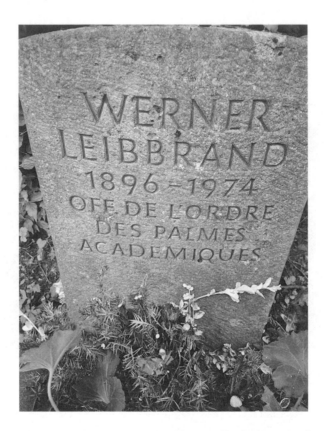

*Abb. 67: Grab von Leibbrand auf dem Nordfriedhof München.[1]*
*Foto von Familie Beate Donislreiter. Quelle: SAF.*

1    Der Grabstein von Werner Leibbrand auf dem Nordfriedhof in München. Interessant ist, dass
     neben den Lebensdaten „1896–1974" auch die Ehrung mit der Ernennung zum „Off.[icier]
     de [dans] l'Ordre des Palmes Académiques" durch die französische Regierung genannt ist.
     Ob dies ein testamentarischer Wunsch war, ließ sich anhand der vorliegenden Quellen nicht
     verifizieren. Es unterstreicht auf jeden Fall die Bedeutung dieser akademischen Würdigung
     durch Paris. Das Grab von Annemarie Leibbrand-Wettley (1913–1996) liegt direkt neben der
     Grabstätte für Werner Leibbrand. Initial gab es eine kurzfristig angesetzte Trauerfeier auf dem
     Ostfriedhof; wohl erst im August fand die endgültige Beisetzung auf dem Nordfriedhof statt.

# TRAUERREDE AUF WERNER LEIBBRAND

*Meinolf Wewel*

Verehrte, liebe Frau Professor Leibbrand,
zum Abschied versammelte Freunde des Verstorbenen[1]

Werner Leibbrand ist von uns gegangen, hat sein Leben vollendet – in Stille. Es begann vor 78 Jahren, am 23. Januar 1896 in Berlin am Hackeschen Markt, nur „zufällig" dort, wie er zu sagen pflegte. Seine Eltern entstammen altschwäbischem Geschlecht. Die Vorfahren waren Pfarrer, Ärzte, Gelehrte und Schauspieler. Ein Onkel war Intendant der Stuttgarter Hofbühne, ein anderer Friedrich W. Gubitz, zeitkritischer satirischer Schriftsteller, Kupferstecher und Akademieprofessor in Berlin, Freund von Goethe, Schiller und Tieck. Großvater und Vater durchbrachen die Tradition: sie wurden Kommerzienräte

Von einer Lebensversicherung, wie sie der Vater betrieb, hielt Werner Leibbrand indessen offensichtlich schon in jungen Jahren nicht sehr viel. Schon während der Schulzeit am Mommsen- und Bismarckgymnasium: Neben vielen anderen Instrumenten Ausbildung zum Konzertpianisten durch Birger Hammer, dem Norweger aus der Schule des russischen Meisters Leschetizky. Der sanfte Anschlag ~~bei tiefem Handgelenk~~,[2] mit dem Leibbrand seine Lieblinge Beethoven, Schubert und Chopin so eindrucksvoll zur Darstellung brachte, zeugt davon. Kein Wunder, dass es ihn mächtig zur Musik bzw. Musikkritik hinzog – doch der Vater widersetzte sich dem heftig. Leibbrand wich auf das Studium der Medizin aus, hörte aber nebenher auch Philosophie, Musik-, Literatur-, Kunst- und Rechtsgeschichte und pflegte mit vielen Künstlern und Literaten freundschaftlichen Umgang. In der Medizin waren Waldeyer und Hertwig, Kraus, Goldschneider, Kromayer, Magnus Hirschfeld und Kronfeldt sowie der Psychiater Bonhoeffer seine bevorzugten Lehrer.

Im Ersten Weltkrieg Feldarzt, 1919 med. Staatsexamen, ein Jahr später Promotion bei Blumenthal mit einer Arbeit über Tumoren bei Kriegsteilnehmern.[3] Dann wandte sich Leibbrand der Psychiatrie zu. In ihr konnte er seine verschiedenen Talente am besten nutzen. Sie entsprach seinem Bedürfnis nach menschlicher Kommunikation. Er begann an den international renommierten Berliner Kuranstalten Westend, aus denen die heutige Berliner Universitätsnervenklinik vorging. Der

---

1    Meinolf Wewel (geb. 1931) widmete das Manuskript Prof. Annemarie Leibbrand-Wettley („Mit vielen herzlichen Grüßen").
2    Es gab im Manuskript kleine handschriftliche Korrekturen; hier exemplarisch eine Streichung.
3    Dieses Promotionsdatum ist nicht richtig, es war das Jahr 1921, siehe die Titelseite auf S. 34.

Umgang mit Patienten aus vielen Ländern veranlasste ihn, seine vielfältigen Sprachkenntnisse noch um Jiddisch und Russisch zu erweitern.

Mitte der zwanziger Jahre eröffnete Leibbrand in Berlin eine eigene, sehr glanzvolle psychiatrische Praxis, die insbesondere von der Berliner Film- und Theaterwelt lebhaft frequentiert wurde. Gleichzeitig begründete er als Pionier der Sozialpsychiatrie die Fürsorge der Geisteskranken im offenen System. Er übernahm außerdem die Fürsorge für Alkoholiker und Rauschgiftkranke in den Bezirken Wedding und Tiergarten.

1933 wurde dieses segensreiche Wirken jäh unterbrochen. Seine philosemitische, frankophile, menschenrechtliche und pazifistische Haltung brachten ihn von vornherein bei den Machthabern des Dritten Reiches in Misskredit. Er konnte und wollte nicht schweigen, als die Barbarei über uns hereinbrach. Man entzog ihm die Kassenzulassung und die amtliche Stellung als Sozialpsychiater.

Damals begann Werner Leibbrand sich zunehmend mit der Medizingeschichte zu befassen. Er intensivierte seine philosophischen und geisteswissenschaftlichen Studien. Unter vielfacher Lebensgefahr schuf er Katakombenkreise des Philosophierens. Zu dem einen gehörten die abgesetzten Ordinarien Richard Kroner, Konrad Ziegler, Friedländer, Ernesto Grassi, Müller-Freienfels und Kurt Riezler. An einem zweiten, der heimlich in seiner Berliner Wohnung am Kaiserdamm stattfand, waren Romano Guardini, Winterswyl, Rothfels und Carl Friedrich von Weizsäcker beteiligt. Hier entstand Guardinis endgültige Formulierung seiner Rilke-Studien, vor allem die Interpretation der Duineser Elegien und der Sonette an Orpheus.

1937 erscheint Leibbrands erstes größeres medizinhistorisches Werk: „Die romantische Medizin" in zwei Bänden: Im Gegensatz zum bis dahin herrschenden Pragmatismus und Utilitarismus schrieb er Medizingeschichte als Problemgeschichte menschlicher Beziehungen in der besonderen Situation von Arzt und Patient. In zehn Büchern und über 250 Aufsätzen lässt sich die Entwicklung der Leibbrandschen Geschichtsphilosophie und ideenkritischen Medizin-Historiographie verfolgen, die der deutschen und internationalen Medizingeschichte eine neue Dimension erschlossen hat. Das 1939 herausgekommene Buch „Der göttliche Stab des Aeskulap" hat den bezeichnenden Untertitel: „Eine Metaphysik des Arztes". Leibbrand schrieb damals auch die erste geistesgeschichtliche Interpretation des heiligen Vincenz von Paul in Deutschland. Zuletzt flüchtete er vor den Schergen des Naziregimes mit einem neuen Manuskript von Unterkunft zu Unterkunft, ohne Lebensmittelkarten, von Freunden versteckt. Es entstand der platonische Dialog über die Gesundheit.

Kurz nach Kriegsende wird Leibbrand Direktor der großen Heil- und Pflegeanstalt in Erlangen. Bald darauf – inzwischen zum Honorarprofessor ernannt – begründet er dort das Universitätsseminar für Geschichte der Medizin. Über das Lehren in Vorlesungen und besonders im Seminar, das sich immer wieder zu einer Art erweiterten Freundeskreises entwickelte, werden wir gleich noch von einem seiner Schüler hören. In der Erlanger Heil- und Pflegeanstalt richtete er für seine Kranken offene psychotherapeutische Abteilungen ein, deren sich seine Mitarbeiterin und spätere Frau Annemarie Wettley besonders annahm. Auch das alte Anstaltstheater wurde von Leibbrand wieder zu neuem Leben erweckt.

1953 folgt Leibbrand dem Ruf nach München auf den Lehrstuhl für Geschichte der Medizin, 1958 wird er dort Ordinarius. Vier Jahre vorher erscheint innerhalb der Reihe Orbis Academicus bei Alber seine „Heilkunde" – eine Problemgeschichte der Medizin. Es ist keine der üblichen Medizingeschichten, und das hat ihn manchen Einspruch seitens rein naturwissenschaftlich orientierter Fachkollegen eingetragen. Medizin ist indessen nur zum Teil Naturwissenschaft. Der Mensch als ihr Objekt ist ein geistiges Wesen und die Methodik der medizinischen Geschichte muss also eine geisteswissenschaftliche sein, schrieb Leibbrand und er hatte für diese Methodik eine geradezu leidenschaftliche Befähigung. Und „so verschiebt diese Geschichte der Heilkunde absichtlich das Blickfeld vom üblichen Material hinweg zur ‚Grenze'. Problemgeschichte wird vorzüglich Geschichte der ‚Grenze'". „Der Ort der Grenze ist der für die Erkenntnis fruchtbare Ort: denn jede Sache muss von ihrer Grenze her bestimmt werden, – worauf schon sprachlich das Wort „Definition" hinweist, wie Paul Tillich bemerkte.

Ein Ergebnis der akademischen Tätigkeit am Münchner Universitäts-Institut ist auch der mit Annemarie Wettley 1961 veröffentlichte Orbis-Band „Wahnsinn" – Geschichte der abendländischen Psychopathologie. Der Titel war Programm. Er bekundet […] die Ablehnung reiner Fachgeschichte und drückt zugleich aus, dass die Untersuchungen nicht erklärend psychologisch vorgehen wollen. Sie nehmen vielmehr den Begriff als eine gegebene Totalität, von der aus eine beschreibend-analytische Durchführung innerhalb der geschichtlichen Epoche möglich wird. Eigentlich ist das Werk eine Kulturgeschichte des menschlichen Irrens und Wähnens, entsprechend der ursprünglichen Bedeutung des Wortes „Wahn". Ein Standardwerk für jeden, der sich mit der Geschichte der kranken Seele und der Geisteswissenschaft überhaupt befasst. Walther Hans Ullmann, New York, schrieb damals in der „Medizinischen Welt": „Ein genialer, von Jugend immer noch überquellender Schriftsteller ist der Historie des Wahnsinns verfallen, ein spritziger, spekulativer, später Romantiker, einer der letzten Ritter des Humanismus und des goldenen Vließes überschäumenden Wissens."

Genau so lernte ich Werner Leibbrand an der Seite seiner Frau vor fünf Jahren kennen. Beide waren über und über damit beschäftigt, ihr letztes großes gemeinsames Werk zu Ende zu führen: die „Formen des Eros". Es ist Ende 1972 in zwei Bänden und innerhalb des Orbis Academicus erschienen. Wie es noch 1971, und zwar genau am 6. August bei Leibbrands zuging, möchte ich durch einige Zitate aus einem Brief ~~an mich~~ veranschaulichen:

„Nach fünfwöchigem Arbeits- und Unterrichtsaufenthalt in Paris haben wir hier sogleich unsere Manuskript-Tätigkeit fortgesetzt und dürfen folgendes zusammenfassen: Vor unserer Pariser Abreise erhielten Sie den Augustin sowie ein Kapitel über sexualisierte Erbsündentheorie und usus matrimonii. Vorangegangen war das Römerkapitel. In Paris machten wir Ihnen die Bußbücheranalyse fertig. Hier in München wurde ein Abschnitt „Entdeckung der Liebe", also die Troubadours-Darstellung fertiggestellt, die Ihnen in den nächsten Tagen schon zugehen kann. Vorangeht noch der nordische und indogermanische Mythos. Etwa Mitte September verschwinden wir zu klausurhafter Arbeit noch einmal 14 Tage nach Igls, wo wir treffbar sind. Also Innsbruck."

Und im gleichen Brief zur These des Werkes: „Ablösung von der Psychopathologie und Psychiatrie zugunsten eines geistigen Breitbandspektrums eigenwilliger Geschichtsmethodik, die auf den Entwicklungsgedanken verzichtend, sich nach phänomenalen Begriffen ausrichtet, um sie jeweils im ganzen durchzuziehen. Dabei ergibt sich, dass von Entwicklung überhaupt nicht geredet werden kann, weil die Verflochtenheit[en] der Vorgänge koexistent sind. Die Frauenfrage erhebt sich, geht wieder unter, lässt hoffen und verzweifeln bis zum heutigen Tag. – Unsere Methodik der Phänomendarlegung ist zentriert um den Mythos (Eros und Pan). Weder Technokratie noch Frömmigkeit können an diesem Bestand etwas ändern, gewisse Existentialien bleiben bestehen."

Eros und Pan – so liefen die Titelüberlegungen, – über „Die Paradoxie der Frau" und „Die Paradoxie von Mann und Frau" bis zu den „Formen des Eros"! Das Werk hat schon im ersten Jahr eine ganz ungewöhnliche Resonanz gefunden. Es leistet in der Nachfolge Iwan Blochs (1872–1922), dem es auch gewidmet ist, einen originalen Beitrag zum Aufbau einer Sexualwissenschaft vom Eros her. Diese verstehen die Verfasser nicht als medizinisch-psychologisches Sonderfach, sondern als Teil einer fächerübergreifenden kulturell-geistigen Anthropologie. Die Anregung zu diesem Werk ging von Karl Jaspers aus, der die Verfasser ermunterte, Mythos und Dichtung frei von Ideologie oder fixen Dogmen nach dem Eros zu befragen.

Ich habe vielleicht für eine Grabrede zuviel von Büchern gesprochen. Man mag das dem Verleger nachsehen. Aber es gibt noch einen anderen Grund dafür: Eine Leitidee, die für die Persönlichkeit Leibbrands sehr bestimmend war. Joseph Schuhmacher hat sie zu seinem 65. Geburtstag wie folgt formuliert: „Neue Erkenntnisse sind Geschenke, die Einzelpersönlichkeiten ihrer Zeit zu vermitteln haben; sie bereichern, aber sie stellen zugleich ihre Zeit mit verpflichtender Kraft vor neue Aufgaben, deren Lösung sie sich nicht entziehen darf."

Wir wollen hier beim Abschied uns zu dieser Verpflichtung bekennen.

Hinter dem Werk steht die Persönlichkeit. Sie zeigt sich im Werk. Für Werner Leibbrand trifft das im besonderen Maße zu. Er zeigt sich in seinen beiden letzten großen Werken nicht allein, sondern in der Dual-Union mit seiner Frau Annemarie Leibbrand-Wettley, eine Möglichkeit des Daseins, deren Ursprung er im Mythos sah, dem Mythos der Antike, deren Geist ihn von Jugend an beseelte und deren Ideenwelt er auf sein alltägliches Leben übertrug. Für seine Leistungen sind Werner Leibbrand zahlreiche Würdigungen zuteilgeworden. Nicht weniger als 5 Akademien haben ihn zum Mitglied gewählt. Er war in vielen wissenschaftlichen Gesellschaften, erhielt die Ärzte-Plakette von Tel Aviv und vor 3 Jahren die hohe Auszeichnung eines Offiziers des Ordens Palmes Académiques. Frankreich war er zeitlebens in besonderem Maße zugewandt, ein halbes Jahrhundert hat er die nachbarliche Freundschaft gearbeitet.

Das Beglückende der menschlichen Begegnungen, die ich mit Werner Leibbrand haben durfte, lässt sich nur schwer in Worte fassen. Er war eine große Persönlichkeit von seltener Ausstrahlungskraft, ein Mann mit einer unvergleichlichen humanistischen Bildung, für den das Musische ein wesenhaftes, lebensbestimmendes Moment war, – ein prächtiger Mensch, auch ein Romantiker, eigenwillig, kampfeslustig, streitbar – ein unerschrockener Mahner, aber stets auch ein Anwalt der Freiheit und Toleranz, – ein selbständig Denkender, von lauterer Gesinnung – ein Mann von großer Liebenswürdigkeit, Güte und Weisheit. Ich meine damit insbesondere die Weite des Horizonts und seine gelebte Überzeugung, dass Wahrheit im Sinne Lessings stets nur annähernd gefunden werden kann; dazu das Bekenntnis zur Subjektivität, zur subjektiven Darstellung, die durchaus dazu geeignet ist, der Annäherung an die Wahrheit zu dienen.

Werner Leibbrand war ein großer Arzt, Wissenschaftler, Geschichtsphilosoph, Lehrer und Mensch – er ist heimgegangen und wir wollen sein Andenken gut bewahren, indem wir sein Werk als Verpflichtung nehmen, und Ihnen, liebe Frau Leibbrand, der treuen Gefährtin, dem anderen Pol der Dual-Union, herzlich verbunden bleiben.

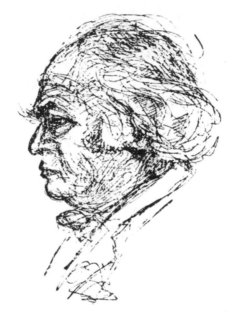

**Prof. Dr. Werner Leibbrand**

*Abb. 68: Bildkarte: Zeichnung von Werner Leibbrand[4]*
*(undatiert). Quelle: SAF.*

---

4    Der Künstler dieser Zeichnung ist nicht bekannt. Im Nachlass gibt es mehrere Exemplare der Bildkarte, die meisten ohne aufgedruckten Namen unter dem Bild, einmal auch mit.

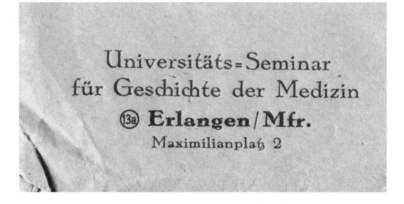

*Abb. 68: Briefumschlag: Universitäts-Seminar für Geschichte der Medizin.*
*Bedrucktes Kuvert mit Adresse der neuen Einrichtung.[1] Quelle: SAF.*

1   Das erste „Universitäts-Seminar für Geschichte der Medizin" war im Direktionsgebäude der
    Heil- und Pflegeanstalt Erlangen/Mittelfranken untergebracht (siehe auch Abb. 29, 30 und 35).
    Siehe auch die Beiträge in Ruisinger (2002) sowie speziell Wittern-Sterzel (2002).

# DIE BEGRÜNDUNG DES UNIVERSITÄTSSEMINARS FÜR GESCHICHTE DER MEDIZIN IN ERLANGEN DURCH PROFESSOR DR. W. LEIBBRAND[1]

*Annemarie Leibbrand-Wettley*


## A) BIOGRAPHISCHER ABRISS VON W. LEIBBRAND BIS ZUR ERNENNUNG ZUM HONORARPROFESSOR FÜR GESCHICHTE DER MEDIZIN IN ERLANGEN

Durch beide Eltern mit dem schwäbischen Raum verbunden und durch die Sigmaringer Sippe von der bekannten Mutter Burckhardt-Bardili abstammend, wurde Werner Leibbrand, wie er später zu sagen pflegte, nur „zufällig" am 23.1.1896 in Berlin am Hackeschen Markt geboren. Diese familiäre Abkunft ist indessen noch weit bunter, und sie ist für den musischen, so vielseitigen Mann in bestimmter Weise typisch. Der alemannische Raum bis in die Schweiz hinein begrenzt einschließlich der burgundischen Ecke die eine Seite, während die genannte schwäbische Art eine Immigration aus dem 18. Jahrhundert darstellt: stammt doch sein Onkel, der Kupferstecher, Schriftsteller und Akademieprofessor in Berlin, Freund von Goethe, Schiller, Tieck, Zacharias Werner, Raupach u.a., F. A. Gubitz,[2] ursprünglich aus Schweden. Von dort war ein Vorfahre, ein Offizier, wegen einer Liebesgeschichte seine Laufbahn quittierend, über Sachsen eingewandert. Dessen Verwandte tauchten als Phisici im Raum Suhl auf. Der satirische, vor allem auch der damaligen Medizin dienende Onkel Gubitz starb in Berlin. Zur Zeit der Königin Luise hatte er den Berliner Gesundbrunnen durch ein Festgedicht eingeweiht. Die Berufe in Leibbrands Ahnenreihe sind für ihn selbst charakteristisch: sie gehören dem Pfarrer- und Arztberuf, dem Theater und dem Gelehrtentum an. Ein Onkel war Intendant der Stuttgarter Hofbühne; dessen Söhne lebten als Sänger und Schauspieler. Der Begründer des Marbacher Schillerhauses, Otto von Günther, gehört dem gleichen Verwandtenkreis an.

Im 19. Jh. wurden aus den ehemaligen Pfarrern und Schulmeistern berufene Kommerzienräte. Dieser soziologische Umschlag wurde für Leibbrand wichtig, war doch sein Vater Vertreter der Hypothekenabteilung in Berlin der vom Großvater in Stuttgart gegründeten alten Lebensversicherung. Das bedeutete für Leibbrand die Erziehungsmethode innerhalb des Spätkapitalismus und des berüchtigten Viktorianismus, gegen den sich der Schüler frühzeitig auflehnte und zur Isolierung im Elternhaus führte.

---

1    Notizen von Prof. Dr. A. Leibbrand-Wettley (1975/76).
2    Hier gemeint ist wohl Friedrich *Wilhelm* Gubitz (1786–1870), deutscher Grafiker (Holzstecher), Schriftsteller, Theaterkritiker, Herausgeber und Kunstprofessor. Er starb in Berlin.

Zu Haus in Berlin wurde nur schwäbisch gesprochen, Leibbrands Stuttgarter Dialekt war unüberhörbar, aber die Verbindung von preußischer Erziehung auf humanistischem Boden in Berlin und dem alemannischen Erbe wurde eine sehr glückliche. Norddeutsch[-]großstädtische Wachheit und schwäbisches verbohrtes Denken im Sinn der Hegelei wurden zum Grundzug seines Wesens neben einer „paracel[s]ischen" Querköpfigkeit, die Freunde, aber noch mehr Feinde „rühmten". Eine weitere Bindung zum südostdeutschen Raum erfolgte durch seine Jugendfreundschaft mit dem bekannten, 1973 verstorbenen Berliner Theaterkritiker Florian Kienzl, dem Neffen des steierischen Evangelimann-Dichters.

Die Vorschule seines späteren Gelehrtendaseins erwies sich zunächst als Treppenwitz: als einen latenten Linkser und Spiegelschriftschreiber verkannten ihn seine Lehrer als „schwachsinnig". So erfolgte seine Umschulung auf eine Privatschule im Haus des bekannten Tropenbotanikers Warburg. An sie schloß sich die spätere Gymnasialzeit im Mommsen- und Bismarckgymnasium an.

Leibbrand hat für seine Gymnasial- und späteren akademischen Lehrer ein starkes Dankbarkeitsgefühl entwickelt. Wohl schon damals dachte er sich seinen eigenen Wirkungsbereich in dieser Form.

Ein wesenhaftes, lebensbestimmendes Moment Leibbrands war das Musische. Besonders seine musikalische Begabung zeigte sich früh; sie befähigte ihn, jedes Instrument zu spielen, das er in die Hand bekam. Schon in der Gymnasialzeit vervollkommnete er sich in der Pianistik unter dem norwegischen Pianisten Birger-Hammer, einem Schüler Arthur Schnabels, dessen Lehrer der russische Meister Leschetitzky war. Diese Erwähnung ist wichtig, weil alle Schüler und Enkelschüler Leschetitzkys jenen weichen, sanften Anschlag bei tiefem Handgelenk besaßen, der auch Leibbrand eigen war und besonders bei seinen Lieblingen Beethoven, Schumann und Chopin eindrucksvoll zur Darstellung kam. Leibbrand hat seine Pianistik stets weiter ausgeführt, auch dann, als der ärztliche und wissenschaftliche Beruf ihn aufsog. Er gab Konzerte – sein letztes für seine Universitätskollegen und Schüler zu seinem 70. Geburtstag – war an klinikfreien Tagen Korrepetitor bei dem grossen Belcantogenie Dr. Jean Nadolowitsch und hat sich als Medizinalpraktikant klavierspielenderweise in Schauspielerateliers betätigt, wo er auch kleine Rollen übernahm; hatte ihn doch sein eigener Onkel auf dramatischem Gebiet ausgebildet. Dass er dann auch selbst Filme schrieb, die mit gutem Erfolg aufgeführt wurden, ist nicht verwunderlich.

Sein Medizinstudium – der Vater verbot das der Musik oder Musikgeschichte – hat unter der musikalischen Betätigung nicht gelitten. Es wurde vielmehr noch durch Philosophie, Musik-, Kunst- und Literaturgeschichte erweitert.

Zu seinen bedeutendsten Lehrern in der Medizin gehörten Waldeyer, Virchow, Hertwig, Kopsch, Rubner, Rubens und später die großen Berliner Kliniker Friedrich Kraus, Goldscheider, Blumenthal, Bonhöffer, der seine Fachausbildung jahrelang beobachtete, Cassirer, mit dem er fast täglich am Krankenbett zusammentraf, der musisch verwandte Curt Singer, E. Bumm, Greef, Brahn, Salkowski u.a. Besonders eng befreundet war und blieb er mit R. Henneberg bis zu dessen Tod.

Eine gründliche Vorausbildung mit Augenheilkunde (Silex) führte ihn nach Abschluss des Ersten Weltkriegs, den er als Feldunterarzt bei Truppenteilen und in

Lazaretten in sehr selbständiger Stellung und seinem Wesen gemäss höchst eigenwillig erlebte, in die Psychiatrie. Sie war ein Kompromiss, war sie doch das einzige medizinische Grenzgebiet, in dem er seine verschiedenen Talente nutzvoll auswerten konnte. Er begann als Psychiater an den Berliner Kuranstalten Westend bei Dr. Weiler und Dr. Schlomer. Aus diesen Kuranstalten ging die heutige Universitätsnervenklinik hervor. Das Leben in diesem renommierten internationalen Sanatorium brachte den Umgang mit Patienten aus allen Ländern mit sich, und hier vervollkommnete Leibbrand seine polyglotte Anlage. Bei den vertriebenen Ostjuden lernte er Jiddisch, und als ihn eine Tuberkulose für ein Vierteljahr in den Liegestuhl zwang, lernte er nach Toussaint-Langenscheidt Russisch, um mit den aus Russland emigrierten Kranken russisch zu sprechen. Damals nannte man in den Inflationsjahren den Berliner Kurfürstendamm den „Newski-Prospekt".

Er sprach so akzentfrei russisch, dass ihn später, als er nach München berufen wurde, alle russischen Ladeninhaber der von ihm so geliebten Türken- und Schellingstrasse, wo er täglich seine Zeitungen kaufte, ihn als Russen betrachteten.

Nach siebenjähriger Tätigkeit schied er aus den Kuranstalten aus, um eine eigene und sehr glanzvolle psychiatrische Praxis in Berlin zu begründen. Die Berliner Film- und Theaterwelt bevorzugte ihn als Arzt und Psychotherapeuten. Gleichzeitig begründete er als Pionier der Sozialpsychiatrie die Fürsorge der Geisteskranken im offenen System, wie er es bei seinem französischen Freund Toulouse in St. Anne kennen gelernt hatte. Die Fürsorge für Alkoholiker und Rauschgiftkranke in den Bezirken Wedding und Tiergarten schloss sich an. Diese wichtige Arbeit wurde durch das Geschehen von 1933 jäh unterbrochen. Leibbrand hatte 1932 die geschiedene Frau des Nobelpreisträgers Bergius geheiratet. Da seine Frau Jüdin war, nahm man ihm das Recht auf Kassenpraxis und vor allem entfernte man ihn aus der Sozialarbeit, an der sein Herz hing. Ab 1934 galt Leibbrand im offiziellen ärztlichen Kassenverzeichnis als „Staatsfeind". Die Privatpraxis liess man ihm bis 1943, allerdings unter erheblichen Erschwernissen.

In dieser Zeit der erzwungenen Introversion wurde er zum eigentlichen Medizinhistoriker und Schriftsteller.

Im medizinhistorischen Institut Berlins hatte er ständig als Privatgelehrter neben seiner psychiatrischen Tätigkeit gearbeitet. Nach vielen Einzelarbeiten erschien 1937 seine erste und zweite Auflage der „Romantischen Medizin", die 1939 ins Italienische übersetzt wurde. Es folgte 1939 „Der göttliche Stab des Äskulap" eine Metaphysik des Arztes auf geistesgeschichtlicher Grundlage. Das will heissen, dass sich Leibbrand eine neue historische Betrachtungsweise ersann, die ihm bei Iwan Bloch und bei Neuburger anzubrechen schien. Er sah Wilhelm Dilthey als seinen eigentlichen geistigen Vater an und schuf im Dritten Reich Katakombenkreise des Philosophierens unter vielfacher Lebensgefahr. Der erste Kreis umfasste die gestürzten Heroen des Geistes, die abgesetzten Ordinarien, die wir langsam verloren: den Hegelianer Richard Kroner, den Plutarcheditor Konrat Ziegler (Pauly-Wissowa), den feinsinnigen Georgiast Friedländer, Ernesto Grassi, Müller-Freienfels, vor allem den Schwiegersohn Max Liebermanns, den Philosophen Kurt Riezler.

Er war ursprünglich aus dem Lehrfach gekommen, wurde dann Diplomat in Russland und schliesslich enthobener Professor und Kurator der Frankfurter Universität nach langjähriger Mitarbeiterschaft Fritz Ebers vor der Ära Meissner. Der zweite Kreis fand heimlich in seiner Berliner Wohnung am Kaiserdamm statt. Romano Guardini, Winterswyl, der Historiker Rothfels und anfänglich auch C. F. von Weizsäcker waren daran beteiligt. Hier entstand Guardinis endgültige Formulierung seiner Rilke-Studien, vor allem die Interpretation der Duineser Elegien und der Sonette an Orpheus.

Eine Absage infolge Arbeitsüberlastung an den dritten Kreis, eine kulturphilosophische Zusammenkunft verschiedener bekannter Persönlichkeiten[,] rettete ihm das Leben. Der gesamte Kreis wurde plötzlich verhaftet und zum grössten Teil hingerichtet. Unter ihnen befanden sich der Psychiater Dr. Rittmeister, eine Pianistin und ein Nachkomme Detlef v. Liliencrons.

Während dieser schwierigen Zeit entstand 1941 die erste deutsche geistesgeschichtliche Interpretation des Hl. Vinzenz von Paul, dazwischen erschienen Neuauflagen von „Der göttliche Stab des Äskulap". 1943 erfolgte die Katastrophe. Leibbrand wurde aus politischen Gründen aus seiner Berliner Privatpraxis entfernt und als Assistenzarzt an die Nürnberger Nervenklinik verpflichtet, „um unter Kontrolle eines geeigneten Mannes überwacht zu werden", wie man es ihm in der Münchner Ärztekammer zynisch verkündete. Ich selbst wurde einen Monat später in die gleiche Klinik notdienstverpflichtet, wie es damals so üblich war. Damals lernte ich Leibbrand, den ich nur aus seinem Schrifttum kannte, und seine Frau persönlich kennen. Wir befreundeten uns rasch.

Die Versetzung Leibbrands von Berlin nach Nürnberg erfolgte unter dem Motto „Aktion Conti". Indessen verschärfte sich in den letzten 2 Kriegsjahren die Lage für politisch Verdächtige[,] und schon nach 13-monatiger Tätigkeit als Assistenzarzt wurde Leibbrand von Freunden gewarnt: man suche ihn. Mit einem ärztlichen Zeugnis musste er im September 1944 in den „Untergrund" verschwinden. Ich selbst hatte schon vorher, Ende April 1944, ebenfalls aus Gründen der Gefährdung und auch mit einem ärztlichen Zeugnis versehen, das Nürnberger Krankenhaus verlassen.

Im Januar 1943, als man noch hoffte, ungeschoren in diesem Status zu bleiben, nahm Leibbrand erste Beziehungen zur Erlanger Universität auf. In der Societas physico-medica hielt er einen Vortrag über „Die Geschichte des Harmonieproblems" und nahm Kontakte nicht nur zur medizinischen Fakultät auf.

Die Zeit von September 1944 bis zum Kriegsende bedeutete für Leibbrand und seine Frau eine Odyssee von Komplikationen. Ohne Lebensmittelkarten hielten sie sich vorwiegend im süddeutschen Raum auf, immer woanders hausend, so dass es tatsächlich gelang, sich jedem Zugriff zu entziehen.

Ich war unterdess[en] als Stationsärztin in die Erlanger Heil- und Pflegeanstalt notdienstverpflichtet und, da der Flüchtlingsweg Leibbrands sich über Württemberg, Bayern und Franken erstreckte, gelang es, hier ohne Aufsehen – wie wir meinten – Gepäck, gelegentlich den Foxterrier, von Leibbrands aufzubewahren, vor allem aber die Post umzuleiten und organisatorisch tätig zu sein. So ganz unbemerkt aber war diese Verbindung nicht, denn ich erhielt öfters verdächtig klingende Telefonanrufe mit der Frage, wo sich Leibbrands befänden. Ich spielte die Ignorantin.

In den letzten Wochen vor Kriegsende befanden sich Leibbrands auf dem Tucherschen Gut Feldmühle in der Nähe von Doll[n]stein, dessen Asyl sie schon vorher in ihrem Zickzackweg gestreift hatten. Dort erlebten sie das Kriegsende. Leibbrand arbeitete an einem neuen Buch, dem „Gespräch über die Gesundheit" in platonischer Dialogform, das 1946 zur Veröffentlichung kam. Anfang Juni 1945 begaben sich Leibbrands nach Erlangen, wo ihre letzte Habe in einigen Koffern bei mir deponiert war. Ihre Wohnung in Berlin war zuletzt ausgebombt worden.

Am gleichen Tage, als Leibbrand in Erlangen eintraf, hatte die amerikanische Militärregierung die beiden Anstaltschefärzte abgesetzt. Leibbrands Pläne, wie er sich wieder in ein bürgerliches, vor allem berufliches Leben eingliedern konnte, waren noch unbestimmt. Nach den Erfolgen seiner vorliegenden Bücher hoffte er wohl am meisten, am Wiederaufbau der Universität tätig werden zu können; er dachte damals mehr an München als an Erlangen, obwohl er zur Erlanger Universität schon Beziehungen angeknüpft hatte. Vordringlich war, überhaupt zu einer beruflichen Tätigkeit zu kommen[,] und so wurde auch die psychiatrische Praxis erwogen. Aber auch diese Pläne waren vorerst noch nicht zu verwirklichen. Was sich dann abspielte, war ebenso überraschend wie natürlich.

Auf der Erlanger Militärregierung, wo Leibbrand einen Pass nach München beantragte und seine Situation als Psychiater im Dritten Reich schilderte, erhielt er einen der bekannten umfangreichen Fragebogen, die sich dann bei uns einbürgerten. Zu seiner Verwunderung wurde er gebeten, sich am nächsten Tag um 15 Uhr vor der Erlanger Heil- und Pflegeanstalt einzufinden. Unterdess[en] hatte Leibbrand von mir erfahren, was sich in der Anstalt abgespielt hatte. Am angegebenen Tag erschien die gesamte Militärregierung und besichtigte die Anstalt. Zwei Tage danach wurde Leibbrand wieder auf die Militärregierung gebeten und erschien mit Captain Dye, einem ungemein sympathischen und humorvollen Mann, in der Anstalt, bat alle Ärzte zu sich und erklärte, auf Leibbrand zeigend: dies ist der Direktor der Anstalt. Mehr wie alle war Leibbrand überrascht und, obwohl es zunächst gar nicht sein Anliegen war, nahm er diese Sicherung seines Lebens nach den schwierigen Jahren des Verbringens im Untergrund an. Hier sah er nach all dem Durchgestandenen seit 1933 wieder die Möglichkeit einer gesicherten Existenz, die indessen durch all das, was in den Anstalten geschehen war, eine Hypothek bedeutete, die, wenn nicht zu löschen, aber durch eine bewusste Haltung mit allen erforderlichen Anstrengungen abzutragen war. Dies eben war in der Persönlichkeit von Leibbrand gegeben. Nach Konsolidierung des deutschen Verwaltungsdienstes und des Regierungspräsidenten mit Amtssitz im Ansbacher Schloss wurde Leibbrand im Mai 1947 in das Beamtenverhältnis auf Lebenszeit zum Direktor der Heil- und Pflegeanstalt Erlangen ernannt, dessen nichtverbeamteter Direktor er seit 1945 war.

## B) DIE ENTSTEHUNG DES MEDIZINHISTORISCHEN SEMINARS DER UNIVERSITÄT ERLANGEN

### 1. ORGANISATORISCHES

Der Wunsch Leibbrands nach einer akademischen Tätigkeit entsprach durchaus seiner langjährigen wissenschaftlich-medizinhistorischen Forschung. 1946 lagen neben vielen Einzelarbeiten vier bedeutende medizinhistorische Werke vor. Kontakte zur Erlanger Universität waren seit 1944 vorausgegangen. Das Fach Medizingeschichte bestand damals als offizielle Dienststelle an der Universität Erlangen noch nicht. Es wurde mit kursorischen Vorlesungen eines Chirurgen und in letzter Zeit vor 1945 durch einen gynäkologischen Assistenten vertreten.

Als Leibbrand 1945 Direktor der Erlanger Heil- und Pflegeanstalt wurde, vertiefte er seine Beziehungen zur Universität. Man wurde auf ihn aufmerksam; besonders der vorläufige Ausschuss der Universität interessierte sich für ihn. Leibbrands polyglotte Fähigkeiten – er beherrschte neben den klassischen Sprachen Französisch, Italienisch, Englisch, las Spanisch, Russisch und beherrschte die Anfangsgründe des Arabischen – seine universale Bildung und sein vorliegendes wissenschaftliches Werk führten dazu, ihn schliesslich am 31.5.1946 zum Honorarprofessor für Geschichte der Medizin der Universität Erlangen zu ernennen. Diese Tatsache war deshalb ungewöhnlich, weil Leibbrand ausserhalb der üblichen akademischen Karriere über sein Privatgelehrtentum zur Universität gelangte – ein unorthodoxer und oft angefeindeter Weg. Die anfangs diskutierte, nicht vorhandene Habilitation wurde dann einsichtigerweise von der Mehrzahl der Fakultätsmitglieder durch das wissenschaftliche Werk Leibbrands als überflüssig angesehen. Im Übrigen hätte sich Leibbrand aus rein politischen Gründen zur Zeit des Dritten Reichs nicht habilitieren können.

Als die Erlanger Universität im Sommer-Semester 1946 eröffnet wurde, war Geschichte der Medizin hier erstmals als Lehrfach vertreten. Ein Jahr später gelang es Leibbrand, die Genehmigung zur Eröffnung eines Seminars für Geschichte der Medizin zu erlangen. Die Vorlesungen wurden in der Anatomie der medizinischen Fakultät abgehalten, die Colloquien im grossen Bibliotheksraum der Leibbrand unterstehenden Anstalt. Später diente dieser Raum auch für kleinere speziellere Vorlesungen. Diese Kombination erwies sich als überaus glücklich, da die Anstalt über eine fachhistorische gute psychiatrische Bibliothek verfügte, die dann neben der Universitätsbibliothek mit der bekannten Trewsammlung der wissenschaftlichen Arbeit diente.

Für die Begründung einer eigenen medizinhistorischen Bibliothek waren in den Jahren bis 1950 keinerlei Mittel vorhanden. Zahlreiche Schriftsätze und Forderungen Leibbrands nach einem Haushaltsetat für Geschichte der Medizin wurden nicht berücksichtigt. Alle anfallenden Kosten für Post, Herbeischaffung von Arbeitsmaterial – etwa Fotokopien für die Colloquien[,] den Schriftwechsel mit dem Ausland [–] bezahlte Leibbrand aus eigener Tasche. Ich selbst war damals unentgeltlich arbeitende Assistentin im Seminar, mit dessen organisatorischen Aufgaben betreut und Vorlesungsassistentin. Es war eine idealistische Pionierarbeit. Wie grotesk die wirtschaftliche Lage des Seminars war, bezeugt ein Brief Leibbrands vom 30. November 1949 an den Dekan der medizinischen Fakultät. Darin heisst es wörtlich:

„Seiner Spektabilität
Herrn Dekan der Medizinischen Fakultät der
Friedrich-Alexander-Universität in
Erlangen mit der Bitte um Weiterleitung auf dem Dienstwege.
Betreff: Seminar für Geschichte der Medizin (Haushaltsplan)

Am 19.4.1948 hat der unterzeichnete Fachvertreter und Seminarleiter den Antrag gestellt, für das Haushaltsjahr 1948/49 einen Beitrag von 1000.-- RM für das obengenannte Seminar zu gewähren. Eine Antwort auf diese Bitte ist nicht erfolgt. Der Unterzeichnete hat lediglich für Lehrwanderungen im Jahr 1949 einen Unkostenbeitrag von 100.- erhalten, der zu eigentlichen Seminarzwecken nicht verwendet werden kann.

Unterzeichneter bittet abermals nunmehr um Gewährung eines Jahresbetrages für das Seminar für Geschichte der Medizin in Höhe von

DM 3000.-

mit folgender Begründung:

Das genannte Seminar, das sich unentgeltlich in den Räumen der Heil- und Pflegeanstalt Erlangen befindet, hat bis jetzt lediglich von den privaten Mitteln des Unterzeichneten existiert. Dieser ist als Beamter nicht imstande, mit seinem Gehalt die Unkosten des Seminars weiter zu decken. Er befindet sich ferner in der schwierigen Lage, Unkosten für wissenschaftliche Anfragen aus dem Ausland selbst bestreiten zu müssen, um den betreffenden Auslandsinstituten gegenüber nicht zuzugeben, dass zur Kostendeckung eventueller Photokopien von Texten, die angefordert werden, kein Geld vorhanden ist. Es versteht sich von selbst, dass unter solchen Umständen auch nicht die nötigsten Zeitschriften des Fachgebietes bestritten werden können. Trotz dieser Mängel erfreut sich das Seminar eines ständig zunehmenden Interesses.

Die wissenschaftliche Auswertung an ausgezeichneten Dissertationen ist beachtlich. Es darf ferner als Novum bezeichnet werden, dass der Unterzeichnete auch in seiner Eigenschaft als historischer Sachverständiger vor Gericht hinzugezogen worden ist (Fragen der Euthanasie und Berufsethik). Von besonderer Wichtigkeit ist ferner die Abhaltung propädeutischer Vorlesungen für erste Semester über die philosophische Situation der medizinischen Wissenschaft. Der Seminarleiter hat sich schliesslich an sämtlichen bisher stattgehabten historischen Festakten durch entsprechende Vorlesungen beteiligt (Feier für den Pathologen Zenker, Feier der 48er Revolution, Goethe-Feier). Die unentgeltlich arbeitende Assistentin bereitet eine grössere Monographie über August Forel vor. Es wurden aus dem Seminar 10 fertige Dissertationen vorgelegt, 3 weitere historische Dissertationen sind in Vorbereitung. Das Seminar unterhält Beziehungen zum gleichnamigen in Madrid, ferner Beziehungen zur Schweiz und Türkei. Es darf darauf hingewiesen werden, dass ein in Erlangen begründetes Seminar für Geschichte der Medizin vor allem die Auf-

gabe haben muss, den Schatz der berühmten Bibliothek Trew wissenschaftlich aus-
zuwerten. Auch dieser Aufgabe ist es nur gewachsen, wenn ihm ein ständiger Jah-
resbeitrag zur Fortsetzung seiner Arbeit ermöglicht wird.

Aus diesem Grund wird die Gewährung eines Beitrages von DM 3000.- für das
neue Geschäftsjahr beantragt.

(Prof. Dr. W. Leibbrand)
Direktor

Aus einem anderen Schriftsatz Leibbrands vom 25.10.1950 geht hervor, „dass man
dem Seminar sage und schreibe einen Jahresbetrag von 20 DM zugebilligt habe,
obwohl die Portospesen ein Mehrfaches dieses Betrages ausmachen“. Erstmals für
das Rechnungsjahr 1950/51 erhielt das Seminar einen einmaligen Etat von 2000
DM zur Anschaffung von Büchern und notwendigstem Inventar. Für die weiteren
Haushaltskosten im Jahr 1952 und 1953 finden sich als Haushaltsmittel 1952
20 DM für Geschäftsbedürfnis (Post) und 600 DM für Lehrmittel, vor allem Bücher, die 1953 auf 800 DM erhöht wurden.

Dieser ökonomische Hintergrund muss erwähnt werden; er steht in keinem
Verhältnis zu der sofort von Leibbrand aufgenommenen aktiven Lehr- und For-
schungsarbeit als Professor für Medizingeschichte neben seiner tagesfüllenden Tätigkeit als Anstaltsdirektor. Hier besass er einen Vorgänger in Anton Bumm, der
ehemals Anstaltsdirektor der Heilanstalt Erlangen und zugleich Universitätsprofessor war.

Der Eintritt Leibbrands in die akademische Laufbahn entsprach seinen ge-
heimsten Wünschen. Schon als Anstaltsdirektor war er bei seinen täglichen Chef-
visiten – jeder Vormittag gehörte einer Abteilung mit ihren Stationen – für uns neben dem ärztlichen Chef der vielwissende Lehrer, der die Geschichte der Psychiatrie innerhalb der Besprechungen der Krankheitsfälle zu einem lebend[ig]en Geschehen machte.

Das Doppelamt als Leiter des medizingeschichtlichen Seminars der Universität
und als Anstaltsdirektor war im Grunde zu der damaligen Zeit eine fast über-
menschliche Aufgabe, da sowohl das Seminar für Medizingeschichte zu begründen
wie auch das völlig zerstörte Anstaltswesen zu erneuern und aufzubauen war.

Beides ist Leibbrand in einmaliger Weise gelungen. Unglaubliche Vitalität,
Konzentrationskraft, unermüdlicher Fleiss verbunden mit Können und Kenner-
schaft, langjährige Klinik- und Praxiserfahrung einschliesslich seiner Fürsorgeer-
fahrung und einem nie versiegenden Humor machten in den Jahren bis 1953 aus
der Anstalt eine Musteranstalt, die in- und ausländische Kollegen besuchten, sich
Rat und Anregungen holten, und an der Presse sowie Rundfunk regen und positiven
Anteil nahmen.Sein eigentliches Herz aber lag in seiner Lehrtätigkeit als Universitätsprofessor und in seiner wissenschaftlichen Forschung.

Zur damaligen Zeit war Geschichte der Medizin als Vorlesung nicht obligato-
risch, und Leibbrand hat wiederholt in Vorschlägen an das Bayerische Staatsministerium für Unterricht und Kultus darauf hingewiesen, wie notwendig es sei, Medizingeschichte als obligate Vorlesung in den Studienplan aufzunehmen. Dies erschien ihm im Interesse einer Universalbildung – Medizingeschichte konnte er nur

im Rahmen einer Geistesgeschichte sehen – unumgänglich, insbesondere, als er gleich am Beginn seiner Lehrtätigkeit mit anderen Fachkollegen die zu Immatrikulierenden, die zum grossen Teil aus dem Krieg kamen, auf ihre Eignung zu prüfen hatte. Leibbrand hatte hier Sprachen und Allgemeinbildung übernommen. Diese Institution war durch die Nachkriegszeit notwendig geworden. Da ich bei diesen Prüfungen häufig zuhörte, konnte ich die grosse pädagogische Kunst Leibbrands bewundern; er prüfte nicht als moderner Tester, sondern versuchte im Sinn des platonischen Dialogs Menon die Persönlichkeit und die zu erwartenden Fähigkeiten des Prüflings aufzudecken. Er hat damit oftmals seine naturwissenschaftlichen Kollegen überzeugt und viele Studenten, die von ihnen zunächst abgewiesen wurden, als geeignet erklären können. Mitdenken, schöpferische Aussage waren ihm wichtiger als angelerntes Wissen.

## 2. VORLESUNGEN

Die Aufnahme medizingeschichtlicher Vorlesungen begann im SS 1946 mit der Vorlesung: „Die geistige Grundhaltung des Arztes", eine Vorlesung, die Leibbrand jedes Jahr einmal für Erstsemester abhielt, die dann unter der Bezeichnung „Einführung in die geistige Situation der Medizin" als propädeutische Vorlesung angekündigt wurde. Diese Vorlesung war innerhalb der Medizinischen Fakultät angekündigt, zunächst noch ohne die nähere Bezeichnung „Geschichte der Medizin". Um dem dringenden Nachholbedürfnis zu genügen, das durch die Kriegs- und Nachkriegsverhältnisse bedingt war, hatte die Erlanger Universität damals eine sogenannte Aufbauabteilung errichtet, um den aus Krieg und Gefangenschaft kommenden Studenten den Anschluss an die Universität und an ihr eigenes Fach zu erleichtern.

Dazu hiess es: „Um allen Studierenden den Weg zu selbständiger kritischer und positiver Mitarbeit am Aufbau eines demokratischen Deutschlands an der Seite der übrigen Völker zu bahnen, hat der Rektor der Universität mit Zustimmung des Herrn Bayerischen Staatsministers für Unterricht und Kultus die Einführung einer Aufbauabteilung in den Unterrichtsplan der Universität ab SS 1946 genehmigt" (vergl. Vorlesungsverzeichnis SS 1946).

Den Studenten wurde nahegelegt, an einem der Aufbaukurse teilzunehmen; es wurde ihnen freigestellt, Kurse der eigenen Fakultät zu belegen, doch entspreche es dem Sinn dieser Einrichtung, auch Kurse der anderen Fachgebiete zu hören. Es wurde weiter gefordert, der Student solle nach der Abschlussprüfung den Nachweis erbringen, dass er in zwei Fächern „sachliche und intensiv kritische Arbeit" geleistet habe. Die Kurse waren gratis. Zu den Aufbauabteilungen gehörte im SS 1946 auch Geschichte der Medizin. Leibbrand las hier: „Die Sendung des Arztes in den Jahrhunderten".

Die Vorlesungen bis zu Leibbrands Berufung nach München umfassten die allgemeine Geschichte der Medizin von der Antike bis zur Gegenwart, einschliesslich spezieller Gebiete. Die Colloquien zeigten in ihrer Einbeziehung von Philosophie und benachbarten Geisteswissenschaften den umgreifenden Charakter von Leibbrands Lehrmethode und seiner Auffassung von Medizingeschichte als Geistesgeschichte.

Die einzelnen Vorlesungen und Colloquien lauteten:

WS 1946/47

1)  Geschichte der Zu- und Abkehr zur und von der Medizin der Romantik (2st)
2)  Lektüre und Colloquium: Auswahl aus Max Schelers Schriften.

SS 1947

Jetzt unter der Fachbezeichnung Geschichte der Medizin innerhalb der medizinischen Fakultät.

1)  Psychiatrie und Psychotherapie des 19. u. 20. Jahrhunderts (2st)
2)  Colloquium: Schelers Sympathielehre (2st)

WS 1947/48

1)  Geschichte der Psychiatrie II (Ende des 19. Jh. bis zur Gegenwart) 2st
2)  Colloquium: Paracelsus „Über die unsichtbaren Krankheiten"

SS 1948

1)  Der Ärztestand im Vormärz 1848 und die weitere Entwicklung bis heute (1st)
2)  August Strindberg, medizinhistorisch gesehen (1st)
3)  Colloquium: Strindbergs naturwissenschaftliche Schriften (Antibarbarus, 2st)

WS 1948/49

Es erscheint im Vorlesungsverzeichnis nun die Bezeichnung
„Seminar für Geschichte der Medizin".

1)  Einführung in die geistige Situation der Medizin (1st)
2)  Vorsokratische Medizin (Griechische Medizin) (1st)
3)  Colloquium: Empedokles' Katharmoi und Naturtraktat (2st)

SS 1949

1)  Die Medizin im Zeitalter des Barock (1st)
2)  Colloquium: Harveys Schrift: Uber die Bewegung des Herzens und des Blutes (2st)

WS 1949/50

1)  Geschichte der Psychiatrie I (1st)
2)  Einführung in die geistige Situation der Medizin (1st)
3)  Colloquium: Gestaltkreis v. V. v. Weizsäcker (2st)

## SS 1950

1) Geschichte der Psychiatrie II (1st)
2) Colloquium: v. Weizsäckers Gestaltkreis II,
gemeinsam mit Priv. Doz. Dr. Keidel (Physiologie) 2st

## WS 1950/51

In den Mitteilungen für Studierende ist im Vorlesungsverzeichnis zum ersten Mal
vermerkt: Nachweis für Jahrgänge bis 5.3.28 müssen Spruchkammerbescheid nach-
weisen. Unter Aufnahmen: Besonders von „überfüllten Fächern wie Medizin wird
abgeraten".

1)   Einführung in die geistige Situation der Medizin (1st)
2)   Romantische Medizin (umfasst die Heilkunde in der Zeit von Herder bis
     Hegel) 1st
3)   Colloquium: Die Nürnberger Syphilisschriften des Paracelsus (2st)

## SS 1951

Spruchkammerbescheid wie oben, sowie Mitteilung, dass Aufnahme nur
erfolgen kann, soweit Studienplätze frei sind.

1)   Geschichte des klinischen Denkens (1st)
2)   Colloquium: Lektüre medizinhistorischer Texte (Thema vorbehalten) 2st

## WS 1951/52

Politische Voraussetzungen wie vorher.
Zulassungsbescheide werden nach Eingang und Überprüfung der Unterlagen erfüllt
für das Studium aller Fächer mit Ausnahme von Zahnheilkunde, Medizin, Physik,
Chemie, Pharmazie, Biologie.

1)   Einführung in die geistige Situation der Medizin (1st)
2)   Colloquium: Die Syphilisschriften von Paracelsus (1st)
3)   Paracelsus (1st); zugleich im Rahmen der Reihe „studium generale" für
 Hörer aller Fakultäten.

## SS 1952

1)   Medizin des Barock (1st) ebenfalls im Rahmen des „studium generale"
2)   Colloquium: Ausgewählte Texte zur Medizin des Barock (2st)
3)   Prinzipien der ärztlichen Tätigkeit (1st)

## SS 1953

1)   Medizin der Aufklärung und der Romantik.
2)   Colloquium: Schellings medizinische Theorien.

Während des WS 1946/47 hielt Leibbrand auch medizingeschichtliche Vorlesungen an der philologisch-theologischen Hochschule Bamberg ab. Die Vorlesungen und Colloquien waren gut besucht. Die propädeutische Vorlesung: Einführung in die geistige Situation der Medizin erfreute sich besonderer Anteilnahme. Sie umfasste etwa 150 Hörer. Die Spezialvorlesungen schwankten in ihrer Frequenz zwischen 20–50, und am Seminar nahmen 15–20 Hörer teil. Darunter befanden sich neben den Studenten auch Assistenten der anderen Institute, der Anatomie, Physiologie und der Ärzte der Heil- und Pflegeanstalt.

Innerhalb der eigenen Fakultät, zu der Leibbrand als selbständiger Vertreter des Lehrfaches Geschichte der Medizin zählte, [ge]hörte er der engeren Fakultät als beratendes Mitglied an. An den offiziellen Feierlichkeiten der Universität beteiligte er sich im Rahmen seiner Fakultät und als zweiter Sekretär der Societas physico-medica mit folgenden Festreden:

1) „Geschichte der Societas physico-medica"
   zur Wiedereröffnung der Societas 1948.
2) „F.A. von Zenker, in der Situation seiner Zeit", anlässlich seines
   50. Todestages 1948.
3) „Der Ärztestand im Vormärz 1848".
4) „Deutung und Fernwirkung des Goetheschen Morphologiebegriffes" im
   Goethejahr 1948.
5) „Carl Cannstadt" Festrede anlässlich seines 100. Todestages 1950.
6) Festrede in der Kantgesellschaft: „Der theoretische Gesundheitsbegriff des
   Aristoteles" 1951.

In seiner Eigenschaft als Medizinhistoriker und Psychiater wurde Leibbrand 1947 von der amerikanischen Militärregierung mit einem Gutachten über Geschichte der Euthanasie und Menschenexperimente im Nürnberger Ärzteprozess beauftragt. Im [Band] „Croix gammée contre Caducée" von Dr. Francois Bayle sind seine gutachtlichen Vorträge und Darstellungen enthalten.


### 3. AUSLÄNDISCHE BEZIEHUNGEN

Mit den Fachinstituten in Madrid und dem Institut in Salamanca bestand reger wissenschaftlicher Austausch, besonders mit P. Lain-Entralgo, da Leibbrand und er die gleiche Auffassung von der Medizin als Geistesgeschichte besassen. Weitere ausländische Beziehungen unterhielt Leibbrand mit dem vatikanischen Institut für Geschichte der Medizin (Prof. Stuccoli), mit dem Universitätsinstitut für Geschichte der Medizin in Rom (Prof. Pazzini), mit der Académie de Médecine in Frankreich, mit dessen damaligem Prof. Portes sich Leibbrand als erster deutscher Wissenschaftler nach dem 2. Weltkrieg an dessen deontologischen Fragen beteiligte, mit dem Stockholmer Strindberginstitut (Prof. Lamm) und mit der Türkei.

1949 erfolgte die erste Einladung für Gastvorlesungen nach Spanien (Santander) mit den Vorlesungsthemen 1) „La Médecine des présocratiens", 2) „La psychologie de la trinité de C. G. Jung".

Eine weitere Einladung kam 1950 von der Türkei (Ankara). Die Themen der Vorlesungen lauteten: 1) „Stand der deutschen Psychiatrie seit 1945", 2) „Metaphysik des Aristoteles".

1952 wurde Leibbrand von der Akademie der Tempelritter von Bologna zum ordentlichen Mitglied und zum Mitglied des internationalen Rates ernannt.

Von deutscher Seite wurde Leibbrand, ebenfalls 1952, zum Präsidenten der Cidalc ernannt. Cidalc war Austauschzentrale für wissenschaftliche Filme, die vom Bundesinnenministerium anerkannt und den Schwesternorganisationen in Paris und Rom beigegliedert war. Leibbrand war von der Bedeutung des wissenschaftlichen Filmes für Forschung und Lehre überzeugt und hatte für alle entsprechenden Organisationen lebhaftes Interesse.

## 4. DISSERTATIONEN

Sehr rasch meldeten sich die ersten Doktoranden. Da Medizingeschichte kein Pflichtfach war, ist es verständlich, dass sich zu Leibbrands Vorlesungen und vor allem zu dem anspruchsvollen Seminar nur die geistige Elite der damaligen Studenten meldete. So war es nicht verwunderlich, dass gerade die in Erlangen verfassten Dissertationen ausgezeichnete Leistungen wurden. Leibbrand verlangte von jedem Doktoranden mindestens ein Jahr Beteiligung an Vorlesungen und Seminarübungen. Bis 1951 lagen folgende Dissertationen vor:

Elisabeth Eberstadt: „Karl August von Solbrig".
Sebastian Maier: „Beitrag zur Geschichte des Neurosebegriffes, 1778-1887".
A.H. Zach: „Ein Beitrag zur Geschichte der Zahnheilkunde" nach einer Handschrift der 2. Hälfte des 19. Jh.
Ernst Helmreich: „Andreas und Johannes Rosa 1530-1643" (nach etwa 80 Erlanger Handschriften). Diese Arbeit wurde mit Summa cum laude von allen Fakultätsmitgliedern beurteilt.
Ch. K. Froberg: „Die geschichtliche Entwicklung und die Probleme der psychiatrischen Indikation der Schwangerschaftsunterbrechung"
G. Herold: „Anschauungen über die Entstehung der Totenstarre vom 17. Jahrhundert bis zur Neuzeit".
H. Zöbelein: „Die Psychiatrie der Mitte des 19. Jahrh. im Spiegel der Erlanger Krankengeschichten" (Summa cum laude).
H. Schmidt: „Beitrag zur Geschichte der Trichinose an Hand von unbekannten Briefen von Albert von Zenker".
M. Blümlein: „Missionsärztliche Tätigkeit in Madagaskar".
Dissertationen in Bearbeitung, die bis 1953 vorlagen:
H. Nagengast: „Die klinisch diagnostischen Reflexe in ihrer geschichtlichen Entwicklung".
J. Werner: „Der Tierarzt, Arzt und Priester Veith von St. Stephan in Wien".

## 5. WISSENSCHAFTLICH-LITERARISCHE TÄTIGKEIT

Neben Leibbrands Tätigkeit als Anstaltsdirektor und Universitätsprofessor mit einem recht vielseitigen Vorlesungsprogramm entstanden trotz dieser Arbeitsüberlastung neben vielen Einzelarbeiten 1946 das kleine Buch „Homines bonae voluntatis" mit den Untertitel „Antike Wegweiser des Christentums" (Verlag Glock u. Lutz) und im gleichen Jahr zum 100jährigen Bestehen der Erlanger Heil- und Pflegeanstalt das mit Mitarbeitern herausgegebene Buch „Um die Menschenrechte der Geisteskranken" (Verlag Die Egge, Nürnberg). Seit Jahren war Leibbrand ständiger Mitarbeiter und Referent am „Zentralblatt für Neurologie", am „Nervenarzt", am Kirchenlexikon „Kirche und Welt", an der „Zeitschrift für Religion und Geistesgeschichte" und an der Neugestaltung der „Allgemeinen Deutschen Biographie" der Bayerischen Akademie der Wissenschaften. Seine wesentliche Wissenschaftlich-literarische Arbeit aber galt in den Erlanger Jahren seiner „Heilkunde", die 1953 mit dem bezeichnenden Untertitel „Problemgeschichte der Medizin" im Orbis Academicus des Alber-Verlags herauskam. Als sie erschien, hatte Leibbrand bereits seinen Ruf als a.o. Professor auf den Lehrstuhl des Instituts für Geschichte der Medizin der Universität München angenommen und Erlangen nach dem SS 1953 verlassen.

Ich selbst hatte mich während meiner Mitarbeit am medizingeschichtlichen Seminar Erlangen entschlossen, die Psychiatrie aufzugeben, um mich bei gegebener Möglichkeit für Geschichte der Medizin zu habilitieren. Neben wissenschaftlichen Einzelarbeiten war 1953 meine geistesgeschichtliche Monographie über August Forel erschienen (Otto Müller-Verlag Salzburg). Leibbrand war mein Lehrer in Erlangen gewesen und sein Ruf nach München gab mir nun die äussere Möglichkeit, den Wunsch nach dieser akademischen Laufbahn zu realisieren. In der Anstaltskarriere hatte ich nach erfolgreich bestandenem Physikatsexamen die Möglichkeit der Verbeamtung. Ich gab sie und meine langjährige klinische Arbeit auf und begann meine Tätigkeit im WS 1953/54 am Institut für Geschichte der Medizin München.

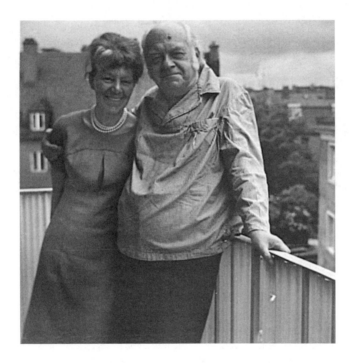

*Abb. 70: Annemarie Wettley und Werner Leibbrand (1965).*
*Farbaufnahme vom Balkon der Schwabinger Wohnung.[1] Quelle: SKS/SAF.*

1    Dieses schöne gemeinsame Bild ist in der Münchner Nordendstraße 2 entstanden (4. OG).
     Man hatte vom Balkon durchaus einen sehr weiten Rundblick über München-Schwabing.
     Ein Foto-Abzug trägt hinten die Originalbeschriftung: „Sur le balcon de palais de Schwabing".
     Andere Bilder dieses Zeitraums (1965) sind lediglich mit dem Stichwort „Daheim" beschriftet.

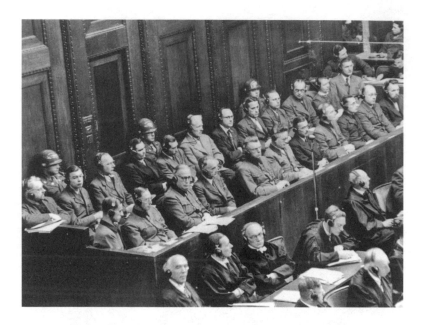

*Abb. 71: „United States vs. Karl Brandt": Angeklagte im Ärzteprozess.[1]*
*Die Verbrechen der NS-Medizin wurden 1946/47 in Nürnberg verhandelt.*

1    Karl Brandt (Begleitarzt Hitlers, vordere Reihe links, etwas abgewandt) und die 22 anderen
     (unter ihnen nur eine Frau) auf der Anklagebank. Vgl. u.a. Frewer et al. (1999) und Schmidt
     (2004). Dieses Bild ist von einem Angestellten des Justizministeriums der Vereinigten Staaten
     und wurde im Verlauf seiner offiziellen Arbeit erstellt. Als ein Werk der Regierung der Verei-
     nigten Staaten ist es gemeinfrei (17 U.S.C. § 101 und 105).
     Angeklagte (in alphabetischer Reihenfolge): Hermann Becker-Freyseng (1910–1961), Wil-
     helm Beiglböck (1905–1963), Kurt Blome (1894–1969), Viktor Brack (1904–1948), Karl
     Brandt (1904–1948), Rudolf Brandt (1909–1948), Fritz Fischer (1912–2003), Karl Gebhardt
     (1897–1948), Karl Genzken (1885–1957), Siegfried Handloser (1885–1954), Waldemar
     Hoven (1903–1948), Joachim Mrugowsky (1905–1948), Herta Oberheuser (1911–1978), Hel-
     mut Poppendick (1902–1994), Adolf Pokorny (1895–unbek.), Hans-Wolfgang Romberg
     (1911–1981), Gerhard Rose (1896–1992), Paul Rostock (1892–1956), Siegfried Ruff (1907–
     1989), Konrad Schäfer (1911–nach 1951), Oskar Schröder (1891–1959), Wolfram Sievers
     (1905–1948) und Georg August Weltz (1889–1963). Die sieben Personen mit Todesjahr 1948
     wurden in Landsberg am Lech hingerichtet; sieben Angeklagte wurden – auf dem Stand der
     damaligen Erkenntnisse – freigesprochen, neun erhielten lange Haftstrafen, die jedoch bereits
     nach wenigen Jahren stark verkürzt wurden. Schon Anfang der 1950er Jahre waren alle Ge-
     fängnisinsassen wieder frei.

# DIE ETHIKSACHVERSTÄNDIGEN
## IM NÜRNBERGER ÄRZTEPROZESS
## WERNER LEIBBRAND ALS ZEUGE DER ANKLAGE*

*Ralf Seidel*

„Zur Aufhellung einer massenpsychologischen Verhaltensweise wie der des Nationalsozialismus gehören sozialpsychologische, völkerpsychologische und kulturpsychologische Erkenntnisse von weit größerem Ausmaß und stärkerer Gesichertheit, als die uns heute zur Verfügung stehen, und alles, was wir zu erkennen uns bemühen, wird durch unseren Mangel an Abstand bestimmt. Trotzdem drängen sich uns Fragen auf, wenn wir einer Wirklichkeit wie der des Nürnberger Ärzteprozesses gegenüberstehen. Wir fragen uns: sind diese Angeklagten wirklich die Verdichtung derzeitiger wissenschaftlicher Haltung? Und inwieweit ist der überwältigende Vorgang dieses Prozesses eine Tragödie auf der Weltbühne, die uns ein Spiegelbild unserer derzeitigen Krisensituation vermittelt?

Wie ein Sinnbild der Aufhebung jeder Sprachverwirrung mutet uns der minutiös funktionierende Mechanismus der spontanen Übersetzungsübertragung an, der es möglich macht, dass jeder Beteiligte und jeder Zuhörer das augenblicklich gesprochene Wort in seiner Muttersprache unmittelbar hört. Richter, Ankläger, Zeugen und Angeklagte verständigen sich, trotz verschiedener Sprachen, ohne den Fluss der Verhandlung auch nur um Sekundenlänge zu verzögern. Die Technik ist hier zum Mittler zwischen Menschen aller Kontinente geworden.

Ein Miteinanderreden der Welt hat begonnen. Diesem akustisch-eindrucksvollem Phänomen einer bisher ungekannten Verbundenheit, eines Eingeschlossenseins, steht krass und tief erregend das optische Bild der Angeklagten gegenüber – das Bild der Ausgeschlossenen. In der Reduktion auf zwei enge, gedrängt besetzte Anklagebänke, beleuchtet vom grellen, künstlichen Licht gewaltiger Bogenlampen, scheinen sie als ein Menetekel emporgehoben aus dem undurchsichtigen Fluss unserer derzeitigen Geschichte, und manchen dieser Ausgesonderten scheint das Wort Daniels, das er Belsazar über seinen Vater Nebukadnezar zurief auf die Stirn gebrannt: Er tötete, wen er wollte, er ließ leben, wen er wollte, er demütigte, wen er wollte. Ein atemberaubender Anblick! Wer sind diese Menschen? fragt sich der Beschauer. Wo kommen sie her? Wer waren die Mütter, die diesen Menschen das Leben schenkten? Wer waren ihre Erzieher und Lehrer auf Schulen und Hochschulen? Wer waren die Begleiter ihres Lebens? Nicht immer waren sie so aus jedem Zusammenhang gelöst, wie jetzt dort auf der Anklagebank.

* Vortrag des Autors im Institut für Geschichte der Medizin der Universität München (2003). Modifiziert und gekürzt veröffentlicht in: Angelika Ebbinghaus, Klaus Dörner (Hg.) (2002): Vernichten und Heilen. Der Nürnberger Ärzteprozess und seine Folgen, Aufbau-Verlag, S. 358–373, 576–578. Für den vorliegenden Band erweiterte und verbesserte Fassung (2021).

Auch sie waren einmal einbeschlossen in einen Volkskörper, der Deutschland heißt, und der sie in einem qualvollen Nervenfieber – das heute den ganzen europäischen Körper durchschüttelt – herausgeworfen hat als die sichtbar physisch-politischen Triebkräfte seiner Seelenkrise [...].

Heute wird in Nürnberg um die Geburt eines neuen Menschenethos gerungen, dessen Kern die Ehrfurcht vor der Heiligkeit fremden Lebens ist, nach dem die Stellung des Menschen im Kosmos erschüttert ist – nicht nur die Stellung der Erduldenden und Opfer, auch die Stellung der Täter, die vom Wege des Menschseins abrückten [...]. Die Zerspaltungstendenzen der Seele, ihre zerstörende Kraft und ihre tödlichen Gefahren sind am Beispiel des ärztlichen Berufes in das Bewusstsein der richtenden, der gerichteten und der aufhorchenden Menschheit gehoben worden."[1]

Diese zur Zeit des Geschehens niedergeschriebenen Gedanken zum Nürnberger Ärzteprozess weisen auf die bedeutungsgeladene Atmosphäre hin, in der damals verhandelt wurde. François Bayle, der dem Verfahren als französischer Militärpsychiater beigewohnt und 1950 das bis dato umfassendste Buch zum Nürnberger Ärzteprozess veröffentlicht hatte, deutete die enorme Spannbreite der öffentlichen Wahrnehmung des Tribunals an, die zwischen mittelalterlicher Willkürprozessführung und Richtpunkt in der Entwicklung zu einem internationalen Gericht schwankte.[2] Den medizinischen Sachverständigen zu Fragen der ärztlichen Ethik kam in Nürnberg eine bisher wenig beachtete Schlüsselrolle zu. Ihre Aufgabe war es, die ungeheuerlichen Untersuchungen und Behandlungen, die Ärzte im Nationalsozialismus planten und durchführten, einer wertenden Betrachtung zu unterziehen. Hierbei handelte es sich einmal um, z.T. durchaus durchdachte und wissenschaftlich fundierte Experimente, deren verbrecherischer Gehalt darin bestand, dass sie an Menschen unter Inkaufnahme des Risikos, ja oft der Gewissheit des tödlichen Ausganges vorgenommen wurden.[3] Zu diesen Experimenten zählten die Höhenversuche in Dachau, die Kälteversuche der Luftwaffe, die Malariaexperimente, die Senfgasversuche, die Experimente an Frauen in Ravensbrück (u.a. mit Sulfonamiden und zur Regeneration von Knochen, Muskeln und Nerven), die Meerwasserversuche, die Untersuchungen zu Gelbfieber, Fleckfieber, Giften u.s.w., sowie die Experimente zur Sterilisierung. Auf der anderen Seite ging es in diesem Teil des Verfahrens um eine historisch-kritische Zuordnung und praktisch-philosophische Wertung der sogenannten Euthanasiemaßnahmen, d.h. der Vernichtung von psychisch Kranken und geistig behinderten Menschen. Als Gutachter der amerikanischen Anklagevertretung traten auf: der aus Wien stammende amerikanische Neurologe und Psychiater Leo Alexander, der deutsche Psychiater, Neurologe und Medizinhistoriker Werner Leibbrand und der amerikanische Physiologe und Pharmakologe Andrew Conway Ivy.

1    Hantel (1947).
2    Bayle (1950), S. 1513.
3    Bogusz (1982), S. 81–82.

## KURZBIOGRAPHIEN DER SACHVERSTÄNDIGEN

Leo Alexander wurde 1905 in Wien geboren, hat dort studiert und seine Volontärarztzeit begonnen. Ab 1929 arbeitete er in der Frankfurter Universitätsnervenklinik, 1933 wurde er von dort beurlaubt, um im Rahmen eines Rockefellerstipendiums in China tätig zu werden. Nach der Machtübernahme der Nationalsozialisten und dem damit verbundenen Verlust seiner Stelle emigrierte er in die USA, wo er u.a. in Harvard und Boston als Professor und später, nach Erwerb der amerikanischen Staatsbürgerschaft, auch als Mitglied des Medical Corps der Army wirkte. Alexander hat mit allen Angeklagten im Auftrag der US-Staatsanwaltschaft Befragungen über deren biographische und berufliche Entwicklung, sowie ihre ethische Einstellung und ihre Position gegenüber den medizinischen Verbrechen während der NS-Zeit durchgeführt.[4] Seine Erhebungen bildeten die Grundlage der Prozesseröffnungsrede durch General Telford Taylor.

Als Leo Alexander im Prozess als Zeuge der Anklage vernommen wurde, war es eine seiner Aufgaben, zu einer speziellen Art von Experimenten, nämlich vorrangig absichtlich zugefügten schweren Wunden – zumeist vorgenommen an jungen Polinnen im Konzentrationslager Ravensbrück – Stellung zu nehmen. Alexander gab seine Stellungnahmen auf Einzelfälle bezogen ab. Überlebende der Konzentrationslager, die die Versuche erlitten hatten, wurden als Zeuginnen geladen. Seine Ausführungen waren präzise-kasuistisch, was das Sachliche anbelangt, freundlich und warmherzig den betroffenen Frauen gegenüber. Er hob, neben den schweren körperlichen Schäden, die tiefe Demütigung hervor, die die erzwungenen Experimente für die davon betroffenen Personen darstellte.

Wörtlich führte er aus: „Diese ganze Behandlung verursachte ein tiefes Gefühl der Erniedrigung [...]. Das Besondere ist, dass manche dieser Gefangenen es auch in der Tat wagten, gegen diese Behandlung zu rebellieren. Die vorhergehende Zeugin gehörte zu der Gruppe, an denen gewaltsam Operationen vorgenommen wurden. Hier haben wir es mit einer Frau zu tun, die wie eine Wildkatze sich im Konzentrationslager gegen diese Behandlung wehrte, und die durch zwei oder mehrere SS-Männer niedergehalten werden musste."[5]

In mehreren Artikeln nimmt Alexander später zum Nürnberger Ärzteprozess Stellung. In einem 1949 erschienenen Aufsatz „Medical Science under Dictatorship" schreibt er: "The guiding philosophic[al] principle of recent dictatorship has been Hegelian in what has been considered rational utility and corresponding doctrine and planning has replaced moral, ethical and religious values."[6]

Alexander verurteilte uneingeschränkt die ärztlichen Menschenversuche an Konzentrationslagerhäftlingen und hielt deren Vergleich mit den amerikanischen Versuchen, da letztere öffentlicher demokratischer Legitimation und Kontrolle unterlagen, für gänzlich abwegig. Die Grundlage ärztlichen Handelns bildete für ihn

---

4 Schmidt (2002), S. 379–381.
5 Alexander (1999). In: Dörner et al (1999), S. 894 (im Folgenden: Prot.).
6 The New England Journal of Medicine 241 (1949), S. 39.

der Hippokratische Eid, an den alle Ärzte gebunden seien. Das was der in Dachau wirkende SS-Arzt Rascher offen auf medizinischen Tagungen als „terminale Menschenexperimente" ins Feld führte, bezeichnete Alexander als „Ktenology" (von gr. töten, morden). Ihr Ausgang musste mit dem Tod der Versuchspersonen zusammenfallen. Und Versuchspersonen waren entweder nichtdeutsche Lagerhäftlinge oder Deutsche, deren Leben für „lebensunwert" erachtet wurde. Für Alexander lag in dieser Haltung eine der Wurzeln der späteren Endlösungspolitiken des Nationalsozialismus.

Andrew Conway Ivy wurde am 25. Februar 1893 geboren. Er promovierte in Chicago zum Dr. der Naturwissenschaften wie auch zum Dr. der Medizin und lehrte als Professor u.a. Physiologie an der University of Illinois. In Nürnberg gab Ivy an, über 900 Artikel zu physiologischen, klinischen und flugmedizinischen Untersuchungen publiziert zu haben.

Ivy trat spät, am 12. Juni 1947, erstmals in den Zeugenstand. Er wurde sehr ausführlich und eindringlich über mehrere Tage befragt; z.T., da es sich um eine äußerst komplizierte fachliche Materie handelte, auf die die Verteidiger nicht vorbereitet waren, von den Angeklagten – etwa Rascher und Rose – selbst. Gegenstand der Zeugenvernehmungen waren u.a. die Druckkammerversuche von SS und Luftwaffe, in denen die Grenzen menschlicher Lebensfähigkeit in extremen Höhen untersucht werden sollten, sowie Versuche, bei denen Versuchspersonen die Nahrung entzogen wurde und man ihnen stattdessen chemisch aufbereitetes Meerwasser verabreichte. Letztere dienten dem Studium der Trinkbarmachung des Meerwassers. Darüber hinaus ging es um Gelbfieber-, Malaria- und Hepatitis-Infektionsversuche u.a. Bei allen Experimenten kam eine große Zahl der betroffenen Versuchspersonen zu Tode. Die eingehend diskutierten und von Ivy großenteils glänzend erörterten Fachfragen können hier nicht Gegenstand der Betrachtung sein. An dieser Stelle interessieren die vom Sachverständigen explizit oder implizit vertretenen ethischen Positionen. Fünf große Gegenstandsbereiche spielen dabei eine herausragende Rolle:

– die Verantwortung des Arztes auch für von Mitarbeitern durchgeführte Forschung
– das Problem von Freiwilligkeit und Zwang bei Versuchen
– das Verhältnis des einzelnen Kranken zur Allgemeinheit, der Gesellschaft
– die Frage des Unterschieds zwischen dem Arzt als Therapeuten und dem Arzt als Wissenschaftler
– die Geltung des Hippokratischen Eides

Zur Frage der eigenen Verantwortung für Forschungen, die Mitarbeiter von Ivy, von ihm angeleitet an anderen Instituten ausführten, bekennt er sich klar zu seiner Verantwortlichkeit und Fürsorge.[7] Dem Problem von Freiwilligkeit und Zwang bei medizinischen Versuchen begegnet Ivy in scheinbar offener Unbefangenheit. Auch wenn er einräumt bald davon abgesehen zu haben Studenten, als Versuchspersonen zu rekrutieren, da seine Autorität hier doch Motivation in eine eher milde Art von

---

7    Prot., S. 9188–9189.

Zwang wandeln könnte,[8] sieht er diese Gefahr bei Experimenten an Gefangenen, insbesondere bei zum Tode Verurteilten nicht, sofern diese nur ihre Zustimmung erklärten. Eine Position der Leibbrand entschieden widersprochen hatte. Ivy dazu: Ich stimme jener Feststellung von Prof. Leibbrand nicht zu. Erstens, die Gefangenen, die Erfahrung mit unseren freiwilligen Gefangenen in den Vereinigten Staaten beweist, dass die Ansicht nicht haltbar ist; und zweitens nimmt er an, dass Gefangenen nicht klargemacht werden kann, an medizinischen Versuchen aufgrund humanitärer Erwägungen teilzunehmen. Diese Annahme widerspricht ebenfalls unserer Erfahrung.[9]

Gänzlich einig sind sich dagegen beide Gutachter bei der für die im Nürnberger Prozess, insbesondere für den Hauptangeklagten Karl Brandt, zentralen Frage der Beziehung des je einzelnen Patienten, Menschen, insbesondere als potenzielle Versuchsperson, zur Allgemeinheit, zum Staat als Ganzem. Diese Aussagen entwickelten sich auf die Frage eines der Verteidiger:[10]

Herr Zeuge, nehmen Sie folgenden Fall: Sie sind in einer Stadt, in der die Pest herrscht. Sie haben als Arzt ein Mittel, das Sie anwenden können, um der Seuche Herr zu werden. Sie müssen es aber noch an einem Menschen erproben. Der Kommandant der Stadt, der Bürgermeister wollen wir sagen, kommt zu Ihnen: hier ist ein zu Tode verurteilter Verbrecher. Rette uns und mache den Versuch an diesem Menschen. Würden Sie es ablehnen oder würden Sie es tun?

Ivy:
Ich würde es ablehnen, denn ich kann nicht glauben, dass sich damit die ethischen und moralischen Prinzipien auf die Dauer aufrecht erhalten ließen. Deshalb bezwecken auch die Haager und Genfer Konventionen, den Krieg als ein barbarisches Unternehmen, etwas menschlicher zu gestalten...

Verteidiger:
Sie sind also der Ansicht, dass das Leben eines Gefangenen erhalten bleiben muss, selbst wenn die ganze Stadt zugrunde geht?

Ivy:
Um das Ansehen des Guten nicht zu gefährden, ja.

Eine dramatische Zuspitzung erhält die Vernehmung Ivys schließlich durch den Anwalt der Angeklagten Schröder und Becker-Freyseng.[11]

Anwalt:
Sie haben heute bestätigt, dass unter der Voraussetzung der Freiwilligkeit Versuche an zum Tode verurteilten Verbrechern als ethisch zulässig anzusehen sind, auch wenn ihnen Medikamente in schädlicher Überdosierung gegeben worden sind, die zu einem bedenklichen Ausgang führen. Dieses Problem wurde angeschnitten von

---

8    Prot., S. 9320.
9    Prot., S. 9359.
10   Prot., S. 9339–9340.
11   Prot., S. 9430.

Prof. Rose. Es wurde in diesem Fall also einem Freiwilligen Gift zugeführt. Steht nun aber ein solcher Versuch nicht im Gegensatz zum folgenden Satz im Hippokratischen Eid: „Ich würde keinem Menschen ein tödliches Gift geben, auch nicht auf dessen Verlangen?"

Ivy:
Das, glaube ich, bezieht sich auf die Funktion des Arztes als Therapeut und nicht als Experimentator. Der Teil, welcher sich auf den Eid des Hippokrates bezieht, ist der, dass er Respekt vor dem Menschenleben haben soll und dem Tod seines Versuchspatienten.

Anwalt:
Sie glauben also unterscheiden zu müssen, Herr Professor, zwischen dem Arzt als Therapeut, dem Heilarzt, und dem Arzt als Forscher und geben damit zu, dass für jeden von ihnen andere Gesetze bzw. andere Abschnitte des Hippokratischen Eides gelten?

Ivy:
Ja, das tue ich ganz eindeutig.

Eine Position, die Leibbrand zuvor entschieden abgelehnt hatte. In seinen Ausführungen zum Hippokratischen Eid bekennt sich Ivy entschieden zu dessen verpflichtendem Charakter, als einem bleibendem Prinzip, ähnlich der Goldenen Regel – unter ausdrücklichem Einschluss der ärztlichen Behandlung von Feinden, selbst wenn dies, im Gegensatz zu einer Position des Hippokrates[12] stehen sollte. Hier befinden sich alle Gutachter – Leibbrand, Alexander und Ivy – in völliger Übereinstimmung.

## LEIBBRAND UND SEINE ROLLE IN NÜRNBERG

Werner Leibbrand wurde, von beider Eltern Seite aus dem Schwäbischen stammend, am 23. Januar 1896 in Berlin geboren. Als 14-Jähriger begann er neben dem Cellospiel eine Ausbildung als Konzertpianist. Nach dem Abitur am Humanistischen Gymnasium wollte er Schauspieler oder Musiker werden. Schließlich studierte er auf Drängen seines Vaters Medizin und Philosophie in Berlin und war im Ersten Weltkrieg als Unterfeldarzt eingesetzt. 1921 promovierte er am Institut für Krebsforschung bei Ferdinand Blumenthal. Danach arbeitete er in Berliner psychiatrischen Kliniken als Assistenz- und Oberarzt und begründete zusammen mit Otto Juliusburger und dem Pionier der Sexualforschung Magnus Hirschfeld eine Vereinigung für medizinische Psychologie, um schließlich, 1927, als Sozialpsychiater die Leitung der neugegründeten Fürsorge in Berlin-Tiergarten zu übernehmen und

---

12   Die Goldene Regel: „Was Dir unlieb ist, tue keinem Andern an". Mit der der Feindeshilfe entgegenstehenden Position des Hippokrates ist der Brief 5 – gegen die Perser – gemeint, siehe Prot., S. 9358.

eine nervenärztliche Praxis zu eröffnen. In dieser Zeit stand Leibbrand u.a. mit Karl Bonhoeffer, dem Nervenarzt und Medizinethiker Albert Moll und vor allem dem Psychiater, Philosophen und Schriftsteller Arthur Kronfeld, dessen psychotherapeutischer Schüler er war, in enger Verbindung. Daneben arbeitete er als Klavierbegleiter an Max Reinhardts Theater mit. Unter seinen Patienten waren viele Juden, aber vereinzelt auch Patienten aus nationalsozialistischen Kreisen, so der Verwandtschaft von Joseph Göbbels. Ab 1930 begann sich Leibbrand zunehmend mit medizinhistorischen Fragen zu beschäftigen. Leibbrand war seit 1932 in zweiter Ehe mit der zum Protestantismus übergetretenen „Jüdin" Margarete Bergius, der früheren Ehefrau des Nobelpreisträgers Fritz Bergius, verheiratet. Er gehörte darüber hinaus dem Verein sozialistischer Ärzte an und war Mitglied der deutschen Sektion der Liga für Menschenrechte, beides linke, zwischen SPD und KPD angesiedelte, pazifistisch ausgerichtete Organisationen. So wurden ihm 1933, nach der Machtergreifung, seine Kassenzulassung als Arzt und seine öffentlichen und halböffentlichen Funktionen sofort entzogen. Aus Solidarität mit den ausgeschlossenen jüdischen Ärzten trat er von seiner Mitgliedschaft im Wilmersdorfer ärztlichen Standesverein zurück. Er hatte

„... den Vorsitzenden Dr. Auerbach angerufen. Ich hätte gehört, man habe die Juden aus dem Verein ausgeschlossen. Ich bäte darum, mich als Gesinnungsgenosse des Elends zu betrachten und mich ebenfalls aus der Mitgliederliste zu streichen. Dr. Auerbach riet mir gut zu, ich sei doch „unbetroffen" und solle bleiben. Ich erklärte mich durchaus seelisch als betroffen und bestand auf dem Austritt. Er wurde vollzogen."[13]

Über seine Praxis in der damaligen Zeit schrieb er: Man vermied es nun, mir Kranke zu schicken, nicht der Gesinnung wegen, sondern aus Angst vor dem Verfemten. Jetzt ging die Praxis erheblich zurück. Mir verblieben einige jüdische Familien, in denen ich jahrelang Vertrauen genoss, die Zugänge aber haperten stark [...].[14]

In der Zeit bis 1938 trafen sich, z.T. in Leibbrands Wohnung, „Katakombenkreise",[15] die Literatur und Philosophie diskutierten und über Jahre Aristoteles auf griechisch unter Hinzuziehung sämtlicher Kommentare lasen. Zu den Teilnehmern zählten Romano Guardini, Ernesto Grassi, Richard Kroner, Walter Kranz, Kurt Riezler, Konrat Ziegler u.a.[16] Seit 1923 war Leibbrand darüber hinaus mit V. E. von Gebsattel, mit dem er in regem fachlichen Austausch stand, befreundet. Nach 1938 wurden diese Kontakte zunehmend gefährlicher und dadurch sporadischer. Leibbrand unterließ so fortan auch die Besuche in Diepgens medizinhistorischem Institut und stellte schließlich Überlegungen an, mit seiner Frau nach England zu emigrieren. Noch kam es jedoch nicht zu persönlichen Behelligungen.

---

13  Kudlien (1986), S. 339. Siehe auch die Passagen des vorliegenden Bands.
14  ebenda, S. 340.
15  Leibbrand (1965), S. 857–864.
16  Kudlien (1986), S. 341–343.

Im Sommer 1943 wurde er schließlich von den Machthabern aufgefordert, sich zum „Einsatz" in München zu melden. Er wurde von da der Nürnberger Nervenklinik als Assistenzarzt zwangsweise zugewiesen. Da die Lage auch hier für ihn und seine Frau immer gefährlicher erschien, tauchte er, nachdem ihm Hinweise auf eine bevorstehende Verhaftung zugetragen worden waren, unter. Er lebte fortan bis zum Ende des Krieges in den verschiedensten Verstecken.

Direkt nach der Befreiung vom Nationalsozialismus wurde Leibbrand durch die Amerikaner zum Direktor der Erlanger Heil- und Pflegeanstalt bestellt. 1946 ernennt ihn die dortige Universität zum Honorarprofessor und Lehrbeauftragten für Geschichte der Medizin. Letzteres erfolgte vor allem aufgrund seiner Bücher zur Medizin der Romantik, zur Metaphysik des Arztes und zum Leben und Wirken des Vinzenz von Paul.

1946 gab er den Band „Um die Menschenrechte der Geisteskranken" heraus, in dem in mehreren Artikeln die Patientenmorde in der Psychiatrie behandelt werden.[17] Die entschiedenen und offen ausgesprochenen Stellungnahmen gegen das Tun und Denken seiner ärztlichen Kollegen in der NS-Zeit haben ihm bald wieder den Stempel des Außenseiters in der etablierten Medizinerszene Nachkriegsdeutschlands aufgedrückt. Dies umso schmerzlicher, als er 1946 von den Alliierten als einziger Deutscher der Anklagebehörde des Ärzteprozesses als Sachverständiger für Fragen ärztlicher Ethik beistand.

Hierzu schreibt Leibbrand in seiner Biographie:[18]

„Im Jahr 1946 erschien eines Tages bei mir ein amerikanischer Agent, der Ermittlungsvorbereitungen für den Nürnberger Ärzteprozess begann. Der Erlanger Rektor hatte mich schon gebeten, der akademischen Entnazifizierungskommission als Mitglied beizutreten [...].

Der Agent fragte, ob ich ihm historisch behilflich sein wolle: es handelte sich um Fixierung der Biographien der Angeklagten entsprechend ihren literarischen und sonstigen ärztlichen und menschlichen Leistungen. Ich sagte in aller Objektivität zu. Als er von mir etwa bis 3 bis 4 solcher Biographien mit Literaturangaben erhalten hatte, bat er mich, mit ihm nach Nürnberg zu fahren.

Ich habe wohl nie in meinem Leben damals soviel Nazi-Literatur durchforscht und durchgelesen. Unzählige Zeitschriften mussten gesichtet werden. Wissenswert wurde auch die Gesamtstruktur und Organisation der Partei- und Gestapoeinheiten. Ich wurde ein guter Kenner aller dieser Einzelheiten.

In Nürnberg wurde ich zuerst mit einem amerikanischen Psychiater bekannt gemacht. Ihm erschien meine Kombination von Geschichte mit Psychopathologie äußerst sinnig, und so führte er mich eilends zu dem damaligen amerikanischen Generalstaatsanwalt Telford Taylor. In einem großen Eckzimmer stand dieser überlange eifrige Mann. Kaum ward ihm berichtet, was ich triebe, da führte er mich an einen riesenlangen Tisch mit Dokumentenkopien. Dann sagte er sehr freundlich und rasch: Bitte zeigen sie mir an diesem Plan, wo im Jahre 1938 der Ministerialrat Dr.

---

17    Leibbrand (1946b), S. 3–6.
18    Die entsprechenden Seiten wurden mir dankenswerterweise von Frau Prof. Dr. A. Leibbrand-
      Wettley fotokopiert zur Verfügung gestellt.

Gütt gesessen hat. Ich zeigte es ihm und er quittierte es mit einem kurzen Well. Die Amerikaner kaufen keine Katze im Sack, die sie nicht getestet haben [...].

Taylor benutzte diesen kurzen, aber sicheren Test, um sich von meinen Einzelkenntnissen zu überzeugen. Ich hatte sein sachliches Vertrauen gefunden. Am 21. Januar 1947 begann ich meine historische Darstellung in foro. Ich hatte eine Übersicht über die Entwicklung des ärztlichen Standeswesens etwa vom Vormärz des Jahres 1848 zu geben, um dann in neuester Zeit alle die Abänderungen zu schildern, durch die die Nazis das Ärztewesen in ihren politischen Prozess integriert hatten. Ich durfte dabei keine schriftlichen Aufzeichnungen benutzen und hatte eine Redezeit von mehreren Stunden, ohne unterbrochen zu werden. Mit dem Einzelschicksal der Angeklagten hatte ich nichts zu tun, es sei denn, es handelte sich um ethische Fragen ärztlichen Verhaltens. Psychiatrische Gutachten erstattete ich nicht, ich verblieb auf historischem Gebiet.

In der zweiten Tageshälfte des Nachmittags wurde die Meute der Verteidiger auf mich losgelassen. Das nannte man Kreuzverhör [...]. Trotz dieser subtilen Einschränkungen auf das medizinhistorische Fach, das ich akademisch in Erlangen vertrat, konnte nicht verhindert werden, dass die unsinnigsten Gerüchte in Gang gebracht wurden. Das musste ich erkennen, als ich eines Tages als Mitsachverständiger der Kommandöse von Buchenwald Ilse Koch, versuchte, eine Exploration in Kaufbeuren durchzuführen. Sie schwieg, offenbar nach Rat ihres Anwalts, und nach längerem Versuch, in sie einzudringen, sagte sie mir etwa wörtlich folgenden Unsinn: Sie werde mir nicht antworten, denn ich hätte in Nürnberg das Todesurteil deutscher Ärzte mit unterschrieben [...]. Das Gift des Rufmordes hatte gewirkt."

Am 27. Januar 1947 erschien Leibbrand erstmals im Nürnberger Zeugenstand. Er begann seine Ausführungen mit einer Darlegung der Entstehung des ärztlichen Standeswesens in Deutschland. Zur Situation nach 1933 führte er aus:

„Der Arzt, der bisher [...] als Anliegen hatte, den einzelnen Menschen nach bestem Wissen und Gewissen zu behandeln [...], wurde nun durch die sogenannte nationalsozialistische Weltanschauung zu einem biologistischen Staatsbeamten, d.h. er entschied nicht mehr nach den ethischen Grundsätzen des vorchristlichen und christlichen Abendlandes, sondern er war Befehlsträger einer Führerschicht, die sich um das Einzelindividium nicht mehr kümmerte, sondern dies nur betrachtete als Ausdruck fiktiver biologischer Rasseideen und damit dem eigentlichen Ärztewesen das Herz aus der Brust riss."[19]

Weiter gab er erschütternd und betroffen Bericht über die Situation jüdischer Ärzte und Patienten:

„Am 1. April 1933 habe ich die Vorgänge in Berlin leider miterleben müssen. Es ist die größte Schande der ärztlichen Kollegialität, die ich in meinem Leben mit ansehen musste, denn ich musste nun erleben, dass Kollegen ihre eigenen Wagen zur Verfügung stellten, um sozialistisch denkende Ärzte und jüdische Kollegen

19  Prot., S. 1970–1971.

morgens aus ihren Betten zu holen, sie zu misshandeln, um sie dann am Lehrter Bahnhof auf ein Ausstellungsgelände zusammenzupferchen. Dort haben die nationalsozialistischen Kollegen zusammen mit den SA-Männern in Uniform die von ihnen verhafteten Ärzte wie in einem Hippodrom herumrennen lassen. Sie haben darüber gefeixt und gelacht, als alte Sanitätsräte von beinahe 70 Jahren und älter mit heraushängender Zunge herumrennen mussten aus Angst, weil man sie mit Revolvern bedrohte, weil man sie mit Stöcken schlug und weil es auch ab und zu knallte. Man ließ diese Kollegen unversorgt [...].[20]

Über jüdische Patienten berichtete er:

„Besondere Schwierigkeiten machte die Unterbringung von geisteskranken Juden. Es war fast unmöglich, sie unterzubringen, und es gab nur sehr wenige mutige Sanatorium-Besitzer, die noch ziemlich lange Zeit versuchten, solche Kranken aufzunehmen. Es gab vor allen Dingen eine Menge konfessionelle Krankenhäuser, besonders katholische Kliniken, die jüdische Kranke in vorbildlicher Weise aufnahmen und versorgten."[21]

Zur ärztlichen Ethik im Allgemeinen und hier speziell zu den Menschenexperimenten gab Leibbrand zunächst die Position des Berliner Nervenarztes Albert Moll, der eindringlich vor jeglichen Menschenversuchen ohne ausdrückliche Einwilligung gewarnt hatte,[22] wieder. Vehement widersprach er dabei den Ausführungen A. Gütts, der dafür plädierte, dass die „unangebrachte Nächstenliebe", besonders gegenüber minderwertigen oder asozialen Geschöpfen,[23] verschwinden müsse, sowie gegen die Positionen, die für eine „kämpferische", statt einer „caritativen" Fürsorge plädierten. Leibbrand hielt diese Positionen für eine der zentralen nationalsozialistischen Formulierungen des Ärztewesens. In diesem Zusammenhang nannte er es einen Treppenwitz der Weltgeschichte,[24] dass ein Mann wie der Angeklagte und ehemalige SS-Chef-Hygieniker J. Mrugowsky 1939 ein Buch über das ärztliche Ethos verfassen und sich dabei auf Hippokrates und Hufeland berufen konnte.

Im Kreuzverhör mit den Anwälten der Angeklagten nahm Leibbrand zur Frage von Menschenversuchen eine äußerst restriktive Position ein. Für ihn waren nur Versuche an umfassend informierten, freiwillig den Experimenten zustimmenden Personen, die in ihrer Einsichtsfähigkeit und ihrer Freiheit nicht beschränkt waren, erlaubt. Versuche an Gefangenen oder gar Geisteskranken sowie an Kindern, mit denen ihn die Anwälte immer wieder zu konfrontieren versuchten, wurden von Leibbrand als mit der ärztlichen Ethik nicht vereinbar kategorisch abgelehnt. Er nahm, insbesondere was die Versuche an Häftlingen anbelangte, wie beschrieben, eine entschieden vorsichtigere Position ein als Ivy.

Zur Frage der eugenischen Maßnahmen führte Leibbrand aus, dass selbst idealistische Pazifisten und Sozialisten rein biologisch diese vertreten hätten. Doch erst der

20    Prot., S. 1976.
21    Ebd.
22    Moll (1902).
23    Prot., S. 1993.
24    Ebd.

Rassenwahn des Nationalsozialismus habe dazu geführt zu glauben, dass man durch eine biologistische Überorganisation das Leid in der Welt endgültig abschaffen könne.[25] Robert Servatius, dem Anwalt Karl Brandts, der die Frage vorlegte, ob nicht das Kollektiv, der Staat, die freiwillige Zustimmung des Einzelnen ersetzen könne, gab Leibbrand wörtlich zur Antwort:[26] „Zwischen der kollektiven Idee und einer staatlichen Anordnung einerseits und dem ärztlichen Individuum anderseits steht etwas sehr wesentliches [...]: das menschliche Gewissen." Zur Problematik der Euthanasiemaßnahmen wurde Leibbrand mit den folgenden Fragen Georg Fröschmanns konfrontiert. Dieser war Anwalt von Victor Brack, dem bürokratischen Organisator der T4-Aktionen der Kanzlei des Führers:[27]

Anwalt:
Hat man nicht vor allem darauf hingewiesen, dass diese Kranken und vor allem geistig Toten in ihrem Bewusstsein gar keine Fähigkeiten besitzen sich über das Weltbild klarzuwerden? Dass sie in keiner Gefühlsbeziehung zu ihrer Umgebung stehen, und dass infolgedessen es nicht nur zweckmäßig, sondern notwendig sei, diese armen Gestalten und Menschenkinder von ihrem Leiden zu erlösen?

Leibbrand:
Ich halte [diese Gedankengänge] für den radikalen Ausdruck einer rein positivistischen Haltung und halte sie infolgedessen für völlig einseitig. Es ist unmöglich, dass man als Arzt einen solchen einseitigen Standpunkt einnimmt, ganz gleich und ungeachtet der eigenen religiösen oder philosophischen Eigenhaltung.

Anwalt:
Geben Sie zu, dass vom philosophischen und vom juristischen Standpunkt aus sehr wohl über ein solches Problem de lege ferenda zu sprechen ist?

Leibbrand:
Ich würde nicht sagen de lege ferenda, sondern würde mich lieber scholastischer ausdrücken und sagen, der Möglichkeit nach. Ob diese Möglichkeit dann aber einseitig verwirklicht werden soll, scheint mir höchst zweifelhaft, da die Probleme offene Fragen sind, die überhaupt nicht ohne weiteres zu lösen sind und man auf offene Fragen de lege ferenda keine einseitige Antwort geben kann.

In einem späteren Rückverhör mit demselben Anwalt heißt es:

Anwalt:
Herr Professor, Sie sind Leiter irgendeiner Irrenklinik. Gibt es nach Ihrer gutachterlichen Auffassung Geisteskranke, die bei mangelndem Selbstbewusstsein auf tiefstem intellektuellem Niveau stehen und bei denen sich das Gefühlsleben nicht über Vorgänge erhebt, die an das normale Leben geknüpft sind?

---

25  Prot., S. 1995.
26  Prot., S. 1198.
27  Prot., S. 2016–2017.

Leibbrand:
Das ist eine Frage, die über den medizinischen Rahmen hinausgeht. Wir können ja nur aufgrund des Verhaltens schließen auf gewisse Stufen des animalischen Lebens. Wir sind aber nicht berechtigt, diesen Vergleich als den einzig Gültigen anzusehen, denn die Möglichkeit, dass sich so etwas auch ändert, ist immer gegeben[,] und es besteht also infolgedessen keine Möglichkeit[,] diese Frage in einer solchen Eingleisigkeit konkret zu beantworten.

Anwalt:
Gibt es nicht Fälle, bei denen aufgrund jahre[-] – um nicht zu sagen jahrzehntelanger[28] Beobachtungen in der Irrenanstalt – jede Aussicht auf Besserung ausgeschlossen ist?

Leibbrand:
Es gibt selbstverständlich solche Fälle; es gibt aber auch das Gegenteil. Es gibt zum Beispiel scheinbar defekte Schizophrene, die selbst noch nach 15–20 Jahren eines Tages plötzlich aus unbekannten Gründen völlig geordnet sind. Es gibt eine Reihe von haltlosen Psychopathen, die mit dem Leben nicht fertig wurden und niemals außerhalb der Mauern einer Anstalt sozial leben können, die dann plötzlich innerhalb einer schweren, körperlichen Krankheit in den letzten Stunden ihres Lebens eine Kommunikationsbereitschaft zeigen, die sie in ihrem Leben nicht gehabt haben. Das alles gibt es eben in der Medizin.[29]

Über seine eigene ärztliche Tätigkeit in der Zeit des Nationalsozialismus befragt, gibt Leibbrand an, er habe, als er von den Absichten der Erhebungen die zur Vernichtung psychisch Kranker im Rahmen des „Euthanasieprogramms" führten, wusste, begonnen, gezielt und systematisch Diagnosen zu fälschen, um Patienten zunächst vor der Sterilisierung und später vor der Tötung zu bewahren.[30] Hiervon hat Leibbrand bereits 1946 in seiner Einleitung „Der Irrenarzt und die jüngste Vergangenheit" eindrucksvoll Bericht gegeben.[31]


## WERNER LEIBBRAND – GESCHICHTE UND ETHIK

Leibbrand, der nach seinen Münchner medizinhistorischen Seminaren einen offenen Stammtisch führte und mit seinen Doktoranden Theaterstücke inszenierte, liebte es durchaus, aus seinem Leben zu berichten.[32] Doch vom Nürnberger Ärzteprozess hat er nie gesprochen. Er muss seine Rolle im Verfahren, seine Würdigung durch das Gericht, die Art der Kreuzverhöre und vor allem die spätere

---

28   Hier müsste der im Original falsch gesetzte Parenthesestrich stehen.
29   Prot., S. 2031–2032.
30   Prot., S. 2030.
31   Leibbrand (1946), siehe Anmerkung 17.
32   Rosendorfer (1981), Kap. 20, Bundtrock-Kreis, S. 283 ff.

Reaktion der Ärzteschaft als bittere Verletzung empfunden haben.[33] Dass sein Auftreten in Nürnberg selbst in einschlägigen Publikationen[34] bisher kaum wahrgenommen wurde, scheint Leibbrands Gefühl der Vergeblichkeit seiner Nürnberger Bemühungen bis heute zu bestätigen.

Ein wesentlicher Grund für die geringe Resonanz auf Leibbrands Darlegungen mag in der ganz am Einzelvorgang orientierten, positivistisch geprägten Prozessführung des amerikanischen Gerichts gelegen haben. Leibbrand war mit manchen fachlichen Einzelfragen nicht so vertraut, wie die Experten umschriebener Gebiete – eine Tatsache, die im Kreuzverhör gegen ihn genutzt werden sollte.[35]

Seine große Stärke lag in der Darlegung und Durchdringung der Zusammenhänge und Hintergründe der zu beurteilenden Verbrechen. Dies erst konnte das Fundament zur Bewertung des Geschehens liefern Leibbrands Position dabei war die des ideengeschichtlich orientierten Wissenschaftshistorikers und Medizinphilosophen. Er vertrat zu Fragen des Lebens überhaupt – aber auch der Menschenversuche in der Wissenschaft – mit Entschiedenheit einen metaphysisch begründeten Standpunkt. So musste er auch die moralische Unterscheidung zwischen dem „Arzt als Therapeuten" und dem „Arzt als Wissenschaftler" als mit dem Vertrauensverhältnis zwischen Arzt und Patient unvereinbar, strikt ablehnen.

Dies unterschied ihn grundlegend von A. C. Ivy, der wiederum durch seine gegenstandsbezogene Fachkenntnis bestach, aus der er weitgehend konsequentialistisch zur Bewertung einzelner ärztlicher Handlungen gelangte. Ein Vorgehen, das der kasuistisch orientierten Verfahrensgestaltung erkennbar entgegenkam.

François Bayle, der dem Prozess beigewohnt hatte, übte zwar milde Kritik an Leibbrands etwas zu nachgiebiger Stellungnahme im Kreuzverhör mit Fritz Flemming, dem Anwalt Joachim Mrugowskys,[36] betonte jedoch, gerade auch gegenüber den anderen Gutachtern, dessen glückliche und bildhafte Formulierungen[37] und seine insgesamt „exzellente Zeugenschaft".[38] Leibbrand habe beständige Wahrheiten des Menschseins wie die Würde der je einzelnen Person und deren Folgen für die ärztliche Praxis auf glänzende Weise verdeutlicht und damit wie kein anderer den Zorn der Angeklagten auf sich ziehen müssen. „Leider blieb, wie die folgenden Monate zeigten, seine Stimme unverstanden".[39] Doch warum musste Leibbrands Stimme so unverstanden verhallen? Über Ethik reden – und das war die Aufgabe der Sachverständigen, vor allem Leibbrands – heißt Widersprüche auf sich nehmen, dem Zweifel Raum geben. Ziel der Ethik ist nicht Erkenntnis[,] sondern Handeln.[40]

Nur in diesem Kontext lässt sich etwa Leibbrands Antwort auf die Frage des verhörenden Anwalts von K. Schäfer verstehen, der die Frage aufwarf, inwieweit ein Arzt, der in seinen Schriften noch 1938 jüdische Autoren zitierte, damit seine

33    Mündliche Berichte durch Frau Prof. Dr. Leibbrand-Wettley.
34    Annas/Grodin (1992) und Kolb/Seithe (1998); siehe auch Ebbinghaus/Dörner, Einleitung.
35    Prot., S. 1997 f.
36    Bayle (1950), S. 1501.
37    Ebd., S. 1415.
38    Ebd.
39    Ebd., S. 1501 und Bogusz, S. 82.
40    Seidel (1983). In: Protokolldienst 31 (1983), S. 106–119.

Gegnerschaft zum nationalsozialistischen Regime, insbesondere zu den Versuchen an KZ-Häftlingen, demonstriere: „Wie soll man eine solche Frage, Herr Rechtsanwalt, beantworten? Das eine hat mit dem anderen nichts zu tun, denn eine logische Beziehung gibt es im Leben einer Persönlichkeit nicht. Gott sei dank ist das Leben antilogisch."[41]

Es ist diese argumentative, im aristotelischen Sinn umrisshafte Form der Darstellung lebensbezogener Gedanken, die dem Gericht so viel Mühe bereitete. Diese gründet in Leibbrands anthropologisch-psychiatrischer Positionierung, die philosophisch von Aristoteles und Heidegger, psychiatrisch vor allem von Ludwig Binswanger, Victor von Gebsattel und Erwin Straus[42] beeinflusst erscheint. Sie ist die Antwort auf eine reduktiv-naturwissenschaftliche Betrachtungsweise der Medizin, die den Menschen zum reinen Objekt, zum starren Gegenstand machte.[43] Für Leibbrand ist das Subjekt, der Mensch in seiner Verletzlichkeit, Ort und Aufgabe wechselseitiger Begegnung. Leiden ist für ihn nicht einfach sinnlose Störung einer Funktion, sondern menschliche Möglichkeit, die auf Sinn verweist und die Mitleid im Sinne von echter Sympathie fordert.

Dies „nicht im Sinne eines ‚Partialmitleids'[,] das aus der Gesamtexistenz herausgenommen dem [...] reinen Selbstgefühl – unterliegt",[44] sondern im Sinne eines Angesprochenseins durch die physiognomische Nähe des Anderen, der eine Antwort erwartet.[45] In diesem Zusammenhang ist Krankheit, insbesondere gerade die Geisteskrankheit, auch als ein Menschenrecht anzusehen. Psychische Krankheit lässt sich nicht ausschließlich zu einer Körperkrankheit „verharmlosen" und domestizieren. Hier stimmt Leibbrand mit Michel Foucault, den er 1964 als einer der Ersten in Deutschland anerkennend besprochen hat,[46] überein. Das hierin auftauchende Mitbedenken der „Nachtseite" des Daseins[47] bedeutet auch ein Herausheben der menschlichen Freiheit gegenüber jeder vorgefassten Ordnung. Eine Haltung Leibbrands die der „Ordnungsdämonie" der Nationalsozialisten diametral entgegenstand.[48]

Leibbrands Position als Psychiater und Medizinethiker ist eine essentialistische. Seine Ausgangsfrage lautet: Was ist das, der Mensch, das Wesen des Menschen? Bei solchen Fragen muss manches im Ungefähren, Prinzipiellen[49] bleiben, eine Tatsache, die dem sachlich-normativen Zugriff des Nürnberger Gerichts

---

41   Prot., S. 2028.
42   Schumacher et al. (1967), S. 7–11.
43   Alexander (1949), S. 39.
44   Leibbrand (1946f). In: Leibbrand (1946d), S. 13–14.
45   Leibbrand (1946e). In: Leibbrand (1946d), S. 27. Leibbrand weist hier auf die Menschenrechtsbewegung des frühen Sexualreformers Magnus Hirschfeld und dessen wissenschaftlich-humanitäres Komitee hin – siehe auch van der Spek (1984), S. 122.
46   Leibbrand (1964). In: Sudhoffs Archiv 48 (1964), S. 352–360.
47   Kisker (1970), S. 82–83 und van der Spek (1984), S. 127.
48   Leibbrand (1946f). In: Leibbrand (1946d), S. 14. Er bezieht sich bei dem Ausdruck „Ordnungsdämonie", den er auch vor dem Nürnberger Gerichtshof gebraucht hat, auf eine Position Victor von Gebsattels in dessen Buch „Not und Hilfe", Kolmar i. Elsass, 1942; dazu auch Prot., S. 2014.
49   Schumacher et al. (1967), siehe Anmerkung 42.

schwer zugänglich bleiben sollte. Was Leibbrands philosophische Haltung jedoch grundlegend beförderte – und dies im unmittelbaren Blick auf die geschehenen Verbrechen der deutschen Medizin – waren klare Stellungnahmen für die Menschenrechte der Geisteskranken, das Recht darauf anders, verschieden, nicht unbedingt effizient und tüchtig zu sein, sowie gegen alle „Humanexperimente" ohne auf umfassender, verstandener Information basierendem Einverständnis und für eine ärztliche Ethik, in der der Mensch, auch, ja gerade der beschädigte und behinderte Mensch stets als Person gesehen wird. Das zieht nach sich, dass diese niemals, auch nicht für bestgemeinte wissenschaftliche Zwecke, als Mittel[50] benutzt werden darf.

Darüber hinaus gibt es in Leibbrands Denken, neben diesen metaphysisch begründeten, noch ein weiteres, bisher nur angedeutetes Element: das Erzählen vom Anderen, vom Fremden, die zwingende Einladung zum Dialog mit der Gestaltungsmacht des Verrückten.[51] Darin mag die Gefahr einer Verharmlosung der Wucht des Wahnsinns liegen. Doch weist dieser Ansatz auf eine Möglichkeit hin, die gerade heute wieder, vor allem in bioethischen Begründungsdebatten, aktuell erscheint: den Begriff der Person, gerade der verletzlichen, „unmöglichen" Person, als Einheit des Lebensvollzugs narrativ zu bestimmen[52] und ihr somit gerade in ihrer Fragwürdigkeit Schutz zu gewähren.

## LITERATUR

Alexander, Leopold (1949): Medical Science under Dictatorship. In: The New England Journal of Medicine 241 (1949), S. 39–47.

Alexander, Leopold: Wortprotokoll. In: Dörner et al. (1999), S. 894.

Annas, George J./Grodin, Michael A. (Hg.) (1992): The Nazi Doctors and the Nuremberg Code. New York, Oxford.

Bayle, François (1950): Croix gammée contre caducée. Neustadt/Pfalz.

Bogusz, Josef (1982): Experimente am Menschen. In: Protokolldienst der Evangelischen Akademie Bad Boll 23. Bad Boll.

Breitling, Andris/Orth, Stefan/Schaaff, Birgit (Hg.) (1999): Das herausgeforderte Selbst. Perspektiven auf Paul Ricoeurs Ethik. Würzburg.

Dörner, Klaus/Ebbinghaus, Angelika/Linne, Karsten (Hg.) (1999): Der Nürnberger Ärzteprozess 1946/47: Wortprotokolle, Anklage- und Verteidigungsmaterial, Quellen zum Umfeld. Dt. Ausgabe Mikrofiche-Edition. München, New York.

Ebbinhaus, Angelika/Dörner, Klaus (Hg.) (2002): Vernichten und Heilen. Der Nürnberger Ärzteprozess und seine Folgen. Berlin.

Hantel, Erika (1947): Gedanken zum Nürnberger Ärzteprozess. In: Hippokrates 17/20 (1947), S. 202–206.

---

50   Kant (1978), S. 60–61.
51   Vgl. van der Spek (1984), S. 187, Anmerkung 21.
52   Ebd., S. 170 und Schnell (1999); dazu auch Seidel (1997), S. 115.

Kant, Immanuel (1978): Grundlegung der Metaphysik der Sitten. Werkausgabe VII. Frankfurt a.M.

Kisker, Karl Peter (1970): Dialogik der Verrücktheit. Ein Versuch an den Grenzen der Anthropologie. Den Haag.

Kolb, Stephan/Seithe, Horst (Hg.) (1998): Medizin und Gewissen. 50 Jahre nach dem Nürnberger Ärzteprozess – Kongressdokumentation. Frankfurt a.M.

Kudlien, Fridolf (1986): Werner Leibbrand als Zeitzeuge. Ein ärztlicher Gegner des Nationalsozialismus im Dritten Reich. In: Medizinhistorisches Journal 21 (1986), S. 332–352.

Leibbrand, Werner/Juliusburger, Otto (1929): Beitrag zur Neurosenlehre. In: Monatsschrift Psychiatrie 75 (1929), S. 367–372.

Leibbrand, Werner (1937): Romantische Medizin. Hamburg.

Leibbrand, Werner (1939): Der göttliche Stab des Äskulap. Salzburg, Leipzig, 2. Auflage 1940, 3., erweiterte Auflage 1953.

Leibbrand, Werner (1941/1953): Vinzenz von Paul. Salzburg, Heidelberg.

Leibbrand, Werner (1946a): Das Gespräch über die Gesundheit. Hamburg.

Leibbrand, Werner (1946b): Der Irrenarzt und die jüngste Vergangenheit. In: Leibbrand (1946d), S. 3–6.

Leibbrand, Werner (1946c): Homines bonae voluntatis. Nürnberg.

Leibbrand, Werner (Hg.) (1946d): Um die Menschenrechte der Geisteskranken. Nürnberg.

Leibbrand, Werner (1946e): Naturrecht und Fürsorge. In: Leibbrand (1946d), S. 22–30.

Leibbrand, Werner (1946f): Voraussetzungen und Folgen der sogenannten „Euthanasie". In: Leibbrand (1946d), S. 10–17.

Leibbrand, Werner (1947): „Heilung" durch den Schock?" (Betrachtung eines Psychiaters). In: Die Wandlung 2. Monatsschrift (1947), S. 148–156.

Leibbrand, Werner/Wettley, Annemarie (1961): Der Wahnsinn. Geschichte der abendländischen Psychopathologie. Freiburg, München.

Leibbrand, Werner (1964): Das Geschichtswerk Michel Foucaults. In: Sudhoffs Archiv 48 (1964), S. 352–360.

Leibbrand, Werner (1965): Encuentro con Romano Guardini en las catacumbas de Berlin. In: Folia Humanistica 34 (1965), S. 857–864.

Moll, Albert (1902): Ärztliche Ethik. Die Pflichten des Arztes in allen Beziehungen seiner Thätigkeit. Stuttgart.

Rosendorfer, Herbert (1981): Großes Solo für Anton. München.

Schmidt, Ulf (2002): Die Angeklagten Fritz Fischer, Hans W. Romberg und Karl Brandt aus der Sicht des Medizinischen Sachverständigen Leo Alexander. In: Ebbinghaus/Dörner (2002), S. 374–404.

Schnell, Martin W. (1999): Narrative Identität und Menschwürde. Paul Ricœrs Beitrag zur Bioethikdebatte. In: Breitling et al. (1999), S. 117–130.

Schumacher, Joseph/Schrenk, Martin/Wolf, Jörn Henning (Hg.) (1967): Melemata. Festschrift für Werner Leibbrand zum siebzigsten Geburtstag. Mannheim.

Seidel, Ralf (1983): Euthanasie zwischen Mord und künstlichem Leben. In: Protokolldienst der Evangelischen Akademie Bad Boll 31 (1983), S. 106–119.

Seidel, Ralf (1997): Die unmögliche Person. Zum Begriff der Person in der Psychiatrie. In: Strasser/Starz (1997), S. 117–130.

Strasser, Peter/Starz, Edgar (Hg.) (1997): Personsein aus bioethischer Sicht. Archiv für Rechts- und Sozialphilosophie (ARSP), Beiheft 73. Stuttgart.

van der Spek, Inez (1984): Het gekke lijden. Psychiaters tijdens – en in het nationalsocialisme. Diss. theol. Nijmegen.

von Gebsattel, Victor Emil (1942): Not und Hilfe. Kolmar i. Elsass.

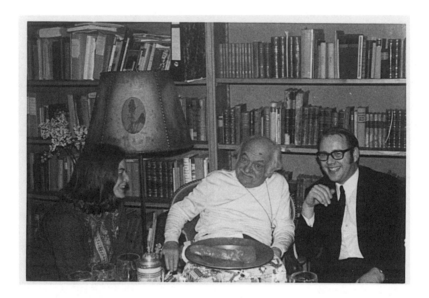

*Abb. 72: Werner Leibbrand und Helmut Waldmann am 75. Geburtstag (1971).[1]*
*Original in Farbe. Quelle: SAF.*

1    Dieses Foto entstand 1971 in München in der Nordendstraße (4. Stock). Die dritte Person ganz
     links ist die Ehefrau von Helmut Waldmann (die Familie war seinerzeit in Bonn). Gut sind
     auch die historischen Bibliotheksbestände zu erkennen. Auf dem Silbertablett auf dem Schoß
     von Werner Leibbrand befindet sich ein Phallus-Symbol, das anlässlich der Forschung zu den
     „Formen des Eros" und der Kulturgeschichte der Liebe Leibbrand zum 75. Geburtstag über-
     reicht wurde (Handwerk aus gebrannter Knetmasse, gefärbt).

# ERINNERUNGEN AN WERNER LEIBBRAND
# UND ANNEMARIE LEIBBRAND-WETTLEY
# DER KREIS AN DER UNIVERSITÄT MÜNCHEN

*Helmut Waldmann*

In den 50er Jahren des 20. Jahrhunderts galten unter Medizinstudierenden in München die Vorlesungen von Marchionini,[1] Kolle[2] und Leibbrand[3] als die vergnüglichsten, die man nicht versäumen sollte. Die von Leibbrand hatten eine Besonderheit: Sie waren an den ersten Terminen total überfüllt, danach reichte der kleine Hörsaal des medizinhistorischen Instituts in der Lessingstraße vollkommen aus. Er hatte die Größe eines großen Wohnzimmers und lag im Dachgeschoß des Gebäudes. Die unteren Etagen waren von der Verwaltung der Kliniken besetzt. Dass sich die Hörerschaft Leibbrands so rasch den Gegebenheiten anpasste, lag an seiner Angewohnheit, lateinische, griechische und französische Zitate nicht zu übersetzen und bei seinen ideengeschichtlichen Ausführungen zur Medizingeschichte die Kenntnis der abendländischen Geistesgeschichte vorauszusetzen. Das vertrieb viele Hörer. Für diejenigen aber, die sich die Mühe machten, ein Script zu führen und ein wenig nachzuschlagen, waren die Vorlesungen hochinteressant und wurden im Kreis der Hörer lebhaft diskutiert. Daraus entstand der „Leibbrand-Kreis". Seine Vorlesung und das Kolloquium wurden auch von einigen Studenten anderer Fakultäten, besonders Juristen, aufgesucht. Im Anschluss an das Kolloquium ging es einmal wöchentlich zum Stammtisch. Jeder konnte mitkommen.

An den deutschen Universitäten herrschte in der Nachkriegszeit unter Studierenden ein kühler, distanzierter Umgangston. Man war per „Sie" und redete sich mit „Herr" und „Fräulein" an. Professoren waren unnahbar. Besonders in München lief nach den Vorlesungen alles auseinander und verlor sich in der Anonymität der Großstadt. Für Mediziner gab es keine Mensa. Leibbrand war dagegen für Studenten, die sich nach einer Nähe zur Alma Mater sehnten, ein Professor zum Anfassen. Und er war sehr präsent. Er setzte sich ganz ein. Wen er ansprach oder ins Auge fasste, war sofort voller Aufmerksamkeit. Leibbrand war bühnenwirksam. Er lieferte eine Fülle von Geschichten, war ein unermüdlicher Anekdotenerzähler:

---

1   Alfred Marchionini (1899–1965), Dermatologe. 1954–1955 Rektor der Ludwig-Maximilians-Universität München. Siehe auch Abb. 45 des vorliegenden Bandes.
2   Kurt Kolle (1898–1975), Psychiater. 1962 Prodekan der Münchner Fakultät. Sohn von Wilhelm Kolle, Bruder von Helmut Kolle sowie Vater von Gert und Oswalt Kolle. Siehe Abb. 45.
3   Vgl. die Beiträge des vorliegenden Bandes und insbesondere Schumacher (1967) sowie zuletzt Frewer (2020).

– Wie er im letzten Kriegsjahr des Ersten Weltkrieges in einen Arbeiter- und Sol-
datenrat gewählt wurde und als Ortskommandant die Brücke zum Ort von der Feu-
erwehr mit der C-Spritze gegen heranziehende Marodeure verteidigen ließ.

– Wie er in einer „amour fou" aus einer von der Familie akzeptierten Verlobung,
als schon das Aufgebot bestellt und Zimmerwände für die Wohnung durchbrochen
worden waren, mit einer Sängerin (Cläre Streich) durchbrannte.

– Wie er Theodor Heuß in der Münchner Uni begegnet sei: Eine Weile nach dem
Defilee im Talar – Heuß: „Wo ist der Leibbrand?" – „Den haben Sie schon be-
grüßt". „Des weiß ich, aber jetzt will ich mit ihm schwätze" Leibbrand wurde her-
angeführt. „Was machet Sie grad?". „Ich hab' e Buch g'schriebe". „Gege wen?"

Die beiden freuten sich über das Wiedersehen, wie mir Wibke Urchs, eine Doktorandin ergänzend mitteilte. Sie erinnerten sich an die gemeinsame Berliner Zeit,
als sie sich nach der „Machtergreifung" Sorgen um die eigene und die deutsche
Zukunft gemacht hatten. Die Unterredung endete mit der Feststellung von Heuß:
„Jetzt ist doch noch etwas aus uns geworden".

– Wie er sich in München Vorfahrt verschaffte: Allabendlich stieg er an der Kreu-
zung Barer-Schellingstraße aus, begab sich in den Schelling-Salon, aus dem er mit
einem gefüllten großen Krug mit Zinndeckel wieder herauskam Diesen Krug trug
er beidhändig vor dem großen Rund des Bauches die Schellingstraße entlang bis zu
seiner Wohnung.[4] In dem ganzen Haus waren nur Professoren-Wohnungen. Aber
die Nachbarn sagten: „Da kommt der Professor". Eines Tages musste ein Autofah-
rer scharf bremsen und schimpfte laut. Leibbrand baute sich vor ihm auf: „Merken
Sie sich, in München hat immer noch der Maßkrug Vorfahrt". Sprach's und setzte
seine „Biermonstranz" fort.

Die Anekdotenerzählungen nahmen mitunter reichlich Raum ein. Amüsant waren
sie wegen Leibbrands Schauspieltalent und erträglich wegen seiner immer mit-
schwingenden Selbstironie. Eines Tages saß er am Stammtisch im „Max Emanuel" in der reservierten Ecke von Ted Backes, dem befreundeten Kellner. Er hatte
gerade eine neue Hörbrille[5] und forderte Ted auf: „Sagen Sie mal was". „Sind Sie
ein Arschloch?". „Haben Sie Arschloch gesagt?" Jawohl, Herr Professor". Der
sagte in die atemlose Stille hinein: „Die Brille ist gut!"
     In dieser Stammtisch-Atmosphäre konnte plötzlich auch ein Thema aufkom-
men, das ihn zu einer Exkursion durch einen ganzen Abschnitt der Geistesgeschichte veranlasste, mit erstaunlicher Kenntnis im Detail. Als meine damalige
Freundin (und heutige Frau), die als Germanistin mitgekommen war, erwähnte,
dass sie Jean Paul[6] zum Thema ihrer Staatsarbeit machen wolle, zeigte sich, dass er
nicht nur dessen Werk kannte, sondern auch in der Sekundärliteratur bewandert war

---

4    Gemeint ist hier die Nordendstr. 2 in München-Schwabing.
5    So wurden damals die frühen Hörgeräte genannt.
6    Jean Paul, eigentlich Johann Paul Friedrich Richter, Jean Paul Friedrich Richter (1763–1825),
     deutscher Schriftsteller, literaturhistorisch zwischen Klassik und Romantik. Die Namensände-
     rung (s.o.) lag in Jean Pauls Bewunderung für Jean-Jacques Rousseau begründet.

und aus den Stegreif Kommerell[7] zitierte. Er verkörperte den sonst nicht mehr anzutreffenden Universalgelehrten auf überraschende und faszinierende Weise.

Natürlich wollte ihm jeder nahe sein und sich in der Aura des berühmten Mannes sonnen. Dabei kam es zu mancher Aufplusterung und Eifersüchtelei. Herbert Rosendorfer hat das als „Bundtrockkreis" in seinem „Großen Solo für Anton" karikiert und funkelnd bösartig beschrieben. Seine geschiedene Frau Gudrun, bei der auch die beiden Kinder lebten, gehörte dem Kreis an und heißt bei Rosendorfer „Astrid Delius". Sie heiratete schließlich Christian Schäfer, der im Leibbrandkreis „Schoßhund des Professors" genannt wurde. Bei Rosendorfer heißt er „A. W. Schlapper". Gefördert wurde dieses Wetteifern um die Nähe zum Professor von den Leibbrands nicht. Einmal wurde die neu hinzugekommene Angela Schober von Gudrun Rosendorfer spitz gefragt: „Wie kommen Sie eigentlich hierher?" Sie antwortete geistesgegenwärtig: „Zu Fuß". Aber Annemarie Wettley hatte das mitbekommen und beschied: „Von jetzt an sitzen Sie immer neben dem Professor und mir".

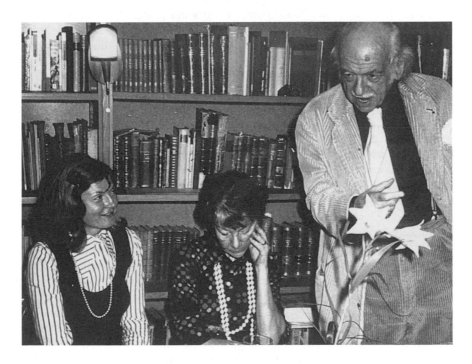

*Abb. 73: Angela Schober neben Leibbrands an seinem 60. Geburtstag (1956).*
*Er deklamiert gerade und hat die von ihm geliebte weiße Lilie vor sich. Quelle: SHW.*

---

7   Max Kommerell (1902–1944), deutscher Schriftsteller, Übersetzer und Literaturhistoriker. Standardwerke zu Jean Paul, siehe u.a. Kommerell (1939).

Werner Leibbrand betreute auch junge Leute, die auf dem dritten Bildungsweg zu einem Studium kommen wollten und hatte dazu einen Auftrag von der Universität. Dann versuchte er deren Lebenslauf zu verstehen und überlegte, was daraus werden könne und begleitete sie. Das Spektrum seiner Hochschullehrertätigkeit reichte so von nicht übersetztem Altgriechisch bis zu geburtshelferartiger Pädagogik und Nachhilfe. Fördern und Fordern nennt man das heute. Aber das erklärt noch nicht hinreichend, was er eigentlich anbot und was die Studenten bei ihm suchten.

Seine tägliche Arbeit, wie ich sie als Assistent erlebte, verlief hoch diszipliniert und nach der Uhr: Um 9 Uhr wurde Frau Müller, die Institutssekretärin, eine gebildete, mütterliche Frau, die durch die Nazis ihren Mann verloren hatte, zum Diktat gebeten. Die tägliche Post war durchgesehen und nun wurde die umfangreiche deutsche oder auch französische oder spanische Korrespondenz erledigt. Um 10.30 Uhr gab es eine Unterbrechung: Bei einem Schluck Portwein wurden die Vorhaben des Tages besprochen und die Arbeiten verteilt. „Die Gynäkologen wollen für das Programmheft ihres Jahreskongresses eine kurze Geschichte der Gebäranstalten in München. Das können Sie übernehmen. Es gibt ein Honorar. Ich muss für Heuß einen Beitrag über Robert Koch schreiben, obwohl ich den eigentlich nicht mag. Aber er sagte: ich auch nicht, deshalb habe ich Sie ja gebeten. Außerdem muss die Laehr-Bibliothek[8] weiter registriert und eingeordnet werden." Um 13.00 Uhr ging Leibbrand „zu seinen Kartoffeln". Der Nachmittag verlief mit wissenschaftlichen Arbeiten. An vorlesungsfreien Tagen war Punkt 17.00 Uhr Schluss, und Werner Leibbrand begab sich via Schellingsalon nach Hause zu seiner Frau Margarethe. „Ich bin Frau Leibbrand!" verkündete sie zur Begrüßung. Sie stand hochaufgerichtet im Rahmen der Schiebetür zwischen Wohn- und Esszimmer. Die Einladung zum Abendessen galt dem neu anzustellenden Assistenten ihres Mannes und dessen Freundin. Sie war der letzte Akt vor meiner Anstellung. Freundlich und zugewandt führte sie die Unterhaltung, und man konnte sich gut vorstellen, wie sie früher in Berlin ihren erst großen, dann heimlichen Salon geführt hatte, den Werner Leibbrand „die Katakomben" nannte. Er spielte auf dem Flügel, der Abend verlief harmonisch – und der Anstellung stand nichts mehr im Wege.

Die Assistentenstelle war frei geworden, weil es Widerstände gegen die Habilitation von Annemarie Wettley gegeben hatte. Sie hatte sich deshalb zurückgezogen und arbeitete in der Redaktion der „Medizinischen Klinik". Die war nur wenige Schritte vom Institut entfernt. Nach Arbeitsschluss kamen wir meist zusammen. Angefangen hatte unsere Bekanntschaft, als Werner Leibbrand und Annemarie Wettley noch an der „Geschichte der abendländischen Psychopathologie" schrieben. Sie war schon weit gediehen, da fiel den beiden ein: „Wir können nicht bei Hippokrates beginnen, Wahnsinn gibt es schon im griechischen Mythos". Damit hatte ich das Thema meiner Dissertation.[9]

Jetzt aber war das Opus magnum vollbracht. Die Leere danach füllte Leibbrand eines Tages mit der Idee: „Jetzt schreiben wir die Geschichte der Psychologie.

---

8    Hier ist die am Ende des Kapitels „Universität" genannte Schenkung des Psychiaters Heinrich
     Laehr (1820–1905) gemeint: eine „wertvolle Bibliothek von weiteren 3000 Bänden" (s.o.).
9    Vgl. Waldmann (1963) sowie ferner Waldmann (1967).

Wir fangen aber nicht wie alle bisher mit Wundt an, sondern verfolgen die Vorstellungen von Psyche durch die abendländische Geistesgeschichte. Kümmern Sie sich mal um die Entwicklung des Seelenbegriffs vom griechischen Mythos an." – Ich hatte also von der Dreiteiligkeit des antiken Seelenbegriffs über ihre Feinstofflichkeit in der Patristik und den Seelensitz in der Zirbeldrüse bei Descartes bis zur „permanent possibility of feeling" bei den englischen Sensualisten schon eine Entwicklungslinie gezogen, da kam Annemarie Wettley an das Institut zurück und begeisterte Werner Leibbrand zu einer Geschichte des Eros.

Auch die „Kultur- und Geistesgeschichte der Liebe" fängt mit dem Mythos an – und endet dann beim Hexenglauben. Die Geschichte der Geheimlehren, die von Hermes trismegistos bis heute eine Parallele zur uns geläufigen Geistesgeschichte bildet, faszinierte die beiden so sehr, dass sie Kontakt aufnahmen zu esoterischen Kreisen und Organisationen auf der Isle of Man. Als ihr Flugzeug dort landete, brach ein Sonnenstrahl durch die Wolken und beleuchtete die Gangway in dem Moment, in dem Werner Leibbrand sie herabstieg. Ihre Gastgeber nahmen das als Zeichen wahr. Das spielte eine zunehmende Rolle bei den rituellen Zusammenkünften, an denen sie teilnahmen. Schließlich entzog sich Werner Leibbrand durch beschleunigte Abreise einer Initiation zum Hexenmeister

Bei aller Unbekümmertheit, mit der Werner Leibbrand an jedes Thema, an jede Auseinandersetzung heranging, gab es doch bestimmte Ereignisse, die ihn besorgt, überbesorgt reagieren ließen, nämlich wenn von aktuellen braunen Aktivitäten berichtet wurde. Wir Studenten hielten das für fast paranoid und schrieben es seiner Traumatisierung durch das Nazi-Regime zu. Wir taten ihm Unrecht: Er wurde noch immer von ehemals nationalsozialistischen Gegnern heftig und wirksam bekämpft. Aber er nannte uns die Gegner und deren Aktionen nicht. Er hatte ihnen nichts entgegenzusetzen, außer seinem Einsatz für eine geistesgeschichtlich begründete Menschlichkeit.

Die Wiedererweckung der Menschlichkeit, die Wiederherstellung von Kultur nach deren Verfall durch den Krieg und die Verrohung durch den Nationalsozialismus waren seine „raison d'être". Er erinnerte öfter an Vinzenz von Paul, der nach dem 30-jährigen Krieg (noch einmal unter christlichem Vorzeichen) daran mitgewirkt habe. So sah auch Leibbrand jetzt seine Aufgabe in der Wiederherstellung der Geisteskultur. Sie war 1933 für ihn verloren gegangen, als er allein dastand mit seinem öffentlichen Protest gegen die Diskriminierung und Misshandlung jüdischer Kollegen. Was da auf einmal seine Gültigkeit verlor, drückt Viktor Klemperer, dem ein spiegelbildlich ähnliches Schicksal widerfuhr wie Leibbrand, exemplarisch aus: In seinen Tagebüchern sagt er angesichts nationalsozialistischer Untaten: Das ist undeutsch – eine Feststellung von einem verfolgten Juden, die mir die Tränen in die Augen treiben kann, ob des Verlorengegangenen. Annemarie Wettley war von diesem Verlust betroffen, als sie die nationalsozialistische Mordaktion auf der Krankenstation erleben musste, auf der sie als junge Ärztin ihre Facharztausbildung machte. In ihrem anonymen Aufsatz „Der zeitkranke Arzt" fordert sie hilflos von der Psychoanalyse, dass durch den psychosomatischen Mechanismus doch die Täter krank werden müssten und nicht die Opfer. Als sie in dieser Hilflosigkeit und

Verzweiflung Werner Leibbrand kennen lernte, traf sie auf einen, der das Verloren-
gegangene geradezu wiederherstellend verkörperte und schloss sich ihm an.

Annemarie Wettley war über den Verlust der humanitären Kultur hinaus vom
nationalsozialistischen Verbrechen betroffen. Sie hatte nicht nur einen Verlust, sondern eine Verletzung erlitten. Sie trug schwer an der aufgezwungenen Schuld der
Arbeit auf Tötungsstationen. Ihre Art, darauf zu reagieren war nicht, sich abzuwen-
den, auf andere Stationen, in eine andere Klinik zu streben, sondern ganz nah bei
den Todgeweihten zu bleiben, am Ende auf der Station zu wohnen. Die Verletzung
der Persönlichkeit durch erzwungenes Handeln gegen den eigenen Willen, gegen
innere „Billigung" hatte sie traumatisiert. In späterer Zeit hatte sie oft Suizidgedan-
ken, nicht aber -Impulse. Das sagte sie mir in Gesprächen in der Zeit, in der sie in
meiner Klinik ehrenamtliche Mitarbeiterin war. Als Psychiaterin konnte sie diese
Ideen einordnen und deaktivieren. Vom „zeitkranken Arzt" sagt sie: „Der von aus-
sen kommende Wille zur Vernichtung zwang ihn in die persönliche Schuld und der
Bruch, der durch sein Dasein geht – unwiderruflich für immer – bedarf der dienen-
den Mühseligkeit seines ganzen irdischen Lebens."[10] An der Seite von Werner
Leibbrand fand sie Richtung und Ziel dafür.

Werner Leibbrand und Annemarie Leibbrand-Wettley haben ein beeindru-
ckendes wissenschaftliches Oeuvre geschaffen. Die Studenten, die sie anzogen,
haben das nicht alles gelesen. Mehr als von ihren Werken ging die Faszination von
ihrem Wesen aus. Ob vorlesend, diskutierend, theaterspielend oder persönlich be-
ratend, sie vermittelten ihren Hörern, Doktoranden und Lesern, den Teilnehmern
am bis auf den heutigen Tag bestehenden Leibbrandseminar ihre raison d'être auf
eine existenzielle Art.

## LITERATUR

Frewer, Andreas (Hg.) (2020): Psychiatrie und „Euthanasie" in der HuPfla. Debatten zu Werner-
      Leibbrands Buch „Um die Menschenrechte der Geisteskranken". Nürnberg.
Kommerell, Max (1939): Jean Paul. 2., durch eine Vorrede und Register ergänzte Auflage. Frankfurt
      a.M.
Leibbrand, Werner (Hg.) (1946): Um die Menschenrechte der Geisteskranken. Gedenk- und Mahn-
      worte der Ärzte der Erlanger Heil- und Pflegeanstalt aus Anlaß deren l00jährigen Bestehens.
      Nürnberg.
N.N. (1946): Der zeitkranke Arzt in Deutschland (Selbstgespräch eines Anstaltsarztes um 1943 bis
      1944). In: Leibbrand (1946), S. 18–21.
Rosendorfer, Herbert (1981): Großes Solo für Anton. Zürich.
Schumacher, Joseph. Unter Mitarbeit von Martin Schrenk und Jörn Henning Wolf (Hg.) (1967):
      Melemata. Festschrift für Werner Leibbrand zum siebzigsten Geburtstag. Mannheim.
Waldmann, Helmut (1963): Der Wahnsinn im griechischen Mythos. Diss. med. München.
Waldmann, Helmut (1967): Paradigmen zur Geschichte der psychotropen Drogen. In: Schumacher
      et al. (1967), S. 203–220.

---

10   N.N. (1946), S. 21. Siehe auch Frewer (2020).

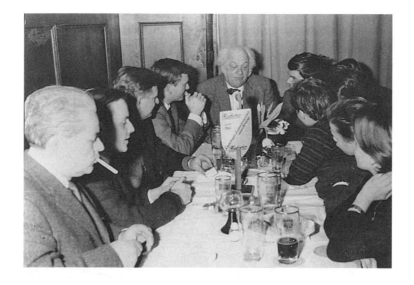

*Abb. 74: „Hysteria – Historia": Schüler-Stammtisch in München (undatiert).[1]*
*Quelle: SAF.*

1    Diese Aufnahme aus dem Kreis des Münchner Stammtischs „Hysteria – Historia" (gegründet 1959) zeigt sehr gut die auf Leibbrand zugeschnittenen Gespräche nach den Seminaren. Es wurden die Themen vorangehender Foren diskutiert sowie meist Bier und Wein getrunken. Das Bild stammt sehr wahrscheinlich aus den frühen 1960er Jahren.

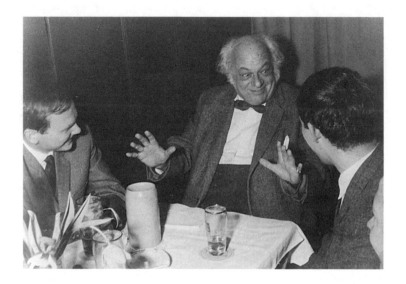

*Abb. 75: „Impressario": Leibbrand im Kreis seiner Schüler (undatiert).[1]*
*Die Aufnahme stammt wohl aus den frühen 1960er Jahren. Quelle: SAF.*

1   Der Stammtisch „Hysteria – Historia" in München-Schwabing wurde 1959 gegründet und
    schloss sich meist an die Dienstagsseminare an. Hier scheint Werner Leibbrand besonders
    plastisch etwas zu berichten oder zu erklären – vielleicht ein historischer „Coup de théâtre" …

# LEIBBRANDS LEBEN UND LISTEN
## EIN KURZES NACHWORT ZU ETHOS UND GESCHICHTE

*Andreas Frewer*

„Coup de théâtre"[1] – so nannte Werner Leibbrand eine Situation, in der mutiges oder listenreiches Vorgehen zu einer unerwarteten Wendung und zum Erfolg führte. Seine Listen sind legendär: Schlagfertigkeit, als man ihn telefonisch in einen Nazi-Hinterhalt locken will, Geistesgegenwart bei Gefahr für seine Frau als gebrandmarkte und verfolgte Jüdin sowie clevere Nassforschheit in Situationen mit versuchtem Verwaltungs- oder Gestapo-Zugriff auf die Praxis oder das Ehepaar Leibbrand. Das verdiente „Glück des Tüchtigen" hat ihn dabei ebenso ausgezeichnet wie die wiederholte Kreativität bei der Bewältigung von sehr schwierigen Konstellationen. Auch in der Nachkriegszeit und bei der Leitung der Heil- und Pflegeanstalt in Erlangen sind es die – in der Autobiographie so gestalteten – spontanen, pfiffig geschilderten und klugen Handlungsweisen, die ihn Alltagsprobleme lösen und heikle Konflikte durchstehen lassen. In welchem Ausmaß hier in der Vita Dichtung oder Wahrheit sowie bei der Schilderung Motive eines „Schelmenromans" vorliegen, muss wohl jeder Leser selbst entscheiden. Es spricht jedoch viel dafür, dass Leibbrands zahlreiche Listen nicht nur der Legende angehören, sondern auch konkret-authentischer Ausdruck seiner persönlichen Art und des Umgangs mit Problemen waren. In der NS-Zeit gab es viele und ganz gravierende, ja existenzielle Grenzsituationen zu überstehen; auch die Geistesgegenwart und Kreativität im Konflikt mit bürokratischen Strukturen von Krankenanstalten oder Universitätsverwaltungen zeigen einen gewieften Taktiker.

Als Herausgeber der Biographie möchte man eigentlich ausschließlich das Original für sich sprechen lassen, auch wenn erklärende Fußnoten und zumindest einige kritische Hinweise zu den Quellen natürlich nicht unterbleiben können. Zudem gibt es in der jüngeren Leibbrand-Bewertung einige Missverständnisse. Philosophische Aspekte, große Musikalität, künstlerische Genialität wie auch dramatische Theatralität lagen Werner Leibbrand sicher in besonderer Weise im Blut. Ihn deswegen gar als „Rauschkünstler"[2] abzustempeln, würde seiner außergewöhnlichen Persönlichkeit nicht gerecht. Sein Gesamtwerk und das Schaffen in seiner Zeit und gerade auch gegen (Ex-)Nazi-Opponenten verdienen hohe Anerkennung.

---

1    Siehe etwa die Beispiele auf den Seiten 51, 75, 126 und 141 (meist ohne Akzente).

2    Als nicht an Medizin interessiert [sic], „Pathetiker" und „Rauschkünstler" bezeichnet Leven (2018), S. 176, den viele Jahre praktizierenden Arzt Leibbrand, ohne differenziert auf dessen künstlerische Ader, genialische Kreativität und außergewöhnliche Schaffenskraft einzugehen. Hier ist das psychologische Moment des schwierigen Kontrastes zu einem ungleich erfolgreicheren und kreativeren Teilvorgänger zu sehen. Damnatio memoriae und historisches Mobbing.

Er selbst hat gesehen, dass er immer wieder zum „ungeliebten Prophet im eigenen Lande" wurde – als Experte im Ärzteprozess bei der Aufdeckung der NS-Verbrechen im Dritten Reich wie auch als Mitglied der Entnazifizierungskommission an der Universität. Im frühen Nachkriegsdeutschland waren die Gräben zwischen Kritikern und Altnazis, Opfern und Tätern, Überlebenden und Angepassten allzu tief; eine differenzierte Einschätzung in vielen angemesseneren Graustufen statt der initialen Schwarz-Weiß-Tönungen war schwierig. Seine wichtige Rolle bei der Aufarbeitung in der Nachkriegsphase hat Leibbrand viele Feinde gemacht bzw. bereits seit der NS-Zeit bestehende Antipathien nochmals verschärft. Auch dies ist ein besonders interessanter Aspekt der Lebensbeschreibung, die in der vorliegenden Biographie klar erkennbar wird: 1945 war gerade bei der moralischen Bewertung keine „Stunde Null" des Nationalsozialismus; die zahlreichen und langwierigen Folgekonflikte in den ersten 20 Jahren der Bundesrepublik haben Werner Leibbrand das Leben schwer gemacht. Die ihm für sein Werk und Wirken sicherlich zustehende Wertschätzung und Ehrung hat Leibbrand häufig im oder durch das Ausland erfahren: bei fachlichen Einladungen und Vortragsreisen, bei deutsch-französischen Foren bis hin zur Verleihung der Palmes Académiques an der Pariser Sorbonne.

Gerade am Beispiel Leibbrand sollte jedoch auch genauer und kritisch hinter die Fassade der Selbstbeschreibung und damit immer eingeschränkter Wahrnehmung eigener Perspektiven wie auch spezifischer Ausblendungen geblickt werden. Hier geht die Schere auf zwischen historisch-deskriptiver Darstellung und ethisch-normativer Bewertung des Geschehenen. Bei der Biographie müssen zunächst die Quellen für sich sprechen. Aus diesem Grund ist etwa auch im Titel des vorliegenden Beitrages von Geschichte und „Ethos" – allgemeine Sittlichkeit, Gewohnheit(en) – die Rede, nicht von Ethik als Moraltheorie. Das narrative Element hat in einer Autobiographie Vorrang, der Moralphilosoph ist nicht primär gefragt.

Leibbrand war mutig – während der NS-Zeit ebenso wie nach Kriegsende – und hat mit Rückgrat und Klugheit, Geschick und Glück dunkle Jahre überstanden. Die Verbrechen des Nationalsozialismus waren und sind von epochalem Ausmaß, gerade „Eugenik" und „Euthanasie" in der Medizin bereiteten den Völkermord vor. Leibbrand beschreibt immer wieder Szenen, in denen er sich engagiert für seine Patienten eingesetzt hat, auch um drohende Deportationen in Tötungsanstalten zu verhindern.[3] Dass er selbst möglicherweise bei der Verlegung eines Kindes aus dem Nürnberger Klinikum in eine Fachabteilung beteiligt war, ist nicht mit absoluter Sicherheit nachzuweisen, aber aufgrund der überlieferten Dokumente plausibel; daher sollte es an dieser Stelle nicht ausgeblendet werden, auch wenn er damals sehr wahrscheinlich noch nicht das bevorstehende Schicksal des Kindes antizipieren konnte wie sich dies bei Erwachsenen-„Euthanasie" immer mehr abzeichnete.[4] Pragmatismen eines schwierigen Stationsalltags könnten eher ursächlich gewesen sein, sicher nicht bei ihm vorhandene rassenhygienische (NS-)Überzeugungen.[5]

---

3    Siehe insbesondere auch die Beiträge in Leibbrand (1946) sowie Beck (1995) und Ruck (2000).
4    Details dazu sind bei Wiesinger/Frewer (2014) sowie in Frewer (2020) zu finden.
5    Leibbrands Mitgliedschaften in der Vereinigung Sozialistischer Ärzte wie auch der „Liga für Menschenrechte" und der sozialpsychiatrische Einsatz in Berlin sprechen deutlich dagegen.

Der Fall der „Elfriede H." ist in der Gegenwart kaum mehr restlos aufzuklären.[6] Es bleibt aber noch ein weiterer Problemkreis, der die besondere Konstellation für Leibbrand und einen wunden Punkt bei Aufarbeitung der Krankenmorde darstellt. Während er sich 1946 als Aufklärer engagierte und ethisch zurecht für die Menschenwürde der „Geisteskranken" eintrat sowie die Vorgeschichte der von ihm nach dem Krieg übernommenen Heil- und Pflegeanstalt offenlegte, entwickelte sich in der Folge eine schwierige „Zwickmühle" für den Arzt und Medizinhistoriker. Annemarie Wettley, die als „Engel aus Sibirien" verklärte junge Ärztin, hatte ihn in der Zeit des „Dritten Reiches" unterstützt, als Anlauf- und Poststelle fungiert, seine Flucht gedeckt und dem Ehepaar Leibbrand ganz praktisch beigestanden. Als die junge Ärztin nach dem Krieg ins Visier der Staatsanwaltschaft geriet wegen ihrer – vermeintlichen – persönlichen Beteiligung bei der Aushungerung der psychiatrischen Patienten, da war es für Leibbrand ein schwieriger Konflikt zwischen kritischer Aufklärung und individueller Involvierung. Er wollte die junge Assistenzärztin Wettley und ihren Kollegen Tschakert in der Folge schützen und versuchte dafür günstige Gutachten in Bezug auf die Form der Hungerkost zu erhalten. Dies war und ist auch heute noch ethisch als durchaus problematisch einzuschätzen. Überdies wollte Leibbrand auf der einen Seite die NS-Ereignisse aufdecken und diesen „ewigen Cauchemar"[7] (Albtraum), der für die Zukunft auf der Ärzteschaft lasten wird, benennen und analysieren sowie auf der anderen Seite eine Wiederholung verhindern. Dazu diente das Werk über die Verbrechen gegen Grund- und Menschenrechte „Geisteskranker". Aber auch hier gelang die eingesetzte List, der literarische Coup de théâtre nicht (ganz) bzw. nicht wie ursprünglich geplant: Der mit dem anonymen „N.N." versehene Beitrag von Annemarie Wettley zur Aufdeckung der ärztlichen Verantwortung geriet ins Visier der Staatsanwaltschaft. Die junge Ärztin wurde kurzzeitig verhaftet und Leibbrand selbst in Bezug auf die Vereitelung von Straftaten beschuldigt.[8]

Was war der Hintergrund? Eine Zusammenstellung von Patientendaten 1945 zeigt die bestehende Spannung – es war sicher die „schwierigste Liste" als Leiter

---

6    Ergebnisse eines noch laufenden Dissertationsprojekts stehen noch aus. Zudem arbeiten aktuell zwei Historikerinnen mit Arbeitsplatz in der Bibliothek der Professur für Ethik in der Medizin (FAU) an der Aufdeckung von Hintergründen der „Euthanasie"; Resultate stehen noch aus.

7    Er verwendet explizit den Begriff „Cauchemar", vgl. Leibbrand (1946), S. 4.

8    Eine kritische Analyse und historische Einordnung des Verhaltens ist wichtig, aber nicht folgen kann man der Einordnung von Leibbrand und Wettley in eine sehr grobe Täterpsychologie, die Siemen (2017) versucht. Eine Trias der NS-Psychiatrie-Täter mit Kihn, Leibbrand und Wettley zu umreißen, schüttet das Kind mit dem Bade aus. Die Person des Schreibtischtäter-Massenmörders Berthold Kihn (1895–1964) wird dabei verharmlost, das vielfältig widerständige Verhalten der beiden anderen nicht nur unfair dramatisiert, sondern letztlich falsch kategorisiert. Siehe hierzu Braun et al. (2016), Waldmann (2017) und zu Kihn umfassend Braun (2020) sowie die entsprechenden Passagen in der Vita Leibbrands und die Beschreibungen, dass Wettley und Tschakert sich durch geheime Nahrungsmitteltransfers für die Patienten auf den Hungerstationen eingesetzt haben. Hier ist die Täter-Typologie von Siemen – seit Jahren ein (freier) Mitarbeiter von Leven (q.e.d.) – nicht zutreffend bzw. noch wesentlich differenzierter zu sehen. Bereits die Täter-Opfer-Dichotomie ist zu einfach; vielfache Überschneidungen sind denkbar.

der Heil- und Pflegeanstalt („HuPfla") mit ungeheuer heikler Konfliktkonstellation. Eine Abschrift aus dem Spruchkammer-Verfahren gegen Dr. Müller, den Vertreter des Leiters der Anstalt in der Endphase der NS-Zeit, offenbart die Problematik. Werner Leibbbrand wandte sich mit der Dienstadresse der Direktion der HuPfla (Bezirksverband Mittelfranken) am 28. September 1945 an die Spruchkammer Erlangen (Stadtkreis). Gegenstand waren „Durchschnittliche Belegungsstärke und Sterbefälle in den Jahren 1931 bis 1945", offenbar auf Wunsch und nach persönlicher Vorsprache der Spruchkammer bei der Heil- und Pflegeanstalt Erlangen.[9] In seiner Liste führte Leibbrand dabei außergewöhnlich brisante Daten auf. Zitat: „Die Heil- und Pflegeanstalt Erlangen gibt anschliessend [die] durchschnittliche Belegungsstärke der Anstalt und die Todesfälle von 1932 bis 1945 bekannt":

| Jahr | durchschnittliche Belegungsstärke | Sterbefälle |
|------|-----------------------------------|-------------|
| 1932 | 972  | 59 |
| 1933 | 949  | 53 |
| 1934 | 1000 | 51 |
| 1935 | 1025 | 73 |
| 1936 | 1031 | 87 |
| 1937 | 1060 | 74 |
| 1938 | 1122 | 99 |
| 1939 | 1144 | 137 |
| 1940 | 1113 | 190 |
| 1941 | 957  | 164 |
| 1942 | 1002 | 234 |
| 1943 | 1117 | 335 |
| 1944 | 1159 | 409 |
| 1945 | 1045 | 523[10] |

Es mag paradox klingen, aber die Zahlen dieser Liste sprechen für sich – und sind gleichwohl historisch wie moralisch außerordentlich schwierig zu interpretieren: Der starke Anstieg der Sterbefälle in den Kriegsjahren 1939–1941 ist dramatisch. Hinzu kommt noch die Deportation von 908 Kranken in die Tötungsanstalten,[11] die als verlegte Patienten – sehr wahrscheinlich – nicht mehr in die Sterbestatistik der HuPfla fielen. Die noch höheren Zahlen im Zeitraum 1941–1945 beruhen auf den systematischen Hungermorden – und natürlich noch einigen weiteren Faktoren. Die allgemeine Versorgungslage wie auch die höhere Sterblichkeit in der Problemlage der Kriegsjahre haben sicher ebenfalls dazu beigetragen. 1945 starben sogar mehr als die Hälfte aller Patienten der Anstalt, der insgesamt höchste prozentuale Wert. Aus dieser Liste hat die historische Forschung bisher eine allgemein angenommene Zahl von etwa 1.000–1.200 oder gar bis zu 1.500 weiteren Opfern namentlich noch zu bestimmender Personen der zweiten Mordphase herausgelesen.[12]

9   Bl. 16.Vw.16 (III). gez.: Prof. Dr. Leibbrand [Unterschrift] („Prof.Dr.Leibbrand") Direktor.
10  Vgl. auch die aktuelle Ausstellung „…plötzlich gestorben – NS-Rassenhygiene 1933–1945" (Eröffnung am 17.02.2020 im Erlanger Rathaus).
11  Vgl. Siemen (2012), Cranach/Siemen (2012) und die Debatten in Frewer (2020).
12  Vgl. Mann et al. (2020) sowie die Beiträge in Frewer (2020).

Unbestritten ist die dramatische Steigerung der Todesrate. Wenn man den Durchschnittswert der sieben Jahre 1932–1938 ermittelt, sind in diesem Zeitraum 496 Personen gestorben, also pro Jahr im Schnitt ca. 70 Personen. In den sieben Jahren 1939–1945 sind 1.992 Menschen zu Tode gekommen, also im Schnitt ca. 285 pro Jahr. Ganz einfach gerechnet: Wenn weiter nur etwa 70 Personen pro Jahr gestorben wären, hätten ca. 1.400–1.500 Personen mehr überleben müssen. Im Ergebnis könnte man also – hypothetisch – von etwa dieser Zahl an Opfern der Hungermorde ausgehen. Dies ist eine grobe Annäherung, aber sicherlich zu einfach gedacht wegen der Komplexität der Kausalitäten im Kontext des Weltkriegs. Diese kursorische Übersicht lässt aber die Dimensionen der Tötungen in der HuPfla in Umrissen erkennbar werden, auch wenn natürlich sowohl eine allgemeine Tendenz zum Ansteigen im Laufe der 1930er Jahre zu konstatieren ist, als auch etwa der Überhang der Sterbefälle, der sich noch in das Jahr nach Ende des Krieges 1945 ausgewirkt hat, aber hier in der Übersicht nicht mehr erfasst wird. Es ist wichtig, sich die generelle Größenordnung der Mordaktion „T4" in Erlangen vor Augen zu führen, auch wenn dann vielleicht „nur" etwa 2.000 Betroffene insgesamt getötet worden wären, und nicht sogar 2.500, wie manchmal verbreitet.[13] Es sollen an dieser Stelle keine weiteren makabren Zahlenspekulationen angestellt werden, aber es ist doch wichtig, sich die Dimension dieses Massenmordes vor Augen zu führen. „Wer ein Menschenleben rettet, rettet eine ganze Welt"[14] – dieses Bild unendlicher Kostbarkeit individuellen Lebens verdeutlicht, dass natürlich jedes einzelne Opfer der NS-Medizinverbrechen ein Menschenleben zu viel war.

Die Dramatik und Tragik der Konstellation war, dass Annemarie Wettley als junge Ärztin in der HuPfla arbeitete – und dass damit der kritische Aufklärer Werner Leibbrand – im Krieg wiederholt vom „Engel aus Sibirien" Wettley unterstützt und geschützt – sich wahrscheinlich trotz der Aufdeckung der „Euthanasie"-Fälle im Rahmen der Schrift „Um die Menschenrechte der Geisteskranken" auch verpflichtet sah, dieselbe Annemarie Wettley bei den staatsanwaltlichen Ermittlungen nach 1945 in Schutz nehmen zu müssen. Dieser „Zwickmühle" war wohl auch mit den besten „Listen" nicht zu entkommen. Hier kulminiert die Lebensgeschichte der beiden in eklatanter Weise. Die Komplexität der Ereignisse entzieht sich einer linearen Interpretation, soll Wettley doch zusammen mit einem anderen Arzt die Psychiatriepatienten in geheimer und sogar gefährlicher Weise mit Nahrungsmitteln aus der Speisekammer versorgt haben.[15] Die nächste „List" der beiden, aber wohl hauptsächlich von Leibbrand als Herausgeber zu verantworten, dass Wettleys Beitrag im Band 1946 anonym mit „N.N." erschien, hat ebenfalls nicht (richtig) funktioniert – die Staatsanwaltschaft hat beide, wahrscheinlich unter Straf- oder Haftandrohung, zu einer Offenlegung der realen Autorschaft gezwungen. Dies waren sicher dramatische Lebensphasen, die in der Biographie nur kurz genannt werden.

---

13  Vgl. Siemen (2012) sowie Mann et al. (2020).

14  Von dieser Auffassung gibt es unterschiedlich formulierte Varianten. Der Mischnatraktat Sanhedrin etwa formuliert es in dieser Version: „Wer immer ein Menschenleben rettet, hat damit gleichsam eine ganze Welt gerettet." Diese Person gilt dann als „Gerechter unter den Völkern".

15  Siehe auch die obige Stelle im Manuskript von Leibbrand, wobei dies natürlich kein *Beweis* für das damalige Verhalten ist, sondern nur ein *Hinweis* auf die Angaben der Personen.

Natürlich ist es ebenso erstaunlich wie auch wieder „versöhnlich", dass die Protagonisten dann im Jahr 1962 sogar noch zu einem Ehepaar wurden, aber in gewisser Hinsicht durch die derart zusammenschweißenden Ereignisse ggf. verständlich(er). Dies verdeutlicht zudem, warum die NS-Konflikte Leibbrand und Wettley immer wieder einholten,[16] beide aber mit der weiteren Aufarbeitung der Medizinverbrechen in der NS-Zeit nicht viel zu tun haben wollten. Aus dem Leibbrand-Kreis wird auf die Sensibilität gegenüber diesem Problemfeld immer wieder hingewiesen, jetzt kristallisieren sich Hintergründe noch genauer heraus. Diese Ereignisse und Erlebnisse müssen für Wettley und Leibbrand durchaus traumatisierend gewesen sein. Die weitere Auseinandersetzung mit der NS-Geschichte war in der Folge schwierig, beide haben die großen Themen der Medizinverbrechen 1933–1945 – die Humanexperimente wie auch die „Euthanasie" – nicht mehr als Schwerpunkt eigener medizinhistorischer Studien verfolgt. Man musste sich in der medizinhistorischen Fachwelt – die in der Nachkriegszeit eher den Charakter von engen „Familientreffen"[17] hatte, als denn einer Profession mit rein wissenschaftlichen Standards – arrangieren und Konzessionen bei der Zusammenarbeit machen. Auch wenn Leibbrand z.B. Paul Diepgen nach dem Krieg in offener Form angegriffen und mit dessen „angebräunter" Vergangenheit konfrontiert hat, so musste er doch z.B. mit dem Ehepaar Heischkel-Artelt als Diepgen-Schülern kooperieren, etwa um die externe Begutachtung der Habilitationsarbeit von Wettley zu ermöglichen. Die (Medizin-)Geschichte beider zeigt auf diese Weise spezifische Ambivalenzen und auch manche „Janusköpfigkeit". Beide waren nach ihrer Hochzeit enorm produktiv für das Fach, aber den „Gedenk- und Mahnworten" der Erlanger Ärzte aus Anlaß des 100jährigen Bestehens der „HuPfla" folgten keine weiteren größeren Studien zur (Mit-)Verantwortung der Medizingeschichte im „Dritten Reich" und der Ärzteschaft insgesamt für Verbrechen im Kontext des Holocaust. Leibbrand schrieb mit Bezug auf den Medizinhistoriker Paul Diepgen,[18] dass die Entnazifizierung wohl

16   Zentral waren dabei für beide die Konflikte mit dem ehemaligen Chef der Nürnberger Klinik Fleck, der – als strammer Nazi – zunächst suspendiert wurde, sich dann sukzessive aber wieder alte Positionen und seine Professur zurückergaunern konnte; es gab sogar Rechtsverfahren, die für Leibbrand und Wettley sehr anstrengend gewesen sein müssen. Vgl. dazu etwa die Arbeitszeugnisse für Annemarie Wettley (SAF) sowie die Hinweise in Unschuld et al. (2005).

17   Vgl. insbesondere die treffenden Charakterisierungen bei Jobmann (1998) sowie Frewer/ Roelcke (2001) und Frewer/Steif (2003).

18   Paul Diepgen (1878–1966), Gynäkologe und Medizinhistoriker. Zum historischen Hintergrund in der NS-Zeit vgl. Frewer/Bruns (2004) und Bruns/Frewer (2005) sowie Bruns (2014) und Kümmel (2014). Letztgenannter gibt auch eine gute Übersicht der von Diepgen habilitierten Schüler in Berlin und ihrer engen Bezüge zur NS-Ideologie: Walter Artelt, habil. 1935 (NSDAP 01.01.1942, NS-Dozentenbund), Edith Heischkel, habil. 1938 (NSDAP 01.01.1944, NS-Dozentenbund, NSV, Bannärztin beim BDM 1944), Alexander Berg, habil. 1942 (NSDAP 01.05.1933, SS 01.08.1933, Hauptsturmführer der SS 1943, NS-Dozentenbund 1938, NSV, ferner Mitarbeit beim „Ahnenerbe"), Bernward Josef Gottlieb, habil. 1942 (NSDAP 01.05. 1933, SS 21.09.1933, Sturmbannführer der SS 1944), Friedrich Wilhelm Bayer, habil. 1942 (nicht in NSDAP und NS-Dozentenbund), Lothar Sennewald, habil. 1943 (NSDAP 01.05. 1933) – allein diese Liste der Berliner „Diepgen-Schule" zeigt, dass es hier große Gegensätze

„982 Jahre" dauern würde, wenn Personen wie der angebräunte Fachkollege immer noch in Amt und Würden seien bzw. auch nach dem Krieg nahezu ohne Bruch ihre Karriere fortsetzen konnten. Hier enthüllt der Erlanger Nachlass Leibbrands eine hochinteressante „List(e)" mit einer bisher nicht bekannten Zusammenstellung von Experten.[19] Dieses aufgefundene Dokument mit dem Namen „Vorbereitung zur Gründung einer Erlanger Gesellschaft für Geschichte der Medizin und Naturwissenschaften"[20] bringt eine Liste von 37 hochkarätigen Personen, die Leibbrand offenbar ins Auge fasste zur Neugründung einer Fachgesellschaft der im Krieg pausierenden und durch NS-Kontakte diskreditierten „Deutschen Gesellschaft für Geschichte der Medizin, Naturwissenschaften und Technik" (DGGMNT). Diese Zusammenstellung ist in der Forschung zur Medizinhistoriographie bisher nicht betrachtet worden; mit dieser Liste könnte aber durchaus verständlich werden, warum Diepgen nach der immer größer werdenden Antipathie[21] dann kurzzeitig in gera-

---

zu Leibbrand geben musste. Der Begriff „Intimfeinschaft" ist durchaus berechtigt – und Leibbrands Aversion verständlich. Diepgen erdreistete sich nach 1945 zu behaupten: „Herr Bayer war in ‚nichts', was mit der Partei zusammenhängt und stand ihren Bestrebungen ebenso ablehnend gegenüber wie ich und fast alle [!] meine Mitarbeiter". NSDAP- und SS-Bezüge verschwieg Diepgen ganz bewusst, so dass die sehr moderate Einschätzung von Kümmel (2014) in Richtung „Verdrängen und Vergessen" (S. 42) eher als „Verschweigen und Verleugnen" charakterisiert werden sollte. Wenn Medizinhistoriker wie Diepgen schlichtweg lügen, sollte dies auch so klar gesagt werden. Leibbrands Position ist hier sehr gut nachzuvollziehen.

19    Unter den 37 medizin- und wissenschaftshistorisch interessierten Personen auf Leibbrands Liste waren 33 Professoren und eine Professorin; 24 aus Deutschland, sechs aus dem Ausland, bei vier Personen ist die Nationalität nicht sicher. Darüber hinaus gab es noch zwei Doctores und einen Ministerialrat. Eine derartige Fachgesellschaft mit Sitz in Erlangen ließ sich jedoch nicht realisieren. Leibbrand war vom Typ her wohl auch eher Individualist und kein ‚Vereinsmensch', der sich in der Verwaltung akademischer Vereinigungen verwirklichen wollte.

20    Leibbrand-Nachlass (IGEM).

21    Exemplarisch sei kurz ein Ausschnitt aus dem wichtigen Beitrag von Kümmel (2014) gebracht, um die ganz spezielle „Antipoden-Stellung" zwischen beiden hier punktuell zu beleuchten: „Nach 1945 kam es zur offenen Konfrontation zwischen Diepgen und Leibbrand. Beide, aber vor allem Diepgen, ließen nun ihren Aversionen freien Lauf. Nachdem eine frühere Mitarbeiterin [L.S.] Diepgen 1949 geschrieben hatte, sie erinnere sich noch an Leibbrands ‚abgeknabberten [sic] Fingernägel', scheute sich Diepgen nicht, in seiner Antwort daran anzuknüpfen: Leibbrands ‚abgeknabberte(n) Fingernägel entsprechen seinem abgeknabberten Charakter'. 1950 warnte Diepgen den Physiker Ferdinand Trendelenburg (1896–1973) in Erlangen: ‚Sollten Sie mit einem Herrn Leibbrand zusammen kommen, so kann ich nur sagen: Cavete collegae!'" Er versuchte, die weitere akademische Karriere Leibbrands unbedingt zu verhindern. Um Stellungnahme zur Frage gebeten, ob Leibbrand an der Universität Erlangen zum „persönlichen Ordinarius" ernannt werden solle, äußerte sich Diepgen mit großer Schärfe ablehnend: „Leibbrand fehle ‚für eine prominente Stellung in der Vertretung der Geschichte der Medizin die notwendige systematische Ausbildung in der Geschichtswissenschaft [...] Der Laie lässt sich durch die geistreichelnde [sic] Sprache und die kühnen Behauptungen leicht blenden.' Zugleich hielt er Leibbrand aber auch vor, dass dieser in einem Brief an Artelt ihn, Diepgen, als ‚eine blamable Persönlichkeit bezeichnet' habe. Daraufhin antwortete Leibbrand Diepgen

dezu serviler Weise um die Neumitgliedschaft Leibbrands in der Nachfolgeorgani-
sation der „Deutschen Vereinigung für Geschichte der Medizin, Naturwissenschaften und Technik" warb: 1950 schrieb Diepgen an Leibbrand, er (Diepgen), „habe
den Vorsitz der wieder gegründeten Deutschen Gesellschaft für Geschichte der Medizin abgegeben" und suggerierte, dass damit wohl „das Haupthindernis für einen
Beitritt Leibbrands entfallen sei". Ob bzw. in welcher Form Diepgen von der Idee
zu einer Erlanger Gründung Kenntnis hatte, lässt sich nicht sicher belegen. Der
mächtige Diepgen machte jedoch – wahrscheinlich vordergründig-strategisch – einen bemerkenswerten Kotau vor Leibbrand, um diesen zentralen Konflikt bei der
moralischen Bewertung der Rolle von Fach und Fachvertreter im Dritten Reich zu
besänftigen. Ob bzw. in welchem Ausmaß Leibbrands Liste einer „alternativen
Fachgesellschaft" Druck ausgeübt hat, ist bisher nicht zweifelsfrei zu klären.
Die Intention einer Neugründung mit ganz anderen Personen ohne NS-Belastung
wird jedoch offensichtlich, auch wenn diese List(e) wohl ebenfalls – zumindest zunächst – nicht nachhaltig wirkte. Diepgen konnte in Mainz Fuß fassen und sich
wieder zum Vorsitzenden der neuen Vereinigung aufschwingen; viele seiner Schüler machten auch nach 1945 Karriere. Dass genau ein Auseinanderfallen der Fachgesellschaft tatsächlich hochrelevant war, zeigte sich aber dann Mitte der 1960er
Jahre, als *neben* der – oder auch direkt *gegen* die – alteingessene „Deutsche Gesellschaft für Geschichte der Medizin, Naturwissenschaften und Technik" (DGGMNT)
doch eine zweite deutschsprachige Vereinigung als „Gesellschaft für Wissenschaftsgeschichte" gegründet werden konnte. Auch hier war der Hintergrund die
Auseinandersetzung über die NS-Zeit und konkreter Anlass die Umhabilitierung
des Diepgen-Schülers Alexander Berg nach Göttingen, der aber über seine ver-
schwiegene SS-Vergangenheit letztlich doch stolperte wegen des nationalen wie
internationalen Drucks gegen dieses „Rollback" der Altnazis.[22] Leibbrand und

schon am folgenden Tag mit einer vernichtenden Kritik: ‚Wären Sie ein Nazi reinsten Wassers
gewesen, ich hätte Ihnen viel nachgesehen. Dass Sie das nicht waren und dennoch sacrificia
intellectus als ‚Bekenner' begangen haben, dies ist es, was mir nicht gefiel […]' Und weiter:
‚Wiederum nahm ich Ihnen übel, dass Sie als im Dritten Reich Angebräunter sogleich wieder
nach Vorstandsposten die Hand ausstreckten.' Als Ende 1952 in München die Nachfolge Martin Müllers (1878–1960) zu regeln war, kämpfte Diepgen gegen eine Berufung Leibbrands mit
allen Mitteln und versuchte, wie er rückblickend notiert, in München zu warnen, ‚wie ich nur
konnte, aber gegen gewisse Beziehungen ist nichts zu machen'. An Sigerist schreibt er, er
kenne ‚keinen Medizinhistoriker, abgesehen von Martin Müller selbst, […] der diesen philosophierenden Psychiater nicht als Medizinhistoriker ablehnt.'" Der Boden sachlich-fachlicher
Argumentation war hier längst verlassen. Kümmel hat dies genau analysiert und konstatiert:
„Eine regelrechte Kampagne gegen Leibbrand entfachte Diepgen 1954, nachdem der Kieler
Altphilologe Hans Diller Leibbrands Problemgeschichte der Medizin, was die Antike betraf,
sehr kritisch besprochen hatte." Vgl. Kümmel (2014) mit den genauen Quellenhinweisen.
22  Vgl. hierzu speziell Mörgeli/Jobmann (1998) sowie generell Roelcke (1994) und Frewer/Ro-
elcke (2001). Leibbrand spielte sicher eine nicht unwichtige Rolle bei diesen Entwicklungen,
auch wenn dies hier nicht weiter ausgeführt werden kann. Zudem ist es sehr gut denkbar, dass
hier einfach die Quellen nur limitierte Möglichkeiten bieten, da in diesem Zeitraum immer
mehr direkte Telefonate möglich waren und eben – ganz bewusst – nicht dokumentiert wurden.

Wetttley konnten schließlich mit Hilfe des Diepgen-Schülers Walter Artelt die Münchner Habilitation Wettleys – trotz des „Unfugs" der Fakultät (s.o.) – wenigstens im zweiten Anlauf erfolgreich über die Bühne bringen. Dafür war aber sicher auch insgesamt ein gewisser Prozess der Domestizierung der Persönlichkeit Leibbrand als kritischer Aufklärer zur NS-Zeit verbunden. Er und seine neue Frau, die er in einer weiteren „List" erst nach der geschafften akademischen Hürde heiratete (ein Jahr nach dem Tod von Margarethe Bergius/Leibbrand), hatten aber so grundsätzliche Traumatisierungen durch die Ereignisse der NS-Zeit und ihre Folgekonflikte, die schwierige Aufarbeitung der „Euthanasie" wie auch die – jedenfalls zunächst – eher „undankbare" Rolle als Fachmann im Nürnberger Ärzteprozess. Nach den vielfältigen „Odysseen" seiner Vita wollte Leibbrand in München endlich auch richtig ankommen und vielleicht nicht (so oft) anecken, wie er es in Franken durch kritische Aufarbeitung getan hatte und seine vielfältigen Rollen tun musste. Körperlich ist die starke Gewichtszunahme des früher schlanken Arztes deutlich. Das „Katakombendasein" seiner Berliner Phase wie auch der zahlreichen Stationen während der NS-Zeit müssen insgesamt sehr belastend gewesen sein. 1946 wurde Leibbrand 50 Jahre alt, mit 66 Jahren ging er 1962 mit dem „Engel" seines Lebens eine dritte Ehe ein – seine Vitalität war so außergewöhnlich wie die Schaffenskraft. Leibbrand wurde zum „Connaisseur du monde"[23] der Medizingeschichte und ahnte etwa auch Schwierigkeiten für zukünftige Arztgenerationen bei Konzentration auf Technik und „Managertum"[24] mit weiser Voraussicht bereits vor einem halben Jahrhundert. Die Brücke nach Frankreich hat ihn als Frankophilen begeistert; exemplarisch konnte hier eine Aussöhnung zwischen einstigen „Erbfeinden" geschafft werden. Die Besuche in Paris wie auch die „Münchner Sorbonnewoche" haben wichtige Möglichkeiten zum Austausch gegeben, der Wissenschaft folgte die Freundschaft. Reisen nach Frankreich, aber auch nach Griechenland, Israel, Italien, England und Schottland bereicherten das wissenschaftliche Wirken; sein Kreis in München florierte, die Anerkennung in Deutschland kam sukzessive.[25] Internationale Würdigungen, speziell die „Palmes Académique", haben ihm sicherlich gutgetan. Die Beziehung zu seiner dritten Ehefrau war – so haben es mehrere Zeitzeugen berichtet – persönlich sehr erfüllend, sodass Leibbrand zu einem befriedigenden Resümee seines Lebens kommen konnte: Der „Blick zurück ohne Zorn" gelang, auch wenn es in seinem Leben so einige Situationen gab, die ihn sehr emotional reagieren oder gar zornig werden ließen. Die Autobiographie legt davon Zeugnis ab, zwar nicht immer „bis zum Letzten" und in radikaler Offenheit wie etwa bei der psychologisch-mikrosoziologischen Variante der Tagebücher eines Viktor Klemperer, aber mit einem weiten Gesichtskreis und Weltwissen wie auch Erfahrung großer Ereignisse und komplexer Entwicklungen. Er hatte besondere

---

23    Dass Leibbrand hier in seiner Biographie auch durchaus selbstbewusst mit langen Listen prominenter Persönlichkeit aufwartet, hat der aufmerksame Leser sicher bereits ebenfalls bemerkt. Zwischen sinnvoller Nennung zur Erinnerung an bedeutende Geister der Geschichte und einem gelegentlich grenzwertigen „Name-Dropping" in dichter Folge zeigt sich an manchen Stellen des Textes eine schmale Gratwanderung zwischen Prominentenkult und Personenlexikon.

24    Siehe insbesondere die Reflektionen auf S. 151 des vorliegenden Bandes.

25    Hier sei auf die Festschrift (1967) oder die Würdigung auf der Buchmesse (s.o.) verwiesen.

Kompetenzen und einen überaus großen Erfahrungsschatz gesammelt. Diese konnte Leibbrand in begeisternden Seminaren und faszinierenden Vorträgen wie auch Fachbeiträgen oder seinen Anekdoten an Zuhörer und Leser weitergeben. Dass seine überragenden Fähigkeiten an einigen Stellen sicher auch mit bestimmten Eitelkeiten oder narzisstischen Zügen einhergingen, zeigt die Vita ebenfalls.[26] Sein Text trägt neben vielen verschiedenen Inhalten und zahlreichen Motiven Züge des historischen Autodidakten in einer Mischung zwischen großzügigem Literaten und „etwas schlampigem Genie".[27] Leibbrands Lebenswelten wie auch seine „Listen" verdienen es aber in jedem Fall, für die Nachwelt erhalten sowie immer wieder neu studiert und interpretiert zu werden. Die Wiedergabe der kommentierten Autobiographie sollte dies doch nochmals in einem vertieften Maße ermöglichen und zur Aufklärung beitragen. Seine außergewöhnlichen Erlebnisse sowie die romanhafte Gestaltung des souveränen Autors und auktorialen Erzählers werden auf diese Weise selbst Teil der (Medizin)Geschichte des 20. Jahrhunderts.

Einer von Leibbrands Münchner Nachfolgern, Heinz Goerke,[28] hat es in seinem Nachruf passend formuliert: „Wer Leibbrand gekannt hat, wird ihn mit Sicherheit vermissen, den hochbegabten und vielseitigen, feinfühlenden und zugleich vollblütigen Menschen, dem es nicht schwer fiel, sich in mehreren Sprachen auszudrücken, der auf eigene Weise Künstler und Arzt, widerspruchsvoll und dabei faszinierend war. Seinen Kollegen war er kein leichter Gefährte, aber von einer Art, die man nicht vergißt."[29] Der Freiburger Medizinhistoriker Joseph Schumacher beschrieb es in einem persönlichen „Gruß" im Rahmen der Festschrift ebenfalls treffend und liebenswürdig: „Werner Leibbrand ist gewiß nicht nur ein Mann von exquisiter Intelligenz, sondern zugleich beseelt von leidenschaftlicher Liebe zu den Dingen des Geistes und der Künste und ihren Vollbringern. Er ist nicht nur ein genie cérébral, sondern ihm eignet das, was den Menschen zum Menschen macht: la raison du coeur."[30]

---

26 Ob es sich punktuell sogar um Savant-Züge einer Sonderbegabung handelt, muss offenbleiben. Ein interessantes Detail verrät hier der Beitrag von Annemarie Wettley und die Übersicht eines „Geburtstagsständchens": Im Gedicht – siehe Anhang – wird darauf angespielt, dass Leibbrands Begabungen in der frühen Schulzeit sogar als „Schwachsinn" verkannt worden waren, da er u.a. als Linkshänder und Kind mit Lernbehinderung eingestuft wurde. Was für eine historische Fehldiagnose – und teils symptomatisch für Medizin und Pädagogik der Zeit.

27 Die bibliographische Genauigkeit war wohl keine Stärke Leibbrands. Siehe etwa die recht heterogenen und teils lückenhaften Literaturlisten in Leibbrand (1946), den Verzicht auf viele oder genau(er) belegte Zitierungen in frühen Monographien etc. – sein Hauptaugenmerk und seine Stärke lagen mehr auf den großen geisteswissenschaftlichen Entwicklungslinien.

28 Heinz Goerke (1917–2014), Radiologe, arbeitete nach Habilitation als Medizinhistoriker in Berlin und München. Er wurde dabei u.a. Ärztlicher Direktor der Kliniken Berlin-Steglitz und München-Großhadern. Schwerpunkte waren u.a. Technik und Kunst in der Medizingeschichte.

29 Goerke (1974) im Bayerischen Ärzteblatt 8 (1974), S. 582.

30 Schumacher (1967), S. 11. Der Passus zum Ende dieses „Grußes" ging noch weiter, bezog sich aber mehr auf die Festschrift als auf die Person: „So meinen wir, ihm unsere schlichten Versuche, so verschieden sie ihrer Herkunft nach sind, so mannigfaltig auch in ihrer Absicht, weil

## LITERATUR

Beck, Christoph (1995): Sozialdarwinismus, Rassenhygiene und Vernichtung „lebensunwerten" Lebens. Eine Bibliographie zum Umgang mit behinderten Menschen im „Dritten Reich" – und heute. Neuausgabe. Bonn.

Bruns, Florian Frewer Andreas (2005): Fachgeschichte als Politikum: Medizinhistoriker in Berlin und Graz im Dienste des NS-Staates. In: Medizin, Gesellschaft und Geschichte. Jahrbuch des Instituts für Geschichte der Medizin der Robert Bosch Stiftung 24 (2005), S. 151–180.

Burgmair, Wolfgang (2005): „Mein wissenschaftlicher Beruf ist der eines Psychiaters und Medizinhistorikers". Eine Einführung zu Leben und Werk von Werner Robert Leibbrand. In: Unschuld et al. (2005), S. 15–52.

Cranach, Michael von/Siemen, Hans-Ludwig (Hg.) (2012): Psychiatrie im Nationalsozialismus. Die Bayerischen Heil- und Pflegeanstalten zwischen 1933 und 1945. 2. Auflage. München.

Doetz, Susanne/Kopke, Christoph (2018): „und dürfen das Krankenhaus nicht mehr betreten". Der Ausschluss jüdischer und politisch unerwünschter Ärztinnen und Ärzte aus dem Berliner Städtischen Gesundheitswesen 1933–1945. Berlin.

Frewer, Andreas (2000): Medizin und Moral in Weimarer Republik und Nationalsozialismus. Die Zeitschrift „Ethik" unter Emil Abderhalden. Frankfurt a.M., New York.

Frewer, Andreas/Bruns, Florian (2004): „Ewiges Arzttum" oder „neue Medizinethik" 1939–1945? Hippokrates und Historiker im Dienst des Krieges. In: Medizinhistorisches Journal 3/4 (2004), S. 313–336.

Frewer, Andreas/Eickhoff, Clemens (Hg.) (2000): „Euthanasie" und die aktuelle Sterbehilfe-Debatte. Die historischen Hintergründe medizinischer Ethik. Frankfurt a.M., New York.

Frewer, Andreas/Neumann, Josef N. (Hg.) (2001): Medizingeschichte und Medizinethik. Kontroversen und Begründungsansätze 1900–1950. Frankfurt a.M., New York.

Frewer, Andreas/Roelcke, Volker (Hg.) (2001): Die Institutionalisierung der Medizinhistoriographie. Entwicklungslinien vom 19. ins 20. Jahrhundert. Stuttgart.

Frewer, Andreas/Steif, Yvonne (2003): Personen, Netzwerke und Institutionen: Zur Gründung der Deutschen Gesellschaft für Geschichte der Medizin und Naturwissenschaften. In: Sudhoffs Archiv. Zeitschrift für Wissenschaftsgeschichte 87, 2 (2003), S. 180–194.

Goerke, Heinz (1974): Professor Dr. Werner Leibbrand † (23. Januar 1896–11. Juni 1974). In: Bayerisches Ärzteblatt 8 (1974), S. 582.

Jaehn, Thomas (1991): Der Medizinhistoriker Paul Diepgen (1878–1966). Eine Untersuchung zu methodologischen, historiographischen und zeitgeschichtlichen Problemen und Einflüssen im Werk Paul Diepgens unter besonderer Berücksichtigung seiner persönlichen Rolle in Lehre, Wissenschaftspolitik und Wissenschaftsorganisation während des Dritten Reiches. Dissertation. Humboldt-Universität Berlin.

Jobmann, Anke (1998): Familientreffen versus Professionselite? Vergangenheitsbewältigung und Neustrukturierung in der deutschen Wissenschaftsgeschichte der 60er Jahre. Berlin.

Kudlien, Fridolf (1986): Werner Leibbrand als Zeitzeuge. Ein ärztlicher Gegner des Nationalsozialismus im Dritten Reich. In: Medizinhistorisches Journal 21 (1986), S. 332–352.

angelegt in dem einzigen Sinn, unter dem Leitwort ‚Melemata' überreichen zu dürfen". Siehe zudem die Studien von Mildenberger (2005a/b) und (2006) sowie Seidel/Söhner (2016).

Kümmel, Werner Friedrich (2001): Geschichte, Staat und Ethik: Deutsche Medizinhistoriker 1933-1945 im Dienste „nationalpolitischer Erziehung". In: Frewer/Neumann (2001), S. 167–203.

Kümmel, Werner Friedrich (2014): Paul Diepgen als „Senior" seines Faches nach 1945. In: Medizinhistorisches Journal 49 (2014), S. 10–44.

Leibbrand, Werner (Hg.) (1946): Um die Menschenrechte der Geisteskranken. Gedenk- und Mahnworte der Ärzte der Erlanger Heil- und Pflegeanstalt aus Anlaß deren 100jährigen Bestehens. Nürnberg.

Leibbrand, Werner/Leibbrand-Wettley, Annemarie (1964): Kompendium der Medizingeschichte. München-Gräfelfing.

Leven, Karl-Heinz (2018): Werner Leibbrand – ambivalenter Gegner der NS-„Euthanasie". In: Leven et al. (2018), S. 176–177.

Leven, Karl-Heinz/Rauh, Philipp/Thum, Andreas/Ude-Koeller, Susanne (Hg.) (2018): Die Medizinische Fakultät der Universität Erlangen-Nürnberg. Kontexte – Köpfe – Kontroversen (1743–2018). Köln u.a.

Mann, Johannes/Lutz, Werner/Aktionsbündnis „Gedenken gestalten – HuPfla erhalten" (2020): Dokumentationszentrum „HuPfla". gedenken – erinnern – fragen. Für ein Erlanger Dokumentations- und Begegnungszentrum zur Geschichte der „Euthanasie" und zu Themen der Medizinethik heute. In: Frewer (2020), S. 211–212.

Meinel, Christoph/Voswinckel, Peter (Hg.) (1994): Medizin, Naturwissenschaft, Technik und Nationalsozialismus. Kontinuitäten und Diskontinuitäten. Stuttgart.

Mildenberger, Florian (2005a): Das moralische Gewissen der deutschen Medizin. Werner Leibbrand in Nürnberg (1943–1953). In: Unschuld et al. (2005), S. 81–102.

Mildenberger, Florian (2005b): Anmerkungen zu Leben und Werk Annemarie Wettleys (1913–1996). In: Unschuld et al. (2005), S. 121–134.

Mildenberger, Florian (2006): The birth of acknowledgement: Michel Foucault and Werner Leibbrand. In: Sudhoffs Archiv 90 (2006), S. 97–105.

Mitscherlich, Alexander/Mielke, Fred (1947): Das Diktat der Menschenverachtung. Eine Dokumentation. Heidelberg.

Mitscherlich, Alexander/Mielke, Fred (1949): Wissenschaft ohne Menschlichkeit. Medizinische und eugenische Irrwege unter Diktatur, Bürokratie und Krieg. Heidelberg.

Mitscherlich, Alexander/Mielke, Fred (1960): Medizin ohne Menschlichkeit. Dokumente des Nürnberger Ärzteprozesses. Frankfurt a.M.

Mörgeli, Christoph/Jobmann, Anke (1998): Erwin H. Ackerknecht und die Affäre Berg/Rath von 1964. Zur Vergangenheitsbewältigung deutscher Medizinhistoriker. In: Medizin, Gesellschaft und Geschichte 16 (1998), S. 63–124.

Roelcke, Volker: Die Entwicklung der Medizingeschichte seit 1945. In: NTM. Internationale Zeitschrift für Geschichte und Ethik der Naturwissenschaften, Technik und Medizin, N. S., Bd. 2, 1 (1994), S. 193–216.

Ruck, Michael (Hg.) (2000): Bibliographie zum Nationalsozialismus. Darmstadt.

Schumacher, Joseph. Unter Mitarbeit von Martin Schrenk und Jörn Henning Wolf (Hg.) (1967): Melemata. Festschrift für Werner Leibbrand zum siebzigsten Geburtstag. Mannheim.

Seidel, Ralf (2013): Werner Leibbrand als psychiatrischer Gegner des Nationalsozialismus. In: Der Nervenarzt 84, 9 (2013), S. 1043–1048.

Seidel, Ralf/Söhner, Felicitas (2016): Leibbrand, Werner Robert. In: Biographisches Archiv der Psychiatrie. URL: biapsy.de/index.php/de/9-biographien-a-z/246-leibbrand-werner-robert-d (14.06.2020).

Siemen, Hans-Ludwig (2012): Heil- und Pflegeanstalt Erlangen. In: Cranach/Siemen (2012), S. 159–174.

Siemen, Hans-Ludwig (2015): Heilen und Vernichten – sozialpsychologische Erklärungen für psychiatrisches Handeln im Nationalsozialismus. Vortrag: „Erinnern für die Zukunft". Ochsenzoller Nachmittag (07.05.2015). Hamburg.

Siemen, Hans-Ludwig (2017): „In allen Lüften hallt es wie Geschrei". Zur Sozialpsychologie der NS-Psychiatrie-Täter. In: Psyche 71, 5 (2017), S. 389–411.

Steger, Florian (2009): Annemarie Wettleys (1913–1996) Werk als Schriftsteller-Ärztin. In: Jahrbuch Literatur und Medizin 3 (2009), S. 187–219.

Unschuld, Paul U./Weber, Matthias M./Locher, Wolfgang G. (Hg.) (2005): Werner Leibbrand (1896-1974). „...ich weiß, daß ich mehr tun muß, als nur ein Arzt zu sein". Germering bei München.

Waldmann, Helmut (2017): Wider den Rufmord an Annemarie Leibbrand-Wettley. Unpubliziertes Manuskript [vier Seiten]. München.

Weber, Matthias M. (2005): Hermeneutische Ideenkunst wider medizinhistorische Genügsamkeit. Anmerkungen zu Werner Leibbrand. In: Unschuld et al. (2005), S. 1–14.

Wettley, Annemarie. In Verbindung mit Werner Leibbrand (1959): Von der „Psychopathia sexualis" zur Sexualwissenschaft. Beiträge zur Sexualforschung 17. Stuttgart.

Wiesinger, Christine/Frewer, Andreas (2014): Werner Leibbrand, Annemarie Wettley und Kontroversen um „Euthanasie". Die Hintergründe medizinhistorisch-ethischer Debatten der Nachkriegszeit. In: Medizinhistorisches Journal 49, 4 (2014), S. 45–74. Wiederabdruck in: Frewer (2020), S. 157–192.

Zieske, Lothar (2013): Schreibend überleben, über Leben schreiben. Aufsätze zu Victor Klemperers Tagebüchern der Jahre 1933 bis 1959. Berlin.

Zweig, Stefan (2017): Die Welt von Gestern. Erinnerungen eines Europäers. Herausgegeben und kommentiert von Oliver Matuschek. Frankfurt a.M.

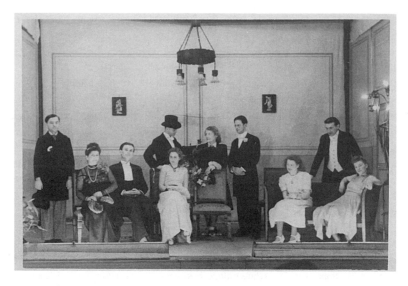

*Abb. 76: Theateraufführung „Charlys Tante" in Erlangen (undatiert).[1]*
*Leibbrand inszenierte Stücke in HuPfla und Markgrafentheater. Quelle: SAF.*

1    Innovative Theatertherapie und Abwechslung vom Anstaltsalltag. Datierung „1946–1953".
     Das Stück „Charleys Tante" geht zurück auf ein Werk von Brandon Thomas (1850–1914), der
     diese Travestiekomödie 1892 auf die Bühne brachte. Im deutschsprachigen Raum bekannt
     wurde es insbesondere in der Version als österreichische Filmkomödie (1963) von Regisseur
     Géza von Cziffra (1900–1989) mit Peter Alexander (1926–2011) in der Hauptrolle. Auch an
     der Universität München war Leibbrand aktiv bei der Inszenierung von Theaterstücken:
     Aus dem Doktoranden- und Studienkreis ging das „Non-Profi(t)-Theater Leibbrandseminar"
     hervor, das auch nach dem Tod des Initiators mehrere Stücke auf der Studiobühne der
     Universität aufführte, teils sogar mit professionell gedruckten Ankündigungsplakaten (SAF).

# KAPITELEINTEILUNG NACH WERNER LEIBBRAND[1]

Werner Leibbrand
Leben – Weiterleben – Überleben
(Ein autobiographisches Fragment)

Kapiteleinteilung nach WL, samt Angabe eines kleinen Fragmentteils

S. 187 – 188: Kap. [?]: Jahre im Sanatorium Weiler

S. 227 – 252: Kap. XVI: Konzerte und Louis Ullsteins Hilfe zur Praxiseröffnung

S. 253 – 260: Kap. XVII: Zweite Eheschließung vor den Toren des Dritten Reichs
(diese Überschrift wurde von WL eigenhändig gestrichen!)

S. 261 – 266: Kap. XVIII: Consultation in USA

S. 266 – 292: Kap. XIX: Katakombendasein

S. 293 – 320: Kap. XX: Höhepunkt der Gefahr

S. 321 – 350: Kap. XXI: Rehabilitation

S. 350 – 359: Kap. XXII: Auslandöffnung

S. 360 – 366: Kap. XXIII: Schwabinger

S. 366 – 372: Kap. XXN: Universität

S. 373 – 378: Kap. XXV: Ich liebe Frankreich

S. 379 – 387: Kap. XXVI: München als Vorstadt von Rom

S. 388 – 390: Kap. XXVII: Der Unfug der „Fakultät"

S. 391 – 395: Kap. XXVIII: Israel

S. 396 – 403: Kap. XXIX: Zurück zum Flügel

S. 404 – 419: Kap. XXX: Besuch bei der englischen Hexenkönigin

S. 420 – 424: Kap. XXXI: Blick zurück, jedoch ohne Zorn

---

1   Nachlass Leibbrand – Quelle: MPIM. Dies war die ursprüngliche Einteilung von „Teil II".
Hier fehlen die später von Werner Leibbrand noch handschriftlich eingefügten (Teil)Kapitel
„1933", „1.1.1958" (siehe das Inhaltsverzeichnis des vorliegenden Bandes auf S. 5) und „Aus
dem Kapitel Rehabilitation". Im Original war jeweils nach „Kap." noch ein zusätzlicher „:".

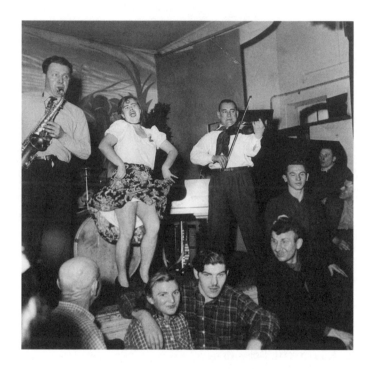

*Abb. 77: Patientenfeier in der Anstalt (1946–1952).[1]*
*Leibbrand veranstaltete Feste für die HuPfla-Kranken. Quelle: SAF.*

1   Dieses Bild stammt aus der Zeit „1946–1952" (handschriftlich für den Zeitraum datiert). Während dieser Jahre als Leiter gestaltete Werner Leibbrand eine ganze Reihe sozialer Veranstaltungen für die Patientinnen und Patienten der Heil- und Pflegeanstalt in Erlangen (siehe u.a. die Beschreibungen auf den Seiten 129ff und 141 des vorliegenden Bandes).

# WERNER LEIBBRAND –
# CURRICULUM VITAE IM FESTLIED[1]


Melodie: Kurfürst Friedrich von der Pfalz


## Curriculum Vitae


1.  Als klein Werner war geboren, war die Freude riesengroß
    Alle kamen angezogen, weil man gratulieren muß
    > Das war schon ein großes Fest
    > Alles damals voll gewest

2.  Auf der Schule wars dann schlechter, jeder meint er packt es nicht
    Erst als Humanist wurd's rechter – Schwachsinn war es also nicht
    > Das war wieder 'n großes Fest
    > Alles wieder voll gewest

3.  Er fing an zu musizieren, Vater war dagegen sehr
    Medizin tut er studieren und auch das viel ihm nicht schwer
    > Das war auch ein großes Fest
    > Alles wieder voll gewest

4.  Treu dem Blute seiner Väter bricht er hin und wieder aus
    Schrieb ein Drehbuch etwas später – Filmerfolg im Marmorhaus
    > Das war wieder'n großes Fest
    > Alles wieder voll gewest

5.  Wie es vorkommt allerorten, hat ein keines Inserat
    Ihm eröffnet neue Pforten: jetzt die Psychiatrie ihn hat
    > War schon wieder'n großes Fest
    > Alles wieder voll gewest

6.  Trinker, Bücher, Literaten, Alles das war sei Pläsier
    Doch umsonst warn diese Taten, Nazis sind nicht sein Metier
    > Das war gar kein großes Fest
    > Keiner diesmal voll gewest


---

1    Nachlass Leibbrand – Quelle: SAF.

7.  Wie die Nazis dann verschwanden, gings dem Leibbrand wieder fein
    Wurd' Direktor bei den Irren und die Uni stellt' ihn ein
        Das war wieder'n großes Fest
        Alles wieder voll gewest

8.  Als Direktor bei den Irren traf er dann die Annemarie
    Morgens taten sie kurieren, abends macht' man Historie
        Das war wieder'n großes Fest
        Alles wieder voll gewest

9.  Immer höher auf der Leiter Historiker der Medizin
    Er schreibt Büchen und so weiter und man holt nach München ihn
        Das war wieder'n großes Fest
        Alles wieder voll gewest

10. Er kam nicht allein gezogen, mit ihm kam die Annemarie
    Er war ihr, sie ihm gewogen, sahn sich werktags – sonntags nie
        War das wohl ein großes Fest??
        Alles wieder voll gewest?

11. Müller selig subversierte, wurde drum zum Wiedehopf
    Magnus, der ihm sekundierte, kriegt eins auf den hohlen Kopf!
        Das war wieder'n großes Fest
        Alles wieder voll gewest

12. Und zum Schrecken der Kollegen wurd' er Ordinarius
    Die Doktorn durft'[n] sich geistig regen, charmant und klug
        Das war wieder'n großes Fest
        Alles wieder voll gewest

13. Wahnsinn, Sexus sind die Themen, führen schließlich auch zum Ziel
    gegen alle bösen Feinde wird sie doktor med. habil.
        Das ist wieder'n großes Fest
        Alles wieder voll gewest

Melodie wechselt!!

14. Es war einmal ein Junggesell
Gar stattlich anzusehen
Da traf er eine Jungmamsell
Schon war's um sie geschehen:
Sie zogen mit gesenktem Blick
Zum Walchensee,[2] das war ihr Glück
O jerum, jerum jerum
O quae mutatio rerum!

---

2     Dies spielt an auf die Hochzeit in Kochel am (Walchen-)See im Jahr 1962 (19.04.), siehe oben.

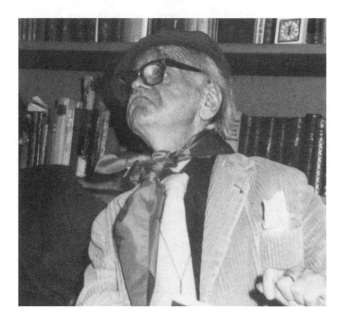

*Abb. 78: Jubilar mit Goldschal: Rede am 75. Geburtstag (1971).[1]*
*In der rechten Hand ein Buch, mit dem linken Arm gestikuliert er. Quelle: SHW.*

1    Diese Aufnahme aus dem Fundus von Dr. Helmut Waldmann zeigt die sehr heitere Feier zum
     75. Geburtstag im Schülerkreis in der Münchner Nordendstr. 2. Leibbrand deklamiert und setzt
     dies gleichzeitig gekonnt-theatralisch in Szene – ein nochmaliger und später „Coup de théâtre"!
     Der Fotograf hat kongenial rechts oben die Memento-Uhr im Bibliotheksregal mit abgebildet.

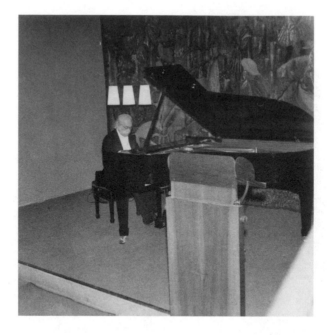

*Abb. 79: „Les Adieux" – Abschiedskonzert 1965.[1]*
*Werner Leibbrand am Flügel im Lenbachhaus. Quelle: SAF.*

1    Musikalischer Höhepunkt zum akademischen Abschied im Künstlerquartier Lenbachhaus.
Eine gewisse „Dramatik" war dem Klavierspiel Werner Leibbrands offensichtlich zu eigen.
Im Freundeskreis gab es – in Bezug auf Beethovens „Waldstein"-Sonate – das geflügelte Wort
„Leibstein spielt Waldbrand". Ich danke dem Leibbrand-Kreis für Hinweise zu den Kontexten.
Auch für das Grenzgebiet zwischen Musik und Medizin interessierte sich Leibbrand sehr früh:
„Zusammen mit dem Kunsthistoriker und Musikwissenschaftler Leo Balet [1878–1965]
veröffentlichte er 1929 in der Psychiatrisch-Neurologischen Wochenschrift einen Aufruf an
seine medizinischen Fachkollegen, Fallstudien über Patienten ‚mit rezeptiver Musikalität bei
besonderer Begabung' sowie über die musikalische ‚Produktion während der Krankheitsphase'
zu sammeln. Die angestrebte wissenschaftliche Arbeit über die ‚theoretischen Beziehungen
zwischen Musik und Psychiatrie', die Leibbrand und Balet aus diesem Material fertigen
wollten, wurde allerdings nie abgeschlossen." Vgl. Burgmair (2005), S. 21. Balet starb am 21.
Juni 1965 – genau im Jahr von Leibbrands Abschiedskonzert.
    Mit der Rezeption durch die Öffentlichkeit war Leibbrand leider nicht so zufrieden.
An Waldmann schrieb er (Datum: „M Freitag darauf"): „Der dreidimensionale Busen von Elke
Sommer [*1940, Schauspielerin, wohnhaft bei Erlangen und in den USA] und die pesante Fülle
des Dritten Monacoerben haben es bisher zu verhindern gewusst, dass unser Abend in einer
der Gazetten berichtet worden ist. Ob irgendein müncher [sic] Provinzredactor nun noch auf
den Gedanken kommt, von unseren gelungenen Vorgängen Notiz zu nehmen, steht dahin."
Werner Leibbrand an „mein [sic] lieber Herr College Waldmann" (Quelle: SHW/SAF).

# „LES ADIEUX"
## PROGRAMM DES ABSCHIEDSKONZERTS

Anläßlich der formalen Emeritierung erlaube ich mir, Sie zu meinem Klavierabend am Freitag, 29. Januar 1965 um 20 Uhr c. t. in die Städt. Galerie im Lenbachhaus, Luisenstraße 33 / Ecke Königsplatz, einzuladen.

Werner Leibbrand

Für eine Antwort auf beiliegender Karte wäre ich dankbar.

---

**PROGRAMM**

Klavierabend          Prof. Dr. W. Leibbrand
(„Les Adieux")

**J. S. BACH:** Fuge in a-moll (ca. 1720)
**PH. RAMEAU:** Gavotte in a-moll mit Variationen

---

**F. MENDELSSOHN-BARTHOLDY:**
Rondo capriccioso op. 14 (1824)

**AGATHE BACKER-GRÖNDAHL:**
Serenade op. 15, Nr. 1

---

**F. CHOPIN:** Douze grandes Etudes:
op. 10, Nr. 1, Nr. 3, Nr. 7

**F. CHOPIN:** Trois Etudes Nouvelles: Andantino Nr. 1

**F. CHOPIN:** Impromptu Nr. 1, op. 29

**F. CHOPIN:** Berceuse op. 57

**F. CHOPIN:** Ballade III op. 47

---

**R. SCHUMANN:** Erster Satz des Klavierkonzerts
in a-moll (ursprünglich quasi fantasia 1841)

---

Diese Einladung gilt als Einlaßkarte.

Nach dem Konzert besteht die Möglichkeit, die von Bayer/Leverkusen zusammengestellte Ausstellung „Documenta psychopathologica – Internationale Ausstellung des bildnerischen Schaffens Geisteskranker" in der Städtischen Galerie im Lenbachhaus zu besichtigen.[1]

---

1    Text und Kopie des Original-Konzert-Programms. Quelle: SAF. Bemerkenswert ist die gelungene Kombination von Musik und Kunst: Klavierkonzert und Ausstellung zur Psychiatrie.

*Gratulation zum 60. Geburtstag durch den HuPfla-Leiter H. Grimme (1956)[1]*

---

Heil- und Pflegeanstalt Erlangen                         Erlangen, 21.1.1956
des Bezirks Mittelfranken


                        Verehrter Herr Professor!

Unter den wahrscheinlich sehr zahlreichen Gratulanten, die am 23.I. vor Ihnen
zur Gratulationscour defilieren werden, ist die Anstalt Erlangen durch eine
Abordnung leider nicht vertreten. Umso mehr drängt es mich, Ihnen meine
persönlichen herzlichen und aufrichtigsten Glückwünsche zum 60. Geburtstag
zu übermitteln.

Ich halte mich aber auch als Anstaltsdirektor verpflichtet, wenigstens im Namen
der homines bonae voluntatis unter dem Anstaltspersonal gewissermaßen „feder-
führend", wie es in der Amtssprache so schön heißt, dem Geburtstagskind unsere
Wünsche schriftlich auszudrücken.

Ich persönlich denke sehr gerne an die gemeinsame Arbeit mit Ihnen zurück und
erinnere mich besonders an Ihre Mittwochsvorlesung, wo ich im Auditorium auf
dem Polstersessel wieder einmal einige Jahre lang die mich schon seit meiner
Studentenzeit interessierende und anregende Medizinhistorik aus Ihrem berufenen
Munde hören durfte. Und wie hübsch waren die Plauderviertelstündchen mit
Ihnen nach der Durchsicht des Posteinlaufs um 8 Uhr! Wie reizend konnten Sie da
aus dem reichen Schatz Ihrer Erfahrungen plaudern. An all das alles denke ich mit
Freude und Dank zurück, wenn ich heute Ihnen glückwünschend schreibe.

Ich verbinde damit die Hoffnung, daß Sie noch lange in Gesundheit und
bewährter Schaffenskraft und Schwung als akademischer Lehrer wirken können.

Zu der Festschrift konnte die Anstalt ja leider nichts beisteuern. So muß es bei den
aufrichtigen Geburtstagswünschen sein Bewenden haben.

Wir rufen Ihnen zu: ad multos annos!

Mit herzlichen Grüßen, auch an Ihre Frau Gemahlin,
der ich baldige Genesung wünsche,

                                                    Ihr
                                          sehr ergebener
                                          [Unterschrift Grimme]

---

1    Quelle: IGEM. Grimme war Nachfolger Leibbrands und erinnerte sich offenbar sehr gerne.
     Dokumentiert sind hier einige historische Details und u.a. die längeren Krankheiten seiner Frau.

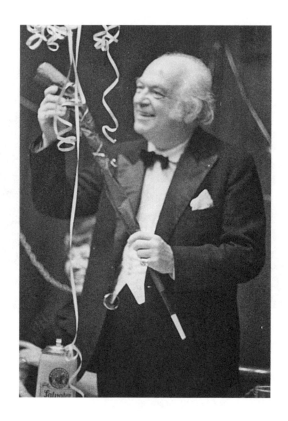

*Abb. 80: Festereignis: Zampano Leibbrand (undatiert).[1]*
*Im Hintergrund: Annemarie Leibbrand-Wettley. Quelle: SAF.*

1   Hier könnte es sich um die Feier des 60. Geburtstages im Schülerkreis handeln (1956).
    Der vorne links im Bild sichtbare Maßkrug spricht für eine zünftige Münchner Lokalität
    (evtl. Salvator-Keller).

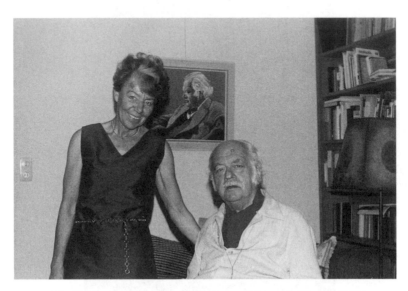

*Abb. 81: Annemarie Leibbrand-Wettley und Werner Leibbrand (1966).*
*Im Hintergrund hängt das Loreck-Gemälde von Leibbrand.[1] Quelle: SAF.*

1    Dieses Harmonie ausstrahlende Foto ist in der Münchner Nordendstraße 2 entstanden (4. OG).
     Im Hintergrund hängt das Loreck-Gemälde, siehe auch Abb. 60, S. 249, signiert mit dem
     Datum „19.04.1962", gleichzeitig der Hochzeitstag beider! (siehe dazu Abb. 51, S. 202).
     Es zeigt auch (in)direkt eine „gewisse Leibbrand-Dominanz": Einmal Leibbrand-Wettley,
     zweimal Leibbrand – das „Platzhirsch"-Bild im eigenen Wohn- bzw. Studierzimmer.
     Vielleicht war das Gemälde aber auch (ursprünglich) ein besonderes Hochzeits(tags)geschenk.

# DANKSAGUNG DES HERAUSGEBERS

Das vorliegende Buch hat eine lange Vorgeschichte – an erster Stelle ist wohl Werner Leibbrand zu danken für die Abfassung seiner so spannenden Autobiographie. Annemarie Leibbrand-Wettley und der Münchner Kreis haben das Entstehen des Manuskripts unterstützt wie auch seinerzeit bei der Dokumentation geholfen.

Beate Donislreiter hat sich als die zentrale Persönlichkeit bei der Förderung des Projekts und der Forschung besondere Verdienste erworben – Ihr sei ganz herzlich gedankt. Durch das immer freundliche und hilfsbereite Engagement würdigt sie das Lebenswerk ihrer Tante, der Medizinhistorikerin Annemarie Leibbrand-Wettley, und ihres Mannes Werner R. Leibbrand in außergewöhnlicher Weise. Aus dem Münchner Leibbrand-Kreis hat der vorliegende Band ebenfalls jederzeit hervorragende und ganz besondere Unterstützung erfahren. An erster Stelle ist hier Dr. Helmut Waldmann zu nennen, der als Doktorand bzw. Assistent von Leibbrand eine wichtige Quelle für biographische Hintergründe und fachliche Aspekte ist. Er hat zudem mit Tonaufnahmen der 1960er Jahre besondere Dokumente erhalten, die uns heute ein noch plastischeres Bild vom Wirken Leibbrands als Hochschullehrer wie auch seines Klavierspiels geben. In zahlreichen Briefen, Emails und direkten Gesprächen wie auch sogar bei Besuchen von ihm in Erlangen, konnten Hintergründe und Details der Vita und des Münchner Kreises rekonstruiert werden. Dort sind auch heute noch eine Reihe von Schülern verbunden, was eine besonders schöne Form des Nachwirkens der „akademischen Familie Leibbrand-Wettley" ist. Für direkte Gespräche und biographische Hinweise danke ich dem Kreis sowie speziell Dr. Katharina Schäfer, die als Doktorandin bei Leibbrand promovierte und ebenfalls Berichte wie auch Bildmaterial und Kontakte gerne zur Verfügung stellte. Aus der Gruppe von Zeitzeugen des Münchner Kreises ehemaliger Doktoranden sei auch noch Prof. Dr. Ralf Seidel (jetzt Mönchengladbach) für die wiederholte Korrespondenz und den guten Austausch in den letzten Jahren gedankt. Darüber hinaus danke ich Ragni M. Gschwend sowie Renate Birkenhauer, Leiterin des Verlags „Straelener Manuskripte" (Schwerpunkt Übersetzungen), für die nette Hilfe bei der – letztlich erfolgreichen – Suche nach ihrer Autorin. Die Gespräche mit den Zeitzeugen haben viele wichtige Facetten der behandelten Persönlichkeiten gebracht.

Das Team der Professur für Ethik in der Medizin an der Friedrich-Alexander-Universität Erlangen-Nürnberg hat das Buchprojekt in vielfältiger Weise gefördert. An erster Stelle sind hier Kerstin Franzò, M.A. und Mona Castello, M.A. zu nennen. Sie haben beide mit großer Ausdauer das Scannen von Bildern oder Textpassagen übernommen sowie den Herausgeber bei den zahlreichen Aufgaben unterstützt. Auch die Register zur Erschließung des Bandes haben beide kompetent begleitet. Darüber hinaus sind besonders Anna-Katharina Thum, B.A., Martina Wildfeuer und Raphaela Wick eine wichtige Hilfe bei der Transkription der Edition gewesen.

Die gute Zusammenarbeit im Team der Professur hat dieses langfristige Projekt zu einer sehr harmonischen Kooperation werden lassen – ganz herzlichen Dank dafür!

Mit Frau Dr. Britta Leise und Herrn Clemens Dücker, M.A. als Leiter des Historischen Archivs des Max-Planck-Instituts für Psychiatrie in München gab es eine sehr gute Zusammenarbeit. Die frühere Archivpolitik begrenzten Zugangs zu den historischen Beständen ist in der jüngsten Phase glücklicherweise geöffnet worden. Einer langjährig betreuten Doktorandin, Frau Christine Wiesinger, mittlerweile Fachärztin für Psychiatrie, war vor über zehn Jahren leider noch kein Zugang zu den einzelnen Bereichen und auch keine Kopie möglich. Das wurde durch den Herausgeber in den letzten Jahren umgesetzt und bildet die Grundlage dieses Bandes. Auch stellvertretend für die zahlreichen Hilfen aus weiteren Archiven sei Dr. Antonia Landois (Stadtarchiv Nürnberg), Dr. Andreas Jakob (Stadtarchiv Erlangen) und Dr. Clemens Wachter (Universitätsarchiv FAU) Dank gesagt.

Der Franz Steiner Verlag unter der Leitung von Dr. Thomas Schaber hat sich sofort für die Aufnahme in das Programm und die Reihe „Geschichte und Philosophie der Medizin" entschieden sowie in der Folge den Band wiederholt engagiert unterstützt – dafür möchte ich ihm und seinem Team besten Dank aussprechen. Insbesondere Andrea Walker hat bei der Betreuung wichtige Hinweise gegeben.

Eine ganz besondere Förderung hat das Projekt zudem durch die „Tucher'sche Kulturstiftung" erhalten. Bernhard von Tucher hat als Leiter der Stiftung Quellen vermittelt und letztlich eine großzügige Förderung für die Drucklegung bewilligt. Hier schließt sich auf besonders emotionale Weise auch ein Kreis der beschriebenen Personen: Die Patrizier-Familie von Tucher hatte Leibbrand in Nürnberg und bei gemeinsamen Vortragsabenden in den 1940er Jahren kennengelernt. Beim nötigen Untertauchen in Süddeutschland zum Kriegsende half die Familie dem Arzt und seiner jüdischen Ehefrau, die sich im April 1945 revanchieren konnten, als die Alliierten die Region einnahmen und wohl fast den Adligen etwas angetan hätten (siehe die dramatischen Passagen im Kapitel „Höhepunkt der Gefahr").

Für die schönen Diskussionen zum Manuskript danke ich an erster Stelle Andrea Jost und meiner ganzen Familie, die in den letzten Jahren sicherlich sehr viel mehr Geschichte(n) über Leibbrand gehört haben, als sie jemals gedacht hätten. Spannende Debatten haben einzelne Punkte vertieft – und viel Toleranz für manche lange Spätschicht bei der Entstehung des Buchmanuskripts war zusätzlich nötig. Dr. Jörg Seelhorst möchte ich ebenfalls sehr herzlich danken für seine Durchsicht des Bandes sowie fruchtbare Hinweise und die wie immer wunderbaren Gespräche. PD Florian Bruns wie auch meinen Doktoranden danke ich für Notizen zu Details. Den Erlanger Bürgern, die sich für Erinnerungs- und Gedenkkultur zur NS-„Euthanasie" einsetzen, sei für das ganz außergewöhnliche Engagement herzlich gedankt. Auch sie lassen auf diese Weise die humanistischen Ideen des Psychiaters und Medizinhistorikers Leibbrand weiterleben. Es gibt viele sehr gute Gründe für den Einsatz für Ethik und Menschenrechte an der Universität Erlangen-Nürnberg, an der Fakultät, in der Stadt Erlangen wie auch in der gesamten Metropolregion.

Erlangen-Nürnberg, im Sommer 2020                          Andreas Frewer

# WERNER R. LEIBBRAND
## BIOGRAPHISCHE ETAPPEN IM ÜBERBLICK

1896 Geburt von Werner Robert Leibbrand am 23. Januar in Berlin
   als Sohn von Emilie (geb. Steinam) und Robert Leibbrand

1896–1901 Wohnung Augsburgerstraße („Bayerisches Viertel" Berlins)

1901–1913 (bis Frühjahr) Knesebeckstraße 44 (Nähe Kurfürstendamm)
   Besuch von Mommsen-Gymnasiums in Berlin-Charlottenburg und
   Bismarck-Gymnasium in Berlin-Wilmersdorf sowie Privatunterricht

1913 Umzug in ein Haus in der Schlüterstraße 45 (Ecke Kurfürstendamm)

1914 Beginn des Medizinstudiums von Werner Leibbrand in Berlin

1914–1918 Einsatz als „Unterfeldarzt" im Ersten Weltkrieg und Studium (Berlin)

1919 Staatsexamen Medizin, Approbation als Arzt in Berlin, Reichskanzlerplatz

1921 Promotion mit einer Studie über Tumore bei Kriegsteilnehmern (21.02.)

1922 Ärztliche Ausbildung in Neurologie und Psychiatrie, Sanatorium Weiler/
   Kuranstalten Westend, Vorläufer der Universitätsnervenklinik (FUB)

1925 Heirat mit Claire Streich (Sopranistin) – später gütliche Scheidung (1930)

1926/27 Niederlassung in eigenständiger (nerven-)ärztlicher Praxis in Berlin

1920er Jahre Psychiatrisches Fürsorgezentrum für Suchtpatienten aus Berlin-
   Tiergarten und Wedding, gemeinsam mit Otto Juliusburger (1867–1952)

1932 Heirat von Margarethe Bergius (geb. Sachs) (1885–1961) in Berlin

1932 Praxis am Reichskanzlerplatz 1 (ab 1933 „Adolf-Hitler-Platz 2")

1933 Austritt aus Wilmersdorfer ärztlichen Standesverein (wg. Antisemitismus)

1935 Praxis am Kaiserdamm (Nr. 34 von 1935–1938 bzw. Nr. 44 von 1938–1944)

1930er Jahre Studien zur Medizingeschichte in Berlin als Privatgelehrter
   Reisen u.a. in die Schweiz und USA zur Eruierung von Berufsoptionen

1943/44 Zwangsversetzung an Kliniken in Bayern (Nürnberg und Erlangen)

1944/45 Untertauchen mit seiner jüdischen Ehefrau Margarethe Bergius

1945–1953 Leiter der Heil- und Pflegeanstalt (HuPfla) in Erlangen (Mittelfranken)

1946/47 Honorarprofessor FAU; Sachverständiger im Nürnberger Ärzteprozess

1948 Gründung des Erlanger Universitätsseminars für Geschichte der Medizin

1953 Wechsel an die Ludwig-Maximilians-Universität München (LMU) auf den
   Lehrstuhl für Geschichte der Medizin; Medizinhistoriker – Schellingstraße

1962 Heirat mit Annemarie Wettley (1913–1996) – Wohnung Nordendstraße

1965 Abschiedskonzert zur Emeritierung im Münchner Lenbachhaus (mit Ausst.)

1971 Auszeichnung als „Officier dans l'Ordre des Palmes Académiques" (Paris)

1974 Tod (11.06.) und Trauerfeier Ostfriedhof (15.06.); später Nordfriedhof (M.)

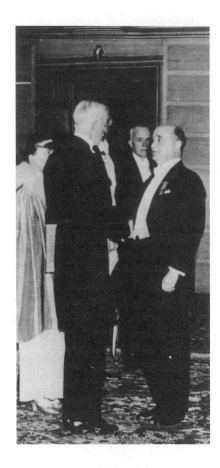

*Abb. 82: Nobelpreis für Bergius, erster Mann von*
*Leibbrands zweiter Frau Margarethe Sachs.¹ Quelle: SAF.*

1    Hier überreicht der schwedische König 1931 den Nobelpreis für Chemie an Friedrich C. R.
     Bergius (1884–1949); mit ihm wurde damals auch Carl Bosch (1874–1940) ausgezeichnet.
     Bergius sagte bei der Preisverleihung wohl, er habe sich „das Ziel gesetzt, Erkenntnisse zu
     suchen, die der Menschheit nutzen sollten". 1908 heiratete Bergius in Hannover Margarethe
     Sachs (1885–1961). Aus dieser Ehe gingen die Tochter Renate (1910–1988) und der Sohn
     Johannes (1916–1988) hervor. Die Ehe wurde 1922 geschieden. Leibbrand ehelichte
     Margarethe zehn Jahre später (1932). Bergius heiratete in zweiter Ehe in Heidelberg Ottilie
     Kratzert (1896–1972). Aus dieser Verbindung stammte noch der Sohn Wolfgang (1925–1975).
     Politisch hatte Bergius nationalkonservative Ansichten und wurde u.a. Mitglied der NSDAP.
     Er verlor sein Vermögen im Zweiten Weltkrieg und ging ohne Mittel 1947 nach Argentinien.
     Bergius starb 1949 in Buenos Aires.

# HAUPTWERKE VON WERNER LEIBBRAND
## (IN CHRONOLOGISCHER REIHENFOLGE)

Leibbrand, Werner (1937): Romantische Medizin. 2. Auflage 1941. Hamburg.

Leibbrand, Werner (1939): Medicina Romantica. Traduzione di Giovanna Federici Ajroldi. Biblioteca di cultura moderna, N. 332. Bari.

Leibbrand, Werner (1939): Der göttliche Stab des Äskulap. 2. Auflage 1940. 3., erweiterte Auflage 1953. Salzburg, Leipzig.

Leibbrand, Werner (1941): Vinzenz von Paul. 2. Auflage 1953. Salzburg, Heidelberg.

Leibbrand, Werner (1946): Das Gespräch über die Gesundheit. Hamburg.

Leibbrand, Werner (1946): Homines Bonae Voluntatis. Antike Wegbereiter des Christentums. Görres-Bibliothek, Band 4. Nürnberg u.a.

Leibbrand, Werner (Hg.) (1946): Um die Menschenrechte der Geisteskranken. Gedenk- und Mahnworte der Ärzte der Erlanger Heil- und Pflegeanstalt aus Anlaß deren l00jährigen Bestehens. Nürnberg.

Leibbrand, Werner (1953): Heilkunde. Eine Problemgeschichte der Medizin. Orbis academicus. Freiburg, München.

Leibbrand, Werner (1956): Die spekulative Medizin der Romantik. Hamburg.

Leibbrand, Werner/Wettley, Annemarie (1961): Der Wahnsinn. Geschichte der abendländischen Psychopathologie. Orbis academicus. Freiburg, München. Nachdruck 2005.

Leibbrand, Werner/Leibbrand-Wettley, Annemarie (1964): Kompendium der Medizingeschichte. 2. Auflage 1967. München-Gräfelfing.

Leibbrand, Werner/Leibbrand-Wettley, Annemarie (1972): Formen des Eros. Eine Kultur- und Geistesgeschichte der Liebe. Zwei Bände. Band I: „Vom antiken Mythos bis zum Hexenglauben". Band II „Von der Reformation bis zur sexuellen Revolution". Orbis academicus. Freiburg, München.

**Ordre Souverain et Militaire du Temple de Jérusalem**
**Suprema Reggenza d' Italia**

ACCADEMIA DEI TEMPLARI
COMITATO DEL PATTO INTERNAZIONALE ROERICH
VIA BARBERIA N. 30 - BOLOGNA (ITALIA)

25.8.1951.

Al Chiarissimo Accademico Templare
Prof. Dr. Werner Leibbrand
Universitäts-Seminar für Geschichte der Medizin
Maximilianplatz 2
E r l a n g e n  (Germania)

Chiarissimo Confratello,

nella nostra seduta straordinaria di oggi, alla quale ha
partecipato l'Accademico Templare Gr. Cr. Prof. Stuccoli
giunto espressamente da Roma, Ella è stato nominato Membro
Ordinario della nostra Istituzione.

Siamo particolarmente lieti di esprimerLe la nostra parti-
colare ammirazione per l'alto contributo da Lei dato alle di-
scipline psichiatrice ed alla Storia della Medicina, distin-
guendosi tra i più eccelsi studiosi in tali campi.  Le Sue
dotte pubblicazioni sono state esaminate con grande interesse dal nostro Consiglio Superiore e trovate degne di vivo e-
logio per il loro intrinseco valore.

I documenti di rito Le verranno inviati non appena possi-
bile.

Accolga, Chiarissimo Confratello, l'espressione più viva
della nostra felicitazione e dei nostri ossequi.

IL PRESIDENTE

L'ACCADEMICO PROPONENTE

*Abb. 83: Brief des Templerordens an Werner Leibbrand (1951).[1]*
*Accademia dei Templari (Bologna). Quelle: IGEM.*

1    Leibbrand wurde zum Mitglied des „Ordre Souverain et Militaire du Temple de Jérusalem".
Briefe wie diesen in seinem 55. Lebensjahr beantwortete er sogar auch auf Italienisch.
Sein ehemaliger Berliner Mitstudent und guter Freund „Erwin Stückgold" ist hier nach der
Übersiedelung gen Italien bereits als „Prof. E. [Ervino] Stuccoli" genannt. Siehe Bericht in der
Leibbrand-Festschrift (1967) und die Passagen im Kapitel zur Einführung (S. 17, Fußnote 2).

# VERZEICHNIS DER ZITIERTEN LITERATUR

Apelt-Riel, Susanne (2009): Der Briefwechsel zwischen Ludwig Binswanger und Eugen Bleuler von 1907–1939 im Spannungsfeld von Psychoanalyse und Psychiatrie in der ersten Hälfte des 20. Jahrhunderts. Diss. Tübingen.

Bayle, François (1950): Croix gammée contre caducée. Les expériences humaines en Allemagne pendant la seconde guerre mondiale. Préface par le Dr. René Piédelièvre. Neustadt/Pfalz.

Beck, Christoph (1995): Sozialdarwinismus, Rassenhygiene und Vernichtung „lebensunwerten" Lebens. Eine Bibliographie zum Umgang mit behinderten Menschen im „Dritten Reich" – und heute. Neuausgabe. Bonn.

Benz, Wolfgang (1998): Jüdisches Leben in der Weimarer Republik. Jews in the Weimar Republic. Tübingen.

Bleker, Johanna/Hess, Volker (Hg.) (2010). Die Charité. Geschichte(n) eines Krankenhauses. Berlin.

Bruchelt, Gabriele (1978): Gründung und Aufbau des Berliner Institutes für Geschichte der Medizin und der Naturwissenschaften. Eine archivalische Studie. Diss. med. Berlin (Ost).

Bruns, Florian (2009): Medizinethik im Nationalsozialismus. Entwicklungen und Protagonisten in Berlin (1939-1945). Stuttgart.

Bruns, Florian (Hg.) (2014): Medizingeschichte in Berlin. Institutionen – Personen – Perspektiven. Berlin.

Bruns, Florian (2020): Identität durch Geschichte. Zur Erinnerungskultur der Deutschen Gesellschaft für Geschichte der Medizin, Naturwissenschaft und Technik (DGGMNT) 1926–1951. In: Medizinhistorisches Journal 55, 3 (2020), S. 232–259.

Bruns, Florian/Frewer, Andreas (2005): Fachgeschichte als Politikum: Medizinhistoriker in Berlin und Graz im Dienste des NS-Staates. In: Medizin, Gesellschaft und Geschichte, Jahrbuch des Instituts für Geschichte der Medizin der Robert Bosch Stiftung 24 (2005), S. 151–180.

Burgmair, Wolfgang (2005): „Mein wissenschaftlicher Beruf ist der eines Psychiaters und Medizinhistorikers". Eine Einführung zu Leben und Werk von Werner Robert Leibbrand. In: Unschuld et al. (2005), S. 15–52.

Burgmair, Wolfgang/Weber, Matthias M. (2004): Vorläufiges Nachlaßverzeichnis. Werner Leibbrand (1886–1974), Annemarie Wettley (1913–1996). Max-Planck-Institut für Psychiatrie. Historisches Archiv der Klinik. München.

Chiarugi, Vincenzo (1793/94): Della Pazzia in genere e in spezie. Über den Wahnsinn (1795). Roma.

Claassen, Eugen/Claassen, Hilde (1970): In Büchern denken. Briefwechsel mit Autoren und Übersetzern. Hamburg.

Cranach, Michael von/Siemen, Hans-Ludwig (Hg.) (2012): Psychiatrie im Nationalsozialismus. Die Bayerischen Heil- und Pflegeanstalten zwischen 1933 und 1945. 2. Auflage. München.

Diels, Hermann (1951): Die Fragmente der Vorsokratiker. Stuttgart.

Doetz, Susanne/Kopke Christoph (2018): „und dürfen das Krankenhaus nicht mehr betreten". Der Ausschluss jüdischer und politisch unerwünschter Ärztinnen und Ärzte aus dem Berliner Städtischen Gesundheitswesen 1933–1945. Berlin.

Dörner, Klaus/Ebbinghaus, Angelika/Linne, Karsten (Hg.) (1999): Der Nürnberger Ärzteprozeß 1946/47. Wortprotokolle, Anklage- und Verteidigungsmaterial, Quellen zum Umfeld. Mikrofiche-Edition. München.

Ebbinghaus, Angelika/Dörner, Klaus (Hg.) (2002): Vernichten und Heilen. Der Nürnberger Ärzteprozess und seine Folgen. Berlin.

Eckart, Wolfgang U. (2007): Medizin und Krieg. Deutschland 1914–1924. Paderborn.

Eggebrecht, Axel (1948): Weltliteratur. Ein Überblick. Berlin.

Eppelsheimer, Hanns W. (1947/1950): Handbuch der Weltliteratur. Band 1: Von den Anfängen bis zum Ende des achtzehnten Jahrhunderts (1947). Band 2: Neunzehntes und zwanzigstes Jahrhundert (1950). Frankfurt a.M.

Freudenfeld, Burghard (1959): Israel. Experiment einer nationalen Wiedergeburt. 2. Auflage 1964. München.

Frewer, Andreas (2000): Medizin und Moral in Weimarer Republik und Nationalsozialismus. Die Zeitschrift „Ethik" unter Emil Abderhalden. Frankfurt a.M., New York.

Frewer, Andreas (2008): Medizingeschichte und „Neue Ethik" in Berlin. Fachpolitik, NS-Disziplin und SS-Moral (1939–45). In: Schagen/Schleiermacher (2008), S. 85–104.

Frewer, Andreas (Hg.) (2020): Psychiatrie und „Euthanasie" in der HuPfla. Debatten zu Werner-Leibbrands Buch „Um die Menschenrechte der Geisteskranken". Nürnberg.

Frewer, Andreas/Bruns, Florian (2004): „Ewiges Arzttum" oder „neue Medizinethik" 1939–1945? Hippokrates und Historiker im Dienst des Krieges. In: Medizinhistorisches Journal 3/4 (2004), S. 313–336.

Frewer, Andreas/Eickhoff, Clemens (Hg.) (2000): „Euthanasie" und die aktuelle Sterbehilfe-Debatte. Die historischen Hintergründe medizinischer Ethik. Frankfurt a.M., New York.

Frewer, Andreas/Neumann, Josef N. (Hg.) (2001): Medizingeschichte und Medizinethik. Kontroversen und Begründungsansätze 1900–1950. Frankfurt a.M., New York.

Frewer, Andreas/Roelcke, Volker (Hg.) (2001): Die Institutionalisierung der Medizinhistoriographie. Entwicklungslinien vom 19. ins 20. Jahrhundert. Stuttgart.

Frewer, Andreas/Steif, Yvonne (2003): Personen, Netzwerke und Institutionen: Zur Gründung der Deutschen Gesellschaft für Geschichte der Medizin und Naturwissenschaften. In: Sudhoffs Archiv. Zeitschrift für Wissenschaftsgeschichte 87, 2 (2003), S. 180–194.

Frewer, Andreas/Wiesemann, Claudia/Oppitz, Ulrich-Dieter (Hg.) (1999): Medizinverbrechen vor Gericht. Das Urteil im Nürnberger Ärzteprozeß gegen Karl Brandt und andere sowie aus dem Prozeß gegen Generalfeldmarschall Erhard Milch. Bearbeitet und kommentiert von U.-D. Oppitz. Erlanger Studien zur Ethik in der Medizin, Band 7. Erlangen, Jena.

Goerke, Heinz (1974): Professor Dr. Werner Leibbrand † (23. Januar 1896–11. Juni 1974). In: Bayerisches Ärzteblatt 8 (1974), S. 582.

Gradmann, Christoph (1998): Leben in der Medizin: Zur Aktualität von Biographie und Prosopographie in der Medizingeschichte. In: Paul/Schlich (1998), S. 243–265.

Graupe, Heinz Mosche (1969): Die Entstehung des modernen Judentums. Geistesgeschichte der deutschen Juden (1650–1942). Hamburg.

Gückel, Hans (1906): Zur Geschichte der Isolierung von Geisteskranken. Erlangen.

Gütt, Arthur/Rüdin, Ernst/Ruttke, Falk (1936): Gesetz zur Verhütung erbkranken Nachwuchses vom 14. Juli 1933 nebst Ausführungsverordnungen. München.

Hahn, Judith (2020): Der Anfang war eine feine Verschiebung in der Grundeinstellung der Ärzte. Die Charité im Nationalsozialismus und die Gefährdungen der modernen Medizin. Berlin.

Hartung-von Doetinchem, Dagmar/Winau, Rolf (Hg.) (1989): Zerstörte Fortschritte: Zur Geschichte des Jüdischen Krankenhauses zu Berlin 1756 – 1861 – 1914 – 1989. Berlin.

Helmchen, Hanfried (2007): Geschichte der Psychiatrie an der Freien Universität Berlin. Lengerich u.a.

Hochhuth, Rolf (1963): Der Stellvertreter. Reinbek.

Jaehn, Thomas (1991): Der Medizinhistoriker Paul Diepgen (1878–1966). Eine Untersuchung zu methodologischen, historiographischen und zeitgeschichtlichen Problemen und Einflüssen im Werk Paul Diepgens unter besonderer Berücksichtigung seiner persönlichen Rolle in Lehre, Wissenschaftspolitik und Wissenschaftsorganisation während des Dritten Reiches. Dissertation Humboldt-Univ. Berlin.

Jenss, Harro (2010): Hermann Strauß. Internist und Wissenschaftler in der Charité und im Jüdischen Krankenhaus Berlin. 2. Auflage 2020. Berlin.

Jobmann, Anke (1998): Familientreffen versus Professionselite? Vergangenheitsbewältigung und Neustrukturierung in der deutschen Wissenschaftsgeschichte der 60er Jahre. Berlin.

Klemperer, Victor (2019): Klemperer online. Tagebücher 1918–1959. München.

Klüger, Ruth (1992): Weiter leben. Eine Jugend. Göttingen.

Kudlien, Fridolf (1986): Werner Leibbrand als Zeitzeuge. Ein ärztlicher Gegner des Nationalsozialismus im Dritten Reich. In: Medizinhistorisches Journal 21 (1986), S. 332–352.

Kümmel, Werner F. (2001): Geschichte, Staat und Ethik: Deutsche Medizinhistoriker 1933–1945 im Dienste „nationalpolitischer Erziehung". In: Frewer/Neumann (2001), S. 167–203.

Kümmel, Werner F. (2014): Paul Diepgen als „Senior" seines Faches nach 1945. In: Medizinhistorisches Journal 49 (2014), S. 10–44.

Laehr, Hans (1912): Adreßbuch der Kranken-, Pflege- und Wohlfahrtsanstalten Deutschland. Berlin.

Leibbrand, Annemarie/Leibbrand, Werner (1972): Formen des Eros. Kultur- und Geistesgeschichte der Liebe. Freiburg, München.

Leibbrand, Werner (1937): Romantische Medizin. Hamburg.

Leibbrand, Werner (1939): Der göttliche Stab des Äskulap. Eine Metaphysik des Arztes. Salzburg.

Leibbrand, Werner (1941): Vinzenz von Paul. 2. Auflage 1953. Salzburg, Heidelberg.

Leibbrand, Werner (1943): Harmonie und Seele. In: Der Nervenarzt 16 (1943), S. 233–243.

Leibbrand, Werner (1953): Heilkunde. Eine Problemgeschichte der Medizin. Freiburg, München.

Leibbrand, Werner (1956): Die spekulative Medizin der Romantik. Hamburg.

Leibbrand, Werner (1958): J. K. A. Alfred Goldscheider zu seinem hundertjährigen Geburtstag am 4. August 1958. In: Die Medizinische 40 (1958), 1595. [Sonderdruck, S. 1–3]

Leibbrand, Werner (1964): Das Geschichtswerk Michel Foucaults. In: Sudhoffs Archiv 48 (1964), S. 352–359.

Leibbrand, Werner (Hg.) (1946): Um die Menschenrechte der Geisteskranken. Gedenk- und Mahnworte der Ärzte der Erlanger Heil- und Pflegeanstalt aus Anlaß deren l00jährigen Bestehens. Nürnberg.

Leibbrand, Werner (Hg.) (1946): Um die Menschenrechte der Geisteskranken. Gedenk- und Mahnworte der Ärzte der Erlanger Heil- und Pflegeanstalt aus Anlaß deren 100jährigen Bestehens. Nürnberg.

Leibbrand, Werner/Leibbrand-Wettley, Annemarie (1964): Kompendium der Medizingeschichte. München-Gräfelfing.

Leibbrand, Werner/Leibbrand-Wettley, Annemarie (1964): Kompendium der Medizingeschichte. München-Gräfelfing.

Leibbrand, Werner/Wettley, Annemarie (1960): Der Wahnsinn. Geschichte der abendländischen Psychopathologie. Orbis academicus, Band II/12. Freiburg, München. Nachdruck 2005.

Leven, Karl-Heinz (2018): Werner Leibbrand – ambivalenter Gegner der NS-„Euthanasie". In: Leven et al. (2018), S. 176–177.

Leven, Karl-Heinz/Rauh, Philipp/Thum, Andreas/Ude-Koeller, Susanne [Hg.] (2018): Die Medizinische Fakultät der Universität Erlangen-Nürnberg. Kontexte – Köpfe – Kontroversen (1743–2018). Köln u.a.

Levere, Trevor H. (Ed.) (1982): Editing texts in the history of science and medicine. Papers given at the 7th Annual Conference on Editorial Problems, University of Toronto, 6–7 Nov. 1981. Conference on Editorial Problems 17. New York.

Littré, Émile Maximilien Paul (1839–1861): Oeuvres complètes d'Hippocrate: Traduction nouvelle avec le texte grec. I–X. Paris.

Locher, Wolfgang G. (1992): Wissenschaft und Umfeld. Ursprung und Entwicklung der Medizingeschichte als akademisches Lehrfach an den Universitäten München, Würzburg und Erlangen. Habil. München.

Maier, Heinrich (1935): Philosophie der Wirklichkeit (in drei Bänden). Teil 1: Wahrheit und Wirklichkeit. Teil 2: Die physische Wirklichkeit. Teil 3: Die psychisch-geistiges Wirklichkeit. Tübingen.

Mann, Johannes/Lutz, Werner/Aktionsbündnis „Gedenken gestalten – HuPfla erhalten" (2020): Dokumentationszentrum „HuPfla". gedenken – erinnern – fragen. Für ein Erlanger Dokumentations- und Begegnungszentrum zur Geschichte der „Euthanasie" und zu Themen der Medizinethik heute. In: Frewer (2020), S. 211–212.

Meinel, Christoph/Voswinckel, Peter (Hg.) (1994): Medizin, Naturwissenschaft, Technik und Nationalsozialismus. Kontinuitäten und Diskontinuitäten. Stuttgart.

Mildenberger, Florian (2005a): Das moralische Gewissen der deutschen Medizin. Werner Leibbrand in Nürnberg (1943–1953). In: Unschuld et al. (2005), S. 81–102.

Mildenberger, Florian (2005b): Anmerkungen zu Leben und Werk Annemarie Wettleys (1913–1996). In: Unschuld et al. (2005), S. 121–134.

Mitscherlich, Alexander/Mielke, Fred (1947): Das Diktat der Menschenverachtung. Eine Dokumentation. Heidelberg.

Mitscherlich, Alexander/Mielke, Fred (1949): Wissenschaft ohne Menschlichkeit. Medizinische und eugenische Irrwege unter Diktatur, Bürokratie und Krieg. Heidelberg.

Mitscherlich, Alexander/Mielke, Fred (1960): Medizin ohne Menschlichkeit. Dokumente des Nürnberger Ärzteprozesses. Frankfurt a.M.

Mörgeli, Christoph/Jobmann, Anke (1998): Erwin H. Ackerknecht und die Affäre Berg/Rath von 1964. Zur Vergangenheitsbewältigung deutscher Medizinhistoriker. In: Medizin, Gesellschaft und Geschichte 16 (1998), S. 63–124.

Mösli, Rolf (Hg.) (2012): Eugen Bleuler. Pionier der Psychiatrie. Zürich.

Mülke, Markus (2020): Aristobulos in Alexandria. Jüdische Bibelexegese zwischen Griechen und Ägyptern unter Ptolemaios VI. Philometor. Berlin.

Papp, Kornélia (2006): Deutschland von innen und von außen. Die Tagebücher von Victor Klemperer und Thomas Mann zwischen 1933 und 1955. Berlin.

Paul, Norbert/Schlich, Thomas (Hg.) (1998): Medizingeschichte: Aufgaben, Probleme, Perspektiven. Frankfurt a.M., New York.

Pretzel, Andreas (2005): Werner Leibbrand als Gerichtsgutachter. Eine Fallgeschichte. In: Unschuld et al. (2005), S. 53–79.

Pross, Christian/Winau, Rolf (Hg.) (1984): Nicht misshandeln. Das Krankenhaus Moabit. 1920–1933 ein Zentrum jüdischer Ärzte in Berlin. 1933–1945 Verfolgung, Widerstand, Zerstörung. Berlin.

Radaelli, Giulia/Thurn, Nike (Hg.) (2019): Gegenwartsliteratur – Weltliteratur. Historische und theoretische Perspektiven. Bielefeld.

Reinicke, Peter (2010): Die Geschichte der Krankenhausfürsorge für jüdische Patienten. Berlin.

Rihner, Fred (1982): Prof. Dr. Manfred Bleuler zum 80. Geburtstag. Zürich.

Röckelein, Hedwig (Hg.) (1993): Biographie als Geschichte. Forum Psychohistorie 1. Tübingen.

Roelcke, Volker: Die Entwicklung der Medizingeschichte seit 1945. In: NTM. Internationale Zeitschrift für Geschichte und Ethik der Naturwissenschaften, Technik und Medizin, N. S., Bd. 2, 1 (1994), S. 193–216.

Rosendorfer, Herbert (1981): Großes Solo für Anton. Zürich.

Ruck, Michael (Hg.) (2000): Bibliographie zum Nationalsozialismus. Darmstadt.

Ruisinger, Marion Maria (Hrsg.) (2002): 50 Jahre jung! Das Erlanger Institut für Geschichte der Medizin (1948-1998). Specht Verlag, Erlangen.

Rust, Johann Nepomuk (1830): Theoretisch-praktisches Handbuch der Chirurgie, mit Einschluß der syphilitischen und Augen-Krankheiten. Berlin, Wien.

Schagen, Udo (2014): Von Villen, Hochhäusern und Zweckbauten. Die räumliche Unterbringung der medizinhistorischen Institute in Berlin. In: Bruns (2014), S. 39–48.

Schagen, Udo/Schleiermacher, Sabine (Hg.) (2008): Die Charité im Dritten Reich. Zur Dienstbarkeit medizinischer Wissenschaft im Nationalsozialismus. Paderborn u.a.

Scheck, Denis (2019): Schecks Kanon. Die 100 wichtigsten Werke der Weltliteratur von „Krieg und Frieden" bis „Tim und Struppi" [sic]. München.

Schlör, Joachim (Hg.) (2012): Jüdisches Leben in Berlin 1933–1941. Jewish life in Berlin. Fotografien von Abraham Pisarek. Herausgegeben und mit einem Essay von Joachim Schlör. Übersetzung ins Englische: Jane Michael. Berlin.

Schneck, Peter (Hg.) (2001): 70 Jahre Berliner Institut für Geschichte der Medizin und der Naturwissenschaften (1930–2000). Kolloquium anlässlich der 70. Wiederkehr des Gründungstages des heutigen Instituts für Geschichte der Medizin an der Humboldt-Universität zu Berlin (Charité). Aachen.

Schoor, Kerstin (2010): Vom literarischen Zentrum zum literarischen Ghetto. Deutsch-jüdische literarische Kultur in Berlin zwischen 1933 und 1945. Göttingen.

Schumacher, Joseph. Unter Mitarbeit von Martin Schrenk und Jörn Henning Wolf (Hg.) (1967): Melemata. Festschrift für Werner Leibbrand zum siebzigsten Geburtstag. Mannheim.

Schwoch, Rebekka (2018): Jüdische Ärzte als Krankenbehandler in Berlin zwischen 1938 und 1945. Frankfurt a.M.

Scot, Reginald (1584): The Discoverie of Witchcraft. London.

Seidel, Ralf (2002): Die Sachverständigen Werner Leibbrand und Andrew C. Ivy. In: Ebbinghaus/Dörner (2002), S. 358–373.

Seidel, Ralf (2013): Werner Leibbrand als psychiatrischer Gegner des Nationalsozialismus. Der Nervenarzt 84, 9 (2013), S. 1043–1048.

Siemen, Hans-Ludwig (2012): Heil- und Pflegeanstalt Erlangen. In: Cranach/Siemen (2012), S. 159–174.

Siemen, Hans-Ludwig (2015): Heilen und Vernichten – sozialpsychologische Erklärungen für psychiatrisches Handeln im Nationalsozialismus. Vortrag: „Erinnern für die Zukunft". Hamburg.

Siemen, Hans-Ludwig (2017): „In allen Lüften hallt es wie Geschrei". Zur Sozialpsychologie der NS-Psychiatrie-Täter. In: Psyche 71, 5 (2017), S. 389–411.

Silver, Daniel B. (2006): Überleben in der Hölle. Das Berliner Jüdische Krankenhaus im „Dritten Reich". [Refuge in hell] Aus dem Amerikanischen von Hellmut Roemer. Berlin.

Steger, Florian (2009): Annemarie Wettleys (1913–1996) Werk als Schriftsteller-Ärztin. In: Jahrbuch Literatur und Medizin 3 (2009), S. 187–219.

Stuccoli, Ervino G. (1967): Erstes Semester. In: Schumacher et al. (1967), S. 13–15.

Unschuld, Paul U. (Hg.) (1989): 50 Jahre Institut für Geschichte der Medizin der Universität München. München.

Unschuld, Paul U./Weber, Matthias M./Locher, Wolfgang G. (Hg.) (2005): Werner Leibbrand (1896–1974). „...ich weiß, daß ich mehr tun muß, als nur ein Arzt zu sein". Germering b. M.

von Wedderkop, Hermann (1927): Adieu Berlin. S. Fischer Verlag. Berlin.

Wagner, Volker (2016): Geschichte der Berliner Juden. Berlin.

Waldmann, Helmut (2017): Wider den Rufmord an Annemarie Leibbrand-Wettley. Unpubliziertes Manuskript [vier Seiten]. München.

Wapnewski, Peter (1994b): Was ist Weltliteratur? Zuschreibungen. Hildesheim. S. 469–476.

Weber, Matthias M. (2005): Hermeneutische Ideenkunst wider medizinhistorische Genügsamkeit. Anmerkungen zu Werner Leibbrand. In: Unschuld et al. (2005), S. 1–14.

Wedekind, Dirk/Spitzer, Carsten/Wiltfang, Jens (Hg.) (2019): 150 Jahre Universitätspsychiatrie in Göttingen. Beiträge zum Jubiläumssymposium. Göttingen.

Weininger, Otto (1903): Geschlecht und Charakter. Eine prinzipielle Untersuchung. Wien.

Wettley, Annemarie (1947): Vertauschbares Dasein. Heidelberg.

Wettley, Annemarie (1953): August Forel. Ein Arztleben im Zwiespalt seiner Zeit. Mit einem Vorwort von Werner Leibbrand. Salzburg.

Wettley, Annemarie. In Verbindung mit Werner Leibbrand (1959): Von der „Psychopathia sexualis" zur Sexualwissenschaft. Beiträge zur Sexualforschung 17. Stuttgart.

Wiesinger, Christine/Frewer, Andreas (2014): Werner Leibbrand, Annemarie Wettley und Kontroversen um „Euthanasie". Die Hintergründe medizinhistorisch-ethischer Debatten der Nachkriegszeit. Medizinhistorisches Journal 4 (2014), S. 45–74. Wiederabdruck in: Frewer (2020), S. 157–192.

Winau, Rolf (1987): Medizin in Berlin. Mit einem Geleitwort des Regierenden Bürgermeisters von Berlin, Eberhard Diepgen. Berlin.

Wittern-Sterzel, Renate (2002): Werner Leibbrand und die Gründung des Erlanger medizinhistorischen Instituts. In: Ruisinger (2002), S. 4-11.

Zieske, Lothar (2013): Schreibend überleben, über Leben schreiben. Aufsätze zu Victor Klemperers Tagebüchern der Jahre 1933 bis 1959. Berlin.

Zweig, Stefan (2017): Die Welt von Gestern. Erinnerungen eines Europäers. Herausgegeben und kommentiert von Oliver Matuschek. Frankfurt a.M.

# VERZEICHNIS DER ARCHIVE (MIT ABKÜRZUNGEN)

Bayerisches Hauptstaatsarchiv München (BayHStA): Personalakte Leibbrand

Bundesarchiv Berlin (BArch): Reichskulturkammer (RKK) u.a., Briefe Leibbrands

Deutsches Literatur-Archiv Marbach (DLA): Verlags-/Korrespondenz Leibbrands

Deutsches Medizinhistorisches Museum Ingolstadt (DMM): Nachlass Edith Heischkel-Artelt (NL EHA), Korrespondenz Artelt-Leibbrand

Firmenhistorisches Archiv der Allianz AG München (AAG): Material zum Beruf des Vaters Robert Leibbrand („Lebensversicherungs- und Ersparnisbank")

Institut für Ethik, Geschichte und Theorie der Medizin (IEGTM), LMU München: Teilnachlass Werner Leibbrand, München; Bilder und Fotos, Gemälde

Institut für Geschichte und Ethik der Medizin (IGEM), FAU Erlangen-Nürnberg: Teilnachlass Werner Leibbrand, Erlangen, Korrespondenz, Materialien

Monacensia Literaturarchiv München (MLM): Nachlass Ludwig Englert (Briefe)

Pressearchiv der Erlanger Nachrichten Nürnberg (PAN): Zeitungs- und Bildarchiv

Sammlung Andreas Frewer (SAF): Autographen, Briefe und Fotos Leibbrands etc.

Sammlung Helmut Waldmann (SHW): Briefe und Fotos von Leibbrand

Sammlung Katharina Schäfer (SKS): Fotos aus dem Leibbrand-Kreis

Sammlung Ralf Seidel (SRS): Korrespondenz mit Werner Leibbrand

Staatsarchiv Nürnberg (SAN): Prozessakten, Heil- und Pflegeanstalt (HuPfla)

Stadtarchiv Erlangen (SAE): Korrespondenz Heil- und Pflegeanstalt (HuPfla)

Stadtarchiv Nürnberg (STN): Korrespondenz Leibbrand – Familie von Tucher

Universitätsarchiv Erlangen-Nürnberg (UA-FAU): Personalakte W. R. Leibbrand

Universitätsarchiv München (UA-LMU): Berufungsakte und Personalakten

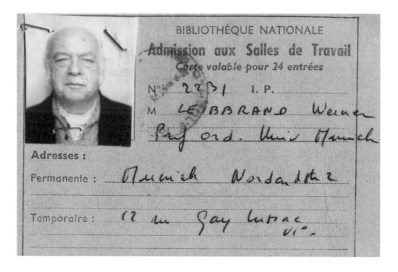

*Abb. 84: Leibbrands Nutzer-Ausweis der Nationalbibliothek in Paris (1968).[1]*
*Im Original ein rosafarbenes Dokument. Quelle: SAF.*

1 Werner Leibbrand war immer wieder zu Vorträgen und Kongressen in Paris. Er gab selbst
Vorlesungen an der Sorbonne und forschte in den Semesterferien zusammen mit Annemarie
Leibbrand-Wettley u.a. an der Nationalbibliothek (s.o.) in der französischen Hauptstadt.
Aus den Stempeln im Ausweis ist der Zeitraum für das vorliegende Dokument erkennbar:
Beide waren im Herbst 1968 (Ende September bis Anfang Oktober) im Lesesaal in Paris –
durchaus eine hochinteressante und ereignisreiche Zeit.

# VERZEICHNIS DER ABKÜRZUNGEN (ALPHABETISCH)

| | |
|---|---|
| AAG | Allianz AG (München), Archiv (FHA) |
| Abb. | Abbildung |
| AEM | Akademie für Ethik in der Medizin e.V. (Göttingen) |
| A.F. | Andreas Frewer (Verfasser) |
| AG | Aktiengesellschaft |
| AGMPG | Archiv zur Geschichte der Max-Planck-Gesellschaft |
| AIU | Alliance Israélite Universelle |
| BArch | Bundesarchiv Berlin |
| BayHStA | Bayerisches Hauptstaatsarchiv (München) |
| BRD | Bundesrepublik Deutschland |
| B.Z. | Berliner Zeitung |
| CC | Creative Commons |
| CDU | Christlich Demokratische Union Deutschlands (Partei) |
| CIC | Counter Intelligence Corps (US-Einheit zur Spionageabwehr) |
| BMBF | Bundesministerium für Bildung und Forschung |
| CHREN | Center for Human Rights Erlangen-Nürnberg (FAU) |
| DAF | Deutsche Arbeitsfront (Einheitsverband der NS-Zeit, seit 1935) |
| DDP | Deutsche Demokratische Partei |
| DDR | Deutsche Demokratische Republik |
| DFG | Deutsche Forschungsgemeinschaft |
| DGGMNT | Deutsche Gesellschaft für Geschichte der Medizin, Naturwissenschaften und Technik (gegründet 1901); 2017 Fusion mit GWG |
| DLA | Deutsches Literatur-Archiv (Marbach) |
| DLMR | Deutsche Liga für Menschenrechte |
| Ebd. | Ebenda |
| EKT | Elektrokrampftherapie |
| FAU | Friedrich-Alexander-Universität Erlangen-Nürnberg (gegr. 1743) |
| FIDH | Fédération Internationale des Ligues des Droits de l'Homme |
| FHA | Firmenhistorisches Archiv |
| FUB | Freie Universität Berlin |
| GStA | Geheimes Staatsarchiv Preußischer Kulturbesitz Berlin-Dahlem |
| GWG | Gesellschaft für Wissenschaftsgeschichte (gegründet 1965) 2017 Fusion mit der DGGMNT zur GWMT |
| GWMT | Gesellschaft für Geschichte der Wissenschaften, der Medizin und der Technik e.V. (gegründet 2017) |
| HAL | Hallisches Archiv der Leopoldina (Dt. Akademie der Naturforscher) |
| HdK | Hochschule der Künste (Berlin) |
| Hl. | Heilige(n) |
| HUB | Humboldt-Universität Berlin |

| | |
|---|---|
| HuPfla | Heil- und Pflegeanstalt |
| IEGTM | Institut für Ethik, Geschichte und Theorie der Medizin (LMU) |
| IGEM | Institut für Geschichte und Ethik der Medizin (FAU) |
| I.G. Farben | Interessengemeinschaft Farbenindustrie AG (Frankfurt am Main) |
| KPD | Kommunistische Partei Deutschland |
| KWI | Kaiser-Wilhelm-Institut |
| KZ | Konzentrationslager |
| LMU | Ludwig-Maximilians-Universität München |
| LTI | Lingua tertii imperii (lat. für „Sprache des Dritten Reichs") |
| MBSR | Mindfulness-Based Stress Reduction (Achtsamkeitstraining) |
| Mfr. | Mittelfranken (Regierungsbezirk in Bayern, Verwaltung: Ansbach) |
| MIT | Massachusetts Institute of Technology (Cambridge, USA) |
| MLM | Monacensia Literaturarchiv (München) |
| MPIM | Max-Planck-Institut für Psychiatrie München, Historisches Archiv |
| NSDAP | Nationalsozialistische Deutsche Arbeiterpartei |
| NTM | Zeitschr. f. Geschichte und Ethik der Nat.wiss., Technik u. Medizin |
| Orgesch | Organisation Escherich; republikfeindlicher „Selbstschutzverband" in der Weimarer Republik (gegründet 1920/21) |
| PAN | Pressearchiv der Erlanger Nachrichten (Nürnberg) |
| PEI | Paul-Ehrlich-Institut (Frankfurt am Main) |
| R.A.f.k.A. | Rembrandt Atelier für künstlerische Aufnahmen (Berlin) |
| RKK | Reichskulturkammer, NS-Bestand des Bundesarchivs (Berlin) |
| S.o. | Siehe oben |
| S.u. | Siehe unten |
| SA | Sturmabteilung (paramilitärische Kampforganisation der NSDAP) |
| SAE | Stadtarchiv Erlangen |
| SAF | Sammlung Andreas Frewer |
| SHW | Sammlung Helmut Waldmann |
| SJ | Societas Jesu (Jesuiten) |
| SKS | Sammlung Katharina Schäfer |
| SPD | Sozialdemokratische Partei Deutschlands |
| SRS | Sammlung Ralf Seidel |
| SS | Schutzstaffel (verbrecherische NS-Organisation) |
| S.S./SS | Sommersemester |
| STN | Stadtarchiv Nürnberg (auch StadtAN) |
| SAN | Staatsarchiv Nürnberg |
| UA | Universitätsarchiv |
| UB | Universitätsbibliothek |
| UdK | Universität der Künste, Berlin (Nachfolger der HdK) |
| UdSSR | Union der Sozialistischen Sowjetrepubliken (Sowjetunion) |
| USA | United States of America/Vereinigte Staaten von Amerika |
| VKA | Verlag Karl Alber (Archiv), Freiburg |
| WHO | World Health Organization (Genf) |
| WL | Werner Leibbrand |
| W.S./WS | Wintersemester |

# INDEX DER ORTE UND LÄNDER

**A**

Ägypten  206, 212, 223

Ahrenshoop  51

Akko  218, 220, 222

Alexandria  208, 360

Altaussee  200

Altmühltal  114

Amerika  76, 84, 87, 93, 125, 344

Amsterdam  215

Anatolien  152

Ancora  152

Ankara  94, 150–153, 155, 275

Ansbach  156

Athen  152, 227

Asia-minor  85

Augsburg  98, 244


**B**

Babylonien  208

Bad Kissingen  113–116

Baden-Württemberg  122

Balkan  216

Baltikum  43

Baltimore  85, 231

Bamberg  131, 274

Basel  87, 215

Baveno  69

Bayern  10, 12, 96, 110, 112, 122, 162–165, 202, 210, 266, 331

Belgien  134

Belfast  234

Berlin  9–11, 19, 27, 37, 38, 40, 43–48, 51, 52, 54, 56, 59, 60, 64, 68–70, 72, 73, 75, 76, 78, 79, 83–85, 87, 91, 92, 95–97, 99, 100, 108, 111, 115, 116, 127, 134, 151, 152, 157, 172, 182, 194, 195, 205–207, 211, 212, 214, 215, 217–219, 222, 231, 243, 248, 257, 258, 263–267, 284, 287, 300, 306, 310, 314, 331

Bern  151

Berninapass  46

Bielefeld  57

Bologna  151, 275, 334

Bonn  87, 157, 175, 296

Boston  281

Brasilien  185

Bratislava  46

Bremerhaven  75

Breslau  54, 59, 70, 84, 211

Budapest  43, 111

Buffalo  231

Burgas  154

**C**

Cadenabbia  57

California  85

Cambridge  241, 344

Castletown  235, 236, 240

Cetinje  56

Chambery  183

Chateau d'If  187

Chenonceau (Loire)  183

Cherbourg  78

Chicago  75, 84, 162, 282

China  281

Christ-Church  86

Colmar  115

Comer See  57

Cüstrin  19

**D**

Dalldorf  99

Danzig  90

Darß/Fischland  51

Deutsches Reich  211, 213, 215

Deutschland  9, 10, 12, 25, 40, 57, 59,
    75, 78, 86, 90, 102, 109, 122,
    130, 142, 154, 165, 173, 205,
    215, 216, 252, 258, 271, 280, 286
    –292, 302, 306, 311, 313, 330

Dimona  218

Dollnstein  114, 117

Dover  235

Dresden  45, 96

Drittes Reich  22, 37, 51, 61, 64, 65,
    74, 99, 131, 242, 258, 265, 267,
    268, 306, 307, 310, 312

Dubrownik/Dubrovnik  56

Duisburg  207, 209

**E**

Eichstätt  114

Eilat (Elat oder Elath)  223

Ein Karem  223

Elsass  209, 292

England  54, 84, 94, 134, 212, 234,
    237, 239, 240, 285, 313

Ephesos  238

Erlangen  5, 6, 9, 10, 14, 24, 26, 31,
    32, 99, 108, 113, 115, 117, 124,
    125, 134, 139, 140, 143, 147–
    149, 156, 170, 172, 197, 241,
    258, 262, 263, 265, 267–271,
    273, 275, 276, 287, 305, 308,
    309, 311, 318, 320, 324, 326,
    329–331, 336, 338–340, 343, 344

Escherndorf  110

Eschkeschehir  152

Europa  52, 75, 133, 174, 187, 135,
    240

**F**

Florenz  133

Fontainebleau  184

Franken  106, 112, 122, 128, 266, 313

Frankfurt  45, 75, 85, 157, 173, 228,
    255, 266, 281, 294, 302, 315–
    317, 344

Frankreich  12, 19, 134, 173, 174,
    179, 185, 187, 205, 251, 252,
    260, 274, 313

Fränkisches Jura  118

Frascati  191

Freiburg  15, 83, 87, 157, 243, 294,
    336

Fürth  104, 214, 372

**G**

Gdynia  90

Genezareth  221

Genf  152, 182, 344, 372, 376

Gent  134

Gleiwitz  69

Göttingen  26, 38, 83, 84, 87, 134, 312

Gräfelfing  13, 203, 316, 333, 338

Graz  44, 96, 162

Griechenland  12, 33, 159, 192, 243, 313

Grinzing  47

Großbritannien  12, 60, 213, 216

Grunewald  45, 87

Grünewald  43

Gülhané  154


**H**

Haar  229

Hagia  153

Haifa  200, 217, 221, 222,

Halle-Wittenberg  85

Hamburg  60, 65, 85, 96, 122, 294, 316

Hameln  157

Hanoi  237

Hannover 53–55, 332

Harvard  241, 281

Heidelberg  38, 83, 294, 332, 333,

Herisau  138

Hersbruck  117

Hessen-Kassel  213

Hong-Kong  238

**I**

Illinois  282

Ingolstadt  341

Innsbruck  97, 191, 259

Isle of Man  32, 234–236, 239, 241, 245, 301

Israel  5, 12, 19, 89, 189, 200, 204–209, 211, 213, 215, 217–219, 221, 223, 227, 231, 313, 319

Istanbul  87, 150–152, 154, 155

Italien  12, 57, 78, 134, 151, 313, 334


**J**

Jaffa  206, 212, 221, 222

Japan  238

Jena  26, 134

Jerusalem  23, 58, 89, 200, 205, 206, 210, 213, 216–220, 222–224, 227, 334

Joinville-le-Pont  182

Jordanien  223

Josaphat  205, 206


**K**

Kampen  51

Kanaan  206, 207, 223

Kärnten  96

Kiel  231

Kissingen  116

Kitzingen  110

Kleinasien  85

Kochel am See  247, 322

Koprkö  154

Königsberg  65, 84, 157

Königstein  75

Kreuzlingen 231

**L**

Lago Maggiore 69, 221

Lausanne 152

Leipzig 45, 80, 157, 231, 294, 333

Liegnitz 59

Litzmannstadt 52

Liverpool 234–236, 240

Lombardei 53, 57

Locarno 215

London 45, 52, 192, 212, 231, 235, 240, 241

Los Angeles 85

**M**

Mainz 87, 157, 312

Madagascar 212, 275

Madrid 274, 269

Mananaan 236, 237, 240

Marburg 85

Marseille 48, 69, 155, 187

Massachusetts 344

Maxvorstadt 164

Mea She'Arim 219, 220

Mecklenburg-Vorpommern 51, 116

Meggido 213

Michigansee 75

Milwaukee 75

Mittelfranken 105, 135, 136, 148, 262, 308, 326, 336

Monaco 324

Montpellier 173

München 7, 9, 13–16, 19, 20, 22, 38, 45, 54, 66, 83, 84, 90, 97-100, 102, 125, 126, 136, 156, 157, 160, 162-165, 170, 171, 173, 176, 178, 190–193, 195, 203, 206, 207, 210, 221, 225, 226, 231, 233, 246, 249, 251, 252, 256, 259, 265, 267, 271, 276, 277, 279, 286, 293, 294, 296– 298, 300, 302–304, 312–316, 319, 322, 330, 331, 341, 372

Mykene 159

**N**

Neapel 151

Navarra 185

Nazareth 221

Neukölln 151, 215

Neustadt 143

Neu-Westend 65

New York 13, 26, 60, 76, 77, 86, 157, 186, 215, 218, 259

Nikolassee 218

Nizza 69

Nordirland 234

Nürnberg 9, 10, 23, 70, 98, 101, 102, 104–106, 108–112, 114, 123– 125, 127, 130, 141–143, 179, 266, 273, 274, 276, 278–284, 286, 287, 290–292, 306, 310, 313, 329– 331, 333, 341, 344

**O**

Oberbayern 164

Obergaliläa 221

Odessa 209

Österreich 25, 215

Osmanisches Reich 154

Ostpreußen  65, 90

Oxford  86, 87


**P**

Palästina  205, 208–213, 216

Paris  23, 48, 50, 53, 56, 67, 68, 78, 86, 130, 133, 143, 151, 152, 165, 173–177, 179, 180, 182–184, 186, 187, 189, 195, 205, 209, 218, 251, 253, 256, 259, 275, 313, 331, 338, 342

Peking  237, 241

Plötzensee  92, 243

Polen  10, 89, 90, 120, 188, 213

Potsdam  205, 207

Pontresina  46

Prag  52, 56, 59, 68

Preußen  12, 57, 59, 65, 84, 90, 116, 134, 216, 245, 264, 343

Provence  44, 188, 237


**R**

Raasiku  60

Ravensbrück  280, 281

Rechovot/Rechowot  58, 212

Rehöbot  212

Republik Irland  234

Rimini  191

Rio de Janeiro  215

Rom  17, 56, 151, 164, 173, 179, 191, 192, 195, 196, 274, 275

Rosch-Haschanäh  219

Rosch-Shamon  223

Russisches Reich  212

Rußland/Russland  112, 210, 211, 265, 266

**S**

Saarow  48

Sachsenhausen  69, 85, 242

Saint-Anne  265

Saint-Michel  179, 183, 186

Saint-Germain des Pres  179, 185, 187

Safed  222

Salamanca  274

Salerno  192

Salzburg  52

San Remo  47

Saudi-Arabien  223

Schlesien  58, 112, 211

Schottland  234, 238, 239, 313

Schöneberg  51

Schwabing  161, 164, 277, 298, 304

Schweden  60, 112, 207, 263

Schweiz  46, 70, 92, 132, 215, 263, 269, 331

Seewiesen  233

Sibirien  89, 112, 116, 125, 307, 309

Sinai  208, 213

Slowakei  46

Spanien  115, 153, 192, 274

Spartaco  191

Stettin  110

Straßburg  84

Stuttgart  229, 248, 263

Südtirol  76, 78

Suhl  263

Sylt  51

**T**

Taunus  75

Tel Aviv  58, 200, 204, 212, 213, 217, 222, 260

Tessin  221

Theben  130

Theresienstadt  60, 112, 121, 215

Tiberias  221

Tiergarten  78, 258, 265, 284, 331

Toskana  133

Tübingen  83, 84, 221

Türkei  12, 85, 150, 151, 154, 155, 210, 269, 274, 275

**U**

UdSSR  195

Uganda  212

Unterfranken  113

USA  12, 60, 68, 70, 71, 74, 75, 77, 85, 90, 126, 231, 281, 324, 331

**V**

Vatikan  213

Vereinigtes Königreich  213

Vereinigte Staaten von Amerika 125

Versailles  184

Vorpommern-Rügen  51

**W**

Walchensee  322

Wales  234

Wedding  215, 258, 265, 331

Weimar  9, 10, 17, 23, 33, 39, 41, 58, 63, 68, 76,

Wien  43, 44, 46, 47, 76, 85, 95, 129, 130, 162, 184, 186, 211, 231, 275, 280, 281

Wiesbaden  51

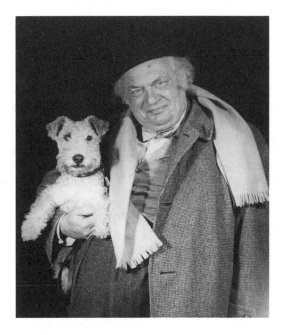

*Abb. 85: Werner Leibbrand und sein geliebter Foxterrier (undatiert).[1]*
*„Foxel" oder Hündin „Jackie" als Nachfolgerin im Arm. Quelle: SAF.*

1    Der Foxterrier „Foxel" kommt mehrfach in der Autobiographie vor. Familie Leibbrand
     verehrte den Begleiter sehr und wollte ihn trotz aller Umstände sogar während des
     Untertauchens in den Kriegsjahren wie auch danach nicht missen. Nach dem Ableben wurde
     wieder die gleiche Hunderasse angeschafft: „Jackie" war die Nachfolgerin von „Foxel".
     Zur Gestalt des Foxterriers in der Weltliteratur siehe Scheck (2019), der in seinen Kanon der
     „100 wichtigsten Werke der Weltliteratur" auch die Abenteuer-Comics von „Tim und Struppi"
     (Beginn der Serie 1929) integrierte.

# INDEX DER PERSONEN

## A

Aaron 223

Abderhalden, Emil 13, 96, 315

Abias 223

Adenauer, Konrad 204

al-Husseini, Mohammed Amin 216

Alber, Karl 269, 276, 344

Albu 211

Ambrosius von Mailand 219

Äskulap 31, 80, 143, 265, 266, 294, 333, 337

Ajroldi, Giovanna Federici 82, 333

Allenby, Edmund Henry Hynman 1. Viscount Allenby 213

Ali 153

Andreas-Friedrich, Ruth (auch Behrens, Friedrich, Seitz) 100

Anfuso 151

Annas, George J. 293

Anouilh, Jean Marie Lucien 130

Antigone 130

Apelt-Riel, Susanne 138

Aradia 239

Archimedes 181

Aristobulos 208

Aristoteles 85, 133, 183, 221, 242, 274, 275, 285, 292

Arndt, Dr. 218

Artelt, Walter 157, 159, 228, 230, 310, 311, 313, 341

Atatürk, Mustafa Kemal (s. Kemal Pascha) 154, 155

Auerbach, Dr. 70, 285

Augustin (s. von Hippo, Augustin)

## B

Baader, Gerhard 218

Bab, Julius 214

Bach, Johann Sebastian 42

Bachmann, Robert 229

Backer-Gröndahl, Agathe 229

Backes, Ted 298

Bäumer, Getrud 109

Balet, Leo 324

Balfour, Arthur James Balfour 1. Earl of 212

Banaschewski, Edmund 203

Barbusse, Henri 174

Bariéty, Maurice 173

Barnowski, Victor (gebürtig Isidor Abrahamowsky) 59, 214

Barth, Karl 242

Bartsch, Rudolf Hans 162

Baruk, Henri 175

Bayle, François 9, 13, 143, 274, 280, 291, 293

Bayle, Pierre 50

Bayreuther  231

Beddies, Thomas  38

Becker-Freyseng, Hermann  278,
283

Behr, Therese  59, 214

Behrens, Ruth (s. Andreas-
Friedrich, Ruth)

Beiglböck, Wilhelm  278

Belsazar  279

Benn, Gottfried  18

Benz, Wolfgang  12, 13

Berg, A.  157

Berg, Alexander  312

Bergengrün, Werner

Bergia  (Bergius, Margarethe,
s. u.)  54–56, 60

Bergius, Friedrich Carl Rudolf
(Bergius, Fritz) 32, 53, 55, 265,
285, 332

Bergius, Fritz (s. o.)

Bergius, Johannes  32, 53, 67, 197

Bergius, Margarethe (geb. Sachs)
31, 52, 53, 62, 103, 285, 313,
329, 332

Bergius, Renate  53, 332

Bergius, Wolfgang  332

Bergson, Henri-Louis  232

Bernard, Claude  186

Bernauer, Rudolf  59, 214

Bernhard, Georg  45

Bichat,  Marie François Xavier  181

Bieber, Hugo  51

Bielschowsky/Bilschowski, Alfred
60, 227

Binswanger, Ludwig  231, 292

Birnbaum, Nathan (jiddisch:
Nosn Birnboym)  209

Birkenhauer, Renate  329

Bitschai, Jakob  18

Blanc, Louis  185

Bleker, Johanna  38

Bleuler, Manfred  132

Bleuler, Paul Eugen  132

Bloch, Iwan  199, 260, 265

Blome, Kurt  278

Blümlein, M.  275

Blumenthal, Ferdinand  215, 257,
264, 284

Boethius  243

Bonah, Christian  143

Bonaparte, Charles Louis Napoléon
69, 183

Bondi, Georg  45

Bonhoeffer, Dietrich  37

Bonhoeffer, Karl Ludwig  37, 39,
99, 264

Bonitz, Hermann  85

Borchard, Leo  100

Borchardt, Moritz  214

Bornstein, Arthur  65

Bosch, Carl  53

Boucher, Maurice  173, 175

Brack, Viktor  278, 289

Brändström, Elsa  112

Brandeis, Louis Dembitz  213

Brahm, Otto (eig. Abrahamsohn,
auch Otto Anders)  59, 206, 214

Brahn  264

Brandt  232

Brandt, Karl   26, 32, 278, 283, 289,
    294

Brandt, Rudolf   278

Braun, Alfred   152

Bruchelt, Gabriele   79

Brunner   241

Bruns, Florian   37, 79, 310, 315,
    330, 335, 336

Brecht, Bert   98

Broussais, François-Joseph-Victor
    181

Bruckner, Joseph Anton   194

Buber, Martin Mordechai   208

Bultmann, Rudolf Karl   241

Buissons, Ferdinand   174

Bumm, Anton   270

Bumm, Ernst   264

Bundtrock, Prof.   12, 290, 299

Burg, J. G.   206

Burgmair, Wolfgang   9, 13, 19, 23,
    26, 37, 40, 315, 324, 335

Busch, Heinrich Christian Wilhelm
    161


## C

Caesar, Gaius Iulius   181

Cannstadt, Carl   274

Carmen   152, 153

Cassirer, Ernst Alfred   60, 209, 211

Castello, Mona   329

Cavour-Pascha, General   154

Cecil, Edgar Algernon Robert   213

Chagall, Marc   218

Charcot, Jean-Martin   187

Charleys Tante   318

Charon   249

Chiarugi, Vincenzo   133

Chopin, Frédéric   227, 229

Cicero, Marcus Tullius   191

Claassen, Eugen   113

Cohen, Hermann   60, 209

Cohn, Toby   211

Comte, Isidore Marie Auguste
    François Xavier   180

Comte de Mirabeau, Honoré Gabriel
    Victor de Riqueti   187

Comte de Sade, Donatien Alphonse
    François   181, 187, 340

Conradi, Hermann   164

Cranach, Michael von   10, 13, 14,
    308, 315, 316

Cromwell, Oliver   239

Crowley, Aleister   240


## D

Daniel   279

Dante Alighieri   181

Darwin, Charles   70

de Blainville, Henri Marie Ducrotay
    182

de Hirsch, Baron Maurice (Freiherr
    von Hirsch auf Gereuth, Moritz)
    210

de La Rochefoucauld, François VI.
    175

de Lamennais, Hugues Félicité
    (François) Robert (Hugues Féli-
    cité Robert de la Mennais)   182

de Rabutin-Chantal, Marie
    Marquise de Sévigné   181

de Rothschild, James   213

de Rothschild, Baron Edmond James  213

de Secondat, Charles-Louis de Secondat, Baron de La Brède de Montesquieu (s. Montesquieu)

de Vaux, Clotilde (geborene Marie) 180

Dehmel, Richard  244

dei Coltelli, Francesco Procopio 187

Delius, Astrid  299

Delp, Alfred Friedrich  243

Descartes, Renè  181, 183, 301, 369

Dessauer, Max (s. Dessoir, Max)

Dessoir, Max (Max Dessauer)  172

Diana  238, 239, 243

Diderot, Denis  180

Diels, Hermann Alexander  87

Diepgen, Eberhard  87

Diepgen, Paul  13, 87, 157, 285, 310–312, 315

Diller, Hans  312

Dilthey, Wilhelm  56, 232, 265

Doctor Angelicus (s. von Aquin, Thomas)

Dörner, Klaus  23, 26, 279, 281, 291–294

Doetz, Susanne  59, 315

Don Pedro, Kaiser von Brasilien 185

Donislreiter, Beate  9, 18, 19, 102, 156, 256, 329, 370

Dreyfus, Alfred  209

Drömann  231

du Plessis, Armand Emmanuel Sophie Septemanie, Graf von Chinon, seit 1791 Herzog von

Fronsac, Herzog von Richelieu 184

Duchenne, Guillaume-Benjamin 187

Dücker, Clemens  20, 330

Dülberg  51

Duhamel, Georges  174

Duncan, Angela Isidora  185, 186

Dye, Captain  126, 127, 165, 267


E

Eberstadt, Elisabeth  275

Eggebrecht, Axel  11, 13

Ehrhardt, Hermann  58

Ehrlich, Paul  60, 344

Eickhoff, Clemens  10, 13, 315

Einstein, Albert  58, 67, 215

Elfriede H.  307

Elisabeth  223

Elman, Mikhail („Mischa") Saulowitsch  214

Empedokles  272

Englert, Ludwig  341

Eppelsheimer, Hanns W.  11, 13

Erhard, Ludwig  164

Erxleben, Dorothea Christiane  50

Escherich, Georg  58, 344

Esquirol, Jean Étienne Dominique 174, 187

Esrati, Anser E.  32, 204

Eva  244

Ewers, Hanns Heinz  58

**F**

Factor/Faktor, Emil   52

Farmer Loeb   18

Fedák, Sári   43

Fichte, Johann Gottlieb   133

Filho, Paula Lopes   182

Finkelstein, Heinrich   215

Fischer, Fritz   278, 294

Fleck, Ulrich   310

Flemming, Fritz   291

Flesch, Carl   59, 214

Flügel, Fritz   140

Flügelmann, Dr.   218

Foerster, Otfrid (Förster, Ottmar)
   54

Fontaine, Louise Marie Madeleine
   Madame Dupin   183

Förster, Ottmar (s. o.)

Ford, Henry   75

Forel, August/Auguste-Henri   70,
   156, 199, 269, 276

Forst, Prof. (?)   100

Foucault, Michel   251, 292, 294,
   337

Foxel (Foxterrier)   105, 107, 112,
   116, 118, 119, 197, 351, 373

Franck, Hans Heinrich   92

François-Poncet, André   173

Franklin, Benjamin (s. Wedekind,
   Frank)

Franzò, Kerstin   329

Frazer   240

Freiherr von Hirsch auf Gereuth,
   Moritz (s. de Hirsch, Baron
   Maurice)

Freiherr von Freytag- Lorringhoven,
   Wessel   83

Freiherr von Landau, Eugen   211

Freiherr von Gebsattel, Viktor Emil
   Klemens Franz   231, 285, 295

Frewer, Andreas   6, 9–14, 17, 18,
   20, 22–24, 26, 37, 81, 96, 146,
   214, 278, 297, 302, 304–306,
   308, 310, 312, 314–318, 320,
   324, 326, 328, 330, 332, 334–
   338, 340–344, 367, 368, 370–
   372

Freud, Siegmund (geb. als Sigismund Schlomo)   187, 243, 245

Freudenfeld, Burghard   206

Freytag-Lorringhoven, Wessel Freiherr von   83

Frick, Wilhelm (s. Schussen,
   Wilhelm)   221

Friedemann, Max   75

Friedländer   258

Friedländer, Paul   85, 87, 265

Friedländer, David   207

Friedrich der Große   121, 181

Friedrich, Karin   100

Friedrich, Otto A.   100

Friedrich, Ruth
   (s. Andreas-Friedrich, Ruth)

Froberg, Ch. K.   275

Fröschmann, Georg   289

Furtwängler, Adelheid
   (geb. Wendt)   51

Furtwängler, Adolf   51

Furtwängler, Wilhelm   51

**G**

Gannuschkin, Pjotr B.  195

Gärtner, Hans  84

Gall, Franz Joseph  181

Garbo, Greta  151

Gardner, Gerald Brosseau  235, 237, 238, 240

Gauß, Carl Joseph  115

Gebhardt, Karl  278

Geiler, Karl  52, 55

Genzgen, Karl  278

Gernsheim, Friedrich  42

Geschwister Scholl (s. Scholl)  31, 160

George, Stefan Anton  45

Gschwend, Ragni Maria  21, 22, 329

Gilson, Étienne Henry  187

Goebbels/Göbbels, Paul Joseph  69, 91, 285

Goeman, Geert H.  250

Göring, Hermann  70

Goerke, Heinz  314, 315

Goldscheider, Alfred  37, 68, 264

Goldschmidt, Theodor  54

Goldstein, Curt/Kurt  60

Gottlieb, Bernward Josef  157

Gottsched, Johann Christoph  50

Gottsched, Luise Adelgunde Victorie (geb. Kulmus)  50

Gradmann, Christoph  19, 26

Gräfenberg, Rosi  45

Granjel, Luis S.  250

Grassi, Ernesto  83, 84, 258, 265, 285

Graupe, Heinz Mosche  207

Greef  264

Gregor der Große, Papst  219

Grimme, Herrmann  321, 326

Grimme, Adolf  93

Groha, Otto  116

Grossmann, Kurt Richard  67, 68

Grünhut, Max (s. Pategg, Max)

Grynszpan, Herschel (Hermann)  86

Guarch  18

Guardini, Romano (Michele Antonio Maria)  84, 242, 258, 266, 285, 294

Gubitz, Friedrich W.  257, 263

Gückel, Hans  111, 112, 116

Guislains, Joseph  134

Gutenberg, Johannes  181

Guttmann, Jakob  209

Guttmann, Julius (geb. als Yitzchak Guttmann)  207

**H**

Haber, Fritz Jacob/Jakob  54, 215

Habermas, Jürgen  84

Haeckel, Ernst Heinrich Philipp August  70

Händel, Georg Friedrich  89

Halbe, Max  161

Hammer, Birger  258, 264

Handloser, Siegfried  278

Hammer, Birger  257, 264

Harmsworth, Alfred C. William, 1. Viscount Northcliffe  213

Hannibal  152

Hansen, Rolf  88

Harnack, Arvid  92, 93

Harnack, Mildred   92

Hartmann, Fritz   96

Hartmann, Helfried   83

Hartung-von Doetinchem, Dagmar
   12, 13

Harvey   272

Hausenstein, Wilhelm   176

Helmchen, Hanfried   37, 38

Helmreich, Ernst   275

Heidegger, Martin   83, 292

Heiler, Friedrich   242

Heinrich IV., König von Frankreich
   185

Heischkel, Edith   310, 341

Hegel, Georg Wilhelm Friedrich
   84, 106, 133, 245, 273

Heine, Christian Johann Heinrich
   60, 161

Henneberg, E.   264

Herder, Johann Gottfried   273

Herold, G.   275

Herodes   223

Herodes Atticus   227

Herodias   239

Herr, Alfred   52

Herter, Hans   250

Hertwig   18, 257, 264

Herz, Henriette   207

Herz, Marcus   207

Herzl, Theodor   209–211

Herzogin zu Mecklenburg, Cecilie
   Auguste Marie   116

Hess, Volker   37

Hessel, Franz   52

Hesterberg, Getrud Johanna
   Dorothea Helene   50

Heuss, Theodor   64–66, 196, 215

Heuss-Knapp, Elly   215

Hieronymus   219

Hildebrand, Franz-Reinhold   242

Hippokrates   100, 145, 182, 284,
   288, 293, 300, 315

Hirschfeld, Magnus   257, 284, 292,
   237

Hitler, Adolf   58, 61, 64–66, 68, 72,
   76, 78, 83, 89, 93, 106, 119, 121,
   127, 153, 173, 213, 216, 240,
   245, 278, 331

Hochhuth, Rolf   245

Hölderlin, Friedrich   238, 242

Hoffmann, E.T.A.   248

Hohenlohe-Schillingsfürst,
   Chlodwig Carl Viktor,
   Fürst zu, Prinz von Ratibor
   und von Corvey   96

Hollaender, Felix   51, 52

Homer   181

Horaz   111, 249

Horn   232

Horn, Klaus   250

Hoven, Waldemar   278

Huberman(n), Bronislaw   59

Hufeland, Christoph Wilhelm   288

Hug   230

Huldschinsky, Oscar   52

Huldschinsky, Paul   52

Hummel, Johann Nepomuk   46, 229

**I**

Ibsen, Henrik Johann   161, 206

Ihering (Jhering), Herbert   52

Iphigenie   227

Isacson   18

Israel, James   215

Ivy, Andrew Conway   26, 280, 282–284, 288, 291

**J**

Jackie (Foxterrier)   373

Jacob, Berthold   67

Jacobs, Henry   52

Jacobs, Montague   52

Jacobsohn, Paul   52

Jacobsohn, Siegfried   51

Jaehn, Thomas   315

Jahncke, Charlotte

Jakob, Andreas   330

Jaspers, Karl   83, 260

Jesu(s)   205, 222, 344

Johannes XXIII.   155

Jhering, Herbert (s. o.)

Jobman, Anke   310, 312, 315, 316

Joël, Manuel (Sacharja Menachem)   209

Johannes der Täufer   223

Joseph   129

Jost, Andrea   330

Judas Makkabäus   89

Juliusburger, Otto   70, 284, 294, 331

Jung, Carl Gustav   243, 274

Juvenal   248

**K**

Kabat, Elvin A.   217

Kabat-Zinn, Jon   217

Kandinsky, Wassily   161

Kant, Immanuel   84, 121, 207, 209, 245, 293, 294

Karl I., König von England   239, 240

Karl der Große   181

Katharina II., Zarin   180

Katjuscha   88, 89

Kellermann, Bernhard   162

Kemal Pascha (Mustafa Kemal Atatürk)   154, 155

Kempff, Georg   113, 115

Kempff, Wilhelm   115

Kempner, Alfred (s. Kerr, Alfred)

Kerr, Alfred (Geburtsname Kempner, Alfred)   205–207, 220

Kiedaisch   229, 248

Kienzl, Florian   264

Kierkegaard, Søren Aabye   93

Kihn, Berthold   307

Kinsey, Alfred Charles   132

Kira/Kyra Prinzessin von Preußen (geb. Kira Kirillowna Romanowa)   116

Kirsch, Eberhard   250

Kishon, Ephraim   221

Klaesi, Jakob   151

Kleibel, Arno   97

Klemperer, Otto Nossan   51, 69,

Klemperer, Victor   11, 13, 14, 51, 69, 301, 313, 317

Klüger, Susanne Ruth   11, 13, 25, 26

König Salomon 223

Koch, Ilse 143, 287

Koch, Karl Otto 143

Kohlhoff, Wilhelm 48, 50

Kohnstamm, Oskar Felix 75

Kolland, Franz 151

Kolle, Gert 297

Kolle, Helmut 297

Kolle, Kurt 198

Kolle, Oswalt 297

Kolle, Wilhelm 297

Kommerell, Max 299

Kopke, Christoph 59, 315

Kopsch 264

Korn, Nathan 219

Kraepelin, Emil Wilhelm G. M. 38

Kranz, Walter/Walther 87, 285

Kraus, Friedrich 264

Krauskopf 48

Kreutz, Benedikt 243

Kroll, Wilhelm 84

Kromayer 257

Kroner, Richard 84, 86, 258, 265, 285

Kronfeld, Arthur 195, 257, 285

Kronprinz von Sachsen 243

Kudlien, Fridolf 9, 13, 22, 156, 285, 294, 315, 340

Kümmel, Werner F. 9, 13, 11, 157, 310–312, 315

Kurfürst Friedrich von der Pfalz 321

**L**

Labenski, Dr. 218

Lady Olwen 237, 238

Laehr, Hans 40

Laehr, Heinrich 170, 300

Lagerlöf, Selma Ottilia Lovisa 223

Lain-Entralgo, Pedro 250

Lamenais 245

Lamm, Prof. 274

Laignel-Lavastin, Paul-Marie Maxime 175

Landois, Antonia 330

Landsberger, Dr. 200

Langstein, Leopold 215

Lasker-Schüler, Elisabeth (geb. Schüler) 206

Lassar, Oskar 215

Lautensack, Heinrich 161

Lauter 90, 99

Lazarus, Moritz (geboren als Moses) 209, 212

le Bovier de Fontenelle, Bernard

Le Dran, Henry François 180

Leclerc, Georges-Louis Comte de Buffon 180

Leder, Pater 243

Leffkowitz, Max 217

Lehmann, Gerhard 83, 100

Leibbrand, Curt 373

Leibbrand, Emilie (geb. Steinam) 19, 319

Leibbrand, Margarethe (gesch. Bergius, s. o.)

Leibbrand, Robert 19, 41, 331, 341

Leibowitz, Yeshayahu 200, 219

Leise, Britta   20, 330

Leland, John   239

Lenbach, Franz Seraph   161

Lenin, Wladimir Iljitsch   245

Lenz-Médoc, Paulus   176

Leopold (Kaiser)   114

Leschetizky, Theodor   257

Lesser, Ernst Josef   18, 215

Lesser-Knapp, Marianne   215

Lessing, Gotthold Ephraim   31, 42, 43, 45, 59, 245, 261

Levasseur (auch Le Vasseur), Marie-Thérèse   183

Leven, Karl-Heinz   305, 307, 316

Lewin, Louis   60

Liebermann, Max   85, 214, 265

Liepmann   60

Lieser   229

Lilith   239

Lippmann   60

Lipsius, Justus   93

Littré, Émile Maximilien Paul   182

Locher, Wolfgang G.   14, 26, 157, 316

Loreck, E.   32, 249, 328

Loreley   60

Lorenz, Konrad   32, 232, 245

Louis XV., König von Frankreich   186

Louis Ferdinand von Preußen   116

Louis-Philippe I.   182, 186

Lubarsch, Otto   17

Lubitsch, Ernst   151

Lubowski, Salomon   69

Ludwig I. (König)   162

Luise (Königin)   263

Luria, Salvador Edward   217

Lutz, Werner   316

Luzifer   239

## M

Madame Butterfly   152

Madame de Warens   183

Madame Hanska   185

Madame Rolland (Roland de La Platière, Jeanne-Marie)   175

Madame Toulouse   175

Maier, Heinrich   83

Maier, Sebastian   275

Maimon, Salomon   209

Maimonides   231

Mann, Johannes   316

Mann, Thomas   14, 96, 162

Marchionini, Alfred   173, 198, 297

Maria   222, 129

Marianne   222

Martini, Winfried   206

Marx, Karl   245

Massary, Fritzi (eigentlich Friederika Massaryk oder Friederike Massary)   214

Masslowa   88

Maximilian I.   162

Mecklenburg, Cecilie Auguste Marie Herzogin zu   116

Mecklenburg, Großherzog Friedrich Franz III. von   116

Meggendorfer, Friedrich   140

Meinel, Christoph   316

Meinhard, Rudolf  59

Mendel, Emanuel  211

Mendelsohn, Moses  207

Meseguer, José Ma Morales  250

Mesmer, Franz (teils Friedrich)
     Anton  184

Meyer, Ludwig  38

Mielke, Fred  11, 14, 316

Mildenberger, Florian  9, 10, 13, 14,
     23, 316

Mimi  152

Mittelhaus, Karl  84

Mitscherlich, Alexander  11, 14, 316

Mörgeli, Christoph  312, 316

Mösli, Rudolf  138

Moll, Albert  285, 288, 294

Monique  237

Montesqieu, Charles-Louis de Se-
     condat, Baron de La Brède de
     180

Montez, Lola  162

Moses  181, 212

Mosler, Ernst  37, 39

Mouillie, Jean-Marc  143

Mozart, Wolfgang Amadeus  46,
     113, 184, 222

Mrugowsky, Joachim  278, 288

Müller  322

Müller, Dr.  307

Müller, Frau  300

Müller, Käthe  171, 229

Müller, Martin  170, 312

Müller, Otto (Verleger)  80, 97, 156,
     199, 276

Mueller, Otto (Arzt)  68

Müllereisert, Otto  98, 111

Müller-Freienfels, Richard  83, 258,
     265

Münch, Hermann  368

Muntner, Süssmann  200, 219

Murray, Margeret Alice  240


N

Nadolovitsch, Jean  43, 45, 264

Nagengast, H.  275

Napoléon III. (s. Charles Louis
     Napoléon Bonaparte)

Nawratzki, Dr.  218

Nebukadnezar  279

Nechljudoff, Dimitrij  88, 89

Neisser, Albert Ludwig Sigesmund
     214

Nekuia  132

Nernst, Walther Hermann  54

Nestroy, Johann Nepomuk Eduard
Ambrosius  129, 130, 230

Neubecker, Ottfried  56

Neuburger, Max  231, 265

Neumann, Josef N.  11, 13, 96, 315

Neumann, Y. B.  219

Newton, Isaac  215

Niemöller, Emil Gustav Friedrich
     Martin  242

Nietzsche, Friedrich Wilhelm  221

Nikolaus I., Zar  133

Ninotschka  151

Nordau, Max (Geburtsname Südfeld,
     Maximilian Simon)  58

Norden, Eduard  47, 87

Norkus, Herbert  58

Northcliffe, Alfred Charles William Harmsworth 1. Viscount (Harmsworth, Alfred Charles William)

Noske, Gustav  57

**O**

Oberheuser, Herta  278

Odysseus  11, 20, 132

Orska, Maria (geb. Effi Rahel Blindermann, russisch Marija Orskaja)  214

Orth, Johannes  17

Orth, Stefan  292

Oppenheim, Hermann (auch Oppenheimer)  211

**P**

Papp, Kornélia  11, 14

Paracelsus  25, 145, 200, 239, 272, 273

Pascal, Blaise  180

Pascin  48

Pasteur, Louis  173

Pasteur Vallery-Radot, Louis  173, 187,

Patteg, Max (Grünhut, Max)  152

Patton, George Smith jr.  118

Pauly-Wissowa  84, 265

Paulus  181, 208

Pauly, August Friedrich  84, 265

Pazzini, Prof.  274

Peller, Martin  106

Pereira d'Andrade  18

Peña, Anibal  18

Peter, Alexander  318

Peter Leopold, Großherzog  133

Pfitzner, Erich Erich  162

Philon von Alexandria  208

Picht, Georg  85

Piedelièvre, René  13, 143

Piñero, José Ma López  250

Pinsker, Leo (auch Pinsker, Leon, Löb, Juda bzw. Jehuda oder Pinscher, Leib)  209

Piron, Alexis  187

Pius XII., Papst  192

Planck, Max  13, 19, 20, 26, 54, 233, 330, 335, 344

Platon  85, 109, 122, 258, 267

Plutarch  84, 183, 265

Pointer, Dr.  235

Pokorny, Adolf  278

Polgar, Alfred  52

Pollak, Egon  56

Poppendick, Helmut  278

Porada  18

Portes, Prof.  274

Proelss, Dr.  43

Proskauer, Curt  157

Pross, Christian  12, 14

**Q**

Queen Anne, Königin von England  240

Quidde, Ludwig  174

**R**

Raab, Gernot (richtig: Gernoth Rath)  20

Radaelli, Giulia  11, 14

Raimund, Ferdiand 230

Rameau, Jean-Phillipe 184, 229

Rascher 282

Rath, Gernoth (s. o.) 20, 316, 338

Raupach 263

Reichel, Willy 75

Reinhardt, Edmund 51

Reinhardt, Max 51, 52, 57, 59, 214, 285

Rembrandt 29, 344

Riezler, Kurt 85, 86, 258, 265, 285

Rihner, Fred 138

Rilke, Rainer Maria 84, 109, 194, 258, 266

Rittmeister, John Karl Friedrich 92, 93, 266

Robbe-Grillet, Alain 179

Robinet, Jean-François Eugène 23

Röckelein, Hedwig 19, 26

Röhm, Ernst Günther Julius 76, 78

Röhrig, Udo 242

Roelcke, Volker 11, 13, 310, 312, 315, 316

Roland de La Platière, Jeanne-Marie (s. Madame Rolland)

Rolland, Romain 174

Romanowa, Anastasia Michailowna 116

Romberg, Hans-Wolfgang 278, 294

Rose, Gerhard 278, 282

Rosendorfer, Helmut 12, 14, 32, 290, 294, 299, 302

Rosenstein, Paul 215

Rosenthal, Georg 245

Rosin, Heinrich 211

Rostock, Paul 278

Rothfels, Hans 84, 258, 266

Rothschild 217

Rothschild, Meyer Amschel 213

Rousseau, Louis Ferdinand 182

Rousseau, Jean-Jacques 183–185, 298

Rousseau, Jean-Baptiste 187

Royer-Collard, Antoine-Athanase 186

Royer-Collard, Pierre-Paul 186

Rubens 264

Rubner, Max 17, 264

Rueß, Hans 250

Ruff, Siegfried 278

Ruisinger, Maria 262

Ruppin, Arthur 58, 212

Russel, Bertrand Arthur William 3. Earl Russell 241

Rust, Johann Nepomuk Ritter von 134


S

Saint-Saëns, Charles Camille 180

Salkowski 264

Salomon, Laura

Samuel, Herbert Louis 1. Viscount 216

Sarrail, Jean 173, 177

Schaber, Thomas 330

Schäfer, Christian 299

Schäfer, Katharina 329, 339, 341, 344

Schäfer, Katja 20

Schäfer, Konrad 278, 291

Schagen, Udo  37, 79

Scheck, Denis  11, 14

Scheler, Max  272

Scheller, Heinrich  140

Schelling, Friedrich Wilhelm von
　133, 161, 273

Schenzinger, Karl Aloys  58

Schëuch, Heinrich  115

Schicht, Georg  52

Schiller, Friedrich (s. von Schiller,
　Johann Christoph Friedrich)

Schindler, Ernst (Vizepräsident der
　Regierung Mittelfranken)  135

Schipperges, Heinrich  250

Schlebach, Willy  43

Schleiermacher, Sabine  37

Schlör, Joachim  12, 14

Schlomer, Georg Max  38–40, 265

Schmaltz, Florian  143

Schmid, Magnus  170

Schmiedebach, Heinz-Peter  37

Schmidt  243

Schmidt, H.  275

Schmidt, Rolf  250

Schmidt, Ulf  278

Schmidts, Rolf  250

Schmitt [?]  18

Schnabel, Artur  59, 100, 214, 264

Schneck, Peter  79

Schneider, Alexander  222

Schnitzler, Arthur  162, 214

Schober, Angela  32, 299

Schoeps, Hans-Joachim  250

Schoeps, Julius Hans  207

Scholl, Hans  160

Scholl, Sophie  160

Schoor, Kerstin  12, 14

Schreiber, Walther Carl Rudolf  135

Schrenk, Martin  250

Schröder, Christel Matthias  242

Schröder, Oskar  278

Schücking, Christoph Bernhard
　Levin Matthias  163

Schüssler, Renate  32, 134, 374

Schultze, Walter August Ludwig
　(Bubi)  99, 101

Schulz (Oberleutnant)  57

Schulze-Boysen, Harro  92, 93

Schulze-Boysen, Libertas  92

Schultz, Johannes Heinrich  53

Schumacher, Joseph  5, 9, 10, 14,
　25, 26, 37, 194, 250, 292, 294,
　299, 302, 314, 316, 343

Schumacher, Kurt  92

Schumann, Clara Josephine  50

Schumann, Robert  42, 50, 207, 228,
　229, 264

Schussen, Wilhelm (eigentlich
　Wilhelm Frick)  221

Schuster  211

Schuster, Julius  157

Schwab, Prof.  176

Schwoch, Rebekka  12, 14, 37, 38

Scott, Reginald  239

Scotti  237

Seelhorst, Jörg  330

Seidel, Ralf  6, 9, 10, 14, 20, 23, 24,
　26, 32, 279, 282, 284, 286, 288,
　290, 291–295, 316, 329, 335,
　339–341, 344, 371, 373

Seitz, Prof. 100

Seitz, Ruth (s. Andreas-Friedrich, Ruth) 100

Seneca, Lucius Annaeus 93, 100, 243

Seneque, Jean 173

Servatius, Robert 289

Severing, Carl Wilhelm 57

Shakespeare, William 165, 181

Siemen, Hans-Ludwig 10, 13, 14, 307–309, 315

Sievers, Wolfram 278

Simmel, Georg 209

Simon, Dr. 175

Simons, Arthur Siegfried 60

Singer, Curt/Kurt 60, 121

Slezak, Leo 96

Smuts, Jan Christiaan 213

Sohst 18

Sommer, Elke 324

Sophokles

Spinak, Bernhard 75

Spira (Eheleute) 231

Spira, Moses A. 250

Spiro, Melford Elliot 214

Speer, Albert 65

Staegemann, Waldemar Ludwig Eugen 96

Starz, Edgar 295

Steger, Florian 9, 14, 316

Steif, Yvonne 310, 315

Stein zum Altenstein, Karl Sigmund Franz Freiherr vom 134

Steinheim, Salomon Ludwig (Pseudonym: Abadjah Ben Amos) 207, 209

Steinhoff, Hans 58

Stepp, Wilhelm Otto 100

Steudel, Johannes 156, 230, 250

Sticker, Georg 230

Stock-Hug, Else 229

Stoll, Arthur 215

Strasser, Peter 295

Straus, Erwin Walter Maximilian 231, 292

Strauss, Hermann 215

Strauss, Richard Georg 96

Streich, Claire 41–43, 46, 48, 61

Streicher, Julius Sebastian 73, 105, 298, 331

Striese 129

Strindberg, Johan August 214, 247, 272

Strindberg-Uhl, Maria Friederike Cornelia „Frida" 247

Stuccoli, Ervino (Erwin/Ernst Stückgold) 17, 18, 25, 151, 191, 250, 274, 334

Stückgold, Erwin/Ernst (s. o.)

Stürzbecher, Manfred 40

Südfeld, Maximilian Simon (Nordau, Max) 58

Sulzer, Johann Georg 121

Szold, Henriette 218

Szondi/Szondy, Leopold 139, 194

**T**

Tacitus, Publius Cornelius  93, 183

Taylor, Telford  142, 281, 286

Thiess, Frank  96

Thomas, Brandon  318

Thorack  48

Thorward, Karl

Thrasolt, Ernst

Thum, Anna-Katharina  329

Thurn, Nike  11, 14

Tieck, Ludwig  259, 263

Tillich, Paul  259

Tindall  240

Titus Aurelius Alexander (s. von Aphrodisias, Alexander)  223

Tolstoi, Lew  88, 89

Tommaso d'Aquino (s. von Aquin, Thomas)

Toulouse, Édouard  174, 265

Trendelenburg, Ferdinand  311

Treuberg, Gräfin  114, 115

Troeltsch, Ernst Peter Wilhelm  244

Tschakert, Heinrich  143, 307

Tucher, Bernhard von  330

Tucher von Simmelsdorf  114

Tucholsky, Kurt  67


**U**

Ugajanian, Cardinal (Krikor Bedros XV. Agagianian)  155

Uhde, Johannes (bis 1933 Johann)  96

Ullmann, Walther Hans  259

Ullstein, Franz  45

Ullstein, Heinz  111

Ullstein, Hermann  45

Ullstein, Leopold  43, 45

Ullstein, Louis  5, 43–45, 47, 49, 51–53, 55, 57, 59, 61, 319

Ullstein, Rudolf  45

Ulmer, Prof.  176

Unschuld, Paul U.  9, 12–14, 20, 26, 28, 37, 74, 81, 151, 157, 197, 311, 315

Urchs, Wibke  298


**V**

Valentin, Erich  250

Valéry, Ambroise Paul Toussaint Jules  186

van Beethoven, Ludwig  18, 59, 222, 257, 264, 324

Vicomte Hugo, Victor-Marie  184

Vinchon. Jean  175

Virchow, Hans  17, 18, 37

Virchow, Rudolf Ludwig Carl  194, 214, 217

Vischer, Friedrich Theodor (Pseudonyme: Philipp U. Schartenmayer und Deutobold Symbolizetti, Allegoriowitsch Mystifizinsky)  210

Voltaire (François-Marie Arouet)  184, 187

vom Rath, Ernst Eduard  86

von Aquin, Thomas (Tommaso d'Aquino)  85, 113

von Aphrodisias, Alexander (Titus Aurelius Alexander)  85

von Assisi, Klara  50

von Braunmühl, Anton Adalbert Edler  135

von Chudenitz, Carl Graf Czernin 96

von Cziffra, Géza   318

von der Mülbe, Wolf-Heinrich Konrad Ludwig Hans   54

von Goethe, Johann Wolfgang   175, 227, 257, 263, 269, 368

von Günther, Otto   263

von Hardenberg, Karl August   134

von Hindenburg, Paul   66, 70, 72, 97

von Hippo, Augustinus (auch: A. von Thagaste oder Augustin)   219, 227

von Hohenlohe, Chlodwig   96

von Humboldt, Friedrich Wilhelm Heinrich Alexander   182, 183

von Krafft-Ebing, Richard   181

von Mecklenburg, Großherzog Friedrich Franz III.   116

von Levetzow, Magnus Otto Bridges 68

von Liliencron, Detlev (Friedrich Adolf Axel Freiherr von)

von Lustig   44

von Ossietzky, Carl   67

von Paul, Vinzenz   133, 185, 258, 266, 286, 294, 301, 333, 337

von Plehwe, Wjatscheslaw Konstantinowitsch   212

von Sachsen-Coburg und Gotha, Ferdinand Maximilian Karl Leopold Maria (Zar von Bulgarien)   144

von Schiller, Johann Christoph Friedrich   145, 257, 263

von Schleicher, Kurt Ferdinand Friedrich Hermann   76

von Stauffenberg, Claus Graf Schenk 83

von Solbrig, Karl August   275

von Thagaste, Augustinus (s. von Hippo, Augustinus)

von Tucher   117–120

von Tucher, Familie   109, 119, 330, 341

von Tucher, Bernhard   114, 330

von Tucher, Marie Helena Susanne 106

von Tucher, Siegmund   114

von Valois, Margarete, Herzogin von Valois sowie Königin von Frankreich und Navarra   185

von Wassermann, August Paul   60, 214

von Weizsäcker, Carl Friedrich   84, 258, 266, 272, 273

von Wiese und Kaiserswaldau, Leopold Max Walther   54

von Wilamowitz-Moellendorff, Ulrich   87

von Zenker, Friedrich Albert   269, 274, 275

Vossler, Karl   161

Voswinckel, Peter   316

Vulpian, Edmé Félix Alfred   179


W

Wachsmuth   243

Wachter, Clemens   330

Wagner, Richard   144

Wagner, Volker   12, 144

Wagner, Wilhelm Richard   162

Waldeyer-Hartz, Wilhelm von   17, 18, 257, 264

Waldmann, Helmut  6, 20, 32, 64, 66, 226, 231, 249, 250, 296–298, 300, 302, 307, 317, 323, 324, 329, 340, 341, 344, 371

Waldstein (Graf)  324

Walker, Andrea  330

Wallschmidt  38

Wapnewski, Peter  11, 14

Warburg, Edgar  212

Warburg, Otto  212

Warburg, Otto Heinrich  212

Warburg, Siegmund  212

Wassermann, Jakob  214

Weber, Matthias M.  9, 13, 14, 19, 26, 316, 317

Weber, Maximilian Carl Emil  161, 208

Wedderkop, Hermann von  52

Wedekind, Frank  38, 161, 214

Weichs, Baronin  110, 117

Weichs an der Glon, MaximilianMaria Joseph Karl Gabriel Lamoral, Reichsfreiherr von und zu  109

Weigert, Hermann O.  60

Weiler, Julius  37–40, 50, 236, 265

Weininger, Otto  44

Weisenborn, Günther  93

Weissmann, Adolf  222

Weitbrecht, Hans Jörg  250

Weizmann, Chaim  58, 208, 211

Weizsäcker, Carl Friedrich Freiherr von  (von Weizsäcker, Carl Friedrich, s. o.)

Weker, Prof.  100

Weltz, Georg August  278

Werner, J.  275

Werner, Zacharias  263

Wernicke, Carl  211

Werthauer, Johannes (auch Johann/Josef)  195

Wertheim  31, 73,

Wessel, Horst Ludwig Georg Erich  58, 66

Wettley, Annemarie  6, 11, 13, 14, 18–20, 22–26, 32, 35, 70, 112, 126, 127, 139, 143, 144, 146, 156, 157, 159, 169, 170, 199, 201 203, 226, 233, 250, 256–260, 263, 264, 266, 268, 270, 272, 274, 276, 277, 286, 291, 294, 297, 299–302, 307, 309, 310, 313, 314, 316, 317, 327–329, 331, 333, 335, 338, 340, 342, 371

Wewel, Meinolf  6, 24, 257, 258, 260, 335

Weyer  239

Wick, Raphaela  329

Wiesinger, Christine  9, 10, 12, 20, 26, 306, 317, 330, 340

Wildfeuer, Martina  329

Wilhelm II., Kaiser  214, 244

Willstätter, Richard Martin  215

Williamson, Cecil  235

Winau, Rolf  12–14, 37

Winterswyl  84, 258, 266

Wissowa, Georg  84

Wittern (-Sterzel), Renate  262

Wolf, Jörn Henning  14, 26, 231, 250, 294, 302, 316

Wolf, Luise  222

Wolff, Theodor  69

Wolff d. Ältere, Jakob  106

## Z

Zaccharias 223

Zach, A. H. 275

Zarathustra 221

Zenker, Friedrich Albert von 269,
274, 275

Ziegler, Konrad 258

Ziegler, Konrat Julius Fürchtegott
84, 93, 265, 285

Ziermer, Manfred (s. Bleuler,
Paul Eugen) 132

Zieske, Lothar 11, 14, 317

Zöbelein, H. 275

zu Mecklenburg, Cecilie Auguste
Maria Herzogin (s. o.)

Zulkis 200

Zweig, Stefan 14, 317

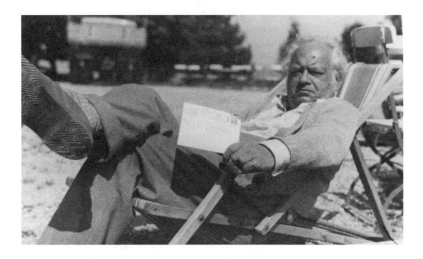

*Abb. 86: Leibbrand im Urlaub – Post-Lektüre im Liegestuhl (undatiert).*[1]
*Auch im (ewigen) Ruhestand gibt es Nachrichten vom Meister. Quelle: SAF.*

---

1     Leibbrand pflegte auch aus dem Urlaub eine rege Korrespondenz, so etwa zum Beispiel mit seinem Doktoranden, Assistenten und späteren Freund Helmut Waldmann und dessen Ehefrau. Siehe auch die nachfolgenden Seiten mit einem graphologischen Gutachten und der Wiedergabe einer Postkarte von Werner Leibbrand an Ralf Seidel, einen anderen Doktoranden der 1960er Jahre.

## GRAPHOLOGISCHE EINSCHÄTZUNG LEIBBRANDS

Ausdruckswissenschaftliches Gutachten auf Grund der Handschrift[1]
Betr. Herrn Prof. Leibbrand

„Um es vorweg zu sagen: Die harmonische Geschlossenheit dieses Charakters ist nichts Naturgegebenes, Selbstverständliches; sie ist vielmehr durch mühevolle Selbsterziehung erworben. Seine Wünsche nach Vervollkommnung des eigenen Selbst würden in ihm niemals so stark anwachsen, wenn er sich nicht ständig durch die Gefahr seelischer Krisen bedroht fühlen würde. Hinter oft nur mit Anstrengung bewahrter äusserer Haltung stehen tiefe Wesensgegensätze: Es wird sich zeigen, dass sie der Grund sind, auf den der Schreiber seine Ideale baut. So wirkt dieser innere Zwiespalt keineswegs nur störend und heimlich ängstigend, sondern er wird fruchtbar indem er ihn vor *jeglicher Erstarrung* bewahrt und so die Möglichkeit zu immer *neuen Lösungen* in der Gestaltung seines Lebens, zu ‚*wiederholten Pubertäten*‘ schafft. So lässt sich denn auch vermuten, dass die seelische Entwicklung des Schrifturhebers nicht geradlinig [sic] fortgeschritten sei, dass sie vielmehr von mannigfachen Tief- und Höhepunkten geprägt worden sein mag.

In einer derartig unausgeglichenen Tektonik des Charakters liegt zwangsläufig die Verlockung zum neurotischen Kompromiss. Dass ihr der Schreiber *nicht verfiel*, liegt an dem hohen Grade seiner seelischen Eigenart, Tiefe und Lebendigkeit. Mit diesen Worten ist die Höhe seines sog. ‚Formniveaus‘ ungefähr umschrieben. Sie bedeutet auch für Universitätsdozenten keineswegs etwas Selbstverständliches. Ohne sie aber ist seine Erlebnisfähigkeit ebensowenig denkbar, wie etwa seine Urteilskraft oder gar sein Frommnsinn [sic].

Wenn ihm die so seltene Begabung der Urteilskraft zugebilligt wurde, so ist damit gemeint: Seine Fähigkeit zur Wesenserkenntnis, also die Gabe, die Dinge selbst sprechen zu lassen, ohne sie gleich durch ein vorgegebenes System zu vergewaltigen; sie allein gewährleistet die Selbständigkeit des Urteils gegenüber überlieferten Denkgewohnheiten oder geistigen Moden. Sie ist es auch, die ihn über den Durchschnittswissenschaftler hinaushebt. Um ein Wort von Goethe abzuwandeln: Hier ist die Fähigkeit gemeint, die Lehre zu erkennen, die in den Erscheinungen selbst liegt. […] Fest steht jedoch, dass der Schreiber keinesfalls die Kraftnatur ist, die man nach seinem Aussehen von ihm erwarten würde. Sicherlich, die endzündbare [sic] Leidenschaftlichkeit seines Fühlens, seine starke und hinreissbare Sinnlichkeit – die freilich durch ethische Einflüsse nicht ga[n]z ohne Stauung ist – vermitteln den Eindruck des Dynamischen. Er weiss aber vermutlich am Besten, wie weich und hypersensibel er veranlagt ist.“

---

1    Hermann Münch, ein „Mitglied der graphologischen Gesellschaft München“, verfasste dieses „Ausdruckswissenschaftliche Gutachten“ zu Leibbrand (Auszug, insgesamt vier volle Seiten). Auf dem Briefkopf von Münch datiert es „Ostern [19]51“ mit Adresse „Saarburger Str. 20, Fürth/Bay[ern].“ Der fränkische Schriftexperte wusste aber u.a. von der Stellung Leibbrands als Professor und von dessen Musikalität; zudem hatte er seine „Kraftnatur“ direkt gesehen. Ohne dieses Gutachten überbewerten zu wollen, ist es auch deswegen interessant, da Passagen mit rotem Stift unterstrichen wurden (oben kursiv) und das Dokument bei den persönlichsten Unterlagen (Pass, Heiratsurkunde) aufbewahrt wurde. Quelle: SAF.

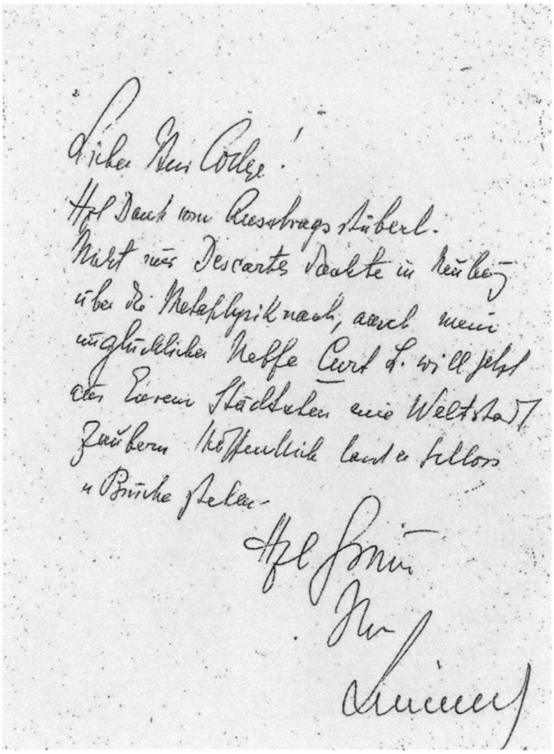
Lieber Herr College!
Hzl Dank vom Austragsstüberl.
Nicht nur Descartes dachte in Neuburg
über die Metaphysik nach, auch mein
unglücklicher Neffe Curt L. will jetzt
aus Eurem Städtchen eine Weltstadt
zaubern. Hoffentlich lässt er Schloss
u Brücke stehen.
Hzl Grüße
Ihr
Leibbrand

*Abb. 87: Schriftprobe – Postkarte von Leibbrand an Ralf Seidel (1967).*[1]
*Schwungvolle Handschrift Leibbrands. Quelle: SRS.*

1 „Lieber Herr College! H[er]zl[ichen] Dank vom Austragsstüberl. Nicht nur Descartes dachte in Neuburg über die Metaphysik nach, auch mein unglücklicher Neffe *Curt* L. will jetzt aus Eurem Städtchen eine Weltstadt zaubern. Hoffentlich lässt er Schloss u[nd] Brücke stehen. Hzl Grüße Ihr Leibbrand.“ Karte von Werner Leibbrand an Ralf Seidel. Der Empfänger wohnte damals in Neuburg an der Donau. Dort soll René Decartes (1596–1650) seine berühmte „Cogito ergo sum“-Erkenntnis („Ich denke, also bin ich“) gehabt haben. Trotz aller Zweifel: Der 23-jährige Freiwillige Descartes könnte im bayerischen Kriegsdienst im Winterquartier in Neuburg gewesen sein. Für den Ort spricht die Widmung eines Jesuiten-Mönches in einem Buch, das er Descartes – selbst in einem Jesuiten-Seminar aufgewachsen – wohl geschenkt hat. Neuburg hat damals auch als Hochburg der Lehren des Paracelsus gegolten: Es gab dort Förderer seiner medizinisch-philosophischen Lehren – und Descartes war daran interessiert. Zum Kontext des Austauschs gibt Ralf Seidel an, dass Leibbrand ihm diese Karte nach Zusendung der Doktorarbeit über Magnus Hirschfeld (1967) geschrieben habe – also zum erfolgreich abgeschlossenen Promotionsprozess und während Seidels Arbeit im Krankenhaus St. Elisabeth. Hier soll diese persönliche Nachricht an den Doktoranden auch als Schriftprobe Leibbrands dienen – in Anlage zum „Ausdruckswissenschaftlichen Gutachten“ (siehe links).

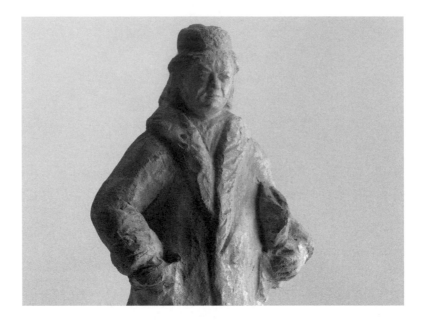

*Abb. 88: Renate Schüssler: Ton-Figur von Werner Leibbrand (undatiert).[1]*
*Der Gelehrte als Statue. Unter dem linken (!) Arm das Manuskript? Quelle: SAF.*

1    Die Erlanger Künstlerin Renate Schüssler stellte eine kleine Ton-Statue von Leibbrand her
     (undatiert). Er wird im Talar, Mantel oder im Arztkittel dargestellt. Unter dem linken Arm trägt
     er eine Tasche oder ein Konvolut von Papieren – es könnte natürlich auch ein Baguette sein ...
     Auf der Unterseite: „W. Leibbrand" (in Großbuchstaben) sowie Signatur mit „RS". Hellorange.
     Höhe: 18,5 cm (inkl. 2 cm Podest). Für die Schenkung danke ich Beate Donislreiter herzlich!

# ADRESSEN (ALPHABETISCH)

Prof. Dr. med. Andreas Frewer, M.A.
Institut für Geschichte und Ethik der Medizin
Friedrich-Alexander-Universität Erlangen-Nürnberg
Glückstraße 10
91054 Erlangen
Email: andreas.frewer@fau.de


Prof. Dr. med. Ralf Seidel
Rubensstr. 42
41063 Mönchengladbach
Email: seidel-aprin@t-online.de


Steiner Verlag
Birkenwaldstr. 44
70191 Stuttgart
Email: service@steiner-verlag.de


Dr. med. Helmut Waldmann
Brentanostr. 21
80807 München
Email: Dr.Helmut.Waldmann@t-online.de


Prof. Dr. med. Annemarie Wettley-Leibbrand (†)
c/o Institut für Ethik, Geschichte und Theorie der Medizin
Ludwig-Maximilians-Universität München
Lessingstr. 2
80336 München
Email: sekretariat.igm@lrz.uni-muenchen.de


Meinolf Wewel
c/o Verlag Karl Alber
Hermann-Herder-Str. 4
79104 Freiburg
Email: info@verlag-alber.de

# BIOGRAPHISCHE NOTIZ ZUM HERAUSGEBER

Prof. Dr. med. Andreas Frewer, M.A., European Master in Bioethics, FAU/UKER. 1987–1994 Studium der Philosophie, Medizingeschichte und Humanmedizin in München, Erlangen, Marburg und Berlin; Studienphasen u.a. in Wien, Oxford und Jerusalem (im PJ am Haddassah Medical Centre der Hebrew University, Israel). Während des Medizinstudiums an der FU Berlin u.a. Kurse zu Psychiatrie und Psychotherapie an der Universitätsnervenklinik in Berlin-Charlottenburg (Westend), Nachfolger des Sanatoriums Weiler und der Kuranstalten in Westend (siehe Band). 1994–1998 Arzt in internistischer Weiterbildung an Virchow-Klinikum (UKRV) und Charité: Innere Medizin, Nephrologie, Intensivmedizin, Onkologie, Notaufnahme und Reanimationszentrum. 1998 Promotion (Dr. med.) zur Geschichte und Ethik der Medizin an der Freien Universität Berlin (summa cum laude), 1998–2002 Wissenschaftlicher Assistent in der Abteilung Ethik und Geschichte der Medizin der Universität Göttingen, Mitglied der Ethik-Kommission. 2002–2003 European Master in Bioethics an den Universitäten Nijmegen, Basel, Leuven und Padua (summa cum laude). 2002 DAAD-Gastdozentur am International University Center (IUC) in Dubrovnik. 2002–2006 Professur zur Medizinethik an der Medizinischen Hochschule Hannover (MHH). 2004 Kommissarische Leitung des Instituts für Geschichte und Ethik der Medizin der Universität Frankfurt/M. 2006 Habilitation mit Venia legendi für „Geschichte, Theorie und Ethik der Medizin" (MHH). Ab SS 2006 zusätzlich kommissarische Leitung der Professur für Ethik in der Medizin (FAU). 2007 Gf. Leitung des Instituts für Geschichte, Ethik und Philosophie der Medizin der MHH. Ab WS 2008/09–SS 2009 Gf. Direktor des Instituts für Geschichte und Ethik der Medizin (FAU), seitdem gemeinsame Geschäftsführung. 2009–2011 Mitglied der Forschergruppe „Herausforderungen für Menschenbild und Menschenwürde durch neuere Entwicklungen der Medizintechnik" am ZiF der Universität Bielefeld. 2012 Projekt „Medical Ethics and Human Rights", seit 2013 Senior Advisory Consultant, World Health Organization (internationale Kurse). 2014–2017 Exzellenzförderung im EFI-Projekt „Human Rights in Healthcare" an der FAU (Leitung mit Prof. Bielefeldt), 2018–2021 Graduiertenkolleg „Menschenrechte und Ethik in der Medizin für Ältere" (Kraft-Stiftung München). 2012 Brocher Award Fondation Brocher (Genf), 2019 Medizinpreis. Ca. 300 Fachbeiträge.

Gründung und Herausgeberschaft für zwölf wissenschaftliche Fachbuchreihen, u.a. „Kultur der Medizin. Geschichte – Theorie – Ethik" (42 Bände seit 2001 erschienen), „Geschichte und Philosophie der Medizin/History and Philosophy of Medicine" (16 Bände seit 2006), „Beiträge zur Geschichte, Theorie und Ethik der Medizin" (fünf Bände seit 2006) „Jahrbuch Ethik in der Klinik/Yearbook Ethics in Clinics" (13 Bände seit 2008), „Menschenrechte in der Medizin/Human Rights in Healthcare" (acht Bände seit 2016) und weitere Fachbuchreihen (siehe Homepage).

Forschungsschwerpunkte: Medizingeschichte des 20. Jahrhunderts, Medizinethik und Ethikberatung, Medizin und Menschenrechte, Ethik für Ältere, Patientenrechte und Forschungsethik, Geschichte und Ethik des Sterbens, Medizinhistoriographie.

Hobbies: Sport, Klavier, Lesen und Reisen (zufällig viele der Leibbrand-Etappen).